药学经纬

主　编　张　民　梁　真　徐思羽

副主编　杨　晔　李文萍　陈　成

甘肃科学技术出版社

（甘肃·兰州）

图书在版编目(CIP)数据

药学经纬 / 张民,梁真,徐思羽主编. -- 兰州:
甘肃科学技术出版社,2014.5(2023.12重印)
ISBN 978-7-5424-1971-2

Ⅰ.①药… Ⅱ.①张… ②梁… ③徐… Ⅲ.①临床药
学 Ⅳ.①R97

中国版本图书馆CIP数据核字(2014)第062092号

药学经纬

张　民　梁　真　徐思羽　主编

责任编辑　刘　钊
封面设计　冯　渊

出　版　甘肃科学技术出版社
社　址　兰州市城关区曹家巷1号　730030
电　话　0931-2131570(编辑部)　0931-8773237(发行部)

发　行　甘肃科学技术出版社　　印　刷　三河市铭诚印务有限公司
开　本　787毫米×1092毫米　1/16　印　张　29.5　插页　1　字　数　680千
版　次　2014年5月第1版
印　次　2023年12月第2次印刷
印　数　1001~2050
书　号　ISBN 978-7-5424-1971-2　定　价　179.00元

前　言

　　临床药学是以提高临床用药质量为目的,以药物与机体相互作用为核心,重点研究药物临床合理应用方法的综合性应用技术学科。临床药学的基本任务是提高临床药物的治疗水平,以实现合理用药、安全用药之目的。近几年,随着临床医学的快速发展以及新药品种的不断增加,临床药学越来越受到公众的重视,且成为医院药学工作的重要组成部分。然而,由于临床药学工作者知识结构的局限性,加之技术手段较为落后,从而阻碍了临床药学的快速发展,导致药学专业人员与临床医师之间的专业水平差距增大,反过来又制约了医疗水平的提高。

　　为强化临床药学服务的作用,促进医院临床药学服务工作的良性发展,充分发挥临床药学工作者对于治疗药物监测、药学情报服务、临床用药咨询、药学查房以及疑难病症会诊等专长,使医院药学从过去"面向药品"转变为"面向病人",从"对药"转变为"对人",变被动服务为主动服务,架起医、药之间的桥梁。为此,编者本着理论与实践兼蓄、医学与药学并举、传统与现代结合的宗旨,在中、西医药理论原则指导下,遵循可读性、实用性、指导性和普及性的纂著理念,著述《药学经纬》诸章,以倡导中、西临床用药的科学性、合理性、安全性、有效性和经济性。

　　上篇《临床药学》列八章,分别重点论述临床药学、合理用药、药物不良反应及相互作用、药学警戒和医药指南等现代医药学理论实践知识;下篇《临床中药学》涵盖临床中药理论、岐黄药性汇参、用药法象、理法方药以及未病先防等章节,以企阐发中医临床用药之科学。惜因编者学未精深,故疏漏在所难免,诚望披阅者斧正之!

　　张民、梁真、徐思羽、杨晔、陈成五位作者,各自承担了《药学经纬》所示章节逾12万字内容的编撰、李文萍承担了约6.5万字文稿的撰写,贡献突出,谨此明示并致谢!

张　民

2013 年 10 月撰于兰州

目　录

上篇　临床药学

下篇　临床中药学

上篇

临床药学

绪　　论

　　临床药学是研究药物防病、治病的安全性、合理性、有效性和经济性的药学门类。其主要内容是研究药物在人体内代谢过程中发挥最高疗效的理论与方法。它侧重于药物和人的关系，直接涉及药物本身、用药对象和用药方式。因此，也直接涉及医疗质量。医药发展史雄辩地证明，医与药偏废任何一方人类都将受到惩罚。目前，由于医师与药师的精细分工，使医学与药学变得耳目闭塞，从而成为发展的桎梏。天下之势，分久必合、合久必分。当今药学界的知识爆炸动摇了医与药的平衡关系，而临床药学却搭起了鹊桥，成为医药重新联姻的纽带。开展临床药学的实际意义，就是确保病人用药合理、安全、有效、经济，进一步提高医疗水平，使医院药学与临床密切结合，则可达到合理用药之目的。

　　药学知识"爆炸"医生难以适应，近年来药学界处于"知识爆炸"的局面，使不少临床医生自叹不及电脑的信息储存与输出能力。据统计，1951～1976年25年间，国外正式上市的原料药有3400种之多，仅1961～1973年就研制了1017种新药。在中国经常流通于市场的药物制剂大约为2万种。一般说，多数医生只熟悉本科用药。事实上，一种疾病往往需要多种药物联合使用才能奏效，而病人又常常同时患有几种疾病，一个医生只熟悉本科药物是不能适应临床治疗需要的。

　　疾病诊断明确之后，就需要用药物治疗。用药如用兵，用药不当可造成药源性疾病。随着医药科技事业的发展，各种高效、速效、长效、特效药不断涌现，而且其副作用、毒性以及长期使用的安全性日趋复杂。通过长期使用，发现其中能够致畸、致敏、致癌、致突变的药物正逐年增多。例如，阿司匹林、氨茶碱、阿的平、异烟肼、催眠药等，致使某些患者出现急性可逆性脑生化代谢紊乱，最终导致中毒性精神病，使患者出现意识障碍、兴奋、扰动、语无论次等；又如，气雾剂喘息定因止喘效果快速而且显著，在国内十分流行。据统计显示，使用该药反而使哮喘病人死亡率上升。究其原因，很可能患者为了求得止喘而反复多次使用，以致过量中毒。奎尼丁是治疗心律失常的重要药物，但使用该药时有人会产生阿-斯氏综合征，表现为突然意识消失，并伴随循环衰竭与呼吸抑制。奎尼丁所造成的晕厥又常无先兆症状，往往引起猝死。

　　经过漫长岁月，中药使用从单方、验方过渡到方剂；而西药联用在医疗上亦是一大进步。例如，"异烟肼-链霉素-对氨基水杨酸"联用，是治疗肺结核的首选方案。但有些药物联用则会增加或带来毒副作用，目前已知四环素与青霉素合用会降低治愈率、增加死亡率；无味红霉素和四环素族抗生素合用可增加对肝脏的毒性；优降宁与麻黄素类药（如通宣理肺丸、止嗽定喘丸等）合用，可使患者血压增高，甚至出现高血压危象。此外，用异烟肼与利福平进行抗结核治疗时，如果合并使用苯巴妥或水合氯醛，则可增加对肝脏的毒性作用，临床已有引起死亡的病例报道。

　　中医用药讲究"忌口",研究发现,饮食对药物疗效亦能产生重要影响。例如,饮酒或喝咖啡能加强阿司匹林对胃肠道的刺激;糖尿病患者饮酒前后服用降糖药物会引起低血糖休克。此外,饮酒能加强中枢神经抑制药的作用,从而引起中毒或死亡。高血压病人在服用优降宁期间,应禁食扁豆、奶酪、腌鱼、葡萄酒、啤酒、猪肝等富含酪胺的食物。否则,服用此类降压药物非但不能降压、反而会使血压升高,甚至出现高血压危象。

　　据报道,大部分临床医生对新药的使用知识,多源于药物手册或药品说明书,而药物手册实际上是药品说明书的汇总。患者往往比医生对新药更敏感,药品宣传广告使患者早已获得信息,迫使长期在对此药不甚了解的情况下贸然用药。事实上,新药宣传注重于治疗作用,甚至夸大疗效和治疗范围,而忽视毒副作用的介绍。"报喜不报忧"的做法常给医生以假象。因此,造成医疗事故和药源性疾病的事故时有发生。

　　医生难以全面掌握药学技术知识,用药合理性差在药学界"知识糊里糊涂"的局面下,某些医生以不变应万变,固守传统老药,殊不知许多老药又发现了新用途。例如,阿司匹林、潘生丁可用来预防心肌梗塞和脑血栓;阿托品、东莨菪碱可改善微循环;心得安可降血压和防治心绞痛;消炎痛、环磷酰胺尚能治疗肾病综合征;毒扁豆碱可作为中枢催醒药;反应停虽可致胎儿畸形,而用于治疗麻风病却是不可多得的良药。

　　由此可见,临床药学、临床药理学、临床毒理学、物理药剂学、生化药剂学、生物药剂学、药代动力学新学科的崛起,常常无情地指出传统用药的谬误,向临床医生提出了挑战。

　　近年来,医学知识"老化"和"更新"速度大大加快。从数量上看,几乎每 15 年左右就翻一番;每 10 年左右就有 50% 的知识老化。临床上各种形形色色疾病,其表现不一,通过变化万千的种种征象捕捉致病原因,以期确立诊断,对症下药,这已使医生们费尽心机,要其去详细了解药学界"爆炸"的新知识谈何容易! 于是乎,临床药学便应运而生了。

　　中医用药历经上千年的探索与积累,总结出了"十八反、十九畏"和用药禁忌。细查用药史,不乏辛酸与悲剧,医药本一家,历代名医不仅在诊断上独树一帜,且在某些药物的认识和使用上也堪称一绝。明代李时珍青年行医,鉴于当时药物真伪并存,给治疗带来众多麻烦,遂立志研究中药,终成传世巨著《本草纲目》,使后世子孙获益匪浅。

　　翻开西方药学史我们不难发现,临床用药的悲惨教训何止一例! 20 世纪 50 年代将有机锡用于抗感染,曾出现 217 人中毒、102 人死去的恶果。1956 年上市的新药"反应停",作为镇静药用于孕妇的妊娠反应,结果在西欧造成 8000~10000 多例无臂畸形儿。在日本,由于长期服用 8-羟基喹啉,使 8000 多人失明或下肢瘫痪。在法国,曾因长期服用铋盐,使 1000 多人产生中枢神经损伤。

　　在中国虽无确切的统计数据,然而药源性疾病确实在与日俱增。例如,过敏反应发生率在上升,这与抗生素、特别是青霉素的广泛使用有关。过敏性休克在 50 年代很少见,而至 70 年代则已成为临床上相当常见的危象。有人在上海多所医院所抽查 509 份病历中,其中有 116 份存在药物配伍禁忌或用药不当,由此引起的药物反应竟达 114 起之多! 广州市调查 3020 份病历,用药不合理占 19.6%;长沙市两个市级医院 311 例死亡病例中,有 15 例与用药不合理相关。城市尚且如此,而农村则有过之而无不及。据报道,北京某县级医院 92 例死亡病例中,与用药不合理相关的就有 16 例。

不合理用药的情况很多,诸如剂量过大、用法不当等。然最突出的是不合理的合并用药。某调查材料对 6 家医院、3037 张不合理用药处方的分析显示,其不合理合并用药竟占 90%。对于危重病人的抢救,临床上往往是用药一窝蜂。例如,某患者因肺源性心脏病入院,住院短短几天,共用 20 余种药物。一次输液曾先后加药 11 种,终因盲目用药而导致死亡。凡此种种,不一枚举。

临床医生急需了解合理用药的信息,临床药学不应是指手画脚地干预医生用药,而是应热情地为临床提供药事信息。主要工作内容应为:①对处方、病例用药进行分析,掌握合理或不合理用药的事例。②监测药物不良反应、药源性疾病以及药物的相互作用。③危重疑难疾病抢救用药方案及分析。④农药中毒的药物分析。⑤药物质量与疗效。⑥注射剂混用的经验与问题。⑦老药新用、剂型改革后的疗效。⑧中草药制剂及生物药剂学与疗效的关系。⑨新药与临床应用的评价。

随着新药的发展、用药品种的增多,处方配伍复杂。故此,为保证合理用药,提高疗效,重点掌握临床用药情况,进行具体分析研究,避免不合理用药和滥用药所造成的危害,减少药源性疾病,则可达到积极治病之目的。

医药卫生界应促进医药结合,鼓励药师进入临床,积极参与合理用药,制定个体化给药方案,当好医生参谋,为减少药物不良反应积累临床资料和经验,为临床提供用药咨询,以指导合理用药。

为开展临床用药监测,研究生物体液、血药浓度及毒性的相互关系,以取得最佳给药方案,提高用药效果,减少不良反应。国内医疗单位开办了多期的 TDM 学习班,对推动临床用药监测技术的提高起到了良好的作用。在对血药浓度监测的基础上,又进一步发展到对游离药物及活性代谢物的监测,从而使监测技术又有新的跨越。目前,国家已逐步建立起了药物不良反应报告系统,并与世界卫生组织取得了联系。1989 年国家药物不良反应监测中心成立,此为早日建成全国的报告系统准备了条件。

应将处方分析确定为考核医生的项目之一,处方、病历记载着医生的用药史,合理与否,一查便知。处方和病例又是医师为患者进行药物治疗的书面凭据,应负法律责任,处方用药水平直接反映医生的医疗水平。处方分析不仅是临床药师赖以发现药物与人关系的窗口,也应是考核医生的重要项目之一。

临床药师的观测结果为评价新老药品提供了科学依据,药物相互作用有时会带来危害,但也会给人以启迪,教给人们如何避害趋利,获取好的结果。临床药学与临床药理学的研究可为评价新老药品、淘汰和筛选药品提供科学依据。

临床药学面临的主要问题为,要研究合理给药方案,就需要测定血药浓度。频繁的取血给患者带来痛苦,亦给医、护招来麻烦。在未知某药确切的毒副作用剂量、而又急需抢救病人时,是按书本上的"规定剂量"、还是按经验用量给药? 出了事故,如何分清责任? 这些问题既涉及法律又涉及伦理。

临床药学是研究在病人身上合理用药,从而达到防病、治病的科学。其实践基础是,同一药物在基本上作用相同的情况下存在着差异。例如,生物利用度不同;疗效差异,即不同个体用同一药物、可能表现不出相同的疗效和毒性。这些情况对治疗指数低和肝肾功能不好的病人,尤其应引起注意。

临床药学最基本的理论是药物动力学,最基本的实验是测定血药浓度。药物动力学从1937年有人提出房室模型算起,已有70余年的历史,但当时并未受到人们的重视。直到60年代药理学与临床学提出一系列问题,即上述差异性,到70年代药物含量的测定有了很大的发展,电子计算机的应用,于是促进了药代动力学的迅猛发展。因此,可以说临床药学是临床差异性实践,与药物动力学理论相结合的产物。

常规监测药物要制度化,在美国几所大学医疗中心,规定住院病人应监测的药物有庆大霉素、妥布霉素、苯妥英钠、茶碱、地高辛(以上5种占全体监测药的80%~85%)。另有苯巴比妥、痛痉宁、扑痫酮、乙亚胺、水杨酸盐、利多卡因、奎尼丁、普鲁卡因胺、N-乙酰普鲁卡因胺、洋地黄毒苷、丙基戊酸、丁胺卡那霉素、万古霉素等。有的实验室一年血药浓度测定总次数达7145次,平均每日有20个样品。

随着医疗体制改革的全面推进,医院药学部门要开展以合理用药为核心的临床药学工作,参与临床疾病诊断、治疗,提供药学技术服务,提高医疗质量。面对新的发展与变化,医院药学应如何转变职能,医院药学工作者的思想观念应如何转变,以适应新形势的要求,这将是我们面临的严峻课题。目前,应从以下几个方面着手提高药学服务水平:

(1)开展门诊药房药学咨询服务。由中级职称以上、技术水平过硬的药师负责,解答患者或家属提出的相关疑难问题,指导治疗用药注意事项等,以保证用药的准确性、合理性、安全性和有效性。同时,开通药学咨询服务热线电话,面向院内全体医务人员和患者,及时解答临床药学的有关问题。

(2)深入临床,开展临床药学服务。临床药师只有深入病房、与医生一起参与临床工作,才能体会到用药是否有效、合理,才能提出相应的合理用药建议,及时解决用药问题。为此,必须要求临床药师定期深入病房,随主治医生一起查房,直接询问用药效果及不良反应等,并及时解答有关用药的问题。

(3)开展血药浓度监测。对某些治疗浓度与中毒浓度相近的药物,应进行血药浓度监测,并根据监测结果提出合理用药建议。主要监测的药物诸如地高辛、苯妥英钠、氨茶碱等。依据治疗药物监测的结果,须及时调整用药方案,此对于治疗效果不理想的患者,可大大提高其临床疗效。且对于防止药物不良反应的发生,亦可起到重要的作用。

(4)收集药品不良反应(ADR)信息。按照国家食品药品监督管理局的文件,成立药品不良反应监测小组,并由专人负责。对临床上发生的ADR事件,详细记录并及时按要求通过网络上报于国家药品不良反应监测中心。同时,进行原因分析,提出改进意见,并以简报形式印发给各医疗科室,以避免或减少类似ADR事件的发生。

(5)参与危重患者的救治。药师与临床医师密切配合,协助医生选用药品,并且随时观察用药效果和毒副作用,及时调整用药方案,确保抢救顺利进行。

(6)开展药学情报工作。及时掌握药品最新信息及国际用药动态,收集资料,编写医院药讯,每季度出版一次,向临床科室介绍新药、老药新用、药物不良反应、药学法规、国内外药学动态等。定期编制医院常用药物手册,分类收载医院常用药物的通用名称、别名、外文名称、规格、剂量、用法、用量、作用、常见不良反应以及注意事项等,从而规范和方便临床用药。

目前，国内临床药学研究进展迅速，但由于缺乏经过认可的、系统的临床药学教育，临床药师数量和质量尚不能适应发展的迫切需要，与先进国家相比尚有差距。因此，加速临床药学的发展是当前迫在眉睫的任务。

人才培养是临床药学发展的关键，在现行药学专业教育改革的基础上，希望相关部门吸收美国临床药学（双学制）（Pharm. D）的教学经验，开办临床药学研究生课程，重点学习临床医学知识、同时进行临床实践，培养教学和科研能力，毕业后可授予临床药学硕士学位，大力充实基层技术力量。另外，应贯彻卫生部制订的、有关毕业后要规范培训大纲及主管药师以上继续教育方案，重点补充临床药学知识的不足，以提高学术水平。

必须加强临床药学服务，药师参加临床药物治疗，与医师及护理人员进行有效的交流合作，是保证用药安全、经济、有效的必要措施，是临床药学的基本任务。希望创造条件培养临床药师，使之深入重点临床科室参加药物治疗，为患者提供药学服务。

科学研究是推动学科建设的动力，是提高学术水平的具体措施。临床药学研究既要汲取先进经验、也要结合实际需要，根据现有条件与重点临床科室合作，选择课题，订立计划，有步骤地开展相关课题研究，直至取得成果。

张　民　撰

第一章 临床药学概述

第一节 临床药学刍议

临床药学是临床医学和药学科学的聚焦点,它不仅关系到患者药物治疗,还关系到药物生产、药物市场及医疗费用等方面,不但具有社会效益、而且还具有经济意义。因此,培养具有较高水平的临床药师对临床药学的发展极为重要,此经验已为先进国家所证实。只有在借鉴国外先进经验的同时,结合国情建立一支专业的临床药师队伍,才能为临床药学服务打下坚实的基础。在国家政策支持和引导下,中国临床药学事业必将会向前迈进,临床药学工作者只有通过努力学习和实践,方能为创建具有中国特色的临床药学事业作出贡献。临床药学是研究药物防病治疗的合理性的有效性的药学学科。它主要内容是研究药物在人体内代谢过程中发挥最高疗效的理论与方法。它侧重于药物和人的关系,直接涉及药物本身,用药对象和给药方式,因此也直接涉及医疗质量。

一、简介

医药发展史雄辩地证明,医与药偏废任何一方,人类都将受到惩罚。在医院里,医师与药师的精细分工使医学与药学变得耳目闭塞,成人发展的桎梏。天下之势,分久必合、合久必分。当今药学界的知识爆炸动摇了医与药的平衡关系,而临床药学却搭起了鹊桥,成了医药重新联姻的纽带。开展临床药学的实际意义,就是确保病人用药安全有效、提高医疗水平,使医院药学与临床密切结合,达到合理用药的目的。临床药学(Clinical Pharmacy)集数学、物理、化学、生物学等所谓"经线学科"自编成"纬线学科",或曰:"横断学科"。

二、发展背景

药学知识"爆炸",医生难适应近十年来,药学界处于"知识爆炸"的局面,使不少临床医生自叹不及电脑的信息储存与输出能力。据统计,1951~1976年25年间,国外正式上市的原料药有3400种之多。仅1961~1973年就研制了1017种新药。在我国,经常流通于市场的药物制剂大约为2万种。一般说,多数医生只熟悉本科用药。然而,从世界上已上市的原料药来看,仅抗微生物感染的药物就有512种;心血管药有80余种之多,事实上,一种疾病往往需要多种药物联合使用才能奏效,而患者又常常同时患有几种疾病,一个医生只熟悉本科药物是不能适应临床治疗需要的。

三、用药注意

1. 谨慎用药

用药如用兵,用药不当可造成药源性疾病。随着医药科技事业的发展,各种高效、速效、长效、特效药不断涌现,而且它们的副作用、毒性以及长期使用的安全性日趋复杂。通过长期使用,发现其中能够致畸、致敏、致癌、致突变的药物正逐年增多。如阿司匹林、氨茶碱、阿的平、异烟肼、催眠药等可使某些患者出现急性可逆性脑生化代谢紊乱而导致中毒性精神病,使病者出现意识障碍、兴奋、扰动、语无论次等。气雾剂喘息定因止喘效果快速而且显著,在国内十分流行。据统计显示,使用该药反而使哮喘病人死亡率上升。究其原因,很可能患者为了求得止喘反复多次使用,以致过量中毒。奎尼丁是治疗心律失常的重要药物,但作用该药时有人会产生阿-斯氏综合征,表现为突然意识消失,并伴随循环衰竭与呼吸抑制。奎尼丁所造成的晕厥又常无先兆症状,往往引起猝死。

经漫长岁月,积血的教训,中药使用从单方、验方过渡到方剂。而西药联用在医疗上是一大进步,如"异烟肼-链霉素-对氨基水杨酸"联用是治疗肺结核的首选方案。但有些药物联用会增加或带来毒副作用。目前已知,四环素与青霉素合用会降低治愈率,增加死亡率;无味红霉素和四环素族抗生素合用可增加对肝脏的毒性;优降宁与麻黄素类药(如通宣理肺丸、止嗽定喘丸)合用,可使患者血压增高,甚至出现高血压危象。用异烟肼与利福平进行抗结核治疗时,如果合并使用苯巴比妥或水合氯醛,可增加对肝脏的毒性作用,已有引起死亡的病例报道。

中医用药讲究"忌口"。最近发现,饮食对药物疗效也能产生重要影响。如饮酒或喝咖啡能加强阿司匹林对胃肠道的刺激。糖尿病患者饮酒前后服用降糖药物会引起低血糖休克。饮酒能加强中枢神经抑制药的作用,引起中毒或死亡。高血压病人在服用优降宁期间应禁食扁豆、奶酪、腌鱼、葡萄酒、啤酒、猪肝等富含酪胺的食物。否则,服用这类降压药物非但不能降压,反而会使血压升高,甚至出现高血压危象。

对药物知识了解不足。据调查,大部分临床医师对新药的使用知识来源于药物手册或药品说明书,而药物手册实际上是药品说明书的汇总。患者往往比医生对新药更敏感,药品宣传广告使患者早已获得信息,迫使长期在对此药不甚了解的情况下贸然用药。事实上,新药宣传注重于治疗作用,甚至夸大疗效和治疗范围而忽视毒副作用的介绍。"报喜不报忧"的做法常给医生以假象。因此造成医疗事故和药源性疾病的事时有发生。

2. 合理用药

医师难以全面掌握药学技术知识,用药合理性差在药学界"知识糊里糊涂"的局面下,某些医生以不变应万变,固守传统老药,殊不知许多老药又发现了新用途。如阿司匹林、潘生丁可用来预防心肌梗塞和脑血栓;阿托品、东莨菪碱可改善微循环;心得安可降血压和防治心绞痛;消炎痛、环磷酰胺还能治疗肾病综合征;毒扁豆碱可作中枢催醒药;反应停虽可致胎儿畸形,而用来治疗麻风病却是不可多得的良药。临床药学、临床药理学、临床毒理学、物理药剂学、生化药剂学、生物药剂学、药代动力学等新学科的崛起,常常无情地指出传统用药的谬误,向临床医生提出挑战。

20 世纪 50 年代以来,医学知识"老化"和"更新"速度大大加快。从数量上看,几乎每十五年左右就翻一番;每十年左右就有 50% 的知识老化。临床上各种疾病,形形色色,表现不一,通过变化万千的种种征象捕捉致病原因,以期确立诊断,对症下药,这已使医师们费尽心机,要他们去详细了解药学界"爆炸"的新知识谈何容易!由此,临床药学便应运而生了。

中医用药历史上千年的探索与积累,总结出了"十八反、十九畏"用药禁忌。细查用药史,不乏辛酸与悲剧。医药本一家。历代名医不仅在诊断上独树一帜,且在某些药物的认识和使用上也堪称一绝。明代李时珍是年行医,鉴于当时药物真伪并存,给治疗带来众多麻烦,遂立志研究中药,终成传世巨著《本草纲目》,使后世子孙获益匪浅。

3. 药物事故

翻开西药史,我们不难发现临床用药的悲惨教训何止一例!

50 年代把有机锡用于抗感染,曾出现 217 人中毒,102 人死去的恶果。

1956 年上市的新药"反应停",作为止吐药用于孕妇的妊娠反应,结果在西欧造成 8000～10000 多例无臂畸形儿。在日本,由于长期服用 8-羟基喹啉,使 8000 多人失明或下肢瘫痪。在法国,曾因长期服用铋盐,使 1000 多人产生中枢神经损伤。在我国虽无确切的统计数据,但药源性疾病确实在与日俱增。如过敏反应发生率在上升,这与抗生素特别是青霉素的广泛使用有关。过敏性休克在 50 年代很少见,而至 70 年代,则已成为临床上相当常见的危象。有人在上海 14 所医院里抽查 509 份病历,其中有 116 份存在药物配伍禁忌或用药不当。由此引起的药物反应竟达 114 起之多!广州市调查 3020 份病历,用药不合理占 19.6%;长沙市两个市级医院 311 例死亡病例中,有 15 例与用药不合理有关。城市如此,农村尤甚。北京某县级医院 92 例死亡病例中,与用药不合理有关的有 16 例。

不合理用药的情况很多,如剂量过大,用法不当等。最突出的是不合理的合并用药。某调查材料对 6 家医院 3037 张不合理用药处方的分析提示,不合理合并用药竟占 90%。对危重病人的抢救,临床上往往是用药一窝蜂。如某患者因肺源性心脏病入院,住院短短几天,共用二十余种药物。一次输液曾先后加药 11 种,终因盲目用药而死亡。凡此种种,不一而足。

四、药事信息

临床医师急需了解合理用药的信息,临床药学不应是指手画脚地干预医师用药,而应热情地为临床提供药事信息。其主要内容应为:

(1)进行处方用药分析,为临床反馈不合理用药的事例。

(2)监测药物不良反应,药源性疾病,药物相互作用。

(3)危重疑难病抢救用药方案及分析。

(4)农药中毒的药物分析。

(5)药物质量与疗效。

(6)注射剂混用的经验与问题。

(7)老药新用、剂型改变后的疗效。

(8)中草药制剂及生物药剂学与疗效关系。

(9)新药与临床应用的评价。

五、重点工作

随着新药的发展,用药品种的增多,处方配伍复杂,为保证合理用药,提高疗效,重点掌握临床用药情况,进行具体分析研究,避免不合理用药和滥用药所造成的危害,减少药源性疾病,达到积极治病的目的。

(1)促进医药结合鼓励药师进入临床,积极参与合理用药,制定个体化给药方案,当好医生参谋,为减少药物不良反应积累临床资料和经验,为临床提供用药咨询,以指导合理用药。

(2)开展临床用药监测,研究生物体液、血药浓度及毒性的相互关系,以取得最佳给药方案,提高用药效果,减少不良反应。南京军区总医院开办多期的 TDM 学习班,对推动临床用药监测技术的提高,起到很好的作用,在对血药浓度监测的基础上,又进一步发展到对游离药物及活性代谢物的监测,使监测技术又有新的跨越。

(3)逐步建立起国家的药物不良反应报告系统,并与世界卫生组织取得了联系。各项工作正在有序进行。1988 年仅在京沪两地 10 个医疗单位中,收到药物不良反应报告达 671 份。涉及约 100 种药品,也发现了一些少见的药物不良反应。1989 年国家药物不良反应监测中心成立,为早日建成全国的报告系统准备了条件。

(4)配合临床开展药学研究,临床药学的崛起,推动着医院药剂工作的一批研究课题已取得令人瞩目的成果,仅 1989 年医院药剂研究成果就达 16 项,其中南京军区总医院的"药代动力学和生物药剂学及药物治疗监测",获国家科技进步奖;上海二医大瑞金医院的"全反式酸诱导分化治疗急性早幼粒细胞性白血病的研究",获卫生部科技进步奖;海军 411 医院、海军药学专科中心的"中药党参化学成分研究及其应用",获军队科技进步奖;上海医大华山医院的"麝香保心丸治疗冠心病的临床应用",获国家中医药局科技进步奖等等。这些单位和个人在提高医院药学、临床应用水平方面,做出了应有的贡献。所以只要重视课题研究,常抓不懈,一定会成果、人才双丰收。

(5)提高药学人员的素质,以适应药学模式的转变。

六、处方分析

将处方分析确定为考核医生的项目之一。处方、病历记载着医生的用药史,合理与否,一查便知。处方和病例又是医师为患者进行药物治疗的书面凭据,应负法律责任。处方用药水平直接反映医师的医疗水平。处方分析不仅是临床药师赖以发现药物与人的关系的窗口,也应是考核医师的重要项目之一。

七、给药方案

临床药学面临的问题要研究合理给药方案,就需要测定血药浓度。频繁的取血给患者带来痛苦,也给医、护招来麻烦。在未知某药确切的毒副作用剂量而又急需抢救病人时,是按书本上的"规定剂量"还是按经验用量给药? 出了事故,如何分清责任? 它既涉及法律又涉及伦理。

八、药品评价

临床药师的观测结果为评价新老药品提供了科学依据。

药物交互作用有时会带来危害,但也会给人以启迪,教给人们如何避害趋利,获取好的结果。临床药学与临床药理学的研究可为评价新老药品,淘汰和筛选药品提供科学依据。

九、指导临床

1. 指导合理用药　临床药学是研究在病人身上合理用药以防病治病的学科。其实战基础是同一药物在基本上作用相同的情况下存在着差异,如生物利用度不同;疗效差异,即不同个体用同一药物也得不到相同的疗效和毒性。这些情况对治疗指数低和肝肾功能不好的病人尤其应引起注意。使用药达到个体化。

2. 实验手册　临床药学最基本的理论是药物动力学,最基本的实验是测定血药浓度。药物动力学从 1937 年有人提出房室模型算起,已有 60 余年历史,但当时并未受到人们的重视,直到 20 世纪 60 年代药理学与临床学提出一系列问题,直至 70 年代药物含量的测定有了很大的发展,电子计算机的应用,促进了药代动力学的迅猛发展。因此可以说临床药学是临床差异性实践与药物动力学理论结合的产物。

3. 用药个体化　应用灵敏的监测技术对一些治疗指粗线条低或肝肾功能不好的病人进行血药浓度监测,再用电子计算机似合体内模型,求出动力学参数,从而指导医生用药时既可达到最好的疗效,又有致中毒,真正做到用药的个体化。

4. 常规监测药物要制度化　在美国几所大学医疗中心规定住院病人应监测的药物有:庆大霉素、妥布霉素,苯妥英钠,茶碱,地高辛(以上 5 种占全体监测药的 80% ~ 85%)。还有苯巴比妥,痛痉宁,扑痫酮,乙亚胺,水杨酸盐,利多卡因,奎尼丁,普鲁卡因胺,N-乙酰普鲁卡因胺,洋地黄毒苷,丙基戊酸,丁胺卡那霉素,万古霉素。有的实验室一年血药浓度测定总次数达 7145 次,平均每日 20 个样品。

临床药学专业的业务培养要求和目标:本专业学生主要学习药学及临床医学的基础知识及实践技能,接受临床药学实践、临床药学研究方法和技能的基本培训,掌握承担临床药学技术工作、药物评价(新药评价及药品再评价)、药学信息与咨询服务、参与临床药物治疗方案的设计与实践、实施合理用药的基础知识及技能。培养从事临床药学教育、临床药学研究以及药物开发工作的高级科学技术人才。

临床药学专业的主要课程为大学英语、高等数学、数理统计、物理学、基础化学、分析化学、有机化学、生物化学与分子生物学、微生物学、天然药物化学、药物化学、药物分析、人体解剖生理学、药理学、药剂学、临床药物代谢动力学、细胞生物学、药物毒理学、病理生理学、诊断学、内科学、外科学、妇科学、儿科学、临床见习、临床药理学、临床药物治疗学、药物不良反应与药物警戒、药物经济学、医院药事法规与 GCP、医学伦理学、药学信息检索等。

第二节　临床药学现状

　　临床药学是医药结合、探讨药物临床应用规律、实施合理用药的一门药学分支学科。它主要通过药师进入临床,运用药学专业知识,协助医师提出个体化给药方案,并监测患者的整个用药过程,从而提高药物治疗水平,最大限度地发挥药物的临床疗效。传统的医院工作模式使药学专业人员的职能停留在药品采购、供应等技术含量较低的事务性工作上,忽略了药学工作的技术内涵,"以药养医"、"重医轻药"的陈旧观念使医院领导对医院药学重视不够,药师获得继续教育机会不多,在知识结构和层次上尚有欠缺,不能适应开展临床药学工作的要求,这为临床药学在医院的发展造成了一定困难。

　　随着我国城镇医药卫生体制改革的发展和职工医疗保险制度改革进一步深化,广大群众对药品使用的安全性、有效性、合理性的呼声日益高涨,如何让患者享有价格合理、质量优良的医疗服务,是医疗体制改革的目标之一。药师要积极参与药物经济学研究,利用医院丰富的临床数据,运用最低费用分析、效益分析、效果分析、生命质量分析等多种方法,分析药物治疗模式对整个医疗系统及社会成本和效益的影响,在相同疗效的情况下,选择最经济的给药方案,优化卫生资源的利用,积极制定和推荐各种疾病药物治疗的最佳方案,扭转医师处方无法监督的局面,促进合理经济用药。

　　20世纪60年代以来,发达国家医院药学实践已开始由"以产品为中心"的模式转变为"以保证患者药物治疗的安全、有效、经济、合理为核心"的即"以患者为中心"的模式,此模式在国内被广泛称为药学监护。美国的大部分医院都有一批各专业的临床药师,直接参与临床用药,参加查房会诊及疑难患者药物治疗方案的讨论。但他们并不直接从事常规血药浓度的监测,由检验科来承担。这样,临床药师就可以把精力集中在药物的选择、合理使用和监测结果的分析上。美国临床药学经过多年的发展,药学服务深入人心,工作水平也达到很高水准,临床药师在临床用药中的决策指导地位,已得到了充分肯定。据一份调查显示,临床药师在住院病房参与治疗工作中,药师提出的用药方案和建议部分被采纳或经过修改后被采纳,药师面向患者参与治疗,发挥了良好的医疗效果。由于临床药师全天候面向患者进行监护,不但发挥了良好的医疗效果,也使患者在病房的花费大大降低。

　　我国卫生行政管理部门要求三级以上医院必须开展临床药学,且许多省、市有关部门所定的《综合医院分级评审标准》也都对此做出相应的规定,然而无论是治疗药物监测、药品不良反应监测或药学情报收集的开展还都十分不完全。目前,我国的药物治疗监测品种与美国几乎没有差异,凡是治疗窗狭窄,血药浓度与临床反应关系明确的药物国内都可以做。但是,国内部分医院实际监测项目还十分有限。

　　国家卫生部和国家中医药管理局联合发布的《贯彻落实医疗机构药事管理暂行规定》中已明确指出,未来医院药学的重点是以合理用药为核心的临床药学工作,并将逐步建立起临床药师制度。在医药卫生体制三大改革的推进和深化过程中,"以药养医"的现象将会渐渐被消除。在医疗机构自制制剂不断萎缩、门诊药房剥离等"医药分业"措施的影响下,医院药剂科求生存、求发展,就必须摆脱传统的辅助科室局面,向直接服务于患者、涉足临床领域的主流科室发展,就必须努力实现从单一供应型向科技服务型的转变。

卫生部科教司下发的《医院药师规范化培训大纲》是对医院药师继续教育的规范化文件,为进一步培训参与临床药学工作的药师指明了方向。医院可结合各自的实际情况定期安排从事临床药学工作的药师学习必要的临床医学知识,并建立相应的临床药师专业知识考核制度。同时让适当人选在科室轮转,参与管理患者,处理医嘱和药物治疗,加强与医师的联系,增进医、药、护人员间的沟通交流,在理论和实践上提高医院药师的药学服务水平。

随着我国医药改革的进一步深化,医院临床药学服务必将成为医院药学工作的重点。借鉴国外临床药学服务的先进经验,结合我国的国情,早日使我国医院药学事业与国际药学发展接轨,已成为现阶段我国药师的当务之急。

第三节　医院药学发展思路

医院药学工作是我国医疗卫生事业的一个重要组成部分。医院药学在医药卫生资源合理应用与合理用药等各方面发挥着越来越重要的作用。当前随着新药研究的不断深入,新产品、新制剂不断应用于临床,为了适应这一要求,医院的药学工作应该从传统调剂配方,向以病人为中心、提供优质药学服务的模式转变,本文结合药学工作的状况,提出了一些个人的见解。

一、药学工作情况

中国加入 WTO 之后,迫切需要一批高素质药学人员队伍,正在计划和实施使药房从单纯的调配功能向临床专业转化。未来的医院药师既要懂药又要了解临床,其基本内容包括:血药浓度监测,临床治疗咨询与会诊,病人出院后用药指导,门诊病人用药咨询,药物不良反应监测与鉴定,新型科研制剂开发,参与新药临床评价方案的制定,保证用药合理性,降低有关医疗费用,尽可能使病人早日康复。

我国临床药学工作起步较晚,有些医院虽然开展临床医学工作,但停留在实验室或信息收集阶段,药学工作处于宣传阶段,实施难度大。尤其缺少一套客观的、科学的、能为医生、病人接受的评价标准用来衡量药物产生不良反应,以及对病人生存质量的影响。但不可否认我国不合理用药现象比较普遍,问题也比较严重,所以,推行药学监护业务必须在药师法和有关法规中增加相应条文。药学监护已得到药学界和医院药学人员的普遍关注。目前,从事临床药学的工作人员,由于缺乏临床医学知识,很难适应临床工作。我国的药学教育严重滞后,已不适应医院药学发展的需要,应努力加大现职临床药学人员再教育力度。应鼓励药学人员外出进修医学知识,以适应药学的发展。

临床药学是 21 世纪医院发展必然趋势,随着我国医药、卫生事业改革的深入发展,人民保健意识不断增强,对临床药学的社会需求将日益增加,推动药学工作领域形成新局面。

二、开展临床药学的重要性

临床药学在发达国家受到重视,首先它促进药物合理利用,提高药物治疗效果。其次,减少药物不良反应,特别是能够预防某些药源性疾病的发生。一方面病人疾病得以减轻或治愈,解除病人痛苦。另一方面杜绝不合理用药,节约药物资源,降低医疗费用,减轻不必要的经济负担。

1. 建立临床药学信息报告制度,完善药品的信息化。临床药师有责任向医生、护士介绍新药,报告疾病治疗用药新发展。开展药物评价和药物副作用的研究,收集、整理、分析、反馈药物信息和安全用药知识。

2. 药师进入病房,共同查房、会诊,通过阅读病历记录,与医生、病人交谈,获得病人用药效果、病人药物过敏史及药物费用信息,听取病人及家属意见,向其提供用药咨询服务,以共同制定病人诊疗方案。特别是疑难杂症病例、治疗效果不佳病例,用药更应集体讨论,既提高临床药师专业水平,又提高医生、护士能力。

三、医院药学发展

临床药学已得到药学界和医院药学人员的普遍关注。因为随着人民生活的日益提高,对健康保健,特别是对用药的要求上升到提高治疗质量的高度。随着医院传统供药模式改变,我国制药工业的大规模高质量发展,改变医院传统供药模式,迫切需要更新自己观念,自觉加强自身学习,了解科技特别是药物发展新信息。掌握国内外药物发展动态。在药学方面如自动发药机,送药机器人,药品条码机,单剂量自动包装机,处方及医嘱自动检测软件等,完善院内外信息网络建设,努力营造健康发展大环境。

四、医院药学展望

新世纪医院药学被赋予新时代特色。随着时代的发展,也提出了新的药学要求。世界药学科学发展突飞猛进、新科学的建立(药物流行病学、药物基因学)、新理论的阐明,新制药技术的开发,以及药物之间相互作用,知识层出不穷,时代向药学人员召唤,也向我们挑战。作为我们药学工作者,应当调整自己的思路,把握好方向,才能跟随时代的脚步,在新世纪药学工作中贡献自己的力量。

1. 未来的医院药学要求有一支临床药师队伍,这支队伍有一定数量的、高素质的临床药师组成。他们应在具有较深的药物专业知识基础上,懂医疗,懂管理,应用经济学的基本原理和分析方法,研究药物在疾病防治中的费用和效果,以指导合理用药,为医疗决策提供既节约费用又有良好效果的技术方案。

2. 卫生部、中医药管理局联合发出《医疗机构药事管理规定》中明确提出,应逐步建立临床药师制,这是一项符合现代医院要求的举措,在西欧发达的国家,这个步伐已经跨出去,实现药师查房制,把临床药师制全新观念和超前意识注入医院管理中去。我相信中国加入WTO以后,临床药师制,势在必行,必将成为推动医院改革和减少医疗纠纷的一项重要措施。

3.开展相应课题及学术讲座。开展临床药学服务过程中应注意寻找深入开展工作的突破点,可针对临床科室特点和存在的问题,开展相应的课题,有利于加强协作。使临床医师用药更加合理。可使用 Acess 数据库等与院内电脑系统连接开展抗生素应用调查,为预防滥用抗生素、合理地使用抗生素提供科学的依据。在开展课题的同时也应积极开展学术讲座,其对象可分为 3 种群体:患者、医师、护士、进修生和实习生、药剂科人员。针对患者可开展通俗易懂的一般用药常识讲座,针对医、护、进修生和实习生则可开展专科用药知识讲座。而对药剂科人员可开展以疾病的临床诊断及药物治疗为主的讲座。每月出一期药讯,宣传合理用药知识。

第四节　基层医院临床药学发展思路

临床药学(Clinical Pharmacy,CP)是以患者为中心,由药师为临床提供全方位的药学服务为目的的一门学科。笔者通过学习和临床药师工作实践,对临床药师的临床思维、知识结构、沟通能力、用药决策等有了新的认识,以下谈谈基层医院更好地开展临床药学工作中存在的主要问题。

一、工作重点

1.培养临床思维模式

为加强我国临床药师队伍建设,卫生部自 2006 年 1 月起开展临床药师培训试点工作,建立了一批临床药师培训基地,探索适合我国国情的临床药师培养模式。作为临床药师,只有深入到临床,才会和医生、护士组成一个合作的团队,并互相学习提高。部分医院药师接受了卫生部的临床药师培训,之前兼职从事临床药学工作,工作模式和思路基本处于模糊状态,与临床进行沟通往往是在出现配伍禁忌后作解释,处于有问就答状态,去临床进行沟通有畏难情绪。而且问题的解释往往是资料所查,心中没底。经过一年的学习,认识有所提高,不仅注重药物使用,更关注患者治疗变化,重视患者用药安全合理性、有效性、经济性,可以与医生站在同一立场上考虑问题。如以前监控三线抗菌药物,是对没有三线药物申请单、主任医师签字及药物敏感性试验报告者进行适当处罚。而现在通过与临床医生建立治疗团队,如果在特殊情况下,可以和医生一道想办法。有 1 例 80 岁女性患者,因呼吸困难、下肢水肿入院治疗,根据症状、体征、病史及各项相关检查,诊断为肺部感染、心功能不全。入院给予抗感染药物治疗后,患者仍有夜间呼吸困难症状,细菌培养和药物敏感性试验报告显示有大量真菌。医师咨询药师可否用抗真菌药物氟康唑注射液。药师根据患者症状及检查结果建议:患者继续做一次痰培养,暂不改变抗感染治疗方案;让患者在医生或护士的指导下早晨起床先漱口,再轻拍患者后背排出痰液后进行培养;患者出现的呼吸困难与心功能不全、肺瘀血有相关性,建议加大利尿剂的剂量,给予速尿注射液 20mg 静脉注射。医生采纳药师建议。3 d 后痰培养结果为肺炎克雷伯菌,对碳青霉烯的类亚胺培南敏感。更改医嘱后 10 d,患者症状好转出院。

2.认真学习临床知识

药师与临床医生在临床经验和对临床知识的认识上有很大的差距,因此,必须认清自己的不足。在和临床医生一起查房及病例讨论时,多倾听、多分析、多学习医生对患者病情的综合考虑。笔者认为,如果没有十分的把握,不宜轻易对患者的治疗提出异议。因为除了少数三甲医院,临床药学在基层医院还是新鲜事物,医生、护士对于临床药师干什么、起什么作用不是很清楚,所以药师必须本着学习的态度,逐步深入到临床参与治疗。如有一女性患者因二尖瓣重度狭窄行机械膜置换术后给予华法林4 mg,1 次/d,口服,第 2 日再给 5 mg,1 次/d,口服,交替服用。3 d 后,患者臀部出现大面积瘀斑伴发热,体温38℃左右,血浆国际标准化比率(INR)为5.2。药师认为,患者年龄42 岁,体重48kg,在初始阶段由于没有充分肝素化,较大剂量的华法林抑制蛋白 C 引起皮肤坏死不良反应,建议暂停华法林,给予输血。可是医生认为患者感染是治疗重点,暂不停华法林,加大抗感染力度。是华法林初始剂量过大引起的皮肤坏死还是华法林过量引起的出血,很难判断。后因患者转院治疗,不能获取更多的信息。这说明患者病情错综复杂,临床药师需要长时间积累丰富的临床经验和临床诊断知识,才能提供更好的药学服务。

3.提高工作主动性

以前药师一直在幕后充当保障供应工作,职责和工作范围使药师习惯于被动服务状态。临床药学工作的开展,为药师开辟了新的工作领域,但因医生、患者的认识问题,以及药师地位的不确定性,使临床药学工作步履艰难。临床药师到临床经常被认为无所谓,或以监督的角色出现。因此,要推动临床药学工作的开展,临床药师要有不怕困难、坚持不懈的工作劲头,通过点滴的药学工作来改变医生、患者对临床药学工作的认识,树立起临床药学在医学中的地位。如一老年男性患者,82 岁,给予硝苯地平缓释片 10 mg(2 次/d)+缬沙坦片 160 mg(1 次/d),口服后血压仍然在 150~160/80~90 mm Hg 之间波动,患者有时出现头晕症状。在主管医师向主任汇报之后,主任提议临床药师评价目前高血压治疗方案。由于对患者的病情、血压情况以及并发症等相关情况心中有数,药师提出在现有治疗方案基础上增加吲达帕胺缓释片 2.5 mg,1 次/d,口服。医师采纳药师建议,3d 后患者高血压头晕症状消失,血压波动在 120~130/75~85 mm Hg 之间。此事让医师对药师态度发生了明显改变,咨询用药方面的问题增加了,而临床药学工作的被认可,对临床药师积极开展工作也是一种促进。

4.掌握药品尤其是急救药品的用法与用量

在临床查房与共同讨论病例过程中,不仅仅限于药学治疗方案的评价,对药品的正确用法用量、药物的配伍同样应该关注。例如,有的医嘱对硝苯地平控释片给予 30 mg,2次/d 或 3 次/d,口服的错误用法,药师通过解释该药的药代动力学特点以及控释制剂的相关知识,纠正了不合理用药。而对于急救药品的用法与用量更应熟练掌握,一方面是因为患者处于危重阶段,另一方面是因为这类药物的药理作用、毒副作用与剂量之间的关系是生死攸关的大问题。对这类药品在抢救时的用法用量及注意事项要做到了如指掌。如与医生共同在病房工作时,一例心功能不全的患者突发室性心动过速,一名低年资的医生通知上级医师的同时,积极进行抢救,给予电除颤,同时给予药物胺碘酮注射液静脉注射,咨询临床药师用药的剂量和时间。药师当时记忆是模糊的,不敢随意确定,急忙去查找相关内容。药师事后对自己工作不尽职感到十分内疚,同时也认识到这方面知识对临床药学工作的重要性。

5. 让循证指南应用于临床

在基层医院,有些治疗没有很好按照指南推荐给予合理化用药。随着药师下临床工作宣传,并积极通过药讯、局域网形式将相关的指南知识逐渐传递给临床医护人员。例如,临床常见血管紧张素转换酶抑制剂与血管紧张素Ⅱ受体阻断剂合用治疗高血压,而指南明确提出不主张两类药合用。另如将硝酸酯类中单硝酸异山梨酯注射液用于静脉滴注治疗心绞痛,药师查房后与医师及时沟通,并发放最新相关的指南文件,纠正了医生不良用药习惯,改正了错误用药。

二、主要问题

1. 临床药师缺乏临床经验

目前,对常见病如冠心病、高血压等的治疗,医生认为是心血管常见病,用药经验较多,因此纠正一些错误的用药方法,说服他们很难。如1例老年高血压患者因高血压引起的急性左心衰入院,左心衰经急救后症状缓解,第2天血压180/110 mm Hg。药师认为医嘱中阿司匹林100mg,1次/d,口服不合适,认为血压目前高于150/80 mm Hg,暂可不用,否则会增加脑出血的风险。医师不采纳药师建议,认为以前都是这样治疗,没有见到相关的不良反应。

有些药物不良反应并不是所有患者都会出现。而药师没有相关的临床经验,依据的是药物知识和指南,医师认为比药师更有经验是对的,但这似乎成了药师不敢坚持自己意见的重要原因之一。医师往往愿意咨询的是治疗中遇到的麻烦事,如感染药物已上到了三线,患者仍发热不退;降心率的药物都用尽了,患者的心率还是降不下来。此时临床药师面对临床的复杂难题,很难把握。笔者认为,医生凭借多年诊治患者而积累经验,而药师的用药方案没有付诸实践,何谈经验,多学习好的用药经验并进行总结后,再提出一些肯定的用药建议更为妥当。

例如,一患者年龄35岁,因中度烧伤入院治疗,入院1周后心率一直在120~130次/min,先后给予胺碘酮注射液、异搏定片、地尔硫卓缓释片、倍他乐克后,心率下降不明显,故请临床药师参与会诊。药师分析认为,患者为青年男性,因烧伤入院,肾素-血管紧张素-醛固酮系统(RASS)、交感神经处于高度激活状态,心率高可能是一种应激反应,而且患者心电图是窦性心动过速,无不适感觉,可以不治疗;如果换药,可以选用比索洛尔抑制交感神经高度激活,因该药对心脏的高度选择性比其他抗心律失常药物更有优越性。医师采纳药师意见后,患者心率控制良好。

2. 相关法律法规缺失

我国应健全临床药师制度,规范临床药师的职责和权利。发达国家普遍在20世纪60年代就开始设置临床药学专业。以美国药学教育为例,1957年开始实行 Pharm. D. 专业教育课程,1967年提出临床药学专业学员需在临床实习,1974年规定必须在临床实习

1 500 h,1997 年 7 月 14 日美国药学教育委员会决定 2000 年 6 月 1 日起全面实施 Pharm. D. 专业教育。经过近 50 年的发展,美国药学全面发展为 Pharm. D. 专业教育。美国临床药师发展为:实践——证明——立法认可——强化证明——强化立法模式。然而我国从 1964 年以来,经历 36 年,仍处于立法认可的阶段。当前形势下,加快立法步伐,明确责和利,会积极促进临床药师快速发展,推动临床医生、药师、护士整体治疗团队快速形成、和谐进步,这样对于合理用药、减少不良反应的发生有着积极的作用。

3. 临床药师队伍缺乏

基层医院应配备 2 名以上的临床药师,但大多数基层医院只有 1 名,有的甚至没有。就国家要求 2 级医院配备 2 名以上临床药师的规定而言,全国需要 3 万多名临床药师。临床药师的缺乏,阻碍了整体用药水平的提高,同时易使人员极少的临床药师成为多面手。这与临床药师培养要求不相符,而且专业不细化、充当药学服务的多面手迟早会被临床淘汰。

三、建议

临床药学对于促进合理用药、减少不良反应、规范用药起着重要作用,但由于长期以来重医轻药,我国临床药学工作面临各种困难。究其原因是相关法律不完善,临床药师职责权利不明确,致使医、药、护这个治疗团队有名无实。故笔者认为,应该给予药师用药医嘱的审核权,由药师认可后签字通过;药师的药历也应成为病历法律文书的一部分。这样在给予药师权利的同时,又赋予了相应的职责。有学者提出,诊断权与处方权分开会推动临床药师制度的完善。

张 民 撰

第二章　合理用药

第一节　概　　述

用药合理与否,关系到治疗的成败,合理用药其基本要素包括:①安全性:作为诊断、预防、治疗疾病的药物,由于其特殊的药理、生理作用而具有两重性,即有效性和不安全性,包括毒副作用,不良反应等。②有效性:"药到病除"是药物的治疗目的;③经济性,以尽可能少的药费支出换取尽可能大的治疗收益,合理使用有限医疗卫生资源,减轻患者及社会的经济负担。合理用药应考虑以下几方面:

1. 药物的选择

(1)是否有用药的必要,在可用可不用的情况下无需用药。

(2)若必须用药,就应考虑疗效问题。为尽快治愈病人,在可供选择的同类药物中,应首选疗效最好的药。

(3)药物疗效与药物不良反应的轻重权衡。大多数药物都或多或少地有一些与治疗目的无关的副作用或其他不良反应,以及耐药、成瘾等。一般来说,应尽可能选择对病人有益无害或益多害少的药物,因此在用药时必须严格掌握药物的适应证,防止滥用药物。

(4)联合用药问题。联合用药可能使原有药物作用增加,称为协同作用;也可能使原有药物作用减弱,称为拮抗作用。提高治疗效应,减弱毒副反应是联合用药的目的。反之,治疗效应降低,毒副反应加大,是联合用药不当所致,会对患者产生有害反应。

2. 制剂的选择

同一药物、同一剂量、不同的制剂会引起不同的药物效应,这是因为制造工艺不同导致了药物生物利用度的不同。选择适宜的制剂也是合理用药的重要环节。

3. 剂量的选择

为保证用药安全、有效,通常采用最小有效量与达到最大治疗作用但尚未引起毒性反应的剂量之间的那一部分剂量作为常用量。临床所规定的常用量一般是指成人(18～60岁)的平均剂量,但对药物的反应因人而异。年龄、性别、营养状况、遗传因素等对用药剂量都有影响。小儿所需剂量较小,一般可根据年龄、体重、体表面积按成人剂量折算。老人的药物可按成人剂量酌减。另外,对于体弱、营养差、肝肾功能不全者用药量也应相应减少。

4. 给药途径的选择

不同给药途径影响药物在体内的有效浓度,与疗效关系密切。如硫酸镁注射给药产生镇静作用,而口服给药则导泻。各种给药方法都有其特点,临床主要根据病人情况和药物特点来选择。

（1）口服：是最常用的给药方法，具有方便、经济、相对安全等优点，适用于大多数药物和病人。主要缺点是吸收缓慢而不规则，药物可刺激胃肠道，在到达全身循环之前又可在肝内部分破坏，也不适用于昏迷、呕吐及婴幼儿、精神病等病人。

（2）直肠给药：主要适用于易受胃肠液破坏或口服易引起恶心、呕吐等少数药物，如水合氯醛，但使用不便，吸收受限，故不常用。

（3）舌下给药：只适合于少数用量较小的药物，如硝酸甘油片剂舌下给药治疗心绞痛，可避免胃肠道酸、碱、酶的破坏，吸收迅速，奏效快。

（4）注射给药：具有吸收迅速而完全、疗效确切可靠等优点。皮下注射吸收均匀缓慢，药效持久，但注射药液量少（1~2ml），并能引起局部疼痛及刺激，故使用受限；因肌肉组织有丰富的血管网，故肌肉注射吸收较皮下为快，药物的水溶液、混悬液或油制剂均可采用，刺激性药物亦宜选用肌注；静脉注射可使药物迅速、直接、全部入血浆生效，特别适用于危重病人，但静脉注射只能使用药物的水溶液，要求较高，较易发生不良反应，有一定的危险性，故需慎用。

（5）吸入给药：适用于挥发性或气体药物，如吸入性全身麻醉药。

（6）局部表面给药：如擦涂、滴眼、喷雾、湿敷等，主要目的是在局部发挥作用。

5.给药时间间隔、用药时间及疗程的选择

适当的给药时间间隔是维持血药浓度稳定、保证药物无毒而有效的必要条件。给药时间间隔太长，不能维持有效的血药浓度；间隔过短可能会使药物在体内过量，甚至引起中毒。根据药物在体内的代谢规律，以药物血浆半衰期为时间间隔恒速恒量给药，4~6个半衰期后血药浓度可达稳态。实际应用中，大多数药物是每日给药2~4次，只有特殊药物在特殊情况下才规定特殊的给药间隔，如洋地黄类药物。对于一些代谢较快的药物可由静脉滴注维持血药浓度恒定，如去甲肾上腺素、催产素等。对于一些受机体生物节律影响的药物应按其节律规定用药时间，如长期使用肾上腺皮质激素，根据激素清晨分泌最高的特点，选定每日清晨给药以增加疗效，减少副作用。药物的服用时间应根据具体药物而定。易受胃酸影响的药物应饭前服，如抗酸药；对胃肠道有刺激的药物宜饭后服，如阿司匹林、消炎痛等；而镇静催眠药应睡前服，以利其发挥药效，适时入睡。

疗程的长短应视病情而定，一般在症状消失后即可停药，但慢性疾病需长期用药者，应根据规定疗程给药，如抗结核药一般应至少连续应用半年至一年以上。另外，疗程长短还应根据药物毒性大小而定，如抗癌药物应采用间歇疗法给药。

影响药物作用的机体因素。有些病人对某种药特别敏感，称为高敏性；反之，对药物敏感性低则称为耐受性；有些病人对药物产生的反应与其他人有质的不同，即为变态反应。因此，临床用药既要根据药物的药理作用，也要考虑病人实际情况，做到因人施治。影响药物作用的机体因素主要包括：年龄、性别、病理状态、精神因素、遗传因素和营养状态等。

第二节　合理用药原则

合理用药的基本原则概括地讲就是安全、有效、经济、方便地使用药物,首先在安全的前提下确保用药有效,其次在安全有效的前提下要经济和方便地使用药物。具体包括以下9条:

1. 正确的诊断

只有诊断正确,用药才能有的放矢,特别对急症和重症的早期诊断尤为重要,一旦误诊误治,可能会出现不良反应,甚至造成不可逆转的后果。如感染性疾病,首先应鉴别是细菌还是病毒感染,就是细菌感染亦应分清是何种致病菌,否则选用抗菌谱与致病菌不符的再新再好的抗菌药亦难奏效。例如,中枢神经系统感染引起的脑膜炎,可分为细菌感染引起的化脓性脑膜炎、隐球菌性脑膜炎、结核性脑膜炎和病毒性脑膜炎四大类。再如,药物过敏性休克与感染中毒性休克,"药物肝"与"病毒肝",地高辛治疗中出现的心律失常,是地高辛的中毒反应还是心脏病加重等,若不注意鉴别而盲目用药,可延误治疗而危及生命。

2. 注意病史和用药史

忽视病史所致严重药源事故屡见不鲜,发生此类事故的主要原因是,有些临床医师往往只重视药物的治疗作用,忽视其不良反应,因而导致令人发指的后果。所以,只有全面了解药物的作用和毒副作用及患者的病史,才能保证用药安全、有效。

3. 注意个体化用药

近年来,随着临床药学工作的深入开展和血药液度监测技术的应用,发现相同剂量的药物在不同个体可产生不同的药物效应,即药物剂量的等值而作用上的不等效,如按常规剂量应用苯妥英钠(每天300mg)、氨茶碱(每天0.25mg),对有些患者无效,但亦有引起中毒者,而且有些药物的中毒症状与疾病本身所引起的症状极易混淆,很难鉴别。若不进行血药浓度监测而盲目加大剂量可导致药物中毒而死亡。所以用药时应注意加强对病情变化的观察,给药方案应逐步由常规化、经验化转向个体化、科学化,必要时还应监测血药浓度。

4. 严格掌握适应证

大量的调查资料表明,目前国内滥用药物(无明确用药指征或适应证掌握不严),尤其滥用三素(激素、抗生素、维生素)的现象仍很普遍,由此而导致的药源事故时有报道。

5. 注意药物相互作用

药物相互作用系指两种或两种以上的药物,同时服用时所发生的药效变化。即产生协同(增效)、相加(增加)、拮抗(减效)作用。合理的药物相互作用可以增强疗效或降低药物不良反应,反之可导致疗效降低或毒性增加,还可能发生一些异常反应,干扰治疗,加重病情。

6. 注意不良反应

每种药物都存在出现不良反应的可能,医生在开写处方时必须权衡利弊。利大于弊才有应用价值,但是利和弊很难用数学公式来表达。用药要考虑治疗疾病,还要考虑对病人生活质量的影响,如轻微咳嗽、感冒、肌肉痛,频发性头痛可用非处方药治疗,副作用小,非处方药治疗这些轻微的不适,安全性高,但如同时服用其他药会增加不良反应。相反,对于严重疾病甚至危及生命的情况如心肌梗死、肿瘤、器官移植排异反应,就有必要用药,即便药物可引起严重不良反应。

7. 注意药物的选择

全面深入地了解药物的药动学和药效学特点,注意药物的选择(疗效高、毒性低)和用法(合理的疗程和合理的停药)。

8. 注意方便用药

口服和外用给药不仅方便,而且较肌肉和静脉注射给药安全性高。因此,除非病情需要,在一般情况下,凡能口服和外用给药就不要肌内注射,能肌内注射就不要静脉给药。

9. 注意药物经济学(pharmacoeconomics)

药物经济学就是研究人们对健康水平需求的无限性与国民经济及自然资源的有限性的矛盾问题。随着人口老龄化的进展,医药费用亦急剧增长,因而严重影响国民经济的发展,这已成为人们面临的严重社会问题。药物经济学现已被国内外列入合理用药的范畴。简而言之,就是用最低的医药费用保证用药的有效性和安全性。

总之,合理用药的基本原则就是安全、有效、简便、经济,四者缺一不可。既要权衡患者应用药物所获得的收益,又要考虑用药后对患者可能造成的伤害;既要考虑药物的疗效与治疗疾病的需要,又要顾及患者的经济承受能力及保护卫生资源与生态环境。并以此为宗旨,制定出最好的药物治疗方案。进而达到:最大限度地发挥药物的治疗效果,减少药物不良反应的发生;有效地防治疾病,提高患者的生命质量,降低发病率;控制医疗保健费用的过度增长,使社会和患者都获得最佳效益。

第三节 合理用药监测

1. 全国合理用药监测系统的组成

全国合理用药监测系统包括 4 个子系统,分别为药物临床应用监测子系统、处方监测子系统、用药(械)相关医疗损害事件监测子系统、重点单病种监测子系统。

(1)药物临床应用监测子系统:药物临床应用监测子系统监测的主要范围为化学药品、生物制品与中成药的购药与库存信息。

(2)处方监测子系统:处方监测子系统监测的主要范围为处方(门、急诊)、病案首页和医嘱。

(3)用药(械)相关医疗损害事件监测子系统:用药(械)相关医疗损害事件监测子系统监测的主要范围为药物不良事件、严重药物不良事件、医疗器械不良事件。

(4)重点单病种监测子系统:重点单病种监测子系统监测的主要范围为发病率较高的常见病、多发病的有关用药信息。

第一批全国合理用药监测系统监测点医院共 960 家,其中,医院信息化水平较高的

473 家医院作为核心监测点医院。监测点医院必须上报"药物临床应用监测子系统"和"用药(械)相关医疗损害事件监测子系统"信息。其中,核心监测点医院还必须上报"处方监测子系统"信息,其他监测点医院可以选报"处方监测子系统"信息。

2. 监测信息上报方式

(1)全国合理用药监测的信息上报采用网络直报方式。

(2)"药物临床应用监测子系统"和"处方监测子系统"严格按照上报的信息数据项和排列顺序,从医院信息系统(HIS)中逐一提取上报信息项,采用 EXCEL 或 DBF 中任意一种文件格式,生成"药物临床应用数据文件"、"处方数据文件"、"病案首页数据文件"、"医嘱数据文件"。

(3)采用 EXCEL 文件格式,首行要完整填写上报信息项"表头"。如果 HIS 系统中无上报的信息项,可不填写,但应在表格中保留此信息项。如提取的信息条数超过 EXCEL 单个工作表的容量,可按时间段提取信息项并存储在多个工作表中(推荐使用 EX-CEL2007 版),每个工作表的表头、顺序要完全一致,工作表的名字只能以字母或者汉字开头。

(4)登陆全国合理用药监测系统网站(www.cnrud.com),点击网站首页中的"全国合理用药监测系统数据上报"链接,在弹出的窗口中填入全国合理用药监测办公室统一发放的"用户名"和"密码",进入网络直报页面,按系统提示分别上传已生成的"药物临床应用数据文件"、"处方数据文件"、"病案首页数据文件"、和"医嘱数据文件",即可完成数据的上报。

3. 信息上报要求

(1)各监测点医院需以 EXCEL 或 DBF 文件格式,一次性上报本院 HIS 系统的药品、疾病、手术、科室等信息编码名称对应表。对应表内容如有更改,需及时上报。

(2)各上报信息项不得缺失、顺序不得颠倒。

(3)每月 5 日 24 时前上报上个月"药物临床应用监测子系统"和"处方监测子系统"信息。

(4)医疗机构发生用药(械)相关医疗损害事件,要立即通过网络直报或传真、信函、电话等形式向全国合理用药监测办公室报告。

第四节　合理用药管理制度

一、总则

1. 为加强医院药事管理工作,促进临床合理用药,保障人民群众用药的安全性、经济性、有效性,避免和减少药物不良反应与细菌耐药性的产生,全面提高医疗质量,按照《药品管理法》、《医疗机构药事管理规定》、《抗菌药物临床应用指导原则》和《处方管理办法》、等规定制定临床合理用药监督管理细则。

2. 合理用药是指医务人员在防治、诊断疾病过程中,针对具体病人选用适宜的药物,采用适当的剂量与疗程,在适当的时间,通过适当的给药途径用于人体,达到有效防治、诊断疾病的目的,同时保护人体不受或少受与用药有关的损害。

二、组织管理

1. 临床合理用药监督小组

在院长领导下开展日常工作,构成为组长、副组长及成员。

2. 职责和任务

(1)根据医院用药情况提出合理用药目标和要求,并组织实施。

(2)定期开展合理用药评价,对药物特别是抗菌药物使用情况进行分析,对存在的问题及时提出改进措施。

(3)定期公布全院及临床科室抗菌药物使用情况通报,提出经验用药方案。

(4)向医务人员进行合理用药知识宣传,努力提高合理用药水平。

三、临床合理用药的基本原则

1. 医师在诊疗过程中要按照药品说明书所列的适应证、药理作用、用法、用量、禁忌、不良反应和注意事项等制定合理的用药方案,超出药品使用说明书范围或更改、停用药物,必须在病历上作出分析记录,执行用药方案时医师、护士要密切观察疗效,注意不良反应。医师根据必要的指标和检验数据及时修订和完善原定的用药方案。门诊部的用药不得超出药品使用说明书规定的范围。

2. 医师不得随意扩大药品说明书规定的适应证等,因医疗创新确需扩展药品使用规定的,应报医院药事管理委员会审批并签署患者知情同意书;使用中药饮片、中成药时,要根据中医辨证施治的原则,注意配伍禁忌,合理选药。

3. 医师制定用药方案时应根据药物作用特点,结合患者病情和药敏情况个体化用药。充分考虑剂量、疗程、给药时间、给药途径,同时考虑药物成本与疗效比。可用可不用的药物坚决不用,可用低档药的就不用高档药,尽量减少药物对机体功能的不必要的干扰和影响,降低药品费用,用最少的药物达到预期的目的。对较易导致严重耐药性或不良反应较大及价格昂贵的药物实行审批制度。

4. 药剂部门要建立以病人为中心的药学管理工作模式,开展以合理用药为核心的临床药学工作;及时收集药物安全性和疗效等信息,为临床用药提供服务。药师要主动开展专题用药调查和病历用药分析,提出合理用药建议。

5. 药学专业技术人员严格按照《处方管理办法》的要求对处方用药进行适宜性审核的同时,要进行合理性审核,发现不合理用药情况应告知开具处方的医师,情况严重的应拒绝调配并登记,定期向合理用药监督小组报告。

第五节　不同类型干扰素的合理应用

目前,干扰素的命名原则是由美国国立卫生研究院与世界卫生组织在 1980 年 3 月确定的。该命名法规定：

（1）干扰素（interferon）英文统一缩写为 IFN。

（2）根据抗原特性和分子结构的不同，人类 IFN 主要可分为 α、β、γ 三种类型。

（3）若要表示干扰素的来源，可在干扰素左侧标以宿主或全名，如：HuIFN（人干扰素）、MnIFN（鼠干扰素）、BovIFN（牛干扰素）等。

（4）若要区别不同细胞产生的同一型干扰素，则在该型干扰素缩写名称的右侧标以细胞名的缩写即可，如 HuIFN-α（Le）代表人白细胞干扰素（α 干扰素）。

（5）若新发现某些类型的干扰素在其多肽链上的氨基酸排列顺序有差异，则还可再分亚型，如：HuIFN-α_1、HuIFN-α_2 等。

一、不同干扰素的生物活性

（1）广谱抗病毒作用：不仅对 DNA、RNA 病毒有抑制作用，而且对可能引起肿瘤的逆转录病毒也有一定的抑制作用。

（2）抑制肿瘤细胞的增长：具有抑制某些 RNA 和 DNA 肿瘤细胞的细胞转化作用。

（3）抑制细胞分裂。干扰素对异常分裂的癌细胞的抑制作用很强，而对正常细胞分裂的抑制作用很弱。

（4）调节机体的免疫反应：表现在对 T 细胞和 B 细胞的双向调节作用以及对天然杀伤细胞（NK 细胞）和 K 细胞的增强作用。

（5）消除和修复 DNA 的结构损伤作用：具有消除某些理化和生物因子导致的细胞 DNA 结构的损伤，促进恢复正常的细胞遗传机制，从而防止畸形的发生。

二、干扰素的临床合理选用

尽管干扰素在抗病毒、调节免疫功能和抑制肿瘤等方面具有显著的生物活性，特别是治疗某些难治性疾病如艾滋病、乙型肝炎、丙型肝炎等的疗效已获得广泛的公认，然而效果并不理想，不同产品对于不同疾病、特别是由于恶性肿瘤的治疗效果差别很大，因此在临床实际应用中须注意其适应证、用法和疗程，不可盲目应用，尤其是当前上市的众多品种，更应注意选择合适的产品。

1. 严格适应证

美国 FDA 对干扰素的临床应用都规定了严格的适应证，已批准的 IFN-α 临床适应证主要有毛细胞白血病、尖锐湿疣、与人类免疫缺陷相关的卡波济肉瘤、丙型肝炎和慢性肉芽肿病等。其他国家批准的 IFN-α 治疗指征还有：慢性乙型肝炎、皮肤 T 细胞淋巴瘤、肾细胞癌、恶性黑色素瘤和多发性骨髓瘤等。IFN-β 获准用于多发性硬化症治疗。IFN-γ 在德国被批准用于治疗类风湿性关节炎。但临床使用范围可能远不止这些，新的适应证正在不断扩大。

即使在明确疾病的药物治疗当中，如 IFN-α 治疗慢性乙型肝炎过程中有其应用时机或适应证，并不是只要临床诊断为慢性乙型肝炎就可以不加区分的使用。例如，IFN-α 对肝功能正常的无症状携带者无效，对于 HBeAg 阴性、抗 HBeAg 阳性的患者，不论干扰素的剂量和疗程如何,其长期疗效均不佳。目前认为,IFN-α 治疗乙型肝炎的适应证为血清 HBsAg、HBeAg 及 HBV DNA 阳性,且转氨酶升高、肝活检诊断为慢性肝炎及代偿性肝硬化患者;禁忌证为进展性肝硬化、自身免疫性疾病或甲状腺炎、甲状腺功能亢进、内源性抑郁症或精神分裂症、肾移植术后、严重血小板减少(<30~50×10^9/L)、妊娠和严重冠心病及肿瘤。许多研究表明,女性患者、感染时间较短以及治疗前血清转氨酶水平高、开始治疗后血清 HBV DNA 迅速降低的患者,对 IFN-α 疗效较好。

2. 选择合适的剂量和疗程

干扰素的疗效一般取决于其剂量和疗程。据报道,IFN-α 治疗乙型肝炎的最低剂量应为 300×10^{4}U,肌肉注射,隔日 1 次或 1 周 3 次。最适宜的剂量是 500×10^{4}U 肌肉注射,隔日 1 次或 1 周 3 次,疗程不少于 16 周,依照上述疗法,约有 50% 的患者可获完全效应。国外主张,给予 1 日 500×10^{4}U 或 1000×10^{4}U,1 周 3 次连用 16 周。对 2 岁以上儿童推荐剂量为 500×10^{4}U/m^2,肌肉注射,1 周 3 次,疗程 6 个月。尚无证据表明延长疗程至 24 周以上可提高应答率。慢性丙型肝炎的唯一有效的治疗药物是 IFN-α,目前国际上通用的标准治疗方案为 IFN-α 300×10^{4}U,1 周 3 次,共 24 周。干扰素对一些恶性肿瘤如结节性淋巴瘤及皮肤 T 细胞淋巴瘤的疗效,有效率与剂量有关,用量大的病例缓解率高。

3. 联合用药

尽管干扰素是唯一被认为治疗慢性乙肝有效的抗病毒药物,但长期缓解率仅为 25%~40%,因此联合用药是干扰素治疗的发展方向。近年来,抗病毒联合用药已显示出比单药治疗效果好的优点,如药物的协同作用,可减少耐药性的产生,对抗病毒复制多环节的靶向作用等。目前,IFN-α 与免疫调节剂胸腺肽、抗病毒药泛昔洛韦、拉米夫定及中药等联合应用,均取得了比单药治疗更有效的结果。

4. 权衡经济

干扰素的价格比较昂贵,尤其是治疗慢性肝炎或恶性肿瘤等疾病,往往需要消耗大量的药品资源,成本相对较高,但是如果合理应用仍可取得合理的经济效益。进口重组干扰素产品的价格相对较高,而国产同样的制剂价格大约只有进口的 1/3,在同等剂量和疗程下,如果取得疗效和不良反应相近,将可以节约 2/3 的药品费用,成本——效果比率相当可观。因此,在临床产品选用中推荐尽可能使用国产制剂。

5. 药物不良反应

干扰素治疗开始时最常见的不良反应为发热、寒颤、疲劳和乏力等流感样症状,一般于用药后 5~7 d 多见,如不能耐受加用对乙酰氨基酚等解热剂可以缓解,随着用药时间的延长,症状逐渐减轻,一般不影响继续治疗。其次为血液系统的毒性较常见,外周白细胞和血小板减少在治疗一个月后的发生率为 25%~50%。如血小板急剧减少应考虑自身免疫性血小板减少。而甲状腺亢进、自杀倾向、糖尿病和肝功能衰竭的发生率极少。由于干扰素可诱发或加剧甲状腺的自身免疫,表现为甲状腺亢进,大剂量应用有时可发生永久甲状腺功能减退,故在临床应用前需评估患者的甲状腺功能。干扰素对肝功能的损害一般较轻,但鉴于个别病例出现肝功能衰竭,因此对于肝肾功能不全患者在治疗过程中应严密监测肝功能。此外,干扰素在治疗期间、尤其是在 IFN-α 治疗多发性硬化症时患者发生神经系统症状如抑郁、精神错乱甚至自杀行为的相对较多,应引起重视,若发现应立即停用干扰素治疗。

第六节 头孢菌素类抗生素的合理应用

有关统计资料表明,目前全国抗生素的用药金额已占到医院用药总额的 35%,且呈逐年上升趋势,用药金额排名前 10 位的药品中有 5 种是头孢菌素(先锋霉素)。有关人士认为,全国一年内因不必使用而使用第三代头孢菌素所浪费的资源达 7 亿元人民币。有学者以下呼吸道感染为研究对象,将头孢三嗪、头孢噻肟和头孢呋辛作了临床应用后的"成本效果分析",结果发现,三组研究治疗的有效率没有显著差异,但治疗成本却有显著差异。另有研究证实,用于治疗下呼吸道细菌性感染,每日 1g 和每日 2g 头孢三嗪疗效相似,但大多数医生仍习惯采用每日 2g 的疗法,致使治疗费用上升了一倍,即增加了一倍的浪费。

另外,很多人对头孢菌素类药物的分代及疗效存在错误认识也是造成药品浪费的原因之一。一般认为其序号越高、代次越高疗效也越好,其实这是一种误解。头孢菌素类药物的序号及代次主要是依据开发的先后,抗菌谱及肾毒性大小而划分。

第一代头孢菌素主要包括先锋霉素 I(头孢噻吩)、先锋霉素 II(头孢利素)、先锋霉素 III(头孢甘酸)、先锋霉素 IV(头孢氨苄)、先锋霉素 V(头孢唑林)、先锋霉素 VI(头孢拉啶)及头孢羟氨苄等。对革兰阳性菌感染,包括耐药金黄色葡萄球菌及耐青霉素的淋病奈瑟菌有抗菌作用。主要用于治疗革兰阳性细菌所致的感染疾病,如轻、中度呼吸道感染(气管和支气管急性炎症)、尿路感染、皮肤及软组织感染、骨关节及妇科感染。

第二代头孢菌素包括头孢孟多、头孢呋辛、头孢克洛等。对革兰阴性菌、阳性球菌等有较强的抗菌作用,故被称为广谱抗生素。但对革兰阳性细菌的作用不及第一代,对革兰阴性细菌的作用较第三代差。常用于治疗大肠杆菌、克雷伯杆菌、流感嗜血杆菌、淋球菌、脑膜炎球菌、沙门菌属、志贺菌属等所致的呼吸道、胆道、肠道、尿路及软组织、妇科感染。

第三代头孢菌素包括头孢噻肟、头孢唑肟、头孢哌酮、头孢曲松等。对于重症耐药甚至严重威胁生命的革兰阴性杆菌、厌氧菌和革兰阳性菌有很强的抗菌作用。主要用于治疗败血症、脑膜炎、肺炎、骨髓炎、盆腔炎等严重感染及尿路感染。是大肠杆菌、克雷伯肺炎感染的首选药;

第四代头孢常用药有头孢吡肟、头孢匹罗。抗革兰阴性菌作用与第三代相似,但抗菌谱更广。主要用于治疗各种严重感染,如呼吸道感染、泌尿系统感染、胆道感染、败血症等。

因此,选用头孢类药物要针对疾病,合理应用。通常革兰阳性细菌感染应首选第一代,但对于老年人及肾功能不全或婴幼儿宜选用第二代,而第三代主要用于革兰阴性细菌引起的感染。

第七节　常用中西药的致癌作用

药物既可以治病,也可以致病。药物引起的癌症称之为药源性癌症,有研究指出,药源性癌症的发病率占整个癌症发病率的万分之一。近年随着全球药物滥用现象的日趋严重和化学药品的日趋增多,药源性癌症的发病率在不断上升。因此,对药源性癌症应引起高度重视。据世界卫生组织国际癌症研究所组织 21 个国家的 34 名专家对有可能致癌的 368 个药物的鉴定,确认下列 8 种药物有致癌作用,即氯霉素、非那西汀、环磷酰胺、萘氮芥、乙烯雌酚、米尔西南、苯妥英那和氧甲酮。美国药物技术评价局提出的 10 种对人可能有致癌作用的药物是氯霉素、苯妥英那、苯丙胺、黄体酮、焦油软膏、右旋糖苷铁、苯巴比妥、利血平、保太松和安妥明。其中非那西汀等解热镇痛药制剂(包括去痛片、APC 等)如应用数年乃至 30 年,可引起肾盂癌和膀胱癌。抗癌药物环磷酰胺可诱发膀胱癌、淋巴癌和急性白血病。

另外,抗癌药物硫唑嘌呤可诱发淋巴癌、白血病、宫颈癌、唇鳞状上皮癌;白消安可诱发支气管癌和外阴癌;长期应用氨甲蝶呤治疗牛皮癣时可诱发肾癌和膀胱癌。近年来国内报道的牛皮癣治疗药物乙双吗啉诱发白血病导致死亡的病例已不下百例,有关专家已呼吁淘汰该药。

孕妇患癫痫后长期服用苯妥英钠,其新生儿可患神经纤维母细胞瘤。长期大剂量使用苯巴比妥类催眠药可致脑瘤。妇女妊娠头 3 个月或长时间应用乙烯雌酚,其生下的女孩以后可能发生生殖道腺癌,绝经期或绝经后妇女用此药患子宫内膜癌的发生率明显增加,男子每日服用此药 0.5mg,连用数年可发生肾上腺癌。

氯霉素包括片剂、针剂、眼药水,长期应用均可诱发再生障碍性贫血和白血病,其导致血癌的潜伏期可达 7 年。长期服用利血平的妇女、尤其是绝经后的妇女,易致乳腺癌,其发病率是对照组妇女的 3 倍多。长期大量应用睾丸素类药甲基睾丸酮、去氢甲基睾丸酮、庚酸睾丸酮等治疗再生障碍性贫血时,易引起肝细胞癌。

苯丙胺主要导致淋巴癌,黄体酮主要导致宫颈癌,焦油软膏主要导致皮肤癌,右旋糖苷铁主要导致软组织肉瘤,保泰松主要引起白血病,安妥明主要引起胃肠及呼吸系统癌症。另外,有致癌可能的西药尚有氯仿、土霉素、砷化物和外用药紫药水等。

一般认为,中药较为安全。但迄今为止中、外学者研究证实,中药千里光、滑石、五倍子、八角茴香、桂皮、槟榔、苏铁中均含有致癌物质,甘遂、巴豆、苏木、瑞香、三棱等中药也有不同程度的辅助致癌活性。德国汉堡毒物学家威斯滕多夫认为,含有蒽酮类成分的植物性泻药如大黄、芦荟等致泻原理是使大肠产生一定的毒素而引起腹泻,而这些毒素经动物实验证明可使动物的肠癌发生率提高。

因此,对于上述药物要尽量不用或少用,必须使用时要尽量缩短疗程,降低剂量。但应指出,对于上述多数药物目前临床还需要使用,在必须使用时不可因有可能致癌而该用不用,以致延误治疗。因为其致癌多是在长期大剂量使用时才会引起,偶尔使用其致癌的可能性不大。

第八节　肝肾功能不全者抗菌药物的选择

多数药物在体内都要经过不同程度的结构变化,主要通过氧化、还原、分解、结合等方式进行,肝脏的药酶含量很高,因此它是许多药物代谢的主要场所,当肝功能不全时,药物代谢必然受影响,易致中毒。肾脏是许多药物及其代谢物排泄的主要器官,当肾功能不全时,肾脏排泄药物的能力大为减弱,肝、肾功能不全时还影响药物的效应和增加毒性。因此,必须酌减药量和用药次数,特别是给予具有肝肾毒性的药物时更宜慎重。

1. 肝功能不全时药动学特点

(1)药物生物转化减慢。

(2)血浆中游离型药物增加。

(3)药物排泄减慢。

(4)药物分布容积增大。

2. 肾功能不全时药动学特点

(1)影响药物的吸收、代谢与分布。

(2)肾功能不全、特别是肾衰时,主要经肾脏排泄的药物消除减慢,影响药物的疗效与毒性。

3. 肝、肾功能不全患者用药原则及注意事项

(1)应熟悉肝、肾功能不全患者的药动学特点。

(2)明确诊断、合理选药。

(3)注意药物相互作用,特别应避免具有肝、肾毒性的药物合用。

(4)密切观察药物不良反应。

(5)肝功能正常,但肾功能不良者,可选用具有双通道排泄的药物,就抗生素而言,可选用头孢哌酮或头孢曲松等。

(6)肾功能正常,但肝功能不良者,可选用对肝脏毒性小,并从肾脏排泄的药物如头孢拉定、复达欣等。

(7)肝、肾功能不全者,则要选用对肝、肾毒性较小的药物,或调整给药方法等。

4. 肝、肾功能不全患者抗菌药物的选择

(1)肝功能减退时抗菌药物的选用。见表2-1

(2)主要由肾脏排泄的药物:双氯西林、阿莫西林、氨苄西林、羧苄西林、替卡西林、头孢氨苄、头孢噻吩、头孢唑啉、四环素、阿米卡星、卡拉霉素、奈替米星、妥布霉素、链霉素、新霉素、庆大霉素、争光霉素、万古霉素、乙胺丁醇、磺胺嘧啶、甲氧苄氨嘧啶、乙胺嘧啶等。

(3)肾功能减退时抗菌药物的选用:①可选用原治疗量或略减剂量:青霉素类中的阿莫西林、氨苄西林、哌拉西林、美洛西林、苯唑西林;头孢菌素类中的头孢哌酮、头孢曲松;林可霉素类;利福霉素类及红霉素、氯霉素、多西环素、磷霉素、异烟肼、乙胺丁醇、甲硝唑、环丙沙星、酮康唑。②可选用,剂量需中等度减少者:青霉素、羧苄西林、阿洛西林、头孢唑啉、头孢噻吩、头孢氨苄、头孢拉定、头孢孟多、头孢西丁、头孢呋辛、头孢他啶、头孢唑肟、

拉氧头孢、头孢吡肟、氨曲南、亚胺培南、甲氧苄啶、氧氟沙星。③避免应用,确有指征应用时在 TDM 下显著减量应用:庆大霉素、妥布霉素、奈替米星、阿米卡星、卡那霉素、链霉素、万古霉素、替考拉宁、氟胞嘧啶。④不宜应用者:四环素、呋喃妥因、萘啶酸、特比萘芬等。

表 2-1　肝功能减退时抗菌药物的选用

抗菌药物名称	对肝脏作用和药动学改变	肝病时应用
红霉素	自肝胆系统清除减少,酯化物具肝毒性。	按原量慎用或减量应用,酯化物避免使用
克林霉素	肝病时半衰期延长,消除减慢,可致 ALT 升高。	减量慎用
林可霉素	肝病时清除减少	减量慎用
氯霉素	肝病时代谢减少,血液系统毒性。	避免使用
利福平	肝毒性,与胆红素竞争酶结合致高胆红素血症。	避免使用,尤应避免与异烟肼同用。
异烟肼	乙酰肼清除减少,具肝毒性。	避免使用或慎用
两性霉素 B	肝毒性、黄疸	禁用
四环素、土霉素	严重脂肪变性	避免使用
磺胺药	肝内代谢、高胆红素血症	避免使用
酮康唑、米康唑	肝内代谢灭活,肝病时灭活减少。	避免使用或监测血药浓度,慎用
美洛西林	肝肾清除,肝病时清除减少。	严重肝病减量 50% 使用
阿洛西林、哌拉西林	肝肾清除,肝病时清除减少。	严重肝病时减量慎用
头孢噻肟、头孢噻吩	肾肝清除,严重肝病时清除减少。	严重肝病时减量使用
氨基糖苷类	肾清除为主,无明显肝毒性。	正常剂量
青霉素、头孢唑啉、头孢他啶	肾清除为主,无明显肝毒性。	正常剂量,必要时减量
万古霉素、多糖粘菌素	肾清除为主,无明显肝毒性。	正常剂量
氟胞嘧啶	肾清除为主,偶有肝毒性。	慎用
碳青霉烯类	无明显肝毒性	正常剂量或酌情减量
单环菌素类	无明显肝毒性	正常剂量或酌情减量
林可霉素类	肝病时清除减少	减量慎用
氟喹诺酮类	可使血清转氨酶升高	严重肝病时慎用

第九节　降压药物的联用方案

一、含利尿剂的降压药物组合

1. 利尿剂和 ACEI/ARB

长期使用利尿剂会使血容量减少,激活肾素–血管紧张素–醛固酮系统(RAAS),使血浆肾素活性和醛固酮水平升高,这能部分拮抗利尿剂的降压作用。ACEI 和 ARB 能抵消上述作用,故合用时降压效果明显增强。ACEI 或 ARB 阻断 RAAS 后,会减弱氢氯噻嗪单用可能引起的低血钾,还有利于改善因使用大剂量利尿剂而出现的胰岛素抵抗。氯沙坦独有的促进尿酸排泄作用可纠正噻嗪类利尿剂引起的尿酸升高。

2. 利尿剂和 CCB

两者均通过排钠利尿和扩张外周血管降低血压,对两者的联合应用曾有异议。近年来临床多中心研究表明,无论是二氢吡啶类还是非二氢吡啶类 CCB 与利尿剂联合应用的降压效果均大于单一用药。Syst–Eur 研究应用尼群地平和氢氯噻嗪或依那普利治疗,6 年随访血压达标率达 75%,并且脑卒中发生率降低。利尿剂和 CCB 联合降低收缩压效果更好,适于老年性、单纯性收缩期高血压患者,尤其是盐敏感性高血压者。

3. 利尿剂和 β–受体阻断剂

应用利尿剂使血容量消减,促进肾素分泌,增加交感活性,合用 β 受体阻断剂可拮抗这一效应,同时缩小血容量也能够进一步增加 β 受体阻断剂的降压效力。Frishman 证实,服用氢氯噻嗪一日 6.25mg、12.5mg 和 25mg,并分别与比索洛尔一日 2.5mg、10mg 和 40mg 合用,有叠加降压作用,降压幅度可增加 10%~20%。需要指出的是,与其他联合治疗相比,这类组合对糖尿病高危人群(如肥胖、有糖尿病家族史等)有引发糖尿病的危险,应尽量避免在上述患者中联合应用。

4. 排钾和保钾利尿药

保钾利尿剂(阿米洛利、螺内酯、氨苯蝶啶)与噻嗪类排钾利尿剂联合应用的优点在于,前者能纠正后者对肾脏的利钠排钾作用而减少低血钾的发生,增强降压作用。现认为长期、较大剂量的应用噻嗪类利尿剂对糖代谢的负面影响可能与低血钾和胰岛素敏感性降低有关,因而虽然两者联合应用是合理和安全的,但对血脂和尿酸代谢仍有影响。

5. 二氢吡啶类 CCB 与 β 受体阻断剂

缺血性心脏病是高血压靶器官损害的最常见形式。高血压合并稳定性心绞痛患者的首选药物是 β 受体阻断剂,也可以选择长效 CCB(包括二氢吡啶类和非二氢吡啶类)或二氢吡啶类与 β 受体阻断剂合用。从血流动力学角度分析,二氢吡啶类 CCB 可舒张外周血管,逆转 β 受体阻断剂的外周缩血管作用,降压作用确切,而 β 受体阻断剂减慢心率、降低心肌耗氧量,并能消除前者反射性交感神经兴奋。因而,这一组合是高血压伴冠心病心绞痛患者的合理选择。β 受体阻断剂一般不与非二氢吡啶类 CCB 合用,以免增加对心脏的负性传导。

6. CCB 与 ACEI 或 ARB

CCB 与 ACEI 或 ARB 是当今常用的降压药物,除降压作用外,对心、脑、肾靶器官有保护作用,且对糖、脂代谢无不良影响。CCB 与 ACEI 或 ARB 合用无论在控制血压还是在逆转左心室肥厚和重构、抗动脉粥样硬化、保护血管内皮功能、减少蛋白尿等方面都比任何一种药物单用的效果更好。从提高血压的控制率、改善预后、提高依从性及改善生活质量的角度而言,这可能是最佳方案之一。考虑到这类组合的药价较贵,一般使用于有心、脑、肾损害和相关疾病的高血压患者。

7. ACEI 与 β 受体阻滞剂

ACEI 可使血管紧张素Ⅱ(Ang-Ⅱ)生成和缓激肽降解减少,但不能抑制通过非经典途径产生的 Ang-Ⅱ,并且 ACEI 会反馈性地引起肾素水平升高。β 受体阻断剂可抑制交感神经活性,减少经典和非经典途径产生 Ang-Ⅱ 的共同底物——肾素。两者都能逆转左心室肥厚、心肌重构。大量研究证实,ACEI 能有效降低心力衰竭患者的病残率和病死率,MERIT——HF 研究提示,ACEI 和 β 受体阻断剂二者共同应用于合并心力衰竭的患者,其病死率能明显减低。

8. α 受体阻断剂与 β 受体阻断剂

此两类是较为经典的降压组合之一。目前,临床上应用的拉贝洛尔、阿罗洛尔和卡维地洛,兼有 α 受体和 β 受体阻滞作用。两类药物组合的优点是对糖代谢和脂质代谢无负面影响。这可能是因为适宜的 α 和 β 受体阻断作用可以平衡胰岛素、胰高血糖素的分泌,且 α 受体阻断能提高脂蛋白脂酶的活性,平衡了由于 β 受体阻断作用引起的对脂质代谢的影响,适宜于高血压伴糖尿病或脂质代谢异常的患者。此外,众多的临床研究证明,卡维地洛能改善影响心力衰竭发生、发展的神经激素异常,并具有抗氧化、抗增值和抗细胞死亡的特性,能在 ACEI 等常规治疗药物的基础上降低不同程度慢性心力衰竭的病死率,延缓心力衰竭的进展,减轻患者的症状并提高其生活质量。

二、多种降压药物的联用

两药联用血压仍未达标者,需要 3 种或 3 种以上降压药物联合治疗,这对顽固性高血压患者尤为重要。无论是 JNC7 提出的 2 种以上降压药物合用应该包括利尿剂,还是 ESC 提出六角形联合用药配伍中、任意实线相连的三角或四角形大多都包含利尿剂,都突出了利尿剂为联合用药的基础。ESC 推荐的三联用药有利尿剂+β 受体阻断剂+CCB、利尿剂+ACEI+CCB 等;四联用药有利尿剂+ACEI+CCB+β 受体阻断剂、ACEI+CCB+β 受体阻断剂+α 受体阻断剂。英国高血压指南提出 AB/CD 方案(A:ACEI 或 ARB;B:β 受体阻断剂;C:CCB;D:噻嗪类利尿剂)。与美国不同的是,其并不把噻嗪类利尿剂放在最重要的地位,而是建议顽固性高血压患者应在更大范围内使用联合用药方案,如 A+B+C+D,必要时可加 α 受体阻断剂、螺内脂或其他利尿剂。

三、按语

降压治疗不仅仅是为了控制血压,更重要的是保护心、脑、肾等靶器官,延缓和减少脑卒中、心力衰竭等并发症的发生。大量循证医学证据表明,有效的降压才能更进一步减少心血管事件。为此,必须强调合理联合用药,尤其对伴有多种心血管危险因素的高危患者而言更为必要。

第十节　老年用药的标准与原则

老年人由于各器官贮备功能及身体内环境稳定机制随年龄而衰退,故对药物的耐受程度及安全幅度均明显下降。据有关资料统计,在 41～50 岁的病人中,药物不良反应(ADR)的发生率是 12%,80 岁以上的病人上升到 25%。同时,老年人用药不仅出现 ADR 发生率较年轻人为高,而且一旦出现,其严重程度亦较年轻人为高,甚至导致死亡。因此,老年人用药,首先应掌握一定的用药原则,预防 ADR 的发生。

一、掌握用药指征,合理选择药物

老年人由于生理衰老、病理变化,病情往往复杂多变,若药物使用不当可使病情恶化,甚至无法挽救。如一高血压病人,平时肾功 BUN 7.14～10.71mmol/L,在肺部感染时选用青霉素加庆大霉素肌注,2 d 后,肾功能衰竭,BUN 升至 28.56～35.70mmol/L,5 d 后尿闭,7 d 后死亡。尸检发现多灶性肾近曲小管坏死,符合急性药物中毒性肾功能衰竭。因此,老年人用药一定要掌握少而精的原则,选择药物时要考虑到既往疾病及各器官的功能情况。对有些病症可以不用药物治疗的就不要急于用药,如失眠、多梦病人,可通过节制晚间紧张的脑力劳动和烟、茶等,而收到良效。老年人精神情绪抑郁,可通过劝慰,心理指导等治疗,其效果常比用药好。

二、掌握最佳用药剂量

由于老年人对药物耐受能力差,个体差异增大,半衰期延长,因此,对老年人用药剂量必须十分慎重。有人主张,从 50 岁开始,每增加一岁应减少成年人用量的 10%。也有人主张 60 岁以上用成年用量的 1/3,70 岁用 1/4,80 岁用 1/5。对老年人的用药剂量,应根据年龄,体重和体质情况而定。对年龄较大,体重较轻,一般情况较差的老年病人应从"最小剂量"开始。如能进行血药浓度监测,则可更准确地根据个体差异调整用药剂量。

三、掌握用药的最佳时间

掌握好用药的最佳时间可以提高疗效,减少不良反应。如洋地黄、胰岛素,凌晨 4:00 的敏感度比其他时间大几倍甚至几十倍。皮质激素的应用,目前多主张长期用药者在病情控制后,采取隔日一次给药法,即把 2 日的总量于隔日上午 6:00 至 8:00,1 次给药。这是根据皮质激素昼夜分泌的节律性,每日晨分泌达高峰,这时给予较大量皮质激素,下丘脑—垂体—肾上腺系统对外源性激素的负反馈最不敏感,因而对肾上腺皮质功能抑制较小,疗效较好,产生库兴综合征等不良反应较小。一般多数口服药物可在饭后服,尤其对消化道有不良反应的药物如铁剂,某些抗生素等。有些药物要求在空腹或半空腹时服用,如驱虫药、盐类泻药等。有些药要求在饭前服,如健胃药、收敛药、抗酸药、胃肠解痉药,利胆药等。

四、掌握最易出现不良反应的药物,防止滥用药

最易出现不良反应的药物有地高辛、普萘洛尔、利多卡因、哌替啶、安定、锂盐、左旋多巴、苯妥英钠、吩噻嗪类、阿米替林、丙咪嗪、肝素、对乙酰氨基酚、利尿剂、庆大霉素、卡那霉素、青霉素、头孢菌素、四环素、博来霉素、铁制剂、左旋多巴、苯巴比妥等。

从整体出发,慎重考虑,避免不必要的用药,防止滥用药与长程用药,老年患者用药剂量应为成人剂量的1/3~1/4,多种慢性疾病综合治疗时,用药品种宜简单,一般不超过5种,烟、酒、浓茶、浓咖啡、刺激性大的食物等不良嗜好应劝其戒除或克制。对有效剂量与中毒剂量很接近的药物,如氨茶碱、地高辛等,最好进行血液浓度监测,根据测定参数调整给药方案。服用对肝、肾功能有影响的药物,应注意病情变化,及时检查肝、肾功能。对老年人用药应实行必要的监护,补药虽好,但也不可随意服用,应按医嘱,否则可能适得其反。

老年患者病理状况复杂,且病情可因各种内在外在、因素的影响和干扰而瞬息出现变化,在用药治疗期间要密切注意观察,一旦发生药物反应或身感不适应立即停药。

五、老年人合理用药原则

1. 安全、有效、无毒、无副作用的原则

用药是为了有效治疗疾病、恢复健康,要清楚所选药物是否对肝、肾、胃肠、血液、心血管、神经等系统有所损害,权衡利弊、确保用药对老年人有益。

2. 因病施治的个体化原则

根据不同年龄、体重,主要疾病,相关疾病,辨证论治,因人而异,如糖尿病,体格偏胖的可以选用二甲双胍,肾功能不好的可以选用拜糖平、糖适平、诺和龙。

3. 按先急、后缓,先重、后轻,选一药多效,少而精的原则

用药数量越多,不良反应发生率越高,同一疾病的联合用药种类不要过多,而且尽量选择一药多效的药物,如钙拮抗剂尼卡地平、尼莫地平等,既有轻度降压作用、又有改善心脑供血的效果。如高特灵(特拉唑嗪),对患有前列腺增生又有夜间血压增高的高血压患者非常适用。

4. 小剂量原则

遵循从小剂量开始逐渐达到适宜于个体的最佳剂量,50岁开始,每增加1岁,剂量应比成人药量减少1%,60~68岁应为成人量的3/4,80岁以上应为成人量的1/2即可。

5. 择时原则(选择最佳时间服药)

如降血压药最好在血压上升前半小时服用,一般在早晨血压高峰前服;降血糖药如优降糖(格列本脲)、美吡达(格列吡嗪)、糖适平(格列喹酮)在饭前半小时用药,二甲双胍饭后服,拜糖平(阿卡波糖、卡博平)与饭食同服;健胃药、抗酸药、胃肠解痉药、利胆药宜在饭前服;多数抗生素类宜在饭后服。

6. 不要重复堆积用药的原则

作用性质相同的药物联用,不会提高疗效、反而增加副作用;如降糖药优降糖+消渴丸易引起低血糖;治疗心脑血管病时的阿司匹林(乙酰水杨酸)、抵克立得(氯苄匹啶)、或波立维(硫酸氢氯吡格雷)合用易引起出血。

7. 疗程适当,停药得法的原则

有毒副作用的药物、见好就停。如感染发烧的消炎药,在感染得到控制后再用药2~3d 即可停药;β受体阻滞剂如倍他乐克小剂量开始、逐渐达到治疗量,需要停药时也要逐步减量、慢慢停药,不能突然停药,以防发生意外。激素治疗必须在专业医生指导下按规定疗程使用,待病情得到控制后在逐渐减量、及时停药。

8. 不受市场广告性宣传干扰的原则

不求新,不求贵,要以安全有效无副作用为准则,不滥用药。

9. 注意配伍禁忌

如维生素 C,不要与维生素 B_2、B_{12}、K、复合维生素 B 合用,因为维生素 C 为还原剂,后者是氧化剂,二者合用均失效;也不要与乐得胃、盖胃平、碳酸氢钠等碱性药合用,因为酸碱中和而失效;不要与红霉素合用,因为红霉素在碱性药液中疗效高、而在酸性药液中失效。

10. 综合治疗原则

一定要注意在非药物疗法,如心理疗法、合理膳食、适度运动等疗法基础上的药物治疗效果才会好些。俗话说,三分吃药,七分调养,是有一定科学道理的。

第十一节　糖尿病用药原则

一、糖尿病用药应当个体化

糖尿病是一种受遗传因素、环境因素及生活习惯所影响导致的一种慢性代谢性疾病,其病因和发病机制复杂,其中90%的患者属Ⅱ型糖尿病。不同个体的Ⅱ型糖尿病又存在着一定的差异,在个体发生糖尿病以后的不同阶段也有不同的状况,伴有的其他疾病或并发症的情况也不一样。因此,治疗应科学、规范和个体化。

二、早期用药务求"达标"

20 世纪美、英两国分别有两项里程碑式的大型研究,实验对Ⅱ型糖尿病患者给予强化达标治疗,结果强化治疗组不仅各种慢性并发症的发生几率明显低于常规治疗组,而且在此后多年的后续随访观察中,早期强化达标的"记忆效应"仍持续存在,各种慢性并发症依然明显低于常规治疗组。现已取得共识,早期强化达标有助于保护及逆转残存胰岛细胞的功能,逆转高血糖对胰岛及各脏器血管的毒性作用。因此,治疗糖尿病早期合理用药非常关键。

三、联合用药事半功倍

Ⅱ型糖尿病的发病机理主要有胰岛功能缺陷和胰岛素抵抗两种情况,联合用药可起到事半功倍的效果,并可减少单一用药量大产生的不良反应及继发性失效。专业医师可根据患者的病情进行分析判断,用 2~3 种不同作用机理的口服降糖药物联合用药,但不提倡同类药物中的两种联合选用。

四、Ⅱ型糖尿病也应积极使用胰岛素

Ⅱ型糖尿病过去被称为非胰岛素依赖型糖尿病,但如今已经不再运用这个名称,以免误导患者。因为任何口服降糖药有效的前提是患者的胰岛必须尚有部分功能,重症及久病的Ⅱ型糖尿病患者胰岛 B 细胞大多已经"凋亡"衰竭,任何口服降糖药必然"力不从心",甚至有弊无益。所以,凡是对口服降糖药物联合运用不能达标者,主张加用甚至改用胰岛素治疗。近年来,有许多专家达成共识:对于新发Ⅱ型糖尿病患者,若 HbAlc>9%,即应立即使用胰岛素强化治疗,这样有助于修复残存的胰岛功能。

五、科学用药,控制血糖

有些糖尿病患者,习惯根据自身感觉来判断血糖控制的好坏,或自行断药,或盲目加量,或换别的药服用,服药无规律,这些都是错误的做法。擅自停药会造成高血糖卷土重来,甚至病情恶化。另外,每种口服降糖药各有其作用特点,有些中、长效的降糖药对不能按时进食的工种(如驾驶员、高空作业者等)及老年人有引发低血糖的风险。宜选用"按需释放(胰岛素)","随食而动"的胰岛素促分泌剂。

六、稳定血糖不能挂一漏万

糖尿病患者血糖得到控制,也并不意味着可以高枕无忧了。糖尿病除了高血糖外,不少患者还伴有其他代谢紊乱,如高血压、血脂紊乱、肥胖等多种代谢紊乱,即所谓"代谢综合征"。近年来,有权威专家提出了"糖胖病"、"糖脂病"、"糖心病"的说法,其要旨就是提醒人们Ⅱ型糖尿病并不仅仅是高血糖的问题,而是伴随多种代谢性疾病的综合征。最新发布的一项《有效控制糖尿病全球共识》建议,血糖、血压与血脂等都应同时进行积极的综合治疗,才能真正减少糖尿病并发症的发生和发展。

第十二节　阿司匹林心血管用药刍议

心血管疾病的二级预防,是指对已经发生了心脑血管疾病的患者采取防治措施,目的是降低病死、病残率,同时防止心肌梗死、卒中等事件的复发。WHO(世界卫生组织)指南指出,简单有效的预防方法,包括联合应用阿司匹林,就可以控制 50%的致死或致残率。采用包括阿司匹林在内的二级预防治疗,大约有 30%的心肌梗死和脑卒中可得以避免。

据卫生部公布的数字,近二十年间,中国心血管病死亡率一直呈上升趋势,特别是

2000 年以后上升很快,且 35~55 岁的中青年男性冠心病死亡率增加最快,而同期发达国家冠心病死亡率则在逐步下降。专家们认为,冠心病死亡增多与对冠心病的二级预防(即防止冠心病患者再度发生心肌梗死)重视不够有重要关系,世界心脏联盟(WHF)和中华医学会心血管病分会共同开展的"中国冠心病二级预防架桥工程"项目,所进行的基线调查证实了这一点,多数患者未得到合理有效的治疗。中国冠心病急性发作患者 60%就诊于二级医院,由于条件和水平所限,80%以上的二级医院只能为患者,进行药物溶栓治疗,被国际认同的美国心脏病学会制订的《冠心病二级预防指南》中,肯定的他汀类、阿司匹林等有效治疗药物未得到很好的使用。

　　阿司匹林在已经患有心血管疾病者的救治及二级预防的临床疗效,已经有许多年大量证据的证明。近期抗栓临床试验协作组对 287 项研究的汇总分析中,超过 135 000 例患者的资料显示,接受阿司匹林治疗的患者所有严重血管事件的联合终点约减少 1/4,其中非致命性心肌梗死减少 1/3,非致命性脑卒中减少 1/4,而血管性死亡减少 1/6。在慢性稳定型心绞痛无心肌梗死史患者的二级预防中,阿司匹林可使致死性心血管疾病的发病率降低 34%,非致死性心血管疾病的发病率降低 39%,血管性死亡降低 22%,所有原因的死亡降低 26%。因此,各国心血管病诊治指南中,均建议应用阿司匹林。与各国 CVD诊治指南相似,"中国专家共识"中,将需要应用阿司匹林治疗的心血管疾病患者分为两种情况:

　　1. 长期应用阿司匹林 75~150mg/d(单用一种抗血小板药),进行二级预防的患者。包括慢性稳定型心绞痛,心肌梗死后,冠脉搭桥术后,外周血管病,糖尿病并发心血管病患者,以及部分心房颤动(需 300mg/d)和部分瓣膜置换术后(75~150mg/d),需与华法林(或肝素)合用的患者。

　　2. 心血管血栓高危患者。如急性冠脉综合征患者,必须应用阿司匹林加氯吡格雷(两种抗血小板药)治疗,负荷量为各 300mg/d,维持量为阿司匹林 100mg/d,加氯吡格雷75mg/d。氯吡格雷与阿司匹林短期合用的疗效,在急性冠脉综合征和 PCI(经皮冠脉介入治疗)患者,优于阿司匹林单用。不做 PCI 的急性冠脉综合征患者,两药合用至少 1 个月,而在 PCI 治疗的患者,两药的合用应维持 6~12 个月。

第十三节　心血管疾病的合理用药

　　目前,国内心脑血管疾病患者已经超过 2.7 亿人,每年死于心脑血管疾病的患者多达3000 万。由于南方降雪频繁,北方降水少,气候干燥寒冷,使血管收缩和痉挛频率增加,心脑血管疾病又进入了高发期。相关报道针对心脑血管疾病的高发态势,详细阐述了心脑血管疾病的防治,并提出人们对于心脑血管疾病常见的认识误区。

认识误区一:心脑疾病分开治

　　心脑血管疾病是心血管、脑血管疾病的统称,心血管疾病包括了冠心病、心绞痛,心肌梗死等,脑血管疾病包括缺血性中风和出血性中风。针对很多患者单一治疗心血管或脑血管疾病的情况,提出心脏和脑通过血管相通,同属血管性疾病。治疗要同时关注心脑血管的健康,积极预防动脉硬化的发生。

认识误区二:心脑疾病症状相同

心脑相通,但心脑血管发病时的症状并不相同,急性脑血管疾病,会存在一定程度的偏瘫,心脏疾病则以疼痛为主。此外,急性脑血管疾病会导致昏迷,而心肌梗死的病人则是以疼痛、烦躁、窒息感,呼吸困难为主要症状。但心脑血管疾病的预防,都是以防止血栓形成,预防动脉粥样硬化,延缓血管和组织的衰老。含有维生素 B_6、维生素 E 等成分的药物,可以改善高同型半胱氨酸血症,在抗氧化、防治动脉硬化和心脑血管疾病方面有一定的作用。

认识误区三:心脑疾病急救方法类似

在心脑血管疾病急性发作时,要使病人保持安静状态,心脏疾病还要口服硝酸甘油,并及时拨打120。老年人日常要注意血压等关键指标,配合用药,日常出现胸闷、气短、头晕等症状时,可以使用含有冰片成分的药物,具有芳香开窍作用,对治疗脑动脉硬化症、脑萎缩和缓解上述症状有明显的作用。

第十四节　肝脏疾病的合理用药

肝脏是人体最大的腺体,参与体内的消化、代谢、排泄、解毒以及免疫等功能。特别是来自胃肠道吸收的物质,几乎全部进入肝脏,在肝内进行合成、分解、转化、贮存。因此,肝病患者在患病过程中合理用药非常重要,它既能治好疾病,又不会给损害的肝脏加重负担。

生物转化功能障碍是肝功能障碍之一。很多药物可损害肝细胞,损害的肝细胞降低了对药物的代谢能力,使药物在体内的代谢过程改变,从而增加药物毒副作用,引起药物中毒。主要表现在肝病患者对药物、毒物的灭活能力下降,使药物的治疗量与中毒量相近,从而造成对肝的进一步的损伤。因此,肝病患者在患病过程中合理用药非常重要,它既能治好疾病,又不会给损害的肝脏加重负担。

如何合理用药,当合并其他疾病需要用药时,考虑以下的选择:

1. 解热镇痛药:慎用药有消炎痛、扑热息痛、保泰松、复方氯唑沙宗、双氯酚酸。选用药为阿司匹林、氯诺昔康、双氯酚酸钠、布洛芬、萘普生。

2. 抗感染药:慎用药有头孢菌素类、大环内酯类、四环素类、磺胺类、林可霉素。选用药为青霉素、头孢克洛、喹诺酮类、氨基糖苷类、美罗培南、替考拉宁。

3. 抗精神病药:慎用药有溴哌利多、氟奋葵酯、泽坦平、替米派隆。选用药为舒必利、黛安神、氯氮平、氯硝西泮、碳酸锂。

4. 抗高血压药:慎用药有蒙诺、缬沙坦、拉贝洛尔、拉西地平、萘哌地尔。选用药为派唑嗪、阿米洛利、依那普利、阿替洛尔、氨氯地平。

5. 抗结核药:慎用药有异烟肼、利福平、对氨基水杨酸钠、吡嗪酰胺。选用药为帕司烟肼、利福布丁、卷曲霉素、链霉素。

6. 麻醉药:慎用药有布比卡因、舒芬太尼、七氟烷。选用药为恩氟烷、异丙酚。

7. 抗真菌药:慎用药有酮康唑、糠唑、两性霉素 B、氟胞嘧啶。选用药为氟康唑、卡泊芬净。

8. 镇痛药:慎用药有奈福泮、美普他酚。选用药为布桂嗪、盐酸二氢埃托菲、丁丙诺非、曲玛多。

9. 降血脂药和抗动脉粥样硬化药:慎用药有洛伐他汀、非诺贝特、可来替胺、特调酯胶囊。选用药为多烯康胶丸、血脂康胶囊、甲亚油脂酰胺、维脉宁。

总之,肝病患者在药物的选择上要多加注意,慎用那些对肝脏有损害的药物,以免加重对肝脏本身的损伤。只有这样才能提高患者的生命质量,延长生存期,给患者一个美好的明天。

第十五节　感冒药的合理应用

感冒是一种常见病,也是人们最不当回事的"小病",表现为患病后自己用药治疗的比例高达 87%。一般患了感冒,大多数人选择不管它,如果越发厉害,就随便找找什么药可吃。在药店买什么药一凭经验,二向熟人朋友打听,或是回忆广告。其实,要想感冒好得快,必须科学认识感冒,合理选择感冒药。

感冒是一种常见病,说起来人人都有经验,都懂得一点,但真正了解感冒的人并不多,甚至一些医务人员对"感冒"也存在许多误解。感冒、流感、上感的概念实际上是不同的,预防和治疗的方法也不完全一样。

感冒和流感都是由病毒感染呼吸道引起,但它们是两种不同的疾病。普通感冒由多种病毒引起,其中 30%~50% 由某种血清型的鼻病毒引起,一年四季都可能发生,呈散发性,不引起流行。流感最主要的特点是可引起区域性、全国性甚至世界性的大流行。流感病毒中最常见的为甲型流感病毒,特点是非常容易发生变异。目前禽流感阴霾未散,又正值各种感冒的多发季节,世界卫生组织特别担心禽流感与人流感出现交叉发生变异,因此要特别当心。

普通感冒和流感都是全呼吸道的炎症,即都可引起上呼吸道的鼻、咽喉、副鼻窦的炎症,又可引起下呼吸道的急性支气管炎。流感病毒本身还可引起肺炎,医学上称为流感病毒肺炎。"上感"泛指上呼吸道的感染性病变,病原体可以是细菌,也可以是病毒。有些医师把普通感冒、流感、细菌性化脓性扁桃腺炎,甚至感冒,或流感引起的急性细菌性支气管炎,都诊断为"上感",都用抗生素治疗,这是不恰当的,容易造成抗生素滥用。而且不容易得到流感流行的早期和准确的信息,对感冒和流感的防治,特别是流感流行的及时控制不利。

中医将受外邪所致的感冒分为"风寒"和"风热"两种类型。其中,风寒感冒是风寒之邪外袭、肺气失宣所致。症状可见:恶寒重、发热轻,无汗,头痛身痛,鼻塞流清涕,咳嗽吐稀白痰,口不渴或渴喜热饮,苔薄白。治法应以辛温解表为主。常选用麻黄、荆芥、防风、苏叶等解表散寒药。代表方剂为"葱豉汤"、"荆防败毒散"。服中成药可选用感冒清热冲剂、正柴胡饮冲剂、感冒软胶囊、川芎茶调散、通宣理肺丸等。服药后可喝些热粥或热汤,微微出汗,以助药力驱散风寒。患风寒感冒也可服用验方:葱白 5 节、淡豆豉 9g、生姜 3 片,水煎服,日一次;或生姜 30g、红糖 30g,煎汤分三次服用。

　　风热感冒是风热之邪犯表,肺气失和所致。症状表现为发热重,微恶风,头胀痛,有汗,咽喉红肿疼痛,咳嗽,痰粘或黄,鼻塞黄涕,口渴喜饮,舌尖边红、苔薄白微黄。治法应以辛凉解表为主。常选用菊花、薄荷、桑叶等。代表方剂为"银翘散"、"桑菊饮"。服成药可选用银翘解毒丸(片)、羚翘解毒丸、桑菊感冒片、板蓝根冲剂等。如发热较重、咽喉肿痛明显,可以配服双黄连口服液(颗粒)、清热解毒口服液。这些药具有较好的清热解毒作用。患风热感冒要多饮水、饮食宜清淡,可以喝萝卜汤或梨汤。患风热感冒也可以服用验方:薄荷 3g、芦根 30g、板蓝根 15g、生甘草 6 d,每日一剂;或竹叶 10g、薄荷 3g、杏仁 9g、连翘 9g,每日一剂。

　　流感传染性强,症状重,多数高烧、头痛、身疼、口渴,有汗,有时眼结膜充血,应及时看医生。用清热解毒药降体温,控制病情发展,病人应大量饮水,充分休息。

　　作为一种自限性疾病,感冒一般在一周左右自行痊愈。所以,在感冒的早期阶段,症状轻微,宜注意休息,多饮热开水。也可根据出现的临床症状,适当选择 1~2 种有针对性的药物。其中普通型感冒如伴有发热、咽痛或咳嗽时,可选择复方感冒制剂。对于以鼻塞、流涕等症状为主的普通感冒,可选用含有盐酸伪麻黄碱和扑尔敏的复方抗感冒制剂。流感宜选择解热镇痛作用迅速,同时能缓解发热,肌肉酸痛,咳嗽,咽痛,鼻塞,流涕等症状的复方抗感冒制剂。对于症状较重但仍要工作的上班族,宜选副作用小的药品,以帮助患者保持清醒头脑工作与生活,加快康复。对于自疗效果不佳,或出现并发症的感冒患者,应及时去医院就医,以免延误病情。

　　另外,需要明了以下几点:病毒性感冒并不代表风热感冒,病毒是西医的提法,中医更关注的是人体。所以,有些医生将病毒性感冒等同于风热感冒来治疗是不正确的;喉咙痛并不是区分风热感冒和风寒感冒的关键,风寒感冒很多时也会引致喉咙痛的。同样,咳嗽和流涕还有发高烧也不能作为这两种感冒的区分;不要同时进行西医治疗和中医治疗,这是两种是不同的治疗体系,开了抗生素了,就没必要再喝姜糖水啦。一个是想办法给身体降温,一个是想办法让身体出汗,几乎是反着干,身体能受得了吗? 这既会减低中医效果,也会降低西医疗效。

第十六节　消化道疾病的合理用药

　　在目前临床疾病的研究中,致病机制的进一步阐明及新药的开发日新月异,使消化系统疾病的药物治疗出现了前所未有的进展。然而,随着消化性疾病用药品种的日益增多或多药并用,不合理用药现象亦随之出现,不同程度地影响了临床治疗效果,增加了药源性疾病的发生率。重视消化疾病治疗的合理用药,规范临床用药方案,可有效降低药物不良反应的危害,提高疗效。

一、抑酸药

抑制胃酸分泌是有效地治疗胃食管反流疾病(GERD)、Barrett 食管(BE)、消化性溃疡(PU)及各种与胃酸相关的疾病的基础。目前,常用的抑酸剂是 H_2 受体拮抗剂(H_2RAs),及质子泵抑制剂(PPIs)。H_2RAs 主要与组胺竞争壁细胞上的 H_2 受体,减少胃酸分泌,临床应用的 H_2RAs 的抑酸强度以西米替丁最弱,雷尼替丁和尼扎替丁稍强,法莫替丁最强。法莫替丁具有特异性高和抑制夜间胃酸分泌的作用显著之特点,对胃酸分泌量的抑制能维持在 12h 以上,长期服用不引起激素拮抗作用。H_2RAs 由于其价格适中,不良反应小,治疗有效。但是,由于其主要抑制空腹酸分泌和夜间酸分泌,对进餐后酸分泌抑制作用弱,抑酸疗效不及 PPIs,需要频繁服用,国外已不把它作为主要用药。质子泵抑制剂(PPI),能阻断壁细胞微泌管膜上的质子泵,使 H^+ 排出细胞受阻,口服后能迅速提高胃内 pH 值,其抑酸作用强,持续时间长,提高抗生素对幽门螺杆菌的除菌效果,其抑酸作用强于 H_2RAs,在国外已经取代 H_2RAs 成为一线药物。第一个 PPI 奥美拉 1987 年在瑞典上市,临床应用表明,起效较慢、抑酸效果不够持久,新一代 PPI 埃索美拉唑抑制胃酸分泌的优势在于能持续提高胃内 pH 值,抑酸作用更强,更有效,抑酸作用起效快,全天维持较高的抑酸水平。

二、制酸剂(或称抗酸剂)

该类药物能中和胃酸,降低胃蛋白酶活性,并在溃疡表面形成凝酸性保护膜,减轻酸性胃内容物对胃黏膜的损伤,对缓解高胃酸分泌引起的疼痛等症状有效,但要使溃疡愈合,则需要长期多次服用才能奏效,但用它对治疗 Hp 不可取。目前,常用的制酸剂有铝碳酸镁(也称达喜)、氢氧化铝凝胶、氢氧化镁铝、碳酸钙等。其中,达喜的作用备受重视,其有独特的网状结构,可以中和胃酸和在酸性环境中结合胆汁酸,到达肠道碱性环境中再释放胆汁酸,故其不影响胆汁酸的肠肝循环。此外,达喜还能改善黏膜的血流量,清除部分损伤因子等等作用。

三、黏膜保护剂

常用的有胶体次枸橼酸铋、雷尼替丁枸橼酸铋、硫糖铝、米索前列醇、替普瑞酮、瑞巴派特等。胶体次枸橼酸铋需要在胃酸的作用下,才能以铋盐的形式沉积于胃黏膜,保护溃疡面以促进溃疡愈合和炎症的消除,并发挥抗 Hp 作用。硫糖铝也需要在酸性环境下,才能离子化形成硫酸蔗糖复合阴离子,发挥黏膜保护作用。中和胃酸并吸附胃蛋白酶和胆酸,有利于黏膜的再生和溃疡的愈合。其主要的副作用为便秘,不宜于与西米替丁等制酸剂合用影响疗效。米索前列醇具有抑制胃酸分泌、增加胃十二指肠黏膜黏液分泌碳酸氢盐和增加黏膜的血流量作用,对 NSAID 引起的胃黏膜损伤有保护和防治作用,临床上主要用于防治 NSAID 引起的胃黏膜损伤。

四、胃肠动力药物

目前,临床最常用的这类药物有甲氧氯普胺(胃复安)、多潘立酮(吗叮啉)、依托比利、西沙比利、莫沙比利、替加色罗和红霉素以及红霉素的改良品种等。

1. 胃复安、吗叮啉为经典胃肠动力药物，因胃复安可进入血脑屏障，引起椎体外系反应及男性乳房发育，从而使得其临床应用受到一定的限制。吗叮啉为极少进入血脑屏障，不影响中枢神经系统的 DA 受体，因此它服用后不引起椎体外系不良反应，是一种比较安全的药物，临床上主要用于功能性消化不良、胃轻瘫及各种原因引起的呕吐、恶心、上腹胀等。

2. 西沙比利促使食管蠕动加强，胃排空加快，改善胃窦和十二指肠的协调性，曾被广泛使用于胃肠动力性疾病。近些年，因在国外发现其可以引起 QT 间期延长，可以导致致命性心律失常限制其临床应用。

3. 莫沙比利作用和西沙比利类似，而对结肠运动无影响（现尚有争议），可减少因结肠运动亢进导致的腹痛、腹泻和软便等副作用。可用于治疗 GERD、FD、胃轻瘫及各种原因引起的恶心、呕吐、腹胀等症状，特别是 GERD，LES 弛缓症的首选药物。

4. 红霉素以及红霉素的改良品种，已证实为高效的胃动素样受体激动剂，可以增加 LES 压力，对食管运动无影响，加强胃收缩力，增加胃排空，加快口盲肠通过时间，但对小肠的动力影响仍不肯定，对结肠无促动力作用。目前，推荐应用于 GERD、FD 和胃轻瘫，但由于其不良反应大并没有得到广泛应用，其改良品种现多处在临床试验阶段。

五、助消化药

是指能促进胃肠消化过程的药物，且多数是消化液中的主要成分。目前，主要制剂有多酶片、康彼身、达吉和得每通等，主要用于慢性胰腺炎、胰腺切除术后胰腺功能不全引起的腹部胀满、上腹不适、食欲不振、脂肪便等消化不良；胆汁分泌不足、胆囊切除患者的消化不良；胃切除术后引起的消化不良。此外，乳酶生和消胀片也是最常用的助消化药，乳酶生片又称表飞鸣，含有大量活的乳酸杆菌，故适用于治疗消化不良、肠胀气及小儿饮食失调引起的腹泻等症，也可辅助治疗长期使用广谱抗生素导致的菌群失调症。此药不宜与抗菌药物或吸附性药物（如药用炭等）合用。消胀片含有二甲硅油与氢氧化铝成分，可降低胃肠内气体微泡的表面张力，以促使微气泡破裂而释放出气体，排出体外，适用于治疗胃肠胀气，在气体排除后，有助于消化，但过多服用，易引起便秘。

六、止泻药物

腹泻是常见消化病，有感染和非感染性之分，90%腹泻病人不需要抗菌药物治疗。目前，临床上治疗腹泻病人抗菌药物使用率达 50%～90%，存在着抗生素使用过多、过滥的现象，会导致患者肠道菌群失调，进一步加重腹泻、延长病期。推荐具有减少肠黏膜细胞分泌，并促进肠细胞吸收功能。同时，还具有吸附多种病原体和固定肠毒素的作用的思密达，以及能增加肠道有益菌群的各种含有活菌的微生态制剂。

七、微生态制剂

在健康人体肠道内，双歧杆菌占绝对优势，为粪便总菌数的 85%以上，当有害因素

(如病原菌)侵袭肠道时,肠道内环境改变,双歧杆菌、乳酸杆菌等数量明显下降,大肠杆菌比例相对升高,出现微生态失调,导致腹泻。微生态疗法即是用正常菌制成活的生物制品,补充肠道内减少、缺乏的正常微生物,维持和调整微生态平衡,达到防病、治病、增进健康的目的。常用的活菌制剂有两类,一是使用需氧菌消耗肠道内氧,使之成为厌氧环境,促使厌氧菌生长恢复菌群的平衡,该类药物有地衣芽孢无毒株活菌制剂(整肠生)、酪酸菌(米雅 BM 颗粒、宫入菌)、蜡样芽孢杆菌活菌剂等。另一类则直接补充肠道正常菌,如丽珠肠乐(双歧杆菌活菌制剂)、培菲康(含肠道双歧杆菌、乳酸杆菌、粪链球菌)、吗咪爱(含乳酸活菌、粪链球菌、枯草杆菌)、聚克(含乳酸乳杆菌、嗜酸乳杆菌、乳链球菌)、佳士康(肠球活菌制剂)等。活菌制剂原则上不与抗生素合用以免影响疗效,若需同时应用抗生素以控制严重感染,可错开服药时间,或考虑应用死菌制剂(如乐托尔)或酵母菌制剂(如亿活胶囊),该类药物不受抗生素的影响。

八、泻药和缓泻剂

由于诸多因素所造成的便秘已经严重影响着人们的生活质量,国外通常在排除消化道的器质性病变后,采用训练排便习惯、生物反馈、给高纤维饮食。无效者或顽固性便秘,需要药物治疗,可给反复灌肠、缓泻栓剂或盐水灌肠。口服药物治疗方面常选润滑剂,如石蜡油;服高渗性泻剂,如乳果糖、聚乙二醇;刺激性泻剂,如番泻叶等;多酚类,双醋酚酊、酚酞、比沙可啶(双醋苯啶)。许多学者对顽固性便秘不主张用这些泻剂,虽然短时疗效理想,但长期服用副作用大,停药后可加重便秘。

第十七节　论临床合理用药

药物是指用于预防、治疗、诊断人的疾病,有目的地调节人的生理机能,并规定有适应证或者功能主治、用法和用量的物质。为了人类的生存和健康,不仅要研制更多更有效的药物,而且必须正视临床不合理用药的现状。

一、不合理用药的表现及后果

1. 不合理用药的表现

目前,我国临床用药普遍存在的问题很多,归纳起来有以下几种表现:

(1)有病症未得到治疗,病人患有需要进行药物治疗的疾病或症状,但没有得到治疗,包括得不到药物和因误诊而未给予需要的药物。

(2)选用药物不当:病人存在用药病症,但选用的药物不对症,对特殊病人有用药禁忌或者合并用药配伍失当等。临床上,以抗生素药物的滥用最为严重。往往是有了症状,不管是否由细菌感染引起,也不管病原菌的种类,一律统统首选强效、广谱抗生素,而忽视抗生素选用的基本原则。因此,首选药物一定要考虑细菌对药物的敏感性。

(3)用药不足:包括剂量太小和疗程不足,多发生在因畏惧药物不良反应、预防用药、或以为病情减轻过早停药的情况下。

(4)用药过量或过分：给病人使用了对症的药物，但剂量过大或者时间过长，给轻症患者用重药，联合用药过多等。

(5)不适当的合并用药：未根据治疗需要和药物特性设计合理的给药方案，不必要或不适当的使用多种药物。

(6)无适应证用药：病人并不存在需要进行药物治疗的疾病或不适，医生安慰性给病人开药，病人保险性用药。

(7)无必要地使用价格昂贵的药品：例如，单纯为了提高医疗单位的经济收入而给病人开大处方，开价格昂贵的进口药。

(8)给药时间、间隔、途径不适当。

(9)重复给药：包括多名医生给同一病人开相同的药物，并用含有相同活性成分的复方制剂和单方药物，或者提前续开药方。总之，凡属人为因素造成的非安全、有效、经济、适当的用药，都是不合理用药。

2. 不合理用药的后果

不合理用药必然导致不良的后果，这些不良后果有些是单方面的，有些是综合性的；有些程度轻，有些后果严重，主要有以下几个方面：

(1)延误疾病治疗：用药不对症、给药剂量不足、疗程偏短，合并使用药理作用相互拮抗的药物等不合理用药，直接影响到药物治疗的有效性，轻者降低疗效，重者加重病情，延误最佳治疗时机，或导致治疗失效。不适当的合并用药，最常见的情况就是干扰其中一种或几种药物的体内归宿，有的药物抑制其他药物的胃肠道吸收，降低其生物利用度；有的药物通过提高代谢酶的活力，加速其他药物的代谢，降低有效血药浓度。滥用抗微生物药物，极易使病原微生物产生耐药性，降低治疗效果。更为严重的是破坏了人类生存微环境的和谐，人为制造出危害人类生命而无法有效对抗的顽敌。

(2)浪费医药资源：不合理用药可造成药品乃至医药资源(物资资金和人力)有形和无形的浪费。有形的浪费是显而易见的不合理消耗，如无病用药、多开不服、重复给药和无必要的合并使用多种药物。无形的浪费往往容易被医药人员和病人忽视。处置药物不良反应和药源性疾病，要增加医药资源的耗费。

(3)产生药物不良反应甚至药源性疾病：①药物不良反应是指药物在正常的人用剂量下，用于疾病的预防、诊断、治疗或调节生理功能时发生的有害或非期望的反应，包括毒副作用、后遗效应、过敏反应等。②药源性疾病是指人类在治疗用药或诊断用药过程中，因药物或者药物相互作用所引起的与治疗目的无关的不良反应，致使机体某一(几)个器官、或某一(几)个局部组织产生功能性或器质性损害，而出现各种临床症状。包括药物正常用法用量情况下所产生的不良反应，也包括因超量、超时、误服、错用，以及不正常使用药物所引起的疾病。③酿成药疗事故：因用药不当所造成的医疗事故，称为药疗事故。不合理用药所造成的不良后果被称为事故的，一方面是发生了严重的、甚至是不可逆的损害，如致残、致死，另一方面是涉及人为的责任。

二、合理用药及其意义

1. 合理用药的基本概念

20世纪90年代以来,国际上药学界的同仁达成共识,给合理用药赋予科学、完整的定义:以当代药物和疾病的系统知识和理论为基础,安全、有效、经济、适当地使用药物,这就是合理用药。

2. 合理用药的基本要素

从用药的过程和结果考虑,合理用药应当包括安全性、有效性、经济性和适当性四大要素。

(1)安全性:安全性是合理用药的首要条件,直接体现了对病人和公众切身利益的保护。强调让用药者承受最小的治疗风险获得最大的治疗效果。从用药者的感受和人身安全的角度出发,用药风险的表现形式和程度千差万别,轻者稍微不适,严重者致残、致命。

(2)有效性:就是要通过药物的作用达到预定的目的。①根除致病原治愈疾病;②延缓疾病进程;③缓解临床症状;④预防疾病发生;⑤避免某种不良反应的发生;⑥调节人的生理功能。常见判断指标有治愈率、显效率、好转率、无效率。

(3)经济性:是指获得单位用药效果所投入的成本应尽可能低,获得最满意的治疗效果。强调以尽可能低的治疗成本取得较高的治疗效果,合理使用有限的医疗卫生资源,减轻病人及社会的经济负担。

(4)适当性:是用适当的药品、以适当的剂量、在适当的时间、经适当的途径、给适当的病人、使用适当的疗程和达到适当的治疗目标。强调尊重客观现实,立足当前医疗科学技术和社会发展水平,避免不切实际地追求高水平的药物治疗。

3. 合理用药的意义

药物是社会发展必不可少的宝贵资源,其实际种类数量十分有限,远远不能满足人类日益增长的卫生保健需求,必须在药物资源的配置和使用方面精打细算,通过正确选用、合理配伍,发掘现有药品的作用潜力,提高使用效率。也就是说应当合理使用现有的药物,让其发挥应有的生物医学效益、社会效益和经济效益。

三、合理用药的原则

临床用药千变万化,但是要做到合理用药还是有共同的原则可以遵循。一般说来,合理用药应考虑如下几点:

1. 确定诊断,明确用药目的

明确诊断是合理用药的前提。应该尽量认清病人疾病的性质和病情严重的程度,并据此确定当前用药所要解决的问题,从而选择有针对性的药物和合适的剂量,制订适当的用药方案。在诊断明确以前常常必须采取一定的对症治疗。但应注意,不要因用药而妨碍对疾病的进一步检查和诊断。

2. 制订详细的用药方案

要根据初步选定拟用药物的药效学和药动学知识,全面考虑可能影响该药作用的一切因素,扬长避短,仔细制订包括用药剂量、给药途径、投药时间、疗程长短,以及是否联合用药等内容的用药方案,并认真执行之。

3. 及时完善用药方案

用药过程中既要认真执行已定的用药方案,又要随时仔细观察必要的指标和试验数据。以求判定药物的疗效和不良反应,并及时修订和完善原定的用药方案,包括在必要时采取新的措施。

4. 少而精和个体化

任何药物的作用都有两面性,既有治疗作用,又有不良反应。药物的相互作用更为复杂,既可能提高疗效,对病人有利,也可能增加药物的不良反应,对病人造成损害。不同病人、可因其病情不同,对药物作用的敏感性也不同,这就使情况更为复杂。因此,用药方案要强调个体化。除去经过深思熟虑认为必要的联合用药外,原则上应抱"可用可不用的药物尽量不用"的态度,争取能用最少的药物达到预期的目的。这里所说的"少用药"并非考虑节约或经济问题,主要的是要尽量减少药物对机体功能不必要的干预和影响。

四、合理用药管理制度

(1)为加强医院药事管理工作,促进临床合理用药,保障临床用药的安全性、经济性、有效性,避免减少药物的不良反应及细菌耐药性的产生,全面提高医疗质量,依据《药品管理法》、《抗菌药物临床应用指导原则》等规定制定制度。

医疗质量管理委员会负责医院的合理用药监督管理工作。具体督导工作由医务科、药剂科及临床专家组成的专家小组,负责全院合理用药的日常监督检查工作。

(2)医疗质量管理委员会每月召开一次会议,提出本院合理用药的要求;组织对全院临床药物使用情况进行检查和评价;对药物使用中存在的问题进行分析,并及时提出改进措施;并对违规事例、人员进行惩罚。

(3)医务科、药剂科及专家小组深入科室检查临床用药情况,及时反馈临床用药中存在的问题,提出整改意见并提交医疗质量管理委员会讨论决策。药剂科应定期公布全院抗菌药品等的使用情况。

(4)各临床科室主任为科室合理用药负责人,具体负责对本科医师合理用药、大处方进行督导管理,及时纠正本科室医师临床用药中存在的问题。

(5)科室当月药品使用比例超过规定,处罚当事人及科主任(按抽查结果执行)。

(6)三个或三个以上的临床科室不合理使用同一个药物,医疗质量管理委员会有权做出停药处理。

(7)医师在临床诊疗过程中要按照药品说明书所列的适应证、药理作用、用法、用量、禁忌、不良反应和注意事项等,制定合理用药方案。超出合理用药管理制度范围,或更改、停用药物,必须在病历上作出分析记录,执行用药方案时要密切观察疗效,注意不良反应,根据必要的指标和检验数据,及时修订和完善原定的用药方案。门诊用药不得超出药品使用说明书规定的范围。

（8）医师不得随意扩大药品说明书规定的适应证等,因医疗创新确需扩展药品使用规定的,应报医院药事委员会审批并签署患者知情同意书。使用中药(含中药饮片、中成药)时,要根据中医辨证施治的原则,注意配伍禁忌,合理选药。

（9）医师在使用毒性药品时要严格掌握适应证、剂量和疗程,避免滥用。使用肝、肾毒性药品前,应先进行肝、肾功能的检查,使用中应定时监测肝、肾功能的变化情况,并根据其变化情况及时调整用药。

（10）医师制定用药方案时,应根据药物作用特点,结合患者病情和药敏情况,强调用药个体化。要充分考虑剂量、疗程、给药途径。同时,考虑药物的成本与疗效比,可用可不用的药物坚决不用,可用低档药的就不用高档药,尽量减少药物对机体功能的不必要的干扰和影响,降低药品费用,用最少的药物达到预期的目的。对较易导致严重耐药性、或不良反应较大以及价格昂贵的药物,实行审批制度。

①严格控制药品收入占业务总收入的比例,医院每年根据药品和诊疗价格的调整情况,确定各临床科室药品与诊疗收入的比例。逐年降低药品收入比例,从而确保抗菌药物和活血化瘀药物等使用趋于合理。

②使用贵重药品、自费药品,必须征得患者或家属的同意,并签署知情同意书。因未取得患者同意引发用药纠纷的,其经济赔偿由责任医师承担。

③除抢救病人和抢救药品外,医保处方每张处方金额不得超过 100 元;普通处方每张处方金额不得超过 150 元;如超过必须经过科主任审批,并在病程记录中有使用目的的记录。

④医院实行药品超常预警与动态监测制度,每月对医院使用排名前十位的抗菌药物等进行公示。同时,还对其排名前十位的医生进行公示,并做好抗菌药物等药物的超常预警动态监测图,对监测到的不合理用药积极进行干预。

⑤实行处方点评和病历点评制度,定期抽查处方和病历,对不合格处方、不合格病历进行汇总分析,尤其对不合理用药进行每月点评。

⑥对临床用药情况,医院应常规监督检查,并定期和不定期组织人员检查,对无充分依据使用贵重、滋补药品和滥用其他药品的,由医疗质量管理委员会进行评价。

水能载舟,亦能覆舟,药能带来健康,也能危害健康。不合理用药所引起的各种疾病的发病率正在逐年上升,有资料显示,在我国每年因药物不良反应引起死亡的约达 19 万人之多,平均每天死亡约 520 人,用药不合理是重要的原因之一。不合理用药主要表现为忽视药物的副作用,重复用药,看广告用药,在非正规医疗机构就医购药,配伍不当,使用过期药品,剂量不准确,服药方法不当,药物滥用等。不合理用药不但会造成经济损失,更重要的是延误病情,损害患者健康,甚至威胁生命。

肝脏与药物有密切的关系,是药物的主要代谢器官,也是药源性疾病发生的主要靶器官。近年,属药源性疾病范畴的药物性肝病的发病率日趋增加。使用对肝脏有毒性的药物,因病情控制不佳随意加大药物剂量,忽视说明书内容(禁忌证、不良反应、注意事项等)随意用药,忽视药物间相互作用同时使用有配伍禁忌的药物,忽视特殊人群(老年人、儿童、孕妇和酗酒者等)的合适使用剂量,长期使用中草药,使用过期药品,药物滥用等不合理用药,是引起药物性肝病发病增加的重要原因之一。

目前,已知可能引起药物性肝病的药物包括抗生素、解热镇痛剂、抗结核药、抗肿瘤药、神经系统疾病治疗药、消化系统疾病治疗药、麻醉药、代谢性疾病治疗药、激素类药等。药物所致肝损害取决于两方面因素:一为药物本身对肝脏的直接或间接损害,常可预测;二为机体对药物的特异质反应,多不可预测。

药物性肝病造成的肝损害包括肝细胞损伤、胆汁郁积或两者兼有,多伴有其他疾病,肝外表现可有溶血性贫血,骨髓损伤、肾损伤,胃肠道溃疡、胰腺炎以及嗜酸细胞增多、淋巴细胞增多等,临床表现根据药物性肝病分型的不同而不同。肝细胞损害型多表现为发热、乏力、厌食、转氨酶升高超过正常上限 8 倍以上;胆汁郁积型多表现为发热、皮疹、皮肤瘙痒、黄疸、右上腹痛、血清结合胆红素明显升高、碱性磷酸酶伴转氨酶的中度升高;混合型的临床表现兼具上述两种特征;药物性肝病引起的肝损害可以为急性,也可以为亚急性和慢性,程度从无症状、轻微到肝功能衰减和危及生命。

吃药是为治病,而不是添病。因此,合理用药以减少药源性疾病的发生,及对肝脏的损害应引起足够的重视。合理用药最基本的要求是将适当的药物,以合适的剂量,在合适的时间内,经适当的用药途径,给相应的病人使用,并以最小的治疗风险,获得最大的预期治疗效果。合理用药应在有经验的医生或临床药师的指导下进行,用药应严格掌握指征并仔细阅读说明书,避免同时使用多种药物,停用或尽可能避免使用肝毒性药物,选用合适的剂量及服用方法,合理配伍,以减少药物间相互作用引起的安全隐患或降低疗效,注意联合用药的安全性,注意观察药物的反应并及时调整用药,对特殊人群应谨慎选药,制定合理的治疗方案。保护肝脏,从合理用药做起。

徐思羽 杨 晔 撰

第三章　药物不良反应概述

一、药物不良反应的定义

按照 WHO 国际药物监测合作中心的规定,药物不良反应(adverse drug reactions,简称 ADR)系指正常剂量的药物用于预防、诊断、治疗疾病或调节生理机能时出现的有害的和与用药目的无关的反应。该定义排除有意的或意外的过量用药及用药不当引起的反应。在使用常用剂量的 药物防治或诊断疾病过程中,因药物本身的作用或药物间相互作用而产生的与用药目的无关而又不利于病人的各种反应。

二、药物不良反应之病因

几乎所有的药物都可引起不良反应,只是反应的程度和发生率不同。随着药品种类日益增多,药物不良反应的发生率也逐年增加。药物不良反应有时也可引起 药源性疾病,除少数人自服药物外,药物不良反应主要由医生给药所引起,所以有些药源性疾病也属医源性疾病。虽然有些药物不良反应较难避免,但相当一部分是由于临床用药不合理所致,如阿司匹林是公认的比较安全的常用药物,但久服可引起胃肠道出血,诱发胃溃疡,使胃溃疡恶化,导致溃疡出血、穿孔,长期服用还可引起缺铁性贫血,少数病人可引起粒细胞及血小板减少。药物不良反应发生的原因:药物种类繁多,用药途径不同,体质又因人而异。因此, 药物不良反应发生的原因也是复杂的。

1. 药物方面的原因

(1)药理作用:很多药物在应用一段时间后,由于其药理作用,可导致一些不良反应,例如,长期大量使用糖皮质激素能使毛细血管变性出血,以致皮肤、黏膜出现瘀点、瘀斑,同时出现类肾腺上皮质功能亢进症。

(2)药物的杂质:药物生产中可能混入微量高分子杂质,亦常渗入赋形剂等,如胶囊的染料常会引起固定性皮疹。青霉素过敏反应是因制品中含微量青霉烯酸、青霉噻唑酸及青霉素聚合物等物质引起的。

(3)药物的污染:由于生产或保管不当,使药物污染,常可引起严重反应。

(4)药物的剂量:用药量过大,可发生中毒反应,甚至死亡。

(5)剂型的影响:同一 药物剂型不同。由于制造工艺和用药方法的不同,往往影响药物的吸收与血中药的浓度,亦即生物利用度有所不同,如不注意掌握,即会引起不良反应。

(6)药物的质量问题:同一组成的药物,可因厂家不同,制剂技术差别、杂质的除去率不同,而影响其不良反应的发生率。如冠心平中的不纯物对氯苯酚则是发生皮炎的原因。氨苄青霉素中的蛋白质则是发生药疹的原因等。

2. 机体方面的原因

（1）种族差别：在人类白色与有色人种之间对药的感受也有相当的差别。甲基多巴所诱发的溶血性贫血在不同种族间的发生率是不同的。如进行 直接抗球蛋白试验时，服用此药的高加索人则 15% 出现阳性，而服用此药的印第安人和 非洲人以及中国人都未发生阳性。解热消炎剂异丁苯酸在 英国则多出现损伤，而在 日本则比较少见等。

（2）性别：在 药物性皮炎中，男性发病者多于女性，其比率约为 3:2。西咪替丁可引起 男性乳房发育。保泰松和氯霉素导致的 粒细胞缺乏症，妇女比男性高 3 倍，氯霉素引起的 再生障碍性贫血则为 2 倍。据 Hurtwity 报告：不良反应男性发生率占 7.3%（50/682），女性则为 14.2%（68/478）。

（3）年龄：老年人、少年、儿童对 药物反应与成年人不同，例如青霉素，成年人的半衰期为 0.55h，而老年人则为 1h，老年人由于血浆蛋白浓度减少，与药物结合能力也降低，如苯妥英钠与血浆蛋白的结合率较 45 岁以下的人低 26%，小儿对中枢抑制药，影响水盐代谢及酸碱平衡的药物均较敏感。一般地说，婴幼儿较成人易发生不良反应的原因有：药物代谢速度较成人慢，肾排泄较差，作用点上 药物作用的感受性较高，且易进入人脑内等。据统计，不良反应发生率，60 岁以下者为 6.3%（42/667），而 60 岁以上者为 15.4%（76/493），老年人使用洋地黄及利血平等尤应注意。

（4）个体差异：不同个体对同一剂量的相同药物有不同反应，这是正常的"生物学差异"现象。例如，对水杨酸钠的不良反应就是个体差异。300 例男性病人用水杨酸钠治疗，约有 2/3 的病人在总量为 6.5~13.0g 时发生不良反应，但在总量仅为 3.25g 时，已有不数病人出现反应，也有个别病人在总量达 30.0g 左右时才出现反应，引起反应的剂量在不同个体中相差可达 10 倍。有时，个体差异也影响到药物作用的性质，例如巴比妥类药物在一般催眠剂量时，对大多数人可产生催眠作用，但对个别人不但不催眠甚至引起焦躁不安、不能入睡。吗啡也有类似情况，对个别人不表现抑制作用，而是兴奋作用。前述之过敏反应和特异质即是个体差异的表现。

（5）病理状态：病理状态能影响机体各种功能，因而也能影响药物作用。例如腹泻时，口服药的吸收差，作用小。肝肾功能减退时，可以显著延长或加强许多药物的作用，甚至引起中毒。

（6）血型：据报告，女性口服避孕药引起血栓症，A 型较 O 型者多。

（7）营养状态：饮食的不平衡亦可影响药物的作用，如异烟肼引起的神经损 伤，当处于维生素 B_6 缺乏状态时则较正常情况更严重。对缺乏烟酸饲养的动物，当用硫喷妥钠麻醉时，作用增强。

3. 给药方法的影响

（1）误用、滥用、医护药人员处方配伍不当，病人滥用药物等均可发生不良反应。

（2）用药途径：给药途径不同，关系到药的吸收、分布，也影响药物发挥作用的快慢强弱及持续时间，例如静脉直接进入血液循环，立即发生效应，较易发生不良反应，口服刺激性药物可引起恶心、呕吐等。

（3）用药持续时间长期用药易发生不良反应，甚至发生蓄积作用而中毒。

（4）药物相互作用联合用药不当,由于药物的相互作用,不良反应的发生率亦随之增高,据报告 5 种药并用的发生率为 4.2%,6～10 种为 7.4%,11～15 种为 24.2%,16～20 种为 40%,21 种以上达 45%。

（5）减药或停药:减药或停药也可引起不良反应,例如治疗严重皮疹,停用糖皮质激素或减药过速时,会产生反跳现象。

4. 其他影响因素

诸多因素可增加不良反应的发生,如联合用药、年龄、怀孕、某些疾病、遗传因素。

（1）多药联合应用:多药并用易引起不良反应,不良反应的严重性与药品种类数无比例关系,饮酒同时服药可增加不良反应的发生。医生或药剂师应了解病人正在服用的所有药物可减少药物不良反应的危险。

（2）年龄:婴幼儿由于代谢功能不健全更易出现不良反应。例如,新生儿不能代谢和排除氯霉素而引起致命的灰婴综合征;四环素给婴儿应用时可沉积在牙齿造成永久性四环素牙;15 岁以下儿童用阿司匹林易引起 Reye 综合征。

老年人用药较多也易出现不良反应,肾功能随年龄增大而减弱,加之营养不良和脱水,老年人用药易出现头痛、头昏、共济失调、易摔倒而骨折,许多抗组胺药、催眠药、抗焦虑药和抗抑郁药易引起这些症状。

（3）怀孕:许多药物可影响胎儿的正常发育,因而孕妇应尽量不用药,特别是妊娠头三个月,用药时应监护,酒精、尼古丁、可卡因、海洛因等对孕妇及胎儿也有很大的影响。

（4）其他因素:疾病可以改变药物吸收、代谢、排泄和机体对药物的反应。不同种族对药物的利用度不同,药效各异;遗传也可使某些人对一些药物特别敏感而致不良反应,精神-躯体相互作用也可能有影响,但很多方面目前还不甚明了。

三、药物不良反应的机理

药物不良反应的发生机理是比较复杂的,归纳可分为甲型和乙型两大类,前者是由于药物的药理作用增强所致,其特点是可以预测,一般与药物剂量有关,其在人群中的发生率虽高,但死亡率低。后者与正常药理作用完全无关的一种异常反应,通常很难预测,常规毒理学筛选不能发现。虽然其发生率较低,但死亡率较高。

1. 甲型不良反应(量变型异常)的发生机理

（1）药代动力学方面原因:①药物的吸收:大多数药物口服后,主要在小肠被吸收,药物分子通过巨大的小肠黏膜表面和血液循环,弥散和穿透小肠细胞的脂蛋白膜而进入血液。非脂溶性药物的吸收不完全,个体差异大,如胍乙啶在治疗高血压时的剂量范围,可为 10～100mg/d,因为它在小肠的吸收很不规则,可从 3%～27% 不等。虽说药物到达循环量与口服的剂量有关。但也受到许多因素的影响,如药物的制剂、药物的相互作用、胃肠道蠕动、胃肠道黏膜的吸收能力及首过消除(first psaa elimination)等。②药物的分布:药物在循环中分布的量和范围取决于局部血液量和药物穿透细胞膜的难易。心排出量对药物分布和组织灌注速率也起决定作用。例如经肝代谢的利多卡因,主要受肝血流的影响,当心衰、出血或静脉滴注 去甲肾上腺素时,由于肝血流量减少,利多卡因的消除率也降低。③药物血浆蛋白的结合:循环中药物与血浆蛋白结合的多少,对药效有重要影响。药物如与血浆蛋白结合减少,则可增加游离的药物浓度,使药效增强,以致产生甲型不良反应。④药物与组织结合:药物与组织结合是引起甲型不良反应的原因之一,例如氯喹对黑色素有高度亲和力,因此药物可高浓度蓄积在含黑色素的眼组织中,引起视网膜变性。⑤肾脏排泄:婴儿、老人、低血容量性休克及肾脏病患者,由于肾小球过滤减少,主要经肾排泄的药物则易产生甲型不良反应,其中尤以地高辛、氨基甙类抗生素和多粘菌素的毒性大,须特别注意。⑥药物的生物转化:药物主要在肝内分两阶段进行代谢:第一阶段主要氧化、还原或水解;第二阶段则在第一阶段基础上进行 葡萄糖醛酸化,乙酰化及甲基化等。氧化作用主要在肝细胞内质网中经肝细胞微粒体氧化酶进行。许多药物如口服抗凝剂、酚噻嗪等都经过氧化作用而代谢的。药物的氧化速率主要取决于基因遗传,个体之间有很大差异。例如每天给予苯妥英钠300mg,药物血浓度范围可为 $4\sim40\mu g/ml$。当血浆浓度超过$20\mu g/ml$ 时,即可产生甲型不良反应。有些药物如巴妥类、苯妥英钠、保泰松、强力霉素等能诱导另一些药物的氧化作用,从而使药物代谢加速。例如巴比妥类与抗凝剂合用,可使抗凝作用减弱甚至消失。另一些药物可抑制肝微粒体酶的氧化作用,因而可导致某些经肝氧化代谢的药物产生甲型不良反应。乙醇和儿茶酚胺类(如去甲肾上腺素、酪胺和苯乙胺等)经微粒体氧化,而 单胺氧化酶抑制剂(如苯乙肼、异丙烟肼和苯环丙胺等)可抑制微粒体酶合成,使上述药物的氧化作用减弱,从而使在肝内由单胺氧化酶进行首次消除代谢的药物(如酪胺)蓄积而出现严重甲型良反应。乙酰化是许多药物在体内灭活的重要代谢途径(如磺胺类、异烟肼和肼苯哒嗪等)。乙酰化可表现为快型和慢型两种。快型乙酰化属 常染色体显性遗传,慢性乙酰化者,可能体内缺乏乙酰化酶,因此消除乙酰化药物的速度比一般人缓慢,容易引起甲型不良反应。

(2)由于靶器官敏感性增强,许多甲型不良反应,系由于药代动力学机制所引起,但也有一些由于靶器官敏感性增强所致,少数则来自这两种原因的综合。神经递质、激素和某些维生素等,主要通过与特异受体结合而发挥其药理作用。个体间的受体不但有数量上的不同,而且受体的敏感性也可受其他药物的影响,例如乙诺酮本身并不具有抗凝作用,但当与抗凝药华法令合用时,则可加强后者 的抗凝作用而出现甲型不良反应,主要是乙诺酮能增加华法令对肝脏受体部位的亲和力所致。

2. 乙型药物不良反应的发生机理

(1)药物的因素:包括药物有效成分的分解产物、添加剂、增溶剂、稳定剂、着色剂、赋型剂、化学合成中产生的杂质等,均可引起药物不良反应。如四环素贮存过程中的降解产物,即可引起 范可尼氏综合征。

(2)病人的因素:由于病人本身原因而引起的乙型不良反应,主要与病人的特异性遗传素质有关。如红细胞 葡萄糖-6-磷酸脱氢酶(G-6-PD)缺乏、遗传性 高铁血红蛋白症、血卟啉症、氯霉素诱发的再生障碍性贫血、恶性高热、周期性麻痹以及口服避孕药引起的胆汁郁积性黄疸等。因病人因素而引起的乙型不良反应也涉及免疫学、致癌及致畸等方面。①免疫学方面:大多数药物过敏性反应可归类为乙型不良反应。包括Ⅰ型(过敏性休克型)、Ⅱ型(溶细胞型或细胞毒型)、Ⅲ型(局部炎症或坏死反应)以及Ⅳ型(迟缓型细胞反应)。②致癌作用:不少药物能诱发癌症。

(3)致畸作用:不少药物有致畸作用。反应停事件就是一起严重的不良反应。

(4)致突变作用:如前述,有些化学物质可能为变异源。

四、药物不良反应的症状

目前,没有统一标准来描述或测定药物不良反应的严重性。大多数药物口服可致胃肠道功能失调,食欲不振、恶心、腹胀、便秘或腹泻等在所有不良反应中占很大比例。医生通常把胃肠功能失调、头痛、疲倦、不明原因的肌肉痛、不适感以及睡眠的改变认为是较轻的反应不引起重视,但是这些反应是真正值得注意的。

中度反应包括焦虑、不安、烦躁,此外还有皮疹(特别是广泛和持久性的)、视觉障碍(尤其是屈光不正患者)、肌肉震颤、排尿困难(老年男性多见)、精神或心理的改变和某些血液成分(脂肪、脂质)的改变。轻、中度不良反应如无其他合适替代药物可暂时不特别处理,但医生应重新考虑用药剂量、给药次数、服药时间(饭前或饭后),能否用其他药物缓解等(如有便秘的可用轻度泻药)。有些药物可致严重的不良反应,甚至危及生命。此时,必须立即停止用药并进行治疗,然而有时必须继续用药,如肿瘤病人的化疗和器官移植时使用的免疫抑制剂。用药时,要注意用不同的方法防治严重的不良反应,如给免疫系统受损的病人用抗生素预防感染;用高效抗酸药或 H_2-受体阻断剂如法莫替丁、雷尼替丁防止胃溃疡出血;可输血小板治疗出血不止,给药物性贫血的患者输血刺激血细胞增生。

五、药物不良反应的预防

每种药物都存在出现不良反应的可能,医生在开写处方时必须权衡利弊。利大于弊才有应用价值,但是利和弊很难用数学公式来表达。用药要考虑治疗疾病,还要考虑对病人生活质量的影响,如轻微咳嗽、感冒、肌肉痛、频发性头痛可用非处方药治疗,副作用小,非处方药治疗这些轻微的不适,安全性很大,但如同时服用其他药会增加不良反应。相反,对于严重疾病甚至危及生命的情况如心肌梗死、肿瘤、器官移植排异反应,就有必要用药,即便药物可引起严重不良反应。

六、药物不良反应的分类

在使用常用剂量的药物防治或诊断疾病过程中,因药物本身的作用或药物间相互作用而产生的与用药目的无关而又不利于病人的各种反应。包括副作用、毒性反应、反遗效应、变态反应、继发反应和特异质反应等。药物不良反应有多种分类方法,通常按其与药理作用有无关联而分为两类即 A 型(量变型异常)和 B 型(质变型异常)。

A 型药物不良又称为剂量相关的不良反应。该反应为药理作用增强所致,常和剂量有关,可以预测,发生率高而死亡率低,如苯二氮䓬类引起的嗜睡,抗凝血药所致出血等。A 型主要由于药物的药理作用过程所致,特点是可以预测,与剂量有关,发生效率较高,但死亡率很低。

B 型是与正常药理作用完全无关的一种异常反应,难以预测,发生率很低,但死亡率高。B 型不良反应又可分为药物异常性和病人异常性两种,前者包括药物有效成分、分解产物,以及药物的添加剂、增溶剂、稳定剂、着色剂、赋形剂和杂质等所引起的异常作用;后者主要与病人的特异性遗传素质有关,如红细胞 6-磷酸葡萄糖脱氢酶缺乏所致的溶血性贫血等。此外,药物过敏反应、致癌和致畸作用也属 B 型不良反应。B 型药物不良反应,又称剂量不相关的不良反应。它是一种与正常药理作用无关的异常反应,一般和剂量无关联,难于预测,发生率低(据国外数据,占药物不良反应的 20%~25%)而死亡率高,如氟烷引致的恶性高热,青霉素引起的过敏性休克。

在药物不良反应中,副作用、毒性反应、过度效应属 A 型不良反应。首剂效应、撤药反应、继发反应等,由于与药理作用有关也属 A 型反应范畴。药物变态反应和异质反应属 B 型反应。

1. 副作用

药物在治疗剂量时出现的与治疗目的无关的作用。可能给病人带来不舒适甚至痛苦,一般较轻微,是可以恢复的功能性变化。产生副作用的原因是 药物作用的选择性低,作用范围广,当其中某一作用被用来作为治疗目的时,其他作用就可能成为副作用。由于副作用是药物本身所固有的,所以可以预料到,也可以通过合并用药避免或减轻,例如麻黄碱在解除支气管哮喘时,也兴奋 中枢神经系统,引起失眠,可同时给予巴比妥类药物,以对抗其兴奋中枢的作用。

2. 毒性反应

指用药剂量过大或用药时间过长,或机体对药物过于敏感而产生的对机体有损害的反应,一般较严重。大多是可以预知的。控制用药剂量或给药间隔时间及剂量的个体化是防止毒性反应的主要措施,必要时可停药或改用他药。

(1)消化系统的毒性反应。一些对胃肠黏膜或迷走神经感受器有刺激作用的药物均可引起胃肠道的毒性反应,如:硫酸亚铁、制酸药、氨茶碱、氟尿嘧啶、甲氨喋呤等可致消化道黏膜损害,引起口干、腹痛、消化不良、便血、恶心、呕吐等反应;阿司匹林、消炎痛、保泰松、乙醇、速尿、甲磺丁脲、利血平、维生素 D 等可诱发 十二指肠溃疡,导致出血,甚至可引起穿孔;氯丙嗪、抗组胺药、阿托品、东莨菪碱、安坦、美加明等可引起肠蠕动减慢甚至肠麻痹;苯乙双胍、胍乙啶、利血平、心得安、新斯的明等可引起腹泻等。

(2)肝脏毒性反应。肝脏为代谢的主要器官,也是药物解毒的主要脏器,药物在肝脏中可达较高浓度,大多数药物对肝脏都有损伤,重者可致肝炎、肝脂肪变、肝坏死而危及生命。如氯丙嗪、安定、眠尔通、苯妥英钠、扑痫酮、三甲双酮、保泰松、水杨酸类、甲基多巴、烟酸、四环素、红霉素、磺胺类药、异烟肼、利福平、对氨水杨酸、氯喹、阿的平、抗肿瘤药物等可不同程度地引起肝脏损伤、黄疸、肝细胞坏死。

(3)泌尿系统反应。对肾脏来说,抗生素中的卡那霉素、新霉素、杆菌肽、多粘菌素 B 的毒性较显著,卡那霉素可引起蛋白尿、血尿,长期大剂量应用可使肾功能减退;新霉素用药早期可出现蛋白尿和管型尿,尿中有红、白细胞,以后可出现氮质血症、少尿、尿毒症,病理变化显示肾小管变性坏死及细胞浸润;杆菌肽的毒性表现为蛋白尿、管型尿、血尿、糖尿、肾功能减退等,受损伤最显著的是肾小管;多粘菌素 B 大剂量应用可造成肾小管坏死,临床表现为肾小管和肾小球功能减退,出现蛋白尿、管型尿和血尿。庆大霉素的肾脏毒性较小,个别病人仅在剂量过大、疗程过长时出现蛋白尿及血尿,而且是可逆的;链霉素也可对肾脏造成轻度的损害;先锋霉素毒性较低,但在过大剂量时也可损害肾脏;此外,某些磺胺药因乙酰化结晶产物沉积而引起血尿、尿闭,还可导致间质性肾炎;非那西丁、保泰松等偶可引起血尿及肾小管坏死;抗肿瘤药物、利尿剂、新福林、甲氧氟烷等也可引起肾损伤或 急性肾功能衰竭。

(4)神经系统反应。氯丙嗪及其衍生物以及利血平、氟哌啶醇、甲基多巴、碳酸锂、胃复安等可引起 锥体外系反应;异烟肼、巴比妥类等可诱发惊厥;糖皮质激素、灭虫宁、阿的平、氯喹、地卡因等可引起癫痫发作;乙醇、巴比妥类、眠尔通、安定、氯丙嗪、奋乃静、苯妥英钠、氟尿嘧啶等可引起共济失调、眼球震颤、复视;去甲肾上腺素、肾上腺素等可引起急性颅内血压升高、血管剧烈收缩以致脑血管意外;异烟肼、痢特灵、链霉素、卡那霉素、他巴唑、甲硝唑、消炎痛、肼苯哒嗪、长春新碱等可诱发 周围神经炎;氯霉素、异烟肼、乙胺丁醇久用可引起视神经炎;引起听神经障碍者主要为耳毒性抗生素及奎宁、氯喹、水杨酸类等;双氢链霉素、新霉素、卡那霉素、万古霉素等对耳蜗神经可造成损害,产生听力减退或耳聋,该损害是进行性而不可逆的,停止用药后仍可继续加重,因此应用此类抗生素应特别慎重;链霉素、庆大霉素主要损害前庭神经,产生眩晕和平衡失调,一般是暂时性的,对听力的影响比双氢链霉素小;利血平、氯丙嗪、美加明、阿的平等能引起精神抑郁;中枢兴奋药如咖啡因、氨茶碱、麻黄碱类等可引起焦虑情绪、精神不安。

(5)造血系统反应。抗肿瘤药物、氯霉素等可引起再生障碍性贫血,氯霉素引起再生障碍性贫血与剂量大小无关,且为不可逆性,死亡率很高;长期应用阿司匹林可导致缺铁性贫血;氯霉素、锑剂、磺胺类、安乃近、消炎痛、异烟肼等可引起粒细胞减少;抗肿瘤药物抑制骨髓功能而导致血小板减少。

(6)循环系统反应。过量使用强心苷类常引起心律失常,严重者可致死亡,奎尼丁可致心力衰竭;肾上腺素、去甲肾上腺素、异丙肾上腺素、麻黄素可引起心律失常;静注大剂量钙剂可引起室性早搏、心室颤动以致停搏。

(7)其他毒性反应。如吗啡、可待因、哌替啶(杜冷丁)、巴比妥类、安定等可产生呼吸抑制;新霉素、卡那霉素、庆大霉素、链霉素等可引起呼吸肌麻痹;青霉素、磺胺药、氯丙嗪可引起过敏性肺炎;以及各种药物可引起的皮炎、光敏性皮炎、固定性药疹等更属多见。

3.后遗效应

指停药以后血浆药物浓度已降至最低有效浓度以下时残存的药理效应。后遗效应时间的长短因药物不同而异。少数药物可引起永久性器质性损害,如大剂量呋喃苯胺酸、链霉素等可引起永久性耳聋。

4.变态反应

指药物引起的病理性免疫反应,亦称过敏反应。少数病人对某种药物的特殊反应,包括免疫学上的所有四型速发和迟发变态反应,这种反应与药物剂量无关,致敏原可能是药物本身或其代谢物,也可能是药物制剂中的杂质,它们与体内蛋白质结合形成全抗原而引起变态反应,反应性质各人不同,常见的变态反应表现为皮疹、荨麻疹、皮炎、发热、血管性水肿、哮喘、过敏性休克等,以过敏性休克最为严重,可导致死亡。青霉素的过敏反应率居各种药物变态反应的首位,其过敏性休克反应率也最高,占用药人数的 0.004% ~ 0.015%。此外,上百种常用的药物均可不同程度地引起各种变态反应,甚至过敏性休克,临床用药也不可忽视。对于常致过敏的药物或过敏体质的病人,用药前应进行过敏试验,阳性反应者应禁用该药。

5. 继发反应

继药物治疗作用之后出现的一种反应,也称为治疗矛盾。例如长期应用广谱抗菌药后,由于改变了肠道内正常存在的菌群,敏感细菌被消灭,不敏感的细菌或真菌则大量繁殖,外来细菌也乘虚而入,从而引起二重感染,导致肠炎或继发性感染,尤其常见于老年体弱久病卧床患者(见 肠道菌群失调);并发肺炎而用大剂量广谱抗菌药后,可见假膜性肠炎。

6. 特异质反应

主要与病人特异性遗传素质有关,属遗传性病理反应。如红细胞 6-磷酸葡萄糖脱氢酶缺乏是一种遗传性生物化学缺陷,这种病人服用有氧化作用的药物如磺胺等就可能引起溶血。

7. 药物依赖性

长期使用某些药物后,药物作用于机体产生的一种特殊的精神状态和身体状态。药物依赖性一旦形成,将迫使患者继续使用该药,以满足药物带来的精神欣快和避免停药出现的机体不适反应

七、药物不良反应案例

中国曾有一例因服用阿司匹林引起 血小板减少性紫癜而致死亡的报告。而对于一些新药,由于对其毒性作用观察及了解不够,加上新药管理不严,曾发生过严重的不良后果。例如,20 世纪 50 年代在 西欧市场上出售的新药反应停,作为镇静药物广泛用于妊娠反应,以致引起 8000 多例畸胎儿的悲惨后果,反应停至今禁用于妊娠早期。因此,若能合理用药,加强新药管理,不良反应的发生率可以降低。

八、药物不良反应的疑问

药物不良反应的发生率有多少? 据国外有关文献报道,药物不良反应的发生率如下:① 住院病人:10%~20%。②住院病人因药物不良反应死亡者:0.24%~2.9%;③因药物不良反应而住院的病人:0.3%~5.0%。

副作用是否为不良反应的同义词? 一种药物常有多种作用,在正常剂量情况下出现与用药目的无关的反应称为副作用。一般说来,副作用比较轻微,多为可逆性机能变化,停药后通常很快消退。副作用随用药目的不同而改变,如阿托品作为麻醉前给药抑制腺体分泌,则术后肠胀气,尿潴留为副作用,而当阿托品用于解除胆道痉挛时,心悸、口干成为副作用。有些人将副作用作为不良反应的同义词,其实该两词的含义不尽相同。

何谓毒性反应? 大多数药物都有或多或少的毒性(toxicity)。毒性反应(toxic reaction

,toxic response)是指药物引起肌体发生生理生化机能异常或组织结构病理变化的反应；该反应可在各个系统、器官或组织出现。药物的毒性作用(toxic effect)一般是药理作用的延伸,主要对神经、消化、心血管、泌尿、血液等系统,以及皮肤组织造成损害。各种药物毒性性质和反应的临床表现各不相同,但反应程度和剂量有关,剂量加大,则毒性反应增强。药物引致的毒性反应所造成的持续性的功能障碍或器质性病变,停药后恢复较慢,甚至终身不愈。如 氨基糖苷类抗生素链霉素、庆大霉素等具有耳毒性(ototoxicity),可引致第八对颅神经损害,造成听力减退或永久性耳聋。

张 民 撰

第四章　药物的相互作用

药物相互作用,系指两种或两种以上的药物同时服用时所发生的药效变化,合理的药物相互作用可以增强疗效或降低药物不良反应,反之可导致疗效降低或毒性增加,还可能发生一些异常反应,干扰治疗,加重病情。

一种药物由于用药前或用药同时应用另一种药物而产生效应的改变(药物-药物相互作用),或因食物而引起效应改变(药物-食物相互作用)。药物相互作用可导致一种或两种药物的效应增强或减弱。正如某些病症合并治疗时,可能获得期望的效果(如高血压,哮喘,某些传染病或恶性肿瘤),但也可能出现非期望的作用,如引起不良反应或治疗失败。对有可能发生的药物相互作用的临床意义难以预测时,且药物的相互作用很可能发生,则应考虑采用替代性治疗,但不应当仅仅由于这种可能性就不给病人进行必要的治疗。

一、药物效应动力学的相互作用

当一种药物改变组织对另一药物的敏感性或反应性时即可引起药效动力学的药物-药物相互作用,这些药物可能出现相反的(拮抗)或相加的药理效应。

两种药物的拮抗效应可能不容易检测到。例如:噻嗪类利尿药的高血糖作用可能对抗胰岛素或口服降血糖药降低血葡萄糖的作用,合用时需要调整给药剂量。

同时并用两种中枢神经系统抑制药(如含乙醇饮料,抗焦虑药,抗精神病药或某些抗组胺药)可能引起相加作用,出现过度镇静和疲劳。虽然许多人合用这些药物没有出现严重问题,但老年病人却特别敏感,可随之出现跌倒或受伤的危险。

同时合用两种或多种具有抗胆碱能活性的药物如抗精神病药(氯丙嗪),抗帕金森病药(苯海索)和三环类抗抑郁药(阿米替林),常可出现过度的抗胆碱能效应,包括口干及相关的口腔并发症,视力模糊,处于高温高湿条件下的病人还可出现高热。特别在老年病人这种相加效应可引起阿托品样谵妄,这种症状可使精神病症状或痴呆症状加剧,还能加速记忆损害和降低自我照顾能力。要区别药物相加作用还是由于基本疾病症状的恶化可能是困难的,但却是必需的。

通常情况下,病人不知道服用的几种制品都含有同样的非甾体抗炎药(如处方用药和非处方药中均含有布洛芬),这样会增加不良反应的危险。

二、受体部位的相互作用

单胺氧化酶(MAO)参与儿茶酚胺(如去甲肾上腺素)的代谢。MAO抑制剂(如苯乙肼,反苯环丙胺)可引起去甲肾上腺素在肾上腺素能神经元内积聚。那些能引起贮存部位去甲肾上腺素释放的药物(即间接作用的拟交感胺)能产生剧烈的反应,包括严重头痛,高血压(可能发生高血压危象)和心律失常。虽然大多数拟交感胺类(如苯丙胺)药物只有凭医生处方才能取到药物,但另外一些已知与 MAO 起相互作用的药物(如苯丙醇胺)存在于许多非处方药剂,如治伤风和抗过敏成药中,甚至在食物制品中,正在服用 MAO 抑制药的病人应当避免服用这些制品。

正在应用 MAO 抑制药的病人,摄入含高酪胺的食物和饮料(如某些奶酪,含醇饮料,浓缩酵母提取物,蚕豆荚,腌鲱鱼)后,可发生高血压危象。这种作用已被称谓"奶酪反应",在正常情况下,酪胺被存在于肠壁及肝中 MAO 代谢,当 MAO 被抑制后,未代谢的酪胺累积,并使去甲肾上腺素从肾上腺素能神经元中释放出来。

抗肿瘤药物丙卡巴肼和抗感染药呋喃唑酮(或可能是其代谢物)也能抑制 MAO,引起类似的相互作用。然而呋喃唑酮在治疗的头 5 d 内,一般不发生酶抑制作用,而在那段时间内已完成了一个疗程。抗帕金森病药司来吉兰(selegiline)选择性地抑制 B 型单胺氧化酶,在应用常规剂量时(每日不超过 10mg),司来吉兰不像 MAOI 抗抑郁药那样与其他药物或含酪胺食物起相互作用。然而,司来吉兰可以与三环类抗抑郁药,选择性 5-HT 再摄取抑制药(如氟西汀)和哌替啶发生相互作用,应当避免与这些药物合用。如果司来吉兰每日剂量超过 10mg,它的选择性降低,发生相互作用的危险增加。

三、药物代谢动力学相互作用

药代动力学相互作用可能是复杂的及难以预测的。这种相互作用主要是由于药物吸收、分布、代谢或排泄的变化,由此改变了药物在受体部位的有效量和持续时间,这样改变的仅是效应的大小及持续时间,而药理效应的类型不改变。通常根据各个药物作用的知识或通过对病人的临床体征或血清药物浓度的监测对药代动力学的相互作用加以预测。

四、胃肠道吸收的改变

药物在胃肠道吸收减少可能会延迟及损害药效,对需要迅速缓解的急性症状如疼痛时,吸收缓慢也是不适宜的。例如,酮康唑口服应用后需要酸性环境下适宜溶解它,因而不宜与抗酸药、抗胆碱药、H_2受体阻断药或酸(质子)泵抑制药(奥美拉唑)等合用。如果需要并用,这些药物至少在酮康唑应用 2 小时后给予。

五、络合作用和吸收作用

四环素类药物在胃肠道内能与金属离子(如钙,镁,铝,铁)形成难吸收络合物。因此某些食物(如牛奶)或药物(如抗酸药,含镁,铝和钙盐的制品,铁制剂)能显著减少四环素的吸收。多西环素和米诺环素较少受牛奶和其他食物影响,但是含铝的抗酸药同样会减少这类四环素的吸收。抗酸药能提高胃肠道内容物的 pH 值,也会引起四环素吸收降低。

抗酸药亦能显著减少氟喹诺酮类(如环丙沙星)的吸收,可能是由于金属离子与该药形成复合物的结果。服用抗酸药和氟喹诺酮药物之间的间隔时间应尽可能长,至少间隔 2h,或更长时间更好。

考来烯胺和考来替泊除了能与胆酸结合,阻止胆酸再吸收作用外,还能与胃肠道中其他药物特别是酸性药物(如华法林)结合,因此,服用考来烯胺或考来替泊和另一其他药物之间的时间应尽可能延长(最好是≥4h)。

某些止泻药(如含有阿塔普吉特镁质黏土)可以吸附其他药物,引起吸收减少,虽然这类相互作用尚未很好研究过,服用这些制剂和其他药物之间间隔时间应当尽可能延长。

六、运动的改变

甲氧氯普胺,西沙必利或一种泻药通过增加胃肠道运动而加速其他药物通过胃肠道,由此引起吸收减少,特别是对那些需要与吸收表面长期接触的药物以及仅在胃肠道特殊部位被吸收的药物影响更大。增加胃肠运动也可减少控释制剂和肠溶制剂的吸收。

抗胆碱能药减弱胃肠道运动,既可使其他药物溶解延迟,也可减慢胃排空而减少吸收;又可使一种药物较长时间停留于适宜的吸收区域而增加吸收。

七、食物的影响

食物可延迟或减少许多药物的吸收。食物通常减慢胃排空,但也可通过与药物的结合,通过减慢药物进入吸收部位或改变药物的溶解速率,改变胃肠道内容物 pH 而影响药物的吸收。胃肠中的食物会减少许多抗生素的吸收。除存在着某些例外(如青霉素 V,阿莫西林,多西环素,米诺环素),一般认为青霉素和四环素衍生物以及几种其他抗生素(如某些红霉素制剂)为获得适宜的吸收作用,宜在饭前至少 1h 或饭后至少 2h 服药。食物减少其他许多药物如阿仑膦酸盐,阿司咪唑,卡托普利,去羟肌苷和青霉胺的吸收,这些药物宜在两餐之间应用。橘子汁,咖啡和矿泉水可以显著地减少阿仑膦酸盐的吸收,并降低其效应。该药必须在服药当天第一次进食,喝饮料或其他药物之前至少半小时用白开水吞服。食物可显著改变茶碱控释制剂的活性,但不影响快速释放的茶碱制剂活性。在高脂肪餐前不足 1h 服茶碱控释制剂,茶碱的吸收和血清峰浓度均比空腹时服用有显著增加。

八、分布的改变

同时给予两种能与蛋白结合,特别是能与蛋白分子中相同位点结合的药物时,可以发生药物从蛋白结合位点释出的取代作用(竞争性取代)。结合药物(无活性)和非结合药物(有活性)分数间存在着平衡关系。当非结合药物被代谢或排泄时,结合的药物逐渐释放以维持平衡和药理效应。由蛋白取代而发生相互作用危险较大的主要是那些蛋白结合率高(>90%)而表观分布容积小的药物;这种相互作用在合并治疗的最初几天容易发生。

据报道,丙戊酸可把苯妥英从蛋白结合位点取代出来,而还可抑制苯妥英的代谢。某些病人服用这两种药物,即使总苯妥英血清浓度在通常的治疗范围之内,由于非结合苯妥英浓度显著增高,可以引起更多的不良反应。相反,苯妥英可降低丙戊酸血清浓度。并用这两种药物治疗时应当密切加以监测,根据需要调整剂量。通常,酸性药物结合于血清白蛋白,而碱性药物结合于 α_1-酸性糖蛋白。

九、代谢作用的改变

代谢的增强　一种药物可以增加肝药酶的活性(酶诱导),该酶又涉及代谢另一个药物。例如,苯巴比妥增加华法林的代谢速率,导致华法林抗凝作用的减弱。华法林的剂量必须增加以补偿这种效应,但如果病人停用巴比妥,那么华法林剂量必须减少,以避免潜在的危险毒性。应用一种非巴比妥类镇静药(如苯二氮类)就可避免这种问题。苯巴比妥也增加其他药物如甾体激素(steriod hormones)的代谢。酶诱导作用也可由其他巴比妥类和诸如卡马西平,苯妥英,利福布丁和利福平所引起。

代谢的减弱　某些药物如氯丙嗪、地西泮、右丙氧酚和茶碱的效能在那些重度吸烟者身上有所减弱,这是因为烟草的烟雾中含有多环烃,发挥酶诱导作用而增加肝药酶活性的缘故。

维生素 B_6 加速左旋多巴在外周组织经脱羧作用形成活性代谢物多巴胺。多巴胺与左旋多巴不同,它不能透过血脑屏障,不能发挥抗帕金森病效应。并用左旋多巴和卡比多巴(一种脱羧酶抑制药)可防止维生素 B_6 干扰左旋多巴的作用。

张　民　撰

第五章 抗生素概论

抗生素(Antibiotic)是微生物(例如:放线菌)的代谢产物或合成的类似物,在体外能抑制微生物的生长和存活,而对宿主不会产生严重的副作用。很早以前,人们就发现某些微生物对另外一些微生物的生长繁殖有抑制作用,把这种现象称为抗生。随着科学的发展,人们终于揭示出抗生现象的本质,从某些微生物体内找到了具有抗生作用的物质,并把这种物质称为抗生素,如青霉菌产生的青霉素,灰色链丝菌产生的链霉素都有明显的抗菌作用。所以,人们把由某些微生物在生活过程中产生的对某些其他病原微生物具有抑制或杀灭作用的一类化学物质,称为抗生素。由于最初发现的一些抗生素主要对细菌有杀灭作用,所以一度将抗生素称为抗菌素。但是,随着抗生素的不断发展,陆续出现了抗病毒、抗衣原体、抗支原体、甚至抗肿瘤的抗生素也纷纷发现并用于临床,显然称为抗菌素就不妥,还是称为抗生素更符合实际了。抗肿瘤(antineoplastic)抗生素的出现,说明微生物产生的化学物质除了原先所说的抑制或杀灭某些病原微生物的作用之外,还具有抑制癌细胞的增殖或代谢的作用。因此,现代抗生素的定义应当为:由某些微生物产生的化学物质,能抑制微生物和其他细胞增殖的物质叫做抗生素。

1929年英国细菌学家弗莱明在培养皿中培养细菌时,发现从空气中偶然落在培养基上的青霉菌长出的菌落周围没有细菌生长。他认为是青霉菌产生了某种化学物质,分泌到培养基里抑制了细菌的生长。这种化学物质便是最先发现的抗生素—青霉素。在第二次世界大战期间弗莱明和另外两位科学家经过艰苦的努力,终于把青霉素提取出来制成了制服细菌感染的物资药品。因为在战争期间,防止战伤感染的药品是十分重要的战略物资,所以美国把青霉素的研制放在同研制原子弹同等重要的地位。1943年,这个消息传到中国,当时还在抗日后方从事科学研究工作的微生物学家朱既明,也从长霉的皮革上分离到了青霉菌,并且用这种青霉菌制造出了青霉素。1947年,美国微生物学家瓦克斯曼又在放线菌中发现、并且制成了治疗结核病的链霉素养。从那时到现在,过去了半个多世纪,科学家已经发现了近万种抗生素。不过它们之中的绝大多数毒性太大,适合作为治疗人类或牲畜传染病的药品还不到百种。后来人们发现,抗生素并不是都能抑制微生物生长,有些是能够抑制寄生虫的,有的能够除草,有的可以用来治疗心血管病,还有的可以抑制人体的免疫反应,可以用在器官移植手术中。在20世纪90年代以后,科学家们把抗生素的范围扩大了叫做生物药物素。

1877年,Pasteur和Joubert首先认识到微生物产品有可能成为治疗药物,他们发表了实验观察,即普通的微生物能抑制尿中炭疽杆菌的生长。

1928弗莱明爵士发现了能杀死致命的细菌的青霉菌,青霉素治愈了梅毒和淋病,而且在当时没有任何明显的副作用。1936年,磺胺的临床应用开创了现代抗微生物化疗的新纪元。1944 年在新泽西大学分离出来第二种抗生素链霉素,它有效治愈了另一种可怕的传染病—结核。1947 年出现氯霉素,它主要针对痢疾、炭疽病菌,治疗轻度感染。1948年四环素出现,这是最早的广谱抗生素。在当时看来,它能够在还未确诊的情况下有效地使用。今天四环素基本上只被用于家畜饲养。1956 年礼来公司发明了万古霉素,被称为抗生素的最后武器,因为它对 G⁺ 细菌细胞壁、细胞膜和 RNA 有三重杀菌机制,不易诱导细菌对其产生耐药。1980 年喹诺酮类药物出现,和其他抗菌药不同,它们破坏细菌染色体,不受基因交换耐药性的影响。1992 年,这类药物中的一个变体因为造成肝肾功能紊乱被美国取缔,但在发展中国家仍有使用。

第一节　大环内酯类抗生素

具有大环内酯的一类抗生素,多为碱性亲脂性化合物。对革兰氏阳性菌及支原体抑制活性较高。大环内酯基团和糖衍生物,以苷键相连形成的大分子抗生素。目前,沿用的大环内酯类抗生素有红霉素、麦迪霉素、螺旋霉素、乙酰螺旋霉素、交沙霉素、柱晶白霉素。大环内酯类新品种(新大环内酯类)有阿奇霉素、克拉霉素、罗红霉素等。其对流感嗜血杆菌、肺炎支原体或肺炎衣原体等的抗微生物活性增强,口服生物利用度提高,给药剂量减小,不良反应亦较少,临床适应证有所扩大。

广义的大环内酯类抗生素,系指微生物产生的具有内酯键的大环状生物活性物质,其中包括一般大环内酯(狭义的大环内酯)、多烯大环内酯、安莎大环内酯与酯肽等。一般大环内酯分为一内酯与多内酯。常见的一内酯有:十二元环大环内酯类抗生素(如酒霉素等)、十四元环大环内酯类抗生素(如红霉素等)、和十六元环大环内酯类抗生素(如柱晶白霉素、麦迪霉素、螺旋霉素、乙酰螺旋霉素及交沙霉素等),至今最大者已达六十元环,如具有抗肿瘤作用的醌酯霉素 A_1、A_2、B_1。多内酯中二内酯有:抗细菌与真菌的抗霉素、稻瘟霉素、洋橄榄霉素、硼霉素等。

适应证:

1. 作为青霉素过敏患者的替代药物,用于以下感染

(1) β 溶血性链球菌,肺炎链球菌中的敏感菌株所致的上、下呼吸道感染。

(2) 敏感 β 溶血性链球菌引起的猩红热及蜂窝织炎。

(3) 白喉及白喉带菌者。

2. 军团菌病

3. 衣原体属、支原体属等所致的呼吸道及泌尿生殖系统感染

4. 其他口腔感染、空肠弯曲菌肠炎、百日咳等

5. 麦迪霉素、螺旋霉素、乙酰螺旋霉素及交沙霉素

主要用于革兰阳性菌所致呼吸道、皮肤软组织、眼耳鼻喉及口腔等感染的轻症患者。

第二节 β-内酰胺类抗生素

β-内酰胺类抗生素(β-lactams),系指化学结构中具有β-内酰胺环的一大类抗生素。包括临床最常用的青霉素与头孢菌素,以及新发展的头霉素类、甲砜霉素类,单环β-内酰胺类等其他非典型β-内酰胺类抗生素。此类抗生素具有杀菌活性强、毒性低、适应证广及临床疗效好的优点。本类药化学结构,特别是侧链的改变形成了许多不同抗菌谱和抗菌作用以及各种临床药理学特性的抗生素。

1.青霉素类

青霉素(penicillin G)又名苄青霉素(benzyl penicillin),是天然青霉素,侧链为苄基。常用其钠盐或钾盐,其晶粉在室温中稳定,易溶于水,水溶液在室温中不稳定,20℃放置24小时,抗菌活性迅速下降,且可生成有抗原性的降解产物,故青霉素应在临用前配成水溶液。青霉素主要作用于革兰阳性菌、革兰阴性球菌、嗜血杆菌属以及各种致病螺旋体等。

2.半合成青霉素

(1)青霉素:苯氧青霉素包括青霉素V和苯氧乙基青霉素。抗菌谱与青霉素相同,抗菌活性不及青霉素,耐酸、口服吸收好,但不耐酶,不宜用于严重感染。

(2)耐酶青霉素:化学结构特点是通过酰基侧链(R_1)的空间位障作用保护了β-内酰胺环,使其不易被酶水解,主要用于耐青霉素的金葡菌感染。

(3)异恶唑类青霉素:侧链为苯基异恶唑,耐酸、耐酶、可口服。常用的有:苯唑西林(oxacillin,新青霉素Ⅱ),氯唑西林(cloxacillin),双氯西林(dicloxacillin)与氟氯西林(flucloxacillin)。

(4)广谱青霉素:对革兰阳性及阴性菌都有杀菌作用,还耐酸可口服,但不耐酶。主要包括氨苄西林(ampicillin)、阿莫西林(amoxycillin)、匹氨西林(pivampicillin)。

(5)抗绿脓杆菌广谱青霉素:主要有羧苄西林(carbenicillin);磺苄西林(sulbenicillin);替卡西林(ticarcillin);呋苄西林(furbenicillin);阿洛西林(azlocillin);哌拉西林(piperacillin)。

第三节 头孢菌素类抗生素

头孢菌素类抗生素,是从头孢菌素的母核7-氨基头孢烷酸(7-ACA)接上不同侧链而制成的半合成抗生素。本类抗生素具有抗菌谱广,杀菌力强,对胃酸及对β-内酰胺酶稳定,过敏反应少,(与青霉素仅有部分交叉过敏现象)等优点。根据其抗菌作用特点及临床应用不同,可分为一代、二代、三代和四代头孢菌素。

与各种β-内酰胺类抗生素的作用机制均相似,都能抑制胞壁粘肽合成酶,即青霉素结合蛋白(penicillin binding proteins,PBPs),从而阻碍细胞壁粘肽合成,使细菌胞壁缺损,菌体膨胀裂解。除此之外,对细菌的致死效应还应包括触发细菌的自溶酶活性,缺乏自溶酶的突变株则表现出耐药性。哺乳动物无细胞壁，不受β-内酰胺类药物的影响，因而本类药具有对细菌的选择性杀菌作用，对宿主毒性小。近十多年来已证实，细菌胞浆膜上特殊蛋白PBPs是β-内酰胺类药的作用靶位。各种细菌细胞膜上的PBPs数目、分子量，对β-内酰胺类抗生素的敏感性不同，但分类学上相近的细菌，其PBPs类型及生理功能则相似。例如，大肠杆菌有7种PBPs，PBP-1A，PBP-1B与细菌延长有关，青霉素、氨苄西林、头孢噻吩等与PBP-1A、PBP-1B有高度亲和力，可使细菌生长繁殖和延伸受抑制，并溶解死亡，PBP-2与细管形状有关，美西林、棒酸（亚胺培南）能选择性地与其结合，使细菌形成大圆形细胞，对渗透压稳定，可继续生几代后才溶解死亡。PBP-3功能与PBP-1A相同，但量少，与中隔形成、细菌分裂有关，多数青霉素类或头孢菌素类抗生素主要与PBP-1和（或）PBP-3结合，形成丝状体和球形体，使细菌发生变形萎缩，逐渐溶解死亡。PBP-1，2，3是细菌存活、生长繁殖所必需，PBP-4，5，6;与羧肽酶活性有关，对细菌生存繁殖无重要性，抗生素与之结合后，对细菌无影响。

1. 影响抗菌作用的因素

影响β-内酰胺类抗菌作用的因素:革兰阳性菌与阴性菌的结构差异甚大，β-内酰胺类各药与母核相连接的侧链不同，可影响其亲脂性或亲水性。有效药物必须能进入菌体作用于细胞膜上的靶位PBPs。

影响抗菌作用的主要因素有:(1)药物透过革兰阳性菌细胞壁或阴性菌脂蛋白外膜（即第一道穿透屏障）的难易。(2)对β-内酰胺酶（第二道酶水解屏障）的稳定性。(3)对抗菌作用靶位PBPs的亲和性。根据以上因素，目前临床应用的β-内酰胺类对革兰阳性与阴性菌的作用大致有6种类型:

Ⅰ类为青霉素及口服青霉素Ⅴ，易透过革兰阳性菌胞壁粘肽层，但它们不能透过革兰阴性菌糖蛋白磷脂外膜，因而属窄谱的仅对革兰阳性菌有效。

Ⅱ类包括有氨苄西林、羧苄西林、酰脲类青霉素、亚胺培南及若干头孢菌素，能适度透过革兰阳性菌的胞壁粘肽层，对革兰阴性菌的外膜透过性则很好，因而是广谱抗菌药物。

Ⅲ类为青霉素等容易被革兰阳性菌的胞外β-内酰胺酶，即青霉素酶破坏灭活的青霉素类，对产酶菌往往表现明显的耐药性。

Ⅳ类为异恶唑类青霉素，头孢菌素一、二代，及亚胺培南等对青霉素酶稳定，对革兰阳性的产酶菌有效，但对染色体突变而改变的PBPs结构，可使药物与PBPs的亲和力下降或消失，因而无效。

Ⅴ类包括酰脲类青霉素（阿洛西林与美洛西林等），羧苄青霉素及头孢菌素一、二代，当胞膜外间隙的β-内酰胺酶少量存在时有抗菌效果，大量酶存在时，则被破坏而无效。

Ⅵ类包括第三代头孢菌素，氨曲南、亚胺培南等对β-内酰胺酶十分稳定，即使大量β-内酰胺酶存在时仍然有效，但对因染色体突变而改变了的PBPs则无效，加用氨基糖苷类抗生素也仍然无效。

2. 细菌耐药的机制

细菌对β-内酰胺类抗生素耐药机制可概括为:

(1)细菌产生β-内酰胺酶（青霉素酶、头孢菌素酶等）使易感抗生素水解而灭活。

（2）对革兰阴性菌产生的 β-内酰胺酶稳定的广谱青霉素、和第二、三代头孢菌素,其耐药发生机制不是由于抗生素被 β-内酰胺酶水解,而是由于抗生素与大量的 β-内酰胺酶迅速、牢固结合,使其停留于胞膜外间隙中,因而不能进入靶位(PBPs)发生抗菌作用。此种 β-内酰胺酶的非水解机制又称为"牵制机制"(trapping mechanism)。

（3）PBPs 靶蛋白与抗生素亲和力降低,PBPs 增多或产生新的 PBPs,均可使抗生素失去抗菌作用。例如,MRSA(Methicillin resistant Staphylococcus aureus)具有多重耐药性,其产生机制是 PBPs 改变的结果,高度耐药性系由于原有的 PBP-2 与 PBP-3 之间产生一种新的 PBP-2(即 PBP-2a),低、中度耐药系由于 PBPs 的产量增多或与甲氧西林等的亲和力下降所致。

（4）细菌的细胞壁或外膜的通透性改变,使抗生素不能或很少进入细菌体内到达作用靶位。革兰阴性菌的外膜是限制 β-内酰胺类抗生素透入菌体的第一道屏障。近年,研究已证实抗生素透入外膜有非特异性通道与特异性通道两种。大肠杆菌 K-12 外膜有亲水性的非特异性孔道蛋白(porin) 为三聚体结构,有二个孔道蛋白,即 OmpF 与 OmpC,其合成由 OmpB3 基因调控。OmpF 的直径为 1nm,许多重要的 β-内酰胺类抗生素大多经过此通道扩散入菌体内。鼠伤寒杆菌 OmpF 与 OmpC 缺陷突变株对头孢噻啶的通透性要比野生株小 10 倍,因而耐药。仅含微量 OmpF 与 OmpC 的大肠杆菌突变株,对头孢唑啉、头孢噻吩的透入也较野生株成倍降低,其 MIC 明显增高,也出现耐药。绿脓杆菌对 β-内酰胺类抗生素耐药性的产生已证明是由于外膜非特异性孔道蛋白 OprF 缺陷而引起的。革兰阴性外膜的特异性通道,在绿脓杆菌耐亚胺培南的突变株已证明系由于外膜缺失一种分子量为 45~46kD 蛋白 OprD。如将此 OprD 重组于缺陷 OprD 的突变株外膜蛋白脂质体中,又可使亚胺培南透过性增加 5 倍以上,其 MIC 也相应地降低,于是细菌的耐药性消除。

（5）由于细菌缺少自溶酶而出现细菌对抗生素的耐药性,即抗生素具有正常的抑菌作用,但杀菌作用差。

第四节　四环素类抗生素

四环素类抗生素(tracycline antibiotics)是由放线菌产生的一类广谱抗生素,包括金霉素(chlotetracycline)、土霉素(oxytetracycline)、四环素(tetracycline)、及半合成衍生物甲烯土霉素、强力霉素、二甲胺基四环素等,其结构均含并四苯基本骨架。广泛用于多种细菌及立克次氏体、衣原体、支原体等所致之感染,其不良反应有:消化道反应,肝损害,肾损害,影响牙齿及骨骼的发育。故 8 岁以下小儿禁用,有局部刺激,故不可肌注,静滴宜充分稀释,有过敏反应,使用时间稍长,易致肠道菌群失调,含钙及二价以上金属离子之药物、食物,均可形成络合物而阻碍其利用。

四环素为抑菌性广谱抗生素,除革兰氏阳性、阴性细菌外,对立克次氏体、衣原体、支原体、螺旋体均有作用。成人可口服,静滴时,用葡萄糖液稀释后滴注。注意:口服时盐酸盐比碱吸收好,但刺激性较大;宜空腹服用,以免与食物发生作用;过期后严禁再用;肝、肾功能不全者慎用,孕、乳妇及 8 岁以下小儿禁用。具有抑菌作用并在极高浓度时有杀菌作用的一大类半合成广谱抗生素。

四环素类抗生素在酸性和碱性条件下均不稳定,四环素类药物中含有许多羟基、烯醇羟基及羧基,在中性条件下能与多种金属离子形成不溶性螯合物。与钙或镁离子形成不溶性的钙盐或镁盐,与铁离子形成红色络合物,与铝离子形成黄色络合物。在体内 tetracyclines 药物与钙离子形成的络合物呈黄色沉积在骨骼和牙齿上,小儿服用会发生牙齿变黄,孕妇服用后其产儿可能发生牙齿变色,骨骼生长抑制。因此,小儿和孕妇对此药因慎用或禁服。四环素的临床新用途有:

1. 用于恶性肿瘤的诊断

四环素对胃、肺、膀胱、口腔黏膜等部位的癌组织具有很强的亲和力,进入人体后迅速被癌细胞摄取蓄积,血液中浓度相对较低,且从尿中排泄较正常人延缓。利用四环素在紫外线激发下能发了荧光的特点,对上述恶性肿瘤进行辅助诊断,简便易行,病人痛苦小,阳性率达 85% 以上。

2. 用于各种囊肿

四环素溶液具有较强的酸性,pH 为 2~3.5,用做硬化剂注射于各种囊肿的囊腔内,可引起浆膜发生充血水肿、纤维渗出等化学性炎症反应,破坏各种浆液的病理性分泌,促进纤维渗出等化学性炎症反应,破坏各种浆液的病理性分泌、促进纤维化粘连,闭合囊肿腔。临床用于坐骨结节囊肿、腘窝囊肿、腱鞘囊肿、甲腺囊肿、睾丸和前庭大腺囊肿、肝和肾囊肿等,方法简便,治愈率高,可避免手术痛苦,是目前的首选治疗方案。常规方法是将药物 0.25~0.5g,溶于 2% 利多卡因或普鲁卡因液 10~20ml 内,抽尽囊腔内液后,依囊肿大小的酌情注入药量。多发性者可分次治疗,反复用药。如对坐骨结节、腘窝囊肿注入 3~5ml,腱鞘囊肿用 0.5~1ml,甲状腺囊肿用 1~3ml,肝、肾囊肿需在 B 超引导下注药 3~15ml。90% 者用药一次痊愈,最多应用三次,无副作用。

3. 治疗顽固性胸腔积气、积液

顽固性自发性气胸多需手术修补,但年迈体弱或有合并证者手术危险极大。对此,应用本品 0.5g 加入 2% 普鲁卡因 8ml,再加 50% 葡萄糖 40ml,经胸穿或引流管内 3 缓慢注入患侧胸腔,在 4h 内不断变换体位,尔后引流出胸腔内气体和液体,5 d 后胸透未复张可重复一次,100% 可愈。如在纤支镜引导下找到破口,直接喷洒药液于局部,术后 1~5d 即可痊愈。对各种顽固性胸腔积液,无论结核性或癌性,注入本剂均或使胸膜腔粘连闭塞而使胸水消失。于抽净胸水后,注入含麻醉剂的四环素液 30~60ml,每周 2 次,复发者再用仍有效,颇适于在基层单位推广。

4. 治疗支气管胸膜瘘

用生理盐水冲洗胸腔脓液,尔后以本品 0.5g 加入生理盐水 30ml,经导管注入,置 6h 后排出,3 d 一次,直至痊愈。

5. 治疗腋臭

局部注射可使汗腺及其周围组织萎缩变性,泌汗减少而使腋臭消失。方法为:以含四环素 3.3%~5% 浓度的利多卡因溶液,剃光腋毛后,在其分布区分两点以 10°~15° 角进针至真皮和皮下浅筋膜内,扇形浸润注射,每侧注药 15ml,经数例观察,治疗效果良好。

6. 治疗内痔

将本剂 0.25g,溶入 6ml 2% 普鲁卡因溶液中,注入内痔黏膜下痔静脉丛间隙,每个痔核 2ml。观察 65 例,全部均在 1~3 次后止血,6~10 d 内痔消失。

7. 治疗酒鼻

四环素 0.25g 口服,每日 2 次,共 8 周,治疗 75 例,疗效比外用 1% 灭滴灵霜更佳,用药后可明显养活痤疮样损害,减轻红斑。

8. 大疱性类天疱疮

Thorufelol 发现,单用本剂口服 0.5~1.5g/d,2~3 周可痊愈。认为与抑制白细胞趋化和基底膜由补体介导的炎症反应有关。

9. 治疗急性痘疮样苔藓样糠疹

Shelley 发现,口服四环素 2.0g/d,共 1 个月,治疗 13 例,仅一例无效,与紫外线照射疗法效果相似。

10. 治疗痤疮

本剂在有炎症的皮脂和毛囊内可达到很高的浓度,可减少痤疮丙酸杆菌在皮肤上的数量,并直接抑制细胞外脂酶,使痤疮好转。用法为 0.25g,每日四次口服,症状好转后减量至 0.25~0.5g/d,逐渐停药。

11. 其他

近年来发现,四环素局部注射治疗婴儿乳糜胸,癌性心包积液,鞘膜积液,食管静脉曲张出血等,亦有良好的效果,方法基本同上。

第五节 氯霉素类抗生素

一种由委内瑞拉链霉菌(Streptomyces venezuela)中分离提取的广谱抗生素。对许多需氧革兰氏阳性细菌和革兰氏阴性细菌、厌氧的拟杆菌、立克次氏体、衣原体及菌质体都有抑制作用,尤其对沙门氏菌属、流感杆菌和拟杆菌属等,有良好的抗菌能力。氯霉素于1947 年首次分离成功,次年开始用化学方法合成,当时被作为一种疗效较好的抗生素用于治疗伤寒、立克次氏体病及其他感染性疾病,但不久即发现少数病人应用氯霉素后出现再生障碍性贫血。这是一种因药物造成的病人骨髓造血功能障碍的严重并发症,因此该药在临床的广泛应用受到限制。但自 20 世纪 70 年代以来,对氨苄青霉素耐药的流感杆菌、和脆弱拟杆菌引起的感染被认识并逐渐增多,临床治疗较困难,而氯霉素对这类感染有较好疗效。所以,氯霉素在临床治疗中的地位又有了新的评价,认为氯霉素虽有骨髓毒性,但只要合理使用,仍是一种很有价值的抗生素。现在临床上主要用于上述感染性疾病和伤寒的治疗,但在应用中要严格掌握适应证,使用合理剂量,严密监测毒性,达到安全有效用药的目的。

第六节　常见抗生素名称与别名

(1)青霉素 G:苄青霉素；盘尼西林

(2)苯唑青霉素钠:苯唑青;苯唑西林钠;新青Ⅱ;新青霉素Ⅱ

(3)邻氯青霉素钠:邻氯苯甲异恶唑青霉素钠;邻氯西林;氯唑青;氯唑青霉素;氯唑西林

(4)氨苄青霉素:安比西林;氨必仙;安西林;氨苄青;氨苄西林;潘别丁

(5)羟氨苄青霉素:阿莫西林;阿莫仙;强必林

(6)氧哌嗪青霉素钠:哌氨苄青霉;素钠;哌拉西林钠

(7)普鲁卡因青霉素 G:苄青霉素普鲁卡因;普青;青霉素混悬剂

(8)复方苄星青霉素:三效青霉素

(9)乙氧萘青霉素钠:新青Ⅲ;新青霉素Ⅲ

(10)双氯青霉素钠:二氯苯甲异恶唑青霉素钠;双氯苯唑青霉素钠;双氯青;;双氯西林

(11)氟氯苯唑青霉素钠 氟氯苯甲异恶唑青霉素钠;氟氯青;氟氯青霉素钠;氟氯西林;氟沙星

(12)氮卓脒青霉素双脂:匹美西林

(13)氨苄青霉素碳酯:氨苄青霉素甲戊酯;氨苄青霉素碳酸二酯

(14)氨氯青霉素钠:氨唑青霉素钠;氨唑西林;白萝仙;白梦仙;复方安比西林;淋必清

(15)比氨青霉素:比呋氨苄青霉素;比呋青霉素;比呋西林;匹呋西林

(16)阿莫西林–氟氯西林:新灭菌

(17)阿莫西林–双氯青霉素:克菌

(18)缩酮氨苄青霉素钾:海他西林

(19)羧印苄青霉素钠:羧苄青霉素印满酯

(20)苯咪唑青霉素:叠氮西林;阿洛西林钠

(21)美洛西林:硫苯咪唑青霉素

(22)氯霉素硬脂酸酯:硬脂酸氯霉素

(23)匹氨青霉素:匹氨西林

(24)羧苄青霉素钠:卡比西林;羧苄青;羧苄青霉素钠;羧苄西林

(25)呋苄青霉素钾:呋氨西林;呋料苄青霉素;呋喃山料苄青霉素

(26)磺苄青霉素钠:磺西林

(27)羧噻吩青霉素钠:的卡西林;噻卡青霉素;替卡西林

(28)氮卓脒青霉素:美西林;盐酸美西林

(29)苄星青霉素 G:本新青霉素;苯乙二胺青霉素 G;苯乍生;比西林;长效青霉素;长效西林;苄星青

(30)青霉素 V 钾:苯氧甲基青霉素钾

(31)喹诺酮类(含针剂):诺氟沙星、氧氟沙星、左氧氟沙星、环丙沙星、洛美沙星、司帕沙星、帕珠沙星、依诺沙星

第七节　以往常见抗生素种类及杀菌作用机制

一、常见抗生素种类

(1)青霉素:又被称为青霉素 G、peillin G、盘尼西林、配尼西林、青霉素钠、苄青霉素钠、青霉素钾、苄青霉素钾。青霉素是抗菌素的一种,是指从青霉菌培养液中提制的分子中含有青霉烷、能破坏细菌的细胞壁并在细菌细胞的繁殖期起杀菌作用的一类抗生素,是第一种能够治疗人类疾病的抗生素。青霉素类抗生素是 β-内酰胺类中一大类抗生素的总称。

(2)红霉素:麦迪霉素、螺旋霉素、乙酰螺旋霉素、交沙霉素、柱晶白霉素等,系大环内酯的一类抗生素。

(3)金霉素(chlotetracycline)、土霉素(oxytetracycline)、四环素(tetracycline),及半合成衍生物甲烯土霉素、强力霉素、二甲胺基四环素等,是由放线菌产生的四环素类广谱抗生素。

(4)链霉素:是一种从链霉菌(灰色链丝菌)培养液中提取出来的抗生素。链霉素的硫酸盐是白色或微黄色的粉末或结晶,易溶于水,比较稳定,对某些杆菌,特别是结核杆菌,具有显著的抑菌乃至杀菌作用。链霉素主要用于治疗结核病、鼠疫、百日咳、细菌性痢疾和泌尿道感染等。

(5)氯霉素:是从委内瑞拉链霉菌(Streptomyces venezuela)中分离提取的广谱抗生素。

二、抗生素杀菌作用机制

抗生素杀菌作用主要有四种机制:抑制细菌细胞壁的合成;与细胞膜相互作用;干扰蛋白质的合成以及抑制核酸的转录和复制抑制。

1.抑制细胞壁的合成

抑制细胞壁的合成会导致细菌细胞破裂死亡,以这种方式作用的抗菌药物包括青霉素类和头孢菌素类,哺乳动物的细胞没有细胞壁,不受这些药物的影响。细菌的细胞壁主要是肽聚糖,而合成肽链的细胞器为核糖体,核糖体是细菌的唯一细胞器。但是使用频繁会导致细菌的抗药性增强。这一作用的达成依赖于细菌细胞壁的一种蛋白,通常称为青霉素结合蛋白(PBPs),β-内酰胺类抗生素能和这种蛋白结合从而抑制细胞壁的合成,所以,PBPs 也是这类药物的作用靶点。

2.与细胞膜相互作用

一些抗菌素与细胞的细胞膜相互作用而影响膜的渗透性,这对细胞具有致命的作用。以这种方式作用的抗生素有多粘菌素和短杆菌素。

3. 干扰蛋白质的合成

干扰蛋白质的合成,意味着细胞存活所必需的酶不能被合成。干扰蛋白质合成的抗生素包括福霉素(放线菌素)类、氨基糖苷类、四环素类和氯霉素。

4. 抑制核酸的转录和复制抑制

核酸的功能阻止了细胞分裂和/或所需酶的合成。以这种方式作用的抗生素包括萘啶酸和二氯基吖啶。

第八节　抗生素使用原则

1. 严格掌握适应证

凡属可用可不用的尽量不用,而且除考虑抗生素的抗菌作用的针对性外,还必须掌握药物的不良反应和体内过程与疗效的关系。

2. 发热原因不明者不宜采用抗生素

除病情危重且高度怀疑为细菌感染者外,发热原因不明者不宜用抗生素。因抗生素用后常使致病微生物不易检出,且使临床表现不典型,影响临床确诊,延误治疗。

3. 病毒性或估计为病毒性感染的疾病不用抗生素

抗生素对各种病毒性感染并无疗效,对麻疹、腮腺炎、伤风、流感等患者给予抗生素治疗是无益的。咽峡炎、上呼吸道感染者90%以上由病毒所引起,因此除能肯定为细菌感染者外,一般不采用抗生素。

4. 皮肤、黏膜局部尽量避免应用抗生素

因用后易发生过敏反应且易导致耐药菌的产生。因此,除主要供局部用的抗生素如新霉素、杆菌肽外,其他抗生素特别是青霉素 G 的局部应用尽量避免。在眼黏膜及皮肤烧伤时应用抗生素要选择适合的时期和适合的剂量。

5. 严格控制预防用抗生素的范围

(1)风湿热病人,定期采用青霉素 G,以消灭咽部溶血链球菌,防止风湿热复发。

(2)风湿性或先天性心脏病进行手术前后,用青霉素 G 或其他适当的抗生素,以防止亚急性细菌性心内膜炎的发生。

(3)感染灶切除时,依治病菌的敏感性而选用适当的抗生素。

(4)战伤或复合外伤后,采用青霉素 G 或四环素族以防止气性坏疽。

(5)结肠手术前采用口服庆大霉素、甲硝唑等做肠道准备。

(6)严重烧伤后,在植皮前应用青霉素 G 消灭创面的溶血性链球菌感染。或按创面细菌和药敏结果采用适当的抗生素防止败血症的发生。

(7)慢性支气管炎及支气扩张症患者,可在急性发作期应用抗生素。

(8)择期手术前 0.5~2h 应用抗生素,可预防感染。

6. 强调综合治疗的重要性

在应用抗生素治疗感染性疾病的过程中,应充分认识到人体防御机制的重要性,不能过分依赖抗生素的功效而忽视了人体内在的因素,当人体免疫球蛋白的质量和数量不足、细胞免疫功能低下,或吞噬细胞性能与质量不足时,抗生素治疗则难以奏效。因此,在应用抗生素的同时应尽最大努力使病人全身状况得到改善;采取各种综合措施,以提高机体抵抗能力,如降低病人过高的体温;注意饮食和休息;纠正水、电解质和碱平衡失调;改善微循环;补充血容量;以及处理原发性疾病和局部病灶等。

第九节　抗生素的毒性反应

抗生素的毒性反应临床较多见,如及时停药可缓解和恢复,但亦可造成严重后果。主要有以下几方面:

一、神经系统毒性反应

氨基糖苷类损害第八对脑神经,引起耳鸣、眩晕、耳聋;大剂量青霉素 G 或半合成青霉素或引起神经肌肉阻滞,表现为呼吸抑制甚至呼吸骤停。氯霉素、环丝氨酸引起精神病反应等。

二、造血系统毒性反应

氯霉素可引起再障性贫血;氯霉素、氨苄青霉素、链霉素、新生霉素等有时可引起粒细胞缺乏症。庆大霉素、卡那霉素、先锋霉素Ⅳ、Ⅴ、Ⅵ可引起白细胞减少,头孢菌素类偶致红细胞或白细胞,血小板减少、嗜酸性细胞增加。

三、肝、肾毒性反应

妥布霉素偶可致转氨酶升高,多数头孢菌素类大剂量可致转氨酶,碱性磷酸酯酶Ⅰ和Ⅱ,多粘菌素类,氨基苷类及磺胺药可引起肾小管损害。

四、胃肠道反应

口服抗生素后可引起胃部不适,如恶心、呕吐、上腹饱胀及食欲减退等。四环素类中尤以金霉素、强力霉素、二甲四环素显著。大环内酯类中以红霉素类最重,麦迪霉素、螺旋霉素较轻。四环素类和利福平偶可致胃溃疡。

五、过敏反应

抗生素的过敏反应一般分为过敏性休克,血清病型反应,药热,皮疹,血管神经性水肿和变态反应性心肌损害等。

六、后遗效应

是指停药后的后遗生物效应,如链霉素引起的永久性耳聋。许多化疗药可引起"三致"作用。利福平的致畸率为 4.3%,氯霉素、灰黄霉素和某些抗肿瘤抗生素,有致突变和致癌作用等。

七、其他反应

抗生素可致菌群失调,引起维生素 B 族和 K 缺乏;也可引起二重感染,如伪膜性肠炎、急性出血性肠炎、念珠菌感染等。林可霉素和氯林可霉素引起的伪膜性肠炎最多见,其次是先锋霉素Ⅳ和Ⅴ。急性出血性肠炎主要由半合成青霉素引起,以氨苄青霉素引起的机会最多。另外,长期口服大剂量新霉素和应用卡那霉素引起肠黏膜退行性变,导致吸收不良综合征,使婴儿腹泻和长期体重不增,应予以重视。少数人用抗生素后引起肛门瘙痒及肛周糜烂,停药后症状可消失。抗生素种类繁多,一般来说对胎儿较安全的抗生素有青霉素类,如青霉素、氨苄西林等。另外,还有头孢菌素类、大环内酯内等。在动物实验中,尚未见这些抗生素对胎仔产生不良影响。有时虽然发现有一些副作用,但这些副作用并未在妊娠 3 个月的妇女中得到证实,也没有妊娠后 6 个月的危险证据。所以,可考虑在这些药物中选用。

不安全的抗生素有庆大霉素、阿米卡星、四环素、米诺环素、土霉素、金霉素等。据研究,前两种对胎仔有致畸作用;后四种对人类胎儿有一定危险,故一般情况下孕妇不宜使用。

第十节　滥用抗生素的危害

国内一些县、乡的卫生医疗单位对于抗生素应用的现状着实让人吃惊,在一些乡卫生所,凡是有了感冒的病人,往往都要"挂水"静点抗生素。同时,还有更多的人在感冒后,自行服用抗生素,觉得抗生素是万能的,甚至用抗生素来预防疾病。当然,适得其反。尤其是担心在外就餐,饮食不干净而服用抗生素的,会导致更严重的后果,形象地说,这种人是在用自己的身体培养"超级耐药菌",等到真的生病,抗生素已经不管了。而且,等到医生发现病人自行滥用抗生素的时候,往往已经无力回天了,现在的"超级细菌"就是人类滥用抗生素的结果,过度使用抗生素会导致细菌抗药基因的基因变异频率增加。

目前,临床滥用抗生素的情况在基层比比皆是,从那态度和蔼热情周到的服务中,绝对能排除他们是为了某些经济利益坑害患者的设想。现在,不少人凡是感冒都要用抗生素,虽然抗生素能抗细菌和某些微生物,但却不抗病毒。而感冒大多属病毒感染,随意乱用,只会增加其副作用,并使机体产生耐药性。但是,如果经过血常规等检查,发现是细菌合并性感染,那么,在使用利巴韦林等抗病毒药物的同时,就有必要使用抗生素。凡超时、超量、不对症使用或未严格规范使用抗生素,都属于抗生素滥用。

人们治疗疾病时候应用的抗生素,同时也锻炼了细菌的耐药能力,这些细菌及微生物再次传染给其他病人的时候,就对原来应用的抗生素产生了一定的耐药性,如此反复传播,最终的某个时候,他最终对这种抗生素不再敏感。也就是说,人们无度的滥用抗生素,最终将导致人们对于那些耐药的细菌及微生物会束手无策的时候,那时将是人类的悲哀,虽然人们新发现的抗生素种类也是逐渐增加的。但是,总有发现赶不上滥用的步伐的时候——当细菌和微生物被人类的抗生素锻炼的金刚不坏身的时候,人们还用什么呢?

　　滥用抗生素，可以导致菌群失调。正常人类的肌体中，往往都含有一定量的正常菌群，它们是人们正常生命活动的有益菌，例如在人们的口腔内，肠道内，皮肤……都含有一定数量的人体正常生命活动的有益菌群，它们参与人身体的正常代谢，同时在人体的躯体中，只要这些有益菌群的存在，其他对人体有害的菌群是不容易在这些地方生存的。打个不恰当的比方，这如同某些土地中，已经有了一定数量的"人类"，其他的"人类"是很难在此生存的。而人们在滥用抗生素的同时，抗生素是不能识别对人类有益还是有害菌群的，它们如同在铲除当地"土匪"的同时，连同老百姓也一起杀掉的情况，结果是人身体正常的菌群也被杀死了。这样，其他有害菌就会在此繁殖，从而形成了"二次感染"，这往往会要导致应用其他抗生素无效，死亡率很高。

　　难以容忍的是，目前的一些药品广告往往误导不大懂得医疗的人们，去滥用抗生素。例如，我们经常看到的广告——"严迪治疗感冒"，这就是一个误导人们的广告。严迪又叫罗红霉素，属于大环内酯类药物，是地地道道的抗生素，它根本就不治疗感冒所引起的早期症状，感冒的病因主要是病毒，由细菌引起的只是极少数。而目前针对病毒，人类尚无任何药品敢说能够准确有效地杀死人体内的病毒，感冒最终要靠人体的自身免疫力，只有感冒合并有细菌感染了，才可以应用抗生素。这个例子说明抗生素滥用也有社会原因。

　　抗生素如同一把双刃的剑，用之科学合理，可以为人类造福，不恰当则要危害人类的健康。我们每天都生活在人类滥用抗生素的环境里，甚至近些年来，我们食用的大量的肉食产品和水产品中，据说也常常应用抗生素，这是多么的可怕呀。例如，有很多的养鸡专业户，到处用不法手段从医院和医药公司收购大量过期待销毁的抗生素和激素类药品，每天都定时拆开来倒在一个盆子里，往成群的鸡舍里抛洒，结果有的鸡雏能捡食好几片，大量的抗生素和激素类药品，使得小鸡在短短的 34 d 就出栏，上了人们的餐桌。所以，许多了解内情的人再也不敢吃市场卖的白条鸡了，因为觉得那些肉食品中含有大量的青霉素和地塞米松的味道，食用后令人作呕。

　　20 世纪 40 年代，青霉素开始被广泛应用，此后细菌就开始对抗生素产生抗药性，这也迫使医学研究者研发出许多新的抗生素。但是抗生素的滥用和误用，也导致了许多药物无法治疗的"超级感染"，如抗药性金黄葡萄球菌感染等。医学研究者指出，每年在全世界大约有 50% 的抗生素被滥用，而中国这一比例甚至接近 80%。在中国、印度和巴基斯坦等国，抗生素通常不需要处方就可以轻易买到，这在一定程度上导致了普通民众滥用、误用抗生素。而当地的医生在治疗病人时就不得不使用药效更强的抗生素，这再度导致了病菌产生更强的抗药性。正是由于药物的滥用，使病菌迅速适应了抗生素的环境，各种超级病菌相继诞生。过去一个病人用几十单位的青霉素就能活命，而相同病情，现在几百万单位的青霉素也没有效果。由于耐药菌引起的感染，抗生素无法控制，最终导致病人死亡。在 20 世纪 60 年代，全世界每年死于感染性疾病的人数约为 700 万，而这一数字到了本世纪初上升到 2000 万。死于败血症的人数上升了 89%，大部分人死于超级病菌带来的用药困难。

　　人们致力寻求一种战胜超级病菌的新药物，但一直没有奏效。不仅如此，随着全世界对抗生素滥用逐渐达成共识，抗生素的地位和作用受到怀疑的同时，也遭到了严格的管理。在病菌蔓延的同时,抗生素的研究和发展却渐渐停滞下来。失去抗生素这个曾经有力的武器,人们只能从过去简陋的治病方式重新寻找对抗疾病灵感。找到一种健康和自然的疗法,用人类自身免疫来抵御超级病菌的进攻,成为许多人对疾病的新共识。

第十一节　滥用抗生素的后果及应对

1. 诱发细菌耐药

病原微生物为躲避药物在不断变异,耐药菌株也随之产生。目前,几乎没有一种抗菌药物不存在耐药现象。

2. 损害人体器官

抗生素在杀菌同时,也会造成人体损害。影响肝、肾脏功能、胃肠道反应等。

3. 导致二重感染

在正常情况下,人体的口腔、呼吸道、肠道都有细菌寄生,寄殖菌群在相互拮抗下维持着平衡状态。如果长期使用广谱抗菌药物,敏感菌会被杀灭,而不敏感菌乘机繁殖,未被抑制的细菌、真菌及外来菌也可乘虚而入,诱发又一次的感染。

4. 造成社会危害

滥用抗生素可能引起某些细菌耐药现象的发生,对感染的治疗会变得十分困难。

5. 常见的抗生素的不良反应体征

(1)肝脏损害:抗生素吸收后在肝脏代谢,故肝脏易受抗菌药物损害。

(2)肾脏损害:药物经肠道吸收,吸收后均以原型或代谢物经肾脏排泄,故肾脏最易受到药物损害。

(3)神经系统损害:中枢神经系统、听力、视力、周围神经系统病变以及神经肌肉传导阻滞作用等。

(4)血液系统损害:各类抗生素在长期和大量应用时都可以影响血细胞的生成,致血细胞减少,包括白细胞及粒细胞减少、血小板减少及全血细胞减少即再生障碍性贫血。

(5)消化道反应:多见恶心、呕吐、腹胀、便秘等,几乎所有抗生素都可引起。

综上所述,使用抗生素应做到"四不":

(1)不自行购买。多数抗生素是处方药物,不要凭想当然到药店买药,而应有病先看医师,凭处方购药。

(2)不主动要求使用。抗生素是用来对付细菌的,确有细菌感染时才有疗效,需要专业的评估,所以看感冒等日常小病时不要动辄要求医师开抗菌药。

(3)不任意服用。对家庭小药箱中储备的抗生素类药,要谨慎使用,最好到医院确诊后,根据医生的建议服用,千万不要盲目乱用。

(4)不随便停药。一旦需要使用抗生素治疗,就要按时按量服药,以维持药物在身体里的足够浓度,因为即便已经好转的病情也可能因为残余细菌作怪而反弹。

张　民　陈　成　撰

第六章　药 学 警 戒

第一节　骨肽制剂安全性探析

国家药品不良反应监测中心通过监测发现,骨肽和复方骨肽注射剂在临床使用中的严重过敏反应—过敏性休克情况较严重,临床不合理用药现象也较突出。骨肽是从健康猪或牛的四肢骨中提取而成的制剂,复方骨肽是健康猪四肢骨与全蝎提取液制成的复方制剂。目前,临床上骨肽和复方骨肽注射剂主要用于骨折的治疗,以及风湿、类风湿性关节炎等疾病的辅助治疗。在国家药品不良反应监测中心病例报告数据库中,骨肽和复方骨肽注射剂的安全性问题较为典型,尤其作为多组分生化药,该2个品种引起的严重过敏反应——过敏性休克情况较突出。2004年初至2009年底,国家药品不良反应监测中心病例报告数据库中有关骨肽和复方骨肽的病例报告数共计3855例,且基本呈每年递增趋势。其中,有关骨肽的病例2933例,涉及注射剂型2705例;有关复方骨肽的病例922例,均为注射剂型。骨肽和复方骨肽严重病例报告共计146例(骨肽:106例;复方骨肽:40例),约占所有报告的4%,且均为注射剂型。骨肽和复方骨肽不良反应主要表现为过敏及过敏样反应,其中严重过敏反应——过敏性休克共计50例(骨肽注射剂:38例;复方骨肽注射剂:12例),占2个品种严重病例报告的34%。此外,临床不合理用药现象也较突出,值得关注。

一、严重病例的临床表现

骨肽和复方骨肽注射剂严重病例的给药途径均为静脉滴注,各系统不良反应/事件表现如下:全身性损害主要表现为过敏、过敏样反应、发热、寒战等,严重者可出现过敏性休克;呼吸系统损害主要表现为呼吸困难、胸闷、喉水肿等。此外,骨肽注射剂不良反应/事件还有消化系统损害,表现为肝功能异常;血液系统损害,表现为粒细胞减少。

典型病例一、患者,女,66岁。因右股骨颈骨折静脉滴注骨肽注射液。滴注过程中出现全身发冷、寒战、面色苍白、嘴唇紫绀、呼吸急促等症状,血压下降至测不到。立即停用该药,给予地塞米松静推、非那根肌注、吸氧等治疗,1小时后症状消失。

典型病例二、患者,男,73岁。因骨折静脉滴注注射用复方骨肽。滴注过程中出现面色苍白,呼吸急促,心率加快,血压下降。立即停药,吸氧,并静脉注射地塞米松10mg,肌注非那根25mg,经处理后症状好转。

二、不合理用药分析

国家中心数据库中骨肽和复方骨肽注射剂不良反应/事件报告分析显示,该产品存在临床不合理使用现象,主要表现如下:

1. 未按照说明书推荐的用法用量使用

骨肽和复方骨肽注射剂说明书提示:用于静脉滴注时,骨肽注射剂每次 50～100mg,每日 1 次;复方骨肽注射剂每次 60～150mg,每日 1 次。国家中心接收的病例中有患者使用骨肽或复方骨肽注射剂每日 2 次。

2. 未严格掌握用药人群

骨肽注射剂说明书提示儿童及老年患者用药尚不明确,复方骨肽注射剂说明书提示儿童慎用、老年患者用药尚不明确,两个品种均没有针对儿童用法用量的文字表述。国家中心收到的严重病例报告中有相当数量的儿童和老年患者,提示应关注儿童和老年患者的用药安全。

3. 同时合并使用其他药品

骨肽注射剂说明书提示:本品不能同时合并使用其他药品。国家中心收到的骨肽注射剂严重病例报告中有同时合并使用其他药品的情况。

典型病例一、患者,女,65 岁。因右锁骨粗隆间骨折给予 0.9%氯化钠+骨肽注射液+甲硝唑注射液静脉滴注。约 15min 患者出现全身发冷、寒颤、情绪紧张、气促、全身肌肉抽动(尤以腰背部为甚)等症状。立刻更换输入液体,并予吸氧、地塞米松入小壶、异丙嗪肌注等治疗,约半小时后症状消失。

典型病例二、患者,女,41 岁。因踝骨骨折入院治疗。输注复方骨肽注射液 4ml+5%葡萄糖 250ml 时出现左手背皮肤瘙痒,立即停药,随后七叶皂苷钠 20mg+5%葡萄糖 250ml 滴注,滴注约 10ml 出现指关节肿大、腹痛、恶心、呕吐等症状,测血压 80/50mmHg。立即停药,给予抗过敏治疗,症状逐渐好转。

三、相关建议

(1)医护人员应仔细阅读产品说明书,严格按照说明书推荐的用法用量使用。

(2)医护人员在用药前应详细询问患者的过敏史,严禁用于对骨肽和复方骨肽注射剂有过敏史的患者;严禁与其他药物配伍使用;给药期间应对患者进行密切观察,一旦出现过敏症状,则应立即停药或给予适当的救治措施。

(3)医护人员应严格筛选用药人群。鉴于儿童骨再生能力强,儿童用药的安全性尚不明确,且说明书中没有针对儿童的用法用量,儿童应慎用。

第二节　替比夫定和拉米夫定的不良反应

替比夫定和拉米夫定都是治疗乙型肝炎的核苷类抗病毒药,横纹肌溶解是替比夫定和拉米夫定已知的不良反应,虽然目前两个产品的产品说明书中均在药品不良反应项下明确了此类不良反应,但此类反应发现、诊断和治疗的及时性可能影响患者的预后,故国家药品不良反应监测中心近期对替比夫定和拉米夫定的药品不良反应监测数据进行了系统分析。

横纹肌溶解症是一类由于横纹肌破坏和崩解,导致肌酸激酶等肌细胞内的成分进入细胞外液及血循环,引起内环境紊乱和急性肾衰竭的疾病,常由药物引起,其表现有:肌痛,无力,肌酸激酶升高、血肌酐升高等。由于国家药品不良反应监测数据库中病例报告描述信息局限,能明确诊断为横纹肌溶解症的典型病例较少,故在对两个品种病例报告的分析评价中,除了对横纹肌溶解症进行了分析以外,对可能与横纹肌溶解相关的一些表现也进行了统计分析,如肌痛,这些症状可能与横纹肌溶解相关,也可能由其他原因引起,如周围神经炎。

1. 替比夫定的不良反应

替比夫定是一种合成的胸腺嘧啶核苷类似物,具有抑制乙型肝炎病毒脱氧核糖核酸聚合酶的活性。主要用于有病毒复制证据以及有血清转氨酶(ALT 或 AST)持续升高或肝组织活动性病变证据的慢性乙型肝炎成人患者。2007 年 2 月 14 日获得我国国家食品药品监督管理局的批准,商品名为素比伏,2007 年 4 月在我国上市。目前该药已在 90 多个国家得到批准。替比夫定的产品剂型为片剂,规格 600mg。国家药品不良反应监测中心病例报告数据库中,替比夫定引起的肌肉骨骼系统损害较为突出,尤其是引起的横纹肌溶解值得关注。

(1) 国家药品不良反应监测中心病例报告数据库情况:2004 年 1 月 1 日至 2010 年 4 月 30 日,国家药品不良反应监测中心病例报告数据库共收到替比夫定相关病例报告 329 例,其中严重病例报告 97 例,严重病例报告 70% 来源于生产企业报告(其中 10 例来源于文献报道)。

严重不良反应/事件中,肌肉骨骼系统损害 61 例,约占 63%,其中横纹肌溶解症 7 例,其他可能与横纹肌溶解相关的具体表现为肌酸磷酸激酶升高 41 例次、肌痛 10 例次、肌病 7 例次、无力 4 例次、肢体疼痛 4 例次、肾功能异常 1 例次、肌炎 1 例次。

严重不良反应/事件其他系统损害:中枢及外周神经系统损害表现为周围神经病变、局部麻木、头痛、感觉神经病、神经根损伤等;消化系统损害表现为:恶心、腹泻、肝功能异常等;其他系统损害表现为心肌损伤、心律失常、白细胞减少、低血钾等。

(2) WHO 药品不良反应监测数据库情况:截至 2010 年 4 月 30 日,共检索到 WHO 药品不良反应监测数据库替比夫定不良反应事件病例报告 127 例次,不良反应表现也是以肌肉骨骼系统损害为主,与我国药品不良反应监测数据库基本一致。其中横纹肌溶解 2 例次,可能与横纹肌溶解相关的不良反应/事件表现 31 例次,其中肌酸磷酸激酶升高 11 例次、肌痛 7 例次、肌病 7 例次、关节痛 1 例次、肌无力 1 例次、肌炎 1 例次、关节炎 1 例次。

(3) 典型病例:患者,男性,29 岁。因"慢性乙型肝炎"于 2008 年 9 月 16 日开始服用替比夫定片,每日一次,每次一片(即 600mg)。2009 年 8 月 29 日,患者出现腿部疼痛,导致上楼困难,X 射线检查显示无异常。2009 年 9 月 22 日,患者出现下肢水肿伴少尿,实验室检查结果显示:肌酸磷酸激酶(CK)4490U/L、肌酐(Cr)277μmol/L、尿酸(UA)712μmol/L、血乳酸6.5mmol/L、尿蛋白2+、尿隐血3+、尿酸918 μmol/L,诊断为横纹肌溶解症合并酸中毒。停止使用替比夫定片,并住院治疗。

2. 拉米夫定的不良反应

拉米夫定是一种核苷类似物,具有抗人体免疫缺陷病毒(HIV)和乙肝病毒(HBV)的活性。用于乙型肝炎病毒感染和与其他抗逆转录病毒联合使用治疗人类免疫缺陷病毒(HIV)感染。1999年在中国上市,目前有3个规格,商品名分别为贺普丁(100mg,用于伴有丙氨酸氨基转移酶升高和病毒活动复制的、肝功能代偿的成年慢性乙型肝炎病人的治疗)、益平维[150mg、300mg,与其他抗逆转录病毒联合使用,用于治疗人类免疫缺陷病毒(HIV)感染的成人和儿童]。

(1)国家药品不良反应监测中心病例报告数据库情况:2004年1月1日至2010年4月30日,国家药品不良反应监测中心病例报告数据库共收到拉米夫定相关病例报告405例,其中严重病例33例。拉米夫定的病例报告中23%来源于药品生产企业。

拉米夫定病例报告的主要表现为:皮肤及附件损害:如皮疹、瘙痒、斑丘疹、剥脱性皮炎等;消化系统:如恶心、呕吐、腹泻、腹痛、谷丙转氨酶升高、肝功能异常、HBV-DNA升高、胃肠胀气、胃肠道反应等;肌肉骨骼系统:如肌肉疼痛、肌酸磷酸激酶升高、关节痛等;神经系统:如头晕、头痛、失眠等;血液系统:白细胞减少、血小板减少、贫血;如全身性损害:如无力、过敏样反应、发热等。

405份报告有关肌肉骨骼系统和代谢损害情况中,可能与横纹肌溶解相关的病例报告19例次,其中肌痛报告10例次,其次是关节痛5例次,肌酸激酶升高4例次(均高于正常值10倍)。

(2)WHO药品不良反应数据库情况:截至2010年4月30日,共检索到横纹肌溶解14例次,其他可能与横纹肌溶解相关的不良反应292例次,肌痛136例次、肌酸磷酸激酶升高88例次、肾功能异常53例次、骨痛15例次。

(3)典型病例:患者,男性,22岁,因慢性乙型肝炎于2005年12月开始服用拉米夫定100mg,日一次,治疗。约一年半后,随访肌酸磷酸激酶升高至750U/L,未予重视,继续服药。一年后再次复查示肌酸磷酸激酶3848U/L,遂停药。三月后复查肌酸激酶无下降,至2008年12月3日查肌酸磷酸激酶4565U/L,入院予以还原谷胱甘肽,复方甘草酸苷等保护肌细胞治疗,肌酸磷酸激酶下降至1154U/L。

3. 相关建议

(1)建议临床医师在选择用药时充分考虑患者病情、及用药中可能存在的风险,权衡利弊,并将可能的用药风险告知患者,在患者持续用药的过程中要注意监测患者的肌酸磷酸激酶变化,以及肝、肾功能等化验指标,同时在治疗过程中一旦患者出现弥漫性肌肉疼痛、肌肉触痛、肌无力、关节痛等症状时,应考虑药物引起的肌肉骨骼系统损害,立即停药或采取相应的治疗措施。一旦出现严重横纹肌溶解症,可能会引起危及患者生命的代谢紊乱和急性肾功能衰竭,应立即采取积极的救治措施。

(2)鉴于替比夫定、拉米夫定可引起严重的横纹肌溶解症,且为处方药,提醒患者必须在医师指导下严格按照说明书用药,用药后如出现不适,立即到医院就诊。

第三节　罗格列酮制剂安全性分析

2010 年 9 月 23 日,欧盟药品管理局(EMA)发布信息,建议暂停文迪雅(Avandia,罗格列酮片)、文达敏(Avandamet,罗格列酮和二甲双胍复方制剂)和 Avaglim(罗格列酮和格列美脲复方制剂)的上市许可。

国家食品药品监督管理局已要求国家药品不良反应监测中心立即分析罗格列酮及其复方制剂在中国的不良反应报告和监测情况,并组织专家对该药品在国内临床使用的安全性进行综合性评价。根据分析评价结果,将采取相应的监管措施。国家食品药品监督管理局提醒医生和患者,关注罗格列酮及其复方制剂的心血管风险,在选择用药时进行充分的风险/效益分析;建议有缺血性心脏病、心衰或有心衰史的糖尿病患者及时咨询医生意见。发现药品不良反应,按有关规定及时报告给药品不良反应监测机构。

欧洲药品管理局(EMA)也建议暂停抗糖尿病药文迪雅、文达敏和 Avaglim 的上市许可。这些药品将在接下来的几个月中停止在欧洲销售。使用这些药品的患者应该与医生讨论其他适宜的治疗方案,建议患者在没有咨询医生的情况下不要停止治疗。医生应该停止开具含罗格列酮的药品处方,对使用含罗格列酮药品的患者,应该及时调整其治疗方案。EMA 人用药品委员会此次对罗格列酮的评估始于 2010 年 7 月 9 日,是在获得了有关质疑该药心血管安全性的新的研究后进行的。

自文迪雅 2000 年被首次批准上市以来,该药就被认为与液体潴留和增加心衰风险有关,其心血管安全性一直处于被评估中。随后,罗格列酮被限制作为二线药使用,并禁用于心衰或有心衰史的患者。在过去 3 年里,已获得的临床试验数据、观察性研究和荟萃分析结果显示,罗格列酮可能增加缺血性心血管事件的发生风险,因此这些药品被进一步限制用于缺血性心脏病的患者。

近期获得的一些研究结果被纳入到该药品的安全性证据中,目前已累积的数据支持罗格列酮可增加心血管风险这一结论。在评估了罗格列酮目前已有的限制性措施后,委员会无法找到其他的方法来降低其心血管风险,因此委员会得出结论,罗格列酮的效益不再大于其风险,建议暂停该药的使用。

暂停将一直持续到上市许可获得者能够提供罗格列酮对于某些人群该药效益大于风险的有力证据。委员会的建议已被提交给欧洲委员会以做出有法律效力的决定。罗格列酮于 2000 年 7 月首次在欧盟被批准上市,作为 2 型糖尿病的二线治疗药,用于当其他治疗失败或不适合的患者。随后该药被批准与二甲双胍复方(商品名 Avandamet)和格列美脲复方(商品名 Avaglim)上市。

目前,市场上还有罗格列酮与二甲双胍(商品名 Avandamet)和与格列美脲(Avandaryl)的复方制剂销售。文迪雅(由葛兰素史克公司生产)是噻唑烷二酮类(或 TZDs)药品,用于联合饮食和运动来改善 II 型糖尿病患者对血糖的控制。

FDA 将要求 GSK 公司在风险评估和最小化战略(REMS)中制定一个限制性获得文

迪雅的措施。通过执行该 REMS,仅当使用其他药品不能达到血糖控制目标或无法使用吡格列酮(唯一的另一种 TZD)的患者才可获得文迪雅。目前,正在使用文迪雅并从中受益的患者,如果愿意,可以继续使用该药品。

医生必须证实并书面写明患者符合使用条件;患者必须了解该药品有关心血管安全性的描述,并且表示他们理解这些风险。管理局预期 REMS 能够极大地限制文迪雅的使用。鉴于人们对该药品重要安全性问题的担忧,以及仍存在科学上的不确定性,允许文迪雅留在市场上,但必须在严格的限制条件下使用,是一项适当的措施。FDA 今天还责令 GSK 公司召集一个独立的专家组来评估公司开展的临床试验 RECORD 的关键部分,该项试验研究了文迪雅心血管安全性,与标准的糖尿病治疗相比。在 FDA 评估 RECORD 期间,怀疑在判定心血管事件中可能出现潜在偏倚,因此 FDA 要求进行独立的评估以明确此问题。另外,管理局已经叫停了 GSK 公司一项名为 TIDE 的临床试验,废除有关了完成该项试验的所有期限规定。TIDE 试验将文迪雅与 ACTOS(吡格列酮)和标准糖尿病药进行了比较。在对 RECORD 试验进行再次的独立分析后,FDA 可能会采取其他措施。

第四节 降糖药副作用预防措施

由于糖尿病患者需要终身服药,而各种不同类型的糖尿病口服药都有哪些副作用呢?该如何避免这些药的副作用?

磺脲类和格列奈类的不良反应主要是低血糖,有时也会出现皮疹及肝肾功能损害。相对而言,格列奈类出现低血糖的几率比较低,副作用也相对小一些。双胍类主要是胃肠道反应以及乳酸酸中毒,还有一部分病人会有肝肾功能损害和过敏性反应及大细胞性贫血反应。α—糖苷酶抑制剂最主要的副作用是胃肠道反应。胰岛素增敏剂最大的副作用是肝损害以及增加血容量,从而加重心脏负担。

那么,应当如何避免这些药物的副作用呢?对于磺脲类和格列奈类促进胰岛素分泌的药物来说,如果患者有严重肝肾功能不全、糖尿病急慢性并发症或者处于妊娠期、哺乳期时应严禁服用。为尽量避免其副作用,上述药物最好在饭前半小时服用。同时,服用磺脲类药物时,如果在正常剂量的情况下,血糖控制仍不好,不应盲目加量。服药时要避免两种磺脲类药物的联合应用,否则会增加药物的副作用。

双胍类药物应在饭中或饭后服用,以降低消化道反应。对于严重贫血、肝肾功能不全的病人不能选择双胍类药物,以免增加出现副作用的危险。α—糖苷酶抑制剂需要同第一口饭一起嚼服,以达到药物的最佳疗效。同时,此类药物有碳水化合物依赖性,服用时要注意适量碳水化合物的摄入。对于患有胃肠道、肾功能不全以及处于妊娠期、哺乳期的患者,应禁止服用。而对于胰岛素增敏剂,肝肾功能不全和心脏功能不全的患者要慎用。

胰岛素增敏类药物多有胃肠道反应。增加胰岛素敏感性类药物,双胍类主要是胃肠道反应(患者服药后会有恶心、食欲不振的现象)以及乳酸酸中毒(服用降糖灵后,患者会出现乏力、意识障碍甚至昏迷的症状),还有一部分病人会有肝肾功能损害和过敏性反应以及大细胞性贫血。α-糖苷酶抑制剂是通过延缓葡萄糖的吸收从而达到降低血糖的目的,由于自身不吸收,对全身的副作用就相对小一些,其最主要的副作用是胃肠道反应,患者服药后会有腹胀、腹痛、腹泻和肠排气过多等现象,有报道说个别患者会引起严重的肝损害,但是临床上还比较少见。

而胰岛素增敏剂是通过增加胰岛素的敏感性来降低血糖,最大的副作用是肝损害以及增加血容量,从而加重心脏负担。由于降糖药大多要在肝脏内代谢,然后通过肾脏排泄,因此会大大增加病人的肝肾负担。

虽然,目前应用的药物都已经通过了大量临床验证,肝肾功能无损伤的患者在常规用药范围内服用,一般不会对肝肾功能造成损害。但是由于个体差异性的存在,糖尿病患者还是要1~2个月检查一次血象和肝肾功能,一旦出现问题就要及时停药并进行保肝治疗,改用胰岛素治疗糖尿病。同时,为了更好地达到用药效果,减少药物的毒副作用,最好采用不同作用机理的药物联合应用。

第五节　抗生素滥用的成因与危害

人类死亡的第一大杀手就是细菌感染,因此发现和使用抗生素是人类的一大革命。由于抗生素的临床应用有着严格的界定,目前很多临床医生、特别是基层医疗单位的医生,在临床工作中乱用抗生素的状况特别严重。抗生素滥用的根本原因是制度缺陷、监管不力。按照目前的态势发展,"新的'超级细菌'还会陆续出现,在10~20年内,现在所有的抗生素对它们都将失去效力"。所谓"超级细菌"是指那些几乎对所有抗生素都有抵抗能力的细菌,它们的出现恰恰是因为抗生素的使用。

然而,随后更多种类抗生素的全民式滥用,留下的就不再只是如同"四环素牙"一样的简单印记,而是催生了具有强耐药能力、医生对它几乎束手无策的"超级细菌"。现在,具有强耐药能力的金黄色葡萄球菌在医院内感染的分离率已高达60%以上,抗生素滥用的结果使人们不得不付出生命的代价。

如果从弗莱明1929年发表《论青霉菌培养物的抗菌作用》论文算起,抗生素与人类疾病的作战已历经80余年。然而,一组数据显示,目前全世界每年新增将近1000万个结核病病例,每年约有300万人死于结核病,单在中国就有活动性肺结核病人450万。曾经因为抗生素的杀菌威力而一度近乎绝迹的结核病卷土重来,而今天的结核病菌多数是具有强耐药能力的所谓"超级细菌",我们仿佛又回到了无抗生素时代。导致这一结果,我们每一个人都有责任,正是由于对抗生素的滥用,促使细菌进化至耐药,曾经遥远的"超级细菌"现在已经与我们每一个人都极度接近。针对这一主题切实的做法就是从现在开始,珍惜仅存的抗生素资源,停止对抗生素的滥用。

中国不合理使用抗感染药现象比较突出,对公众的身体健康造成了较大威胁,其中头孢曲松钠是抗感染药品中颇具代表性的品种。据国家药品不良反应监测中心病例报告数据库统计,抗感染药不良反应报告数量约占药品不良反应报告总量的50%,而头孢曲松钠的不良事件报告总量、严重报告数量又在抗感染药中占较高比例。其不良反应及不合理用药情况在一定程度上可以反映出抗感染药的整体安全水平。

国家药品不良反应监测中心从数年前起便开始对头孢曲松钠进行全面评价,其评价结果和 WHO 药品不良反应数据库检索结果显示,头孢曲松钠较另外两种常用头孢菌素类抗生素的报告数量、ADR(药品不良反应)例次、过敏性休克及死亡例数均高。头孢曲松钠在合理使用的情况下利益明显大于风险,但由于不合理用药现象广泛存在,故用药风险明显扩大,发生不良反应事件数量明显增多。

据了解,头孢曲松钠严重不良事件主要表现为过敏反应,特别是过敏性休克,可能对患者的生命健康造成严重威胁。因此,国家药监局已责令对头孢曲松钠等药品进行修改说明书,同时建议医护人员严格按照药品说明书使用,避免超适应证用药、禁忌证用药、配伍禁忌用药,规范手术期用药等,以保障公众用药安全。

抗菌药物是临床上应用最为广泛的一类药物,尽管政府已将抗菌药物作为处方药严格管理,并下发了《抗菌药物临床应用指导原则》,但目前滥用抗菌药物仍是合理用药的最大障碍之一。滥用抗生素,救命药变成"送命药"的不良事件时有发生。例如,某地一位 6 岁女孩因为感冒静点抗生素,20 分钟后出现不良反应,抢救无效死亡。而普通感冒一般不需使用抗生素,这名患儿也没有使用抗生素的指征,此属于典型的滥用抗生素;又如,某患者因扁桃体发炎,医生建议使用消炎药,而在使用时该患者昏迷不醒。因为,扁桃体发炎不是使用某类抗生素的首选指征,治疗扁桃体发炎更好、更便宜的药就是青霉素;再如,某男童玩耍时不慎摔伤右臂,送到一家诊所救治,被注射了不当的抗生素,而摔伤不是使用某些抗生素的指征,给这个患者使用抗生素关键要看是否有外伤、有无细菌感染,如果有还要看是什么细菌;另一特殊案例:某中年女性患者,突然发烧、咳嗽,在当地医院诊断为肺结核。被转到结核病专科医院进行治疗。此时,医生发现患者开始持续高烧,体温在 39℃～40℃ 之间徘徊不下。给予"利福平"、"异烟肼"等 7 种抗结核药物,但是患者高热仍得不到缓解,而一般的患者用 5 种药便完全可以控制住病情。由于目前临床上可用的药基本上用尽,医生束手无策。经过 20 d 的全力抢救,患者仍不幸死亡。经分析,此患者死亡原因有三个:一是虽然其本人是初次染病并从未用过抗结核药,但她感染到的却是原始的耐药结核菌,甚至是耐多种药物的;二是患者免疫力低;三是确诊过晚。因此,有专业人士感叹:目前结核病新药研制的步伐,竟赶不上耐药结核菌"更新换代"的速度。

20 世纪 60 年代,造成全国一代儿童的"四环素牙"就是不合理使用四环素类抗生素所致。而中国既是抗菌药物使用大国,又是滥用抗菌药物最为严重的国家之一。资料显示,国内有 46% 的家庭自行使用过抗菌药物,75% 的感冒患者、80% 的住院患者和至少90% 的外科手术患者,都在不同程度地使用抗菌药物,使用金额每年高达 400 多亿元人民币。全国每年有 20 万人死于药源性疾病,其中 40% 与滥用抗菌药物有关。

抗生素作为治疗感染性疾病的首选药物,成为国内外应用最为广泛、发展最快的药物。在许多国家,抗生素是处方药,只有通过医生处方才可以使用。而在国内零售药店虽然已经全面实施了抗生素处方制度,但是很多零售药店根本没有按照要求进行操作,市民仍可以不经过医生处方自行购买到抗生素类药物,又由于受专业知识的限制,许多患者感冒后通常会自己首选抗生素药物服用。患者简单地认为咳嗽、咽痛、流鼻涕是使用抗生素药物的指征,于是一有感染症状时就自行购买抗生素药物服用,并且陷入一些用药误区,即抗生素越贵越好、抗生素药物用的种类越多越不易让致病细菌漏网，几乎 70%以上的患者不认真阅读药品说明书。

另外，某些医生缺乏合理使用抗生素的知识，或是对滥用抗生素的危害认识不足。臆断性用药过多，用投药前送检相关标本做微生物学检查甚少。再加上市场大环境的不良诱因，在经济利益的驱动下滥用抗生素，从医院、医生到医药销售企业、医药生产企业，抗生素滥用现象的背后掩藏着一条巨大的利益链。医药不分、以药养医现象的普遍存在，为医生乱开药、开贵药提供了方便。也有医生认为患者诱使医生多开、滥开抗生素药。一些病人以为多用新药、贵药才能快速治好病，稍有感冒、发烧咳嗽，便青霉素、阿莫西林、罗红霉素、氧氟沙星等一齐上，没过几天，又换上头孢噻肟、头孢曲松、阿奇霉素、氟罗沙星等，把抗生素当成消炎、退烧的万能药。殊不知，如此滥用抗生素，既破坏了人体内的微生态平衡、损害了健康，又使耐药细菌日益增多。因此，如何准确、科学、合理、安全、经济和有效的使用抗生素，是每一个从事临床医务工作的人值得深思的问题。

第六节　抗生素滥用误区

抗生素(antibiotics)是由微生物(包括细菌、真菌、放线菌属)、或高等动植物在生活过程中所产生的、具有抗病原体或其他活性的一类次级代谢产物，能干扰其他生活细胞发育功能的化学物质。现临床常用的抗生素有微生物培养液中提取物，以及用化学方法合成或半合成的化合物。目前，已知天然抗生素不下万种。

虽然滥用抗生素并非消费者的本意，但由于对抗生素相关知识的不了解，很多消费者都或多或少地陷入了一些使用抗生素的误区，这就是很多抗生素被滥用的源头所在。针对这种现状，总结出使用抗生素中的 9 大误区：

误区一：抗生素等于消炎药

抗生素不直接针对炎症发挥作用，而是针对引起炎症的微生物起到杀灭的作用。消炎药是针对炎症的，比如常用的阿司匹林等消炎镇痛药。

多数人误以为抗生素可以治疗一切炎症。实际上抗生素仅适用于由细菌引起的炎症，而对由病毒引起的炎症无效。人体内存在大量正常有益的菌群，如果用抗生素治疗无菌性炎症，这些药物进入人体内后将会抑制和杀灭人体内有益的菌群，引起菌群失调，造成抵抗力下降。日常生活中经常发生的局部软组织的淤血、红肿、疼痛、过敏反应引起的接触性皮炎、药物性皮炎以及病毒引起的炎症等，都不宜使用抗生素来进行治疗。

误区二：抗生素可预防感染

抗生素仅适用于由细菌和部分其他微生物引起的炎症，对病毒性感冒、麻疹、腮腺炎、伤风、流感等患者给予抗生素治疗有害无益。抗生素是针对引起炎症的微生物，是杀灭微生物的。没有预防感染的作用，相反，长期使用抗生素会引起细菌耐药。

误区三：广谱抗生素优于窄谱抗生素

抗生素使用的原则是能用窄谱的不用广谱，能用低级的不用高级的，用一种能解决问题的就不用两种，轻度或中度感染一般不联合使用抗生素。在没有明确病原微生物时可以使用广谱抗生素,如果明确了致病的微生物最好使用窄谱抗生素。否则容易增强细菌对抗生素的耐药性。

误区四:新的抗生素比老的好,贵的抗生素比便宜的好

其实每种抗生素都有自身的特性,优势劣势各不相同。一般要因病、因人选择,坚持个体化给药。例如,红霉素是老牌抗生素,价格很便宜,它对于军团菌和支原体感染的肺炎具有相当好的疗效,而价格非常高的碳青霉烯类的抗生素和三代头孢菌素对付这些病就不如红霉素。而且,有的老药药效比较稳定,价格便宜,不良反应较明确。另一方面,新的抗生素的诞生往往是因为老的抗生素发生了耐药,如果老的抗生素有疗效,应当使用老的抗生素。

误区五:使用抗生素的种类越多,越能有效地控制感染

现在一般来说不提倡联合使用抗生素。因为联合用药可以增加一些不合理的用药因素,这样不仅不能增加疗效,反而降低疗效,而且容易产生一些毒副作用、或者细菌对药物的耐药性。所以合并用药的种类越多,由此引起的毒副作用、不良反应发生率就越高。一般来说,为避免耐药和毒副作用的产生,能用一种抗生素解决的问题绝不应使用两种。

误区六:感冒就用抗生素

病毒或者细菌都可以引起感冒。病毒引起的感冒属于病毒性感冒,细菌引起的感冒属于细菌性感冒。抗生素只对细菌性感冒有用。

其实,很多感冒都属于病毒性感冒。严格意义上讲,对病毒性感冒并没有什么有效的药物,只是对症治疗,而不需要使用抗生素。大家可能都有过这种经历,感冒以后习惯性在药店买一些感冒药,同时加一点抗生素来使用。实际上抗生素在这个时候是没有用处的,是浪费也是滥用。

误区七:发烧就用抗生素

抗生素仅适用于由细菌和部分其他微生物引起的炎症发热,对病毒性感冒、麻疹、腮腺炎、伤风、流感等发热患者给予抗生素治疗有害无益。咽喉炎、上呼吸道感染者多为病毒引起,抗生素无效。

此外,就算是细菌感染引起的发热也有多种不同的类型,不能盲目地就使用头孢菌素等抗生素。比如结核引起的发热,如果盲目使用抗生素而耽误了正规抗痨治疗会贻误病情。最好还是在医生指导下用药。

误区八:频繁更换抗生素

抗生素的疗效有一个周期问题,如果使用某种抗生素的疗效暂时不好,首先应当考虑用药时间不足。此外,给药途径不当以及全身的免疫功能状态等因素也可影响抗生素的疗效。如果与这些因素有关,只要加以调整,疗效就会提高。

频繁更换药物,会造成用药混乱,从而伤害身体。况且,频繁换药很容易使细菌产生对多种药物的耐药性。

误区九:一旦有效就停药

前面我们知道,抗生素的使用有一个周期。用药时间不足的话,有可能根本见不到效果;即便见了效,也应该在医生的指导下服够必需的周期。如果有了一点效果就停药的话,不但治不好病,即便已经好转的病情也可能因为残余细菌作怪而反弹。

同样的,一旦见效就停药,症状复发再次用药,如此反反复复,相当于增加了药物对细菌的自然选择时间,也会使细菌对这种药物产生抗药性。

第七节　服药和用餐　安排不能乱

一、抗酸健胃药

饭后服用抗酸药,对胃酸的缓冲作用只有 30min,空腹服用则可延长为 3~4h,故抗酸药宜空腹服用。诸如稀盐酸、大黄、苏打等健胃药,亦应空腹服用。这样有利于药物与胃黏膜充分接触,达到刺激胃液分泌和胃肠蠕动、增进食欲之目的。

二、解热镇痛药

食物可减轻阿司匹林、保泰松等药物对胃肠的刺激,减少烧心、上腹痛等不良反应。然事物是一分为二的,食物亦可延缓药物的吸收,不利于迅速产生药理效应。因此,应根据病情区别对待。需要快速止痛,宜空腹服用止痛药;需要较长时期服药的,宜于餐间或饭后服用。

三、抗生素

抗生素是最常用的口服药,四环素、土霉素、罗红霉素、去甲青霉素等,均可与食物中的钙、铁离子结合,结合后会影响两者的吸收。例如,牛奶与四环素同服时,四环素的血药浓度下降 50%~60%;而强力霉素则很少受金属离子的影响,可与食物同服。除了极少数抗生素因空腹服用对胃刺激性强须与食物同服外,绝大多数抗生素诸如先锋霉素类、青霉素类皆应空腹服用。

四、降压药

饭后服用美加明等神经节阻滞剂,由于该类药物可促进腔血管扩张,从而会造成体位性低血压等不良反应。含钾丰富的食物如土豆、干梅等,可补充排钾利尿剂如速尿、双氢克尿塞等引起的失钾,从而减少了不良反应发生。心功能正常时,多吃富含钾的食物可代替内服氯化钾。低钠饮食可增加降压药物与利尿药物的疗效,故在服用降压、利尿剂时吃的饮食宜清淡。

五、降血糖、降血脂药

无论是糖尿病还是高血脂症,控制饮食远比服用药物重要,饮食不能很好地控制将严重影响降糖药与降血脂药的效果。

六、抗癌与抗真菌药

这两类药物均有明显刺激胃肠道的副作用,服后有恶心、呕吐、胃部烧灼感,故宜在饭后服用。

七、驱虫药

该类药物宜空腹服用,这样药物在肠道内的浓度会高些,可增强驱虫效果。油脂、酒精可增强驱虫药中四氯乙烯、硝酸氰胺的吸收,加剧药物毒性反应,故服用驱虫药前一天及当天,必须禁食油腻食物与酒品。

张 民 撰

第七章　药学指南

1. 什么是药品分类管理?

答:药品分类管理是国际通行的管理办法。它是根据药品的安全性、有效性原则,依其品种、规格、适应证、剂量及给药途径等的不同,将药品分为处方药和非处方药,并做出相应的管理规定。

1949 年以来,中国已先后实行了麻醉药品、精神药品、医疗用毒性药品、放射性药品和戒毒药品的分类管理。目前,正在进行的处方药与非处方药分类管理,其核心是加强处方药的管理,规范非处方药的管理,减少不合理用药的发生,切实保证人民用药的安全有效。

2. 什么是处方药与非处方药?

答:处方药是必须凭执业医师或执业助理医师处方,才可调配、购买和使用的药品。非处方药是指不需要凭执业医师或执业助理医师处方,即可自行判断、购买及使用的药品。处方药英语称为 Prescription Drug、或 Ethical Drug,非处方药英语称为 Nonprescription Drug。在美国又称之为"可在柜台上买到的药品"(Over The counter),简称 OTC。此已成为全球通用的俗称。

3. 怎样识别非处方药?

答:(1)《处方药与非处方药分类管理办法》(试行)第七条规定:非处方药的包装必须印有国家指定的非处方药专有标识 OTC。(2)《处方药与非处方药流通管理暂行规定》(试行)第七条指出:进入药品流通领域的非处方药,其相应的忠告语,应由生产企业醒目地印制在药品包装或药品使用说明书上。具体内容为:请仔细阅读药品使用说明书,并按说明书使用,或在药师指导下购买和使用!

4. 什么叫安全合理用药?

答:安全合理用药就是应该做到:根据病情、病人体质和药物的全面情况适当选择药物,真正做到"对病下药",同时以适当的方法、适当的剂量、适当的时间准确用药。注意该药物的禁忌、不良反应、相互作用等。并且还要注意尽量少花钱。这样就可以做到安全、合理、有效、经济地用药了。

5. 如何安全合理选择药物?

答:首先应当确诊自己是什么病,然后对症下药,不能只凭自我感觉、或某一个症状就随便用药。比如发烧、头痛,是许多疾病共有的症状,不能简单地服一些止痛退烧药完事;又如腹痛,也是一些疾病的共有症状,如果不分青红皂白地使用止痛药,就会掩盖一些急腹症的症状,贻误病情而造成严重后果。其次,是了解药物的性质、特点、适应证、不良反应等,要选用疗效好,毒性低的药物,医生常说的"首选药"和"二线药"就是这个道理。例如:止痛药就有许多种类,对于一般感冒、头痛、关节痛、神经性疼痛以及妇女的经期腹痛,可选用对乙酰氨基酚(扑热息痛)、芬必得、散利痛、阿司匹林等其中的任何一种;对于胃肠痉挛引起的腹痛可选用颠茄、阿托品等其中的任何一种。但是,如果将前一类止痛药用于治疗腹痛,不但无效,反而有害。反之,用后一类药治疗头痛、关节痛、月经期腹痛同样无效。

另外,有人认为价钱贵的药就是好药,其实不然。因为药物的价格是由其本身的来源、成本、生产的产量,以及生产的厂家来决定的,合资药厂生产的药就比国内的药厂生产的贵,进口药就更贵了。贵不等于好,关键在于是否对症。

6. 怎样准确阅读药品说明书?

答:药品说明书是指导怎样用药的根据之一,具有法律效力。用药前准确阅读和理解说明书,是安全用药的前提。首先,应了解药品的名称。正规的药品说明书都有药品的通用名、商品名、英文名、化学名(其中非处方药无化学名)。使用者一般只要能清楚药品的正名即通用名,就能避免重复用药。因为一种药只有一个通用名(即国家规定的法定名),不像商品名有若干个。其中适应证一栏,对于使用非处方药的患者能够自我判断自己的疾病是否与适应证相符,对症下药,可在药师的帮助下选择购买。其次,要了解药物的用法,如饭前、饭后、睡前服用,一天一次、或三次,是口服、外用还是注射都必须仔细看清楚。此外,应注意药物的用量,必须按说明书的规定应用。一般说明书用量都为成人剂量,老人、小孩必须准确折算后再服用。特别重要的是,在阅读说明书时,对禁忌证、不良反应、药物相互作用、注意事项等要重视。如有不明之处,应向药师或医师咨询。

7. 为什么非处方药还要分甲类和乙类? 其标识是什么?

答:实施药品分类管理的原因之一是方便广大群众,一些小伤、小病可以就近购药,及时用药,免去请假、误工费时、费钱、费力之苦。为了使公众更为方便,又将非处方药中安全性更高的一些药品划为乙类,此类可在药店出售,还可以在超市、宾馆、百货商店销售,甲类的 OTC 标识是红色,乙类为绿色。

8. 药品的有效期如何识别?

答:有效期是指药品被批准的使用期限,其含义为药品在一定贮存条件下,能够保证质量的期限。药品有效期的表示方法按年月顺序,一般可用有效期至某年某月,如有效期至 2011 年 6 月,说明该药品到 2011 年 6 月 1 日即开始失效。《药品管理法》还规定,在药品的包装盒或说明书上,都应标明生产批号、生产日期和有效期。进口药品也必须按上述表示方法,用中文写明,便于大众阅读。

9. 何谓药物的常用量、极量、中毒量和安全范围?

答:常用量是指临床常用的有效剂量范围,既可获得良好的疗效,而又较安全的量;常用量一般大于最小有效量,小于极量,有些书籍称为治疗量。极量是指药物治疗的剂量限制,即安全用药极限,超过极量就有发生中毒的危险。规定了极量的药物主要是那些作用强烈、毒性较大的药物,药物一般不得超过极量使用。最小中毒量是指产生中毒症状的最小剂量。安全范围表明药物的安全性大小,一般以药物产生疗效的最小有效量、至最小中毒量这一段距离表示,这段距离越宽、药物的安全范围就大,反之就小。不过,以药物的治疗指数表示药物的安全性更准确些。治疗指数是引起半数动物死亡的剂量(LD50),与产生 50%有效反应量(ED50)之比值。治疗指数大的药物,相对较治疗指数小的药物安全,以 LD50/ED50 表示。

10. 何谓药源性疾病?

答:药源性疾病又称药物的诱发性疾病,是由某种药物或数种药物之间互相作用而引起的,与治疗作用无关的药物不良反应。这种不良反应所发生的持续时间较长,反应程度较严重,造成某种疾病状态或器官局部组织发生功能性、器质性损害时,就称药源性疾病。如庆大霉素引起的神经性耳聋,肼屈嗪引起的红斑狼疮等。药源性疾病比药物不良反应要严重些,如果发现得早,及时治疗,绝大多数可以减轻症状或者痊愈。但若不能发现,耽误了治疗和抢救,则可能引起不可逆转的损害,甚至终身致残直至死亡等。

11. 何谓耐药性?

答:耐药性又称抗药性。有些人长期应用抗菌药物后,由于病原体通过各种方式使药物作用减弱,如产生使药物失去作用的酶,改变膜通透性阻滞药物进入,改变靶结构或改变原有代谢过程等。这些方法都能使病原体对药物产生抵抗性能,亦即抗药性。对产生抗药性后的病原体,使用抗菌药物往往导致治疗失败。在剂量不足或不恰当地长时间使用某一种药物时,更易产生药物耐受性。因此,使用抗菌药物应在医生或药师指导下合理使用。

12. 何谓药物依赖性?

答:某些药物被人们反复应用后,使用者对这些药物产生一种强烈的、继续使用的欲望,以便从中获得满足、或避免断药引起的不舒适。药物的这种特性称为药物依赖性。药物依赖性可分为两种:(1)身体依赖性:它是由反复用药,使身体形成一种适应状态,用药者渴求不定期使用某种药物,以得到欣快感。中断用药后产生严重的戒断反应,造成躯体方面的损害,使人非常痛苦,甚至有生命威胁。能产生身体依赖性的药物有吗啡、可待因、哌替啶等。(2)精神依赖性:也称生理依赖性。为了追求欣快感,而定期连续地使用某种药物,中断用药后引起严重的戒断反应,但用药者有追求用药的强烈欲望,产生强迫地用药行为,也称"觅药行为",某些催眠药多产生精神依赖性。药物依赖性过去称为成瘾性,它可使人丧失意志,削弱劳动能力,行为堕落,甚至走上犯罪道路,危害社会。

13. 何谓耐受性?

答:某些人连续服用某种药物后,身体对该药物的敏感性(反应性)降低,需要增加用量,甚至接近中毒量才能产生原有的治疗作用,这种现象叫药物耐受性。就像长期喝酒的人,对酒的耐受性较大一样,当反复应用某药,逐渐产生的耐受性,叫做后天获得耐受性。对于这种耐受性,只要经过足够的停药时间,其耐受性便可消失。为了防止耐药性产生,避免长期使用一种药物,可采取间歇用药、或同类药物中其他药物交替使用。有时,个别病人对从来没用过的药物也能耐受很大的药量,这种先天耐药性可长期保留。

14. 何谓药品不良反应?

答:药品能治病但也可能有有害的反应,我们常常把这类有害的反应叫药品不良反应(英文 Adverse Drug Reaction,缩写为 ADR)。我国对药品不良反应的定义为:合格药品在正常用法、用量下,出现的与用药目的无关的或意外的有害反应。它不包括无害或故意超剂量用药引起的反应,以及用药不当引起的反应。它包括:(1)副作用;(2)过敏反应;(3)继发反应;(4)毒性反应;(5)致畸、致癌、致突变。

15. 什么是药品的副作用?副作用和不良反应有区别吗?

答:药品的副作用,也叫副反应。是指药品按正常剂量服用时,所出现的与用药目的无关的其他作用。这些作用本来也是其药理作用的一部分,例如阿托品具有解除胃肠道肌肉组织痉挛作用,同时也具有扩大瞳孔的作用。当患者服用阿托品治疗胃肠道疼痛时,容易产生视物不清的副作用。药品不良反应包括药品的副作用(副反应),还包括药品的毒性作用(毒性反应)等;副反应只是药品不良反应的一部分。一般情况下,药品的副作用程度较轻,如果有人发生的副作用程度很高,就要考虑该用别的药。患者初次服用某种药,一般从较低剂量开始,服用后仔细注意疗效怎样,有没有副作用,如疗效、副作用不明显,可适当增加剂量,但不能超过最大治疗剂量。增加剂量后更要密切观察有无不良反应

16. 什么是药品的毒性反应?

答:毒性反应也叫毒性作用。是指药物引起身体较重的功能紊乱,或组织病理变化。一般是由于病人的个体差异,病理状态或合用其他药物,引起敏感性增加而引起的。那些药理作用较强,治疗剂量与中毒剂量较为接近的药物,容易引起毒性反应。此外,肝、肾功能不全者,老人、儿童易发生毒性反应。少数人对药物的作用敏感,或者自身的肝、肾功能等不正常,在常规治疗剂量范围,就能出别人过量用药时才出现的症状。

17. 什么叫药物的过敏反应?

答:药品对于人是一种外来的"异物",人的身体生来就有一种对"外来异物"作出反应的能力,这本来是身体的一种自我保护能力。但是这种反应如果超出一定的限制,反而会对身体造成伤害。过敏反应是人体对药物一种超出限度的反应,它本质上属于一类免疫反应。药物过敏反应属于药品不良反应。

18. 何谓药品诱发因素和非药品诱发因素?

答:药品不良反应的诱发因素有非药品因素及药品因素两类。前者包括年龄、性别、遗传、感应性、疾病等;后者包括药品的毒副作用、药品的相互作用以及赋型剂的影响等。因此,同一药品不良反应,在不同年龄、不同性别、不同种族、不同感应性、不同适应证、不同共存疾病的病人中,可能表现不尽相同,再加上药物及其制剂中赋型剂的影响,问题更为复杂,这就是药品不良反应不可预言的原因。

19. 为什么有的人原来对某种药品不过敏,后来却过敏?

答:人体原本没有接触过某种药品,体内没有对这种药品的抗体,就不会发生过敏反应。接触过这种药品后,身体里有了这种抗体,再遇到这种药品,就可能发生过敏反应。另外,有些人的过敏反应主要是对药品里的杂质、辅料、添加剂过敏。不同厂家采用不同的生产设备和生产工艺,不同的辅料、添加剂,产品的杂质情况不同,也会出现"原来不过敏、后来过敏"的情况。

20. 是不是 OTC 药就不会出现严重不良反应?

答:非处方药本身也是药,总体来说不良反应较少,比较轻,但不是绝对的。有些非处方药在少数人身上也能引起严重的不良反应,有时甚至能引起死亡,所以非处方也要严格

按照药品使用说明书的规定服用,不能随便增加剂量或增加服用次数,改变用药方法或用药途径。

21. 是不是药品使用说明书里列举的不良反应少的就是好药、列举不良反应多的就不是好药?

答:不能这样认为。目前,国际上对药品使用说明书的不良反应部分,其详细情况写到什么程度,还没有十分明确的规定。有的药品说明书中对该药品可能引起的不良反应写的很少,实际上发生的不一定少。一个负责任的厂家,应该充分尊重消费者的知情权,把产品可能引起的不良反应详细地告诉用药者,这样也可以避免一些消费者的投诉。

22. 是不是中药的不良反应比西药少?

答:中药的使用讲究辨证论治,合理用药,一人一方,随证加减。中药也是以化学物质为基础的,有时还存在讲究地道药材,如法炮制等。严格地说,在这样的情况下服用中药,有助于减少和避免不良反应。但是,如果不遵守辨证施治的原则或辨证不当,组方不合理,中药材质量有问题,也能引起许多不良反应。现在许多中成药、中药制剂在使用过程中,不良反应也很多,应该引起重视。

23. 中西药一起吃、会不会增加不良反应?

答:中药、西药联用,有时能达到提高疗效、减少不良反应的目的,但有时候合并用药不一定能提高疗效,反而会增加不良反应。这里面的情况非常复杂,应充分听取医生的意见,医生也应该加强这方面知识的学习。

24. 是不是只有假冒伪劣药品才会有不良反应?

答:不是。由于医学科学发展水平的限制,许多药品的不良反应情况在审批时难以完全了解,国内外都是如此。经过严格审批的药品,在检验合格、正常用法用量情况下,仍会在一部分人身上引起不良反应,包括原来不知道的、严重的不良反应。

25. 哪些人易发生药品不良反应?

答:一般认为,老年人、妇女、儿童,和患有肝脏、肾脏、神经系统、心血管系统等方面疾病的人,容易发生药品不良反应。孕妇、哺乳期妇女,服用某些药物还可能影响胎儿和乳儿的健康。

26. 老年用药应注意什么?

答:一般来说,老年人脏器功能退化,新陈代谢减慢,容易发生药品不良反应,老年人往往身患一种以上疾病,有些老年人还服用一些保健品。所以,老年人用药要特别慎重,不要选用不良反应多的药品,适当降低用药剂量,避免长期用药,还要尽量避免不同药物的相互作用。

27. 孕妇用药应注意什么?

答:孕妇用药,不仅本人可能受到药品不良反应的危害,不少药物还可能通过胎盘进入胎儿体内,损害胎儿的生长发育。如病情确需用药,一定要充分听取医务人员的意见,认真选择,严格遵守规定用法用量。

28. 哪些药物可能影响胎儿的健康?

答:许多药物都可能影响胎儿的健康,如巴比妥类安眠药,非巴比妥类安眠药,如安定、安宁、利眠宁;降压利尿药硫酸镁、甘露醇、速尿;解热镇痛药阿司匹林。

29. 哪些药可能影响儿童的健康?

答:国内外已有资料表明,链霉素、卡那霉素、庆大霉素,可能损害儿童的听神经,引起耳聋;多粘菌素、去甲肾上腺素,能引起儿童的肾脏损伤;胃复安能引起一些儿童的脑损伤;四环素、氟哌酸等药物,影响幼儿牙齿、骨骼的发育;感冒通能引起儿童血尿;滴鼻净(萘甲唑啉)能引起儿童中毒等。儿童用药的选择应该特别慎重。

30. 为什么有些药哺乳期妇女吃没有什么不良反应,乳儿身上却出现不良反应?

答:一方面由于婴儿各器官、生理功能尚未成熟,免疫功能较低,对外界侵袭的防御能力较差,比成人更易罹患疾病;另一方面由于药物代谢酶分泌不足或缺少,肾功能发育不完善,对药物的清除能力差。

31. 不同的人服用同样的药,为什么有的人有不良反应,有的人没有不良反应?

答:主要因为人与人之间,对药品不良反应的敏感性方面有较大的个体差异。

32. 肝功能不好的病人,用药应注意什么?

答:许多药物能引起或加重患者肝功能的损害,常用的药物有巴比妥类镇静药、氯丙嗪、苯妥英钠、异烟肼、利福平、吡嗪酰胺、甲基睾丸酮及某些抗肿瘤药等。肝功能不好的患者,要避免服用能加重肝损害的药物,服用其他药物也要严格遵守药品使用说明书规定的用法用量。用药过程中还要定期作肝功能化验,一旦发现肝功能异常,马上停药,改用别的药。详细情况要向医生咨询。

33. 肾功能不好的病人,用药应注意什么?

答:许多药物能加剧肾脏的损害,例如巴比妥类镇静药,水杨酸类解热镇痛药,链霉素、卡那霉素、庆大霉素、异烟肼等。具体哪个药能加重肾脏损害,要认真阅读药品说明书或向医务人员咨询。用药时一定要遵守说明书规定的用法用量。

34. 怎样预防药品不良反应?

答:药品的不良反应的预防是一个关系全社会的系统工程。首先,政府部门应该重视这项工作,起草有关法规,设立药品不良反应监测专业机构,及时发布药品不良反应信息,做好宣传教育工作;其次,药品生产经营企业和医疗预防保健机构应该认真地收集、报告药品不良反应病例;电视、广播、报刊等,应该经常宣传普及合理用药、安全用药的知识,消费者也应该努力学习一些安全、合理用药的知识,提高这方面的自我保护能力。

35. 说明书和药品的安全使用有关系吗?

答:说明书是医生和病人用药的依据,它记载了大量已经发布的安全性信息。因此,国家对药品说明书有严格的要求,其内容应保证医生和病人按说明书用药。前几年,我国某厂,某产品说明书中不良反应收载欠全,虽然病人发现了不良反应,也曾怀疑与用药有关,但由于查看说明书中未找到此不良反应,病人仍继续使用,以至发展到剥脱性皮炎,造成严重事故。我国药品说明书有的适应证偏多,不良反应偏少,这种做法容易形成误导,引起上述问题。因此,可见说明书与药品的安全有效息息相关。

36. 什么叫药物相互作用?

答:药物相互作用,即药物与药物之间的相互作用,是指一种药物、改变了同时服用的另一种药物的效应。其结果是一种药物的效应加强或削弱,也可能导致两种药物的效应同时加强或削弱。药物相互作用可分为两种:(1)药代学的相互作用,是指一种药物改变了另一种药物的吸收、分布或代谢。例如,抗酸药中的 Ca^{2+} 离子,与四环素螯合,这种螯合物不能被吸收,从而影响四环素的吸收、影响了疗效。(2)药效学的相互作用:是指激动剂和拮抗剂,在器官受体部位的相互作用。例如,许多全身麻醉剂(卤化烷),能激化儿茶酚胺对心脏的致心律失常作用。

37. 哪些药品容易出现药物相互作用?

答:治疗指数低的药物(即剂量稍有变化药理作用即有明显变化的药物),需要监测血药浓度的药物,酶诱导剂和酶抑制剂都容易发生药物相互作用。它们包括口服抗凝药、口服降糖药、抗生素药、抗癫痫药、抗心率失常药、强心苷和抗过敏药等。

38. 哪些因素与出现药物相互作用有关?

答:临床药物相互作用的发生率,与同时用药的多寡有关。据估计,同时使用5种左右的药物,相互作用的发生率约为 $3\% \sim 5\%$,同时使用 $10 \sim 20$ 种药物约为 20%。另外,身体代偿能力、肝肾功能也能影响药物相互作用的发生率。还有急性病患者、肝肾功能不全者、老年人、新生儿,都容易出现药物相互作用。

39. 哪些中西药不可同服?

答:在生活中,不少人都有中西药同服的习惯,认为可以加强疗效。其实,这种做法不科学。

(1)中成药舒肝丸,不宜与西药胃复安合用。因舒肝丸中含有芍药,有解痉、镇痛作用,而胃复安则能加强胃的收缩,二者合用作用相反,会相抵药效。

(2)中成药止咳定喘膏、麻杏石甘片、防风通圣丸,与西药复方降压片、优降宁不能同服。前三种含有麻黄素,会使动脉收缩升高血压,影响降压效果。

(3)中成药蛇胆川贝液,与西药吗啡、杜冷丁、可待因不能同服。因为前者含有苦杏仁苷,与西药的毒性作用一样,都抑制呼吸,两者同服易导致呼吸衰竭。

(4)中成药益心丹、香莲丸、川贝枇杷含有生物碱,与西药阿托品、咖啡因同服会增加毒性,引起药物中毒。

(5)中成药益心丹、麝香保心丸、六味地黄丸,不宜与西药心律平、奎尼丁同服,因可导致心脏骤停。

(6)中药虎骨酒、人参酒、舒筋活络酒,与西药鲁米那等镇静止痛药同服,可加强对中枢神经的抑制作用而发生危险。

(7)丹参片不宜与胃舒平合用。丹参片的主要成分是丹参酮、丹参酚,与胃舒平所含的氢氧化铝形成铝结合物,不易被肠道吸收,降低疗效。

(8)昆布片不宜与异烟肼合用。昆布片中含碘,在胃酸条件下,与异烟肼发生氧化反应,形成异烟酸、卤化物和氮气,失去抗结核杆菌功能。

(9)活络丹、香连片、贝母枇杷糖浆,不宜与阿托品、咖啡因、氨茶碱合用。因前者含乌头、黄连、贝母等生物碱成分,与后者同服,很易增加毒性,出现药物中毒。

(10)止咳片、通宣理肺丸、消咳宁片,不宜与地高辛合用。因前者均含麻黄,麻黄碱对心脏有兴奋作用,能加强地高辛对心脏的毒性,引起心律失常。

(11)国公酒、壮骨酒、骨刺消痛液,不宜与阿司匹林同服。因前者含乙醇,合用则增加消化道的刺激性,引起食欲不振、恶心呕吐、严重时可导致消化道出血。

(12)黄连上清丸,不宜与乳酶生合用。因黄连素可明显抑制乳酶生中乳酶菌的活力,使它失去消化能力。

(13)保和丸、乌梅丸、五味子丸,不宜与碳酸氢钠、氢氧化铝、胃舒平、氨茶碱同服。因前者含酸性成分,后者是碱性西药,同服两者中和,会降低疗效。

(14)解暑片、牛黄解毒片,不宜与胰酶、胃蛋白酶、多酶片同服。因前者含大黄、大黄粉,可通过吸收或结合的方式,抑制胃蛋白酶的消化作用。

由此可知,您选择药品时,切勿轻率地采用中西药同服的办法,要知道欲速则不达。最好先听取医生的建议,并注意中西药服用的时间间隔,以免诱发新的病症。

40. 西药哪些常用药物不能合用?

答:两种或两种以上的药物使用时,有可能由于它们之间的相互作用,引起药效降低或产生毒副作用。为避免发生药物不良反应,现介绍几种不能同时使用的常用药,请患者用药时予以留心、留意。

(1)磺胺药与酵母片

这两种药合用,等于为细菌提供了自上而下所必要的养料,同时降低及抵消了磺胺的药效。此外,磺胺类药物不能与乌洛托品、普鲁卡因同用。

(2)异烟肼、利福平与安眠药

异烟肼和利福平是抗结核药。安眠药有很多种,水合氯醛、鲁米那等。它们合用时可引起严重毒性反应,还可引起药物性肝炎,甚至可引起肝细胞坏死。

(3)四环素族药物与补血药物

前者有四环素、土霉素、金霉素、强力霉素;后者有硫酸亚铁、富马铁、枸橼酸铁,及其复合制剂力勃隆等。两类药合用,将使治疗失败。

(4)红霉素与维生素 C

红霉素在酸性环境中作用明显降低,故不宜与偏酸性药物维生素 C 合用,否则会降低疗效。

(5)磺胺药与维生素 C

磺胺药的种类不少,包括常用的复方新诺明、双嘧啶与维生素 C 合用,在酸性尿中易结出结晶,形成尿结石,不易排出可损伤肾脏。

(6)麻黄素与痢特灵

麻黄素是一拟交感神经介质药物,靠单胺氧化酶代谢;而痢特灵正是单胺氧化酶抑制剂。两者合用后,它们在体内蓄积,并与体内产生的去甲肾上腺素起协同作用,使血压大幅度升高,甚至可产生血管意外而死亡。

(7)胃复安与胃疡平、普鲁本辛、阿托品

前者加强胃窦部收缩,促进胃内容物排空;后三者则减缓胃肠蠕动,抑制胃肠的排空。因它们在药理上发生对抗,而降低药效。

（8）阿司匹林与消炎痛

虽然两者都是退热止痛和抗风湿的药,但合用不仅不能增加疗效,反面易加重对胃肠道的副作用,使胃出血、穿孔的机会明显增加。

（9）氯霉素与磺脲类降血糖药

这两种药同时服用,会造成磺脲类降血糖药在血中的浓度增加,会引起低血糖。

41. 什么是抗菌药物?

答:抗菌药物一般是指具有杀菌或抑菌活性的药物。包括各种抗生素及磺胺类、咪唑类、硝基咪唑类、喹诺酮类等化学合成药物。

42. 抗生素指的是什么?

答:抗生素原称抗菌素,是指由细菌、放线菌、真菌等微生物,经培养而得到的某些产物,或用化学半合成法制造的相同或类似的物质;也可化学全合成。抗生素在一定浓度下对病原体有抑制和杀灭作用。

43. 应用抗菌药物需考虑哪些问题?

答:应用抗菌药物时,需要根据病人所感染的微生物种类、病人的机体状态,以及药物的抗菌作用、抗菌谱、选择性和对机体的影响等方面,进行全面的考虑后,选择最佳的抗菌药物,制定最佳治疗方案。如果忽略了任何一方面,而不合理地应用抗菌药物,除了会发生不良反应影响病人健康外,还会产生抗菌药物的独特的耐药性,它的危害性就更大了,不但会影响用药者的治疗效果,而且还会造成严重的社会影响。一旦产生了耐药菌株,对其感染的治疗就会变得十分困难。

44. 合理使用抗菌药物的原则是什么?

答:合理使用抗菌药物的原则通常为:应有效地控制感染,争取最佳疗效;预防和减少抗菌药物的不良反应;注意合适的剂量和疗程,避免产生耐药菌株;密切注意药物对人体内正常菌群的影响;根据微生物的药敏实验,调整经验用药,选择有针对性的药物,确定给药途径,防止浪费。

45. 常见的抗菌药物的不良反应有哪些?

答:(1)肝脏损害:通常抗菌药物吸收后在肝脏代谢,故肝脏易受抗菌药物损害。(2)肾脏损害:通常药物经肠道吸收,吸收后均以原型或代谢物经肾脏排泄,故肾脏最易受到药物损害。有报道25%的急、慢性肾功能衰竭,是由药物引起的。(3)神经系统损害:中枢神经系统、听力、视力,周围神经系统病变,以及神经肌肉传导阻滞作用等。氨基糖苷类对听力的损害已引起重视,我国每年新增聋哑儿3万名左右,50%与药物有关,其中氨基糖苷类药物引起损害者高达83%。(4)血液系统损害:各类抗菌药物在长期和大量应用时,都可以影响血细胞的生成,致血细胞减少。包括白细胞及粒细胞减少、血小板减少,及全血细胞减少,即再生障碍性贫血。(5)消化道反应。(6)二重感染或菌群失调。(7)过敏反应,此反应最严重或最常见,为抗原和抗体相互作用而致。

46. 滥用抗菌药有何危害?

答:滥用抗菌药危害既多、且大,轻则局限为个人,重则泛滥危害社会,贻误子孙! 在此,列举以下四个方面的危害:

（1）诱发细菌耐药。病原微生物为躲避药物，在不断地变异，耐药菌株也随之产生。目前，几乎没有一种抗生素不存在耐药现象。据文献报道：耐红霉素的金葡球菌已超过50%，耐头孢菌素的菌株已达40%以上，耐喹诺酮的菌株在35%左右。

（2）损害人体器官。抗生素在杀菌同时，也会造成人体损害。如喹诺酮类可致年幼动物软骨损害，使承重骨关节出现水泡，少数病人出现关节痛和炎症。此外，四环素、利福平、红霉素均可引起肝损害；氯霉素服用后难以灭活，可引起儿童心血管衰竭的"灰婴综合征"，严重者可致死。

（3）导致二重感染。在正常情况下，人体的口腔、呼吸道、肠道都有细菌寄生，寄菌群在互相拮抗下维持着平衡状态。如果长期应用广谱抗生素，敏感菌群会被杀灭，而不敏感菌群则乘机繁殖，未被抑制的细菌、真菌及外来菌也可乘虚而入，诱发又一次的感染。

（4）浪费医药资源。抗生素的生产有天然、半合成、合成 3 种方法，其中前两种都需粮食作培养基；同时新的抗生素价格昂贵，滥用造成资源浪费和治疗费用居高不下。

47. 如何合理使用抗菌药物？

答：合理使用抗菌药物的原则是"安全有效"。抗菌药物应遵医嘱用药，使用抗菌药物的过程中，应注意以下六大事项：

（1）及早并尽可能地分离患者标本上的病原体，确定后做药物敏感实验。

（2）熟悉抗生素的抗菌活性、抗菌谱、药代动力学和不良反应，从药效学、药动学、安全性和经济性综合权衡利弊，结合药敏实验结果制定用药方案。

（3）注意给药方法的合理性，调整给药方案。如选择磺胺药，应依据其药效维持的时间和半衰期确定给药间隔。据一项研究成果显示，青霉素的血浆半衰期极短，仅为30min，最有效的给药方法为每隔 6 h 给药 1 次。

（4）注意特殊人群如新生儿、老年人、妊娠及哺乳期妇女，肾功能不正常者、营养不良者、免疫功能低下者，选用药物品种、剂量、疗程的特殊性。

（5）预防手术感染宜在术前 0.5~2 h 开始用药，一是使血浆药物浓度达到峰值的时间与细菌感染的机遇相逢；二是避免多次使用诱发细菌产生耐药性。

（6）尽量不在皮肤与黏膜上局部使用抗生素。

48. 儿童感冒时使用抗菌药物的指征及注意事项有哪些？

答：儿童感冒时使用抗菌药物的指征主要有：有明确的并发感染指征，如细菌培养有病原菌；服用抗病毒药物后仍不退热；为防止 6 个月以下月龄婴儿发生继发性细菌感染；血象检查白细胞总数明显增高；经常患扁桃腺炎者；出现气管炎（咳嗽、脓痰）或肺炎征兆者。用药时应注意剂量不宜过大，服用时间不应过长；注意饮水，促进药物吸收与排泄；3岁以下的小儿肝肾功能尚未发育成熟，故应注意选择肝肾毒性小的药物。

49. 儿童感冒是否需要服用抗菌药物？

答：儿童患了病毒性感冒后，一般不需要服用抗菌药物，只要加强护理，适当休息，多饮水，给予易消化的饮食，通常会很快恢复健康。引起感冒的病原体主要是病毒。病毒的种类很多，而且十分容易发生变异。所以，儿童对感冒一般没有免疫力，体质和抵抗力较弱的儿童，反复发生感冒的可能性就更大。如果感冒合并了细菌性感染，如并发化脓性扁桃体炎、支气管炎或肺炎,往往病情较重,表现为高热不退、呼吸急促、咳脓痰等,这时应到医院就诊,一般需应用足量的抗菌药物进行治疗。

50. 腹泻时为什么不能随便应用抗菌药物治疗?

答:腹泻未必全是细菌感染所致,如腹部受凉引起肠蠕动加快;对乳品、鱼、虾及蟹等食物过敏引起肠的变态反应;外出旅行或迁居外地,因生活环境的改变,使肠道内正常菌群的生活环境发生变化,从而发生了"菌群失调症",引起的厌食、呕吐、腹痛甚至腹泻不止等症状,诸如此类的腹泻并不是细菌感染所致。还有些腹泻,如婴幼儿秋冬季腹泻、和夏季"流行性腹泻",系病毒感染所引起;而霉菌性肠炎是由霉菌引起。既然病原不同,治疗方法就不应该完全相同。所以,用抗菌药物应慎重。许多抗菌药物可引起不同程度的胃肠道不良反应,尤其是口服后,如恶心、呕吐、腹泻,食欲下降,甚至影响肝脏、肾脏和造血功能。其中,以广谱抗菌药物引起的胃肠道不良反应较为严重。因此,腹泻不能随便应用抗菌药物。

51. 家庭抗菌药物的使用误区有哪些?

答:不少家庭都备有小药箱,但在使用抗菌药物方面存在许多误区。常见的有以下几类:药越贵越好:实际上药品并不是"便宜没好货,好货不便宜"的普通商品,只要用之得当,几分钱的药物也可达到药到病除的疗效;随意滥用药物:目前比较多见,如很多人用抗菌药物治疗感冒,虽然抗菌药物能抗细菌和某些微生物,但却不能抗病毒,而感冒大多属病毒感染,随意使用只会增加副作用、使细菌产生耐药性;另外,许多患者病情较重时尚能按量服药,一旦病情缓解,服药便随心所欲。要知道抗菌药物的药效是来源于有效的血药浓度,如达不到有效的血药浓度,不但不能彻底杀灭细菌,反而会使细菌产生耐药性。对于确属细菌感染的疾病,要根据引起疾病的不同菌种选择相应的药物。一些人认为只要是抗菌药物就能消炎,甚至为使疾病早日痊愈同时使用几种抗菌药物,殊不知每种抗菌药物的抗菌谱不同,用药不当,轻则达不到理想疗效或使药效降低,重则增加药物毒副作用,危及健康。

52. 服用抗菌药物时如何注意给药间隔?

答:以往的"白天给药、晚间停用"方案,通常不符合抗菌药物的特点。现在大多数抗菌药物的日剂量可平分为 2~3 次,每日 2 次者,可在 8:00 及 20:00 时各给 1 次,每日 3 次者可在 6:00、14:00 及 22:00 分别给药 1 次,即按照相等的时间间隔给药。24 h 持续静滴一般并无必要。病人一般应严格按照说明书的要求使用。

53. 哪些皮肤病需外用抗菌药物?

答:在浅表皮肤细菌感染时,可外用抗菌药物。皮肤位于体表,是机体抵御外界各种刺激的第一道防线,皮肤病是十分常见的。其中,由微生物感染所致的皮肤病尤为常见。它可以是细菌感染,如脓疱疮(俗称黄水疮),由金黄色葡萄球菌和/或溶血性链球菌所致;或是病毒感染如单纯疱疹,由单纯疱疹病毒引起;或真菌性的,如手、足癣,湿热环境下是很常见的,或是寄生虫感染,如疥疮,由疥螨引起的接触性传染性皮肤病。所以,应针对不同的病原体选择抗细菌药、抗病毒药、抗真菌药、抗寄生虫药等。当发生浅表的皮肤细菌感染时,可首选外用抗菌药物。

54. 在选择外用抗菌药物时应注意什么?

答:首先应该选择不经常或不作为全身使用的抗菌药物,如多粘菌素、杆菌肽、新霉素、莫匹罗星等;其次要对症下药,细菌有很多种类,不同细菌造成感染的表现不一样,所选用的药物也就不一样;第三,不要长时间、大面积外用抗菌药物。一是因为药物可以经皮肤吸收,产生全身性的毒性作用,如长期外用庆大霉素,吸收后可能产生耳毒性和肾毒性;而长期、大面积外用可诱发耐药菌株的出现,以后使用就不再有效了。

55. 外用抗菌药物可能会出现哪些不良反应?

答:常见的有局部刺激作用,外用药局部有烧灼感、刺痛等;其次是过敏反应,外用后局部发生接触性皮炎,出现境界清楚的皮肤潮红、有丘疹、水疱渗出,自觉瘙痒;一般过敏,应立即停药,清洗患处;第三,偶可因局部外用后吸收而产生全身性药物性皮疹。如果在外用药后全身出现瘙痒性皮疹,应即刻去医院就诊,检查原因,如果与外用药有关,亦应及时停药。此外,在外用药前,应认真阅读说明书。

56. 口服青霉素 V 及阿莫西林需要做皮肤实验吗?

答:有关部门规定,凡是青霉素类药物在应用前均须做敏感实验,这类口服青霉素在国外质量纯正,杂质极微,不易引起过敏反应,故可不做;而国产的品种由于质量问题,所以先做皮试为好。有关部门规定,凡是对青霉素类过敏者一律禁用口服类青霉素。

57. 头痛为什么不要长期乱用止痛药?

答:(1)患散光、近视、远视、青光眼等症的病人,用眼时间过长会引起头痛,副鼻窦炎、中耳炎也会引起头痛。(2)各种急性传染病,各种中毒、高血压、神经衰弱等也可引起头痛。(3)中风、脑血管痉挛、脑膜炎、脑肿瘤等,也会引起头痛。由此可见,引起头痛的原因很多,所以当头痛发作时,除非十分明确认识到自己是感冒头痛,可以自购非处方药的解热镇痛药,一般的不宜长期自购止痛药随便服用,应在医生指导下,在针对病因治疗的同时,口服一些解热止痛药以缓解疼痛。

58. 如何合理选用解热镇痛药?

答:根据病人的指征,机体状况及药物的适应证,禁忌证等综合因素考虑选药。(1)一般以疗效确切、毒性低、价格较便宜的药物如阿司匹林及其复方制剂为首选药,次之选用对乙酰氨基酚、布洛芬及其复方制剂等。解热应用不超过 3 d,镇痛应用不超过 5 d。(2)对于长期高热的疾病,如血吸虫病、伤寒、晚期癌症,可考虑应用消炎痛栓剂。(3)儿科用药最好仅限阿司匹林、对乙酰氨基酚、布洛芬及其复方制剂。(4)妊娠妇女应慎用解热镇痛药,最好选用对乙酰氨基酚。(5)含氨基比林、非那西丁的一些复方制剂,如去痛片、APC 最好不用,该药已趋于淘汰。

59. 如何合理选用抗炎镇痛药?

答:(1)尽管该类药物近年发展很快,但目前抗炎镇痛仍以疗效确切,不良反应轻,价格便宜或适中的阿司匹林、布洛芬、萘普生及双氯芬酸为首选药,吲哚美辛和保泰松虽然抗炎作用强、但副作用亦大,故保泰松已很少用药,而吲哚美辛只作为二线药,用于重症或其他药物无效的替代药物。

(2)由于该类药物的疗效和不良反应有个体差异,通常先选一种药,并逐渐加大剂量,待有效后逐渐减量,使用2~3周后无效,可更换品种。

(3)慢性风湿性关节炎、骨关节炎等需长期服药者,应选择维持疗效较长、副作用较少的药物,如芬必得、舒林酸、萘丁美酮、尼美舒利、塞来昔布等。

(4)老年肾功能低下者可选择尼美舒利、舒林酸等。

(5)高血压正在服药期间的患者,可选用舒林酸;因该药与抗高血压药很少发生相互作用。

(6)有消化性溃疡患者,可选用萘丁美酮、美洛昔康、尼美舒利等。

(7)对于腰、关节、韧带等急性扭伤、肌肉异常紧张、肌肉劳损及肌腱炎等,可选用氯唑沙宗。

(8)对早期骨关节病患者,可选用氨基葡萄糖(葡立、维古力),可阻断关节炎的病理过程,防止疾病进展。

60. 为什么对含有氨基比林的复方制剂应慎用?

答:含有氨基比林的复方制剂如氨咖啡片、去痛片、安痛定等应慎用。因为,氨基比林易发生粒细胞缺乏症及生成致癌物质亚硝胺。粒细胞缺乏时,病人容易感染,可出现高热、头痛、咽痛、极度疲乏及衰竭,口腔、咽颊、直肠都可发生溃疡,甚至坏死。感染可迅速扩散至全身各部,并容易发生败血症和脓毒血症,病势凶险,如不及时治疗,病人有可能死亡,故服用本品要注意。为此,OTC目录中没有此药。

61. 为什么孕妇要慎用解热镇痛药中的阿司匹林?

答:最常见的解热镇痛药是阿司匹林,妊娠初期服用它,胎儿畸形率增高;妊娠中期服用,易引起死胎,新生儿体重减轻和肝脏损害;妊娠末期服用时,可引起新生儿溶血和出血倾向。

62. 为什么胃溃疡病人应禁用阿司匹林?

答:前列腺素能使胃酸分泌减少,减少胃酸对胃黏膜的刺激和腐蚀作用,保护胃黏膜。阿司匹林能抑制前列腺素的合成,使胃黏膜缺血,胃酸分泌增多;同时前列腺素的前体花生四烯酸堆积有局部刺激作用,这将增加其对胃黏膜的损伤作用。故大剂量及长期应用时,可诱发溃疡,甚至引起不易察觉的胃出血,所以,胃溃疡病人不能应用阿司匹林。

63. 服感冒药为什么不能饮酒?

答:感冒药种类很多,其中有一部分感冒药主要含对乙酰氨基酚(扑热息痛),此类感冒药能缓解感冒时的头痛、发热等症状。但服这类药时不宜饮酒,因为酒中乙醇进入人体后,可使谷胱甘肽迅速减少,致使对乙酰氨基酚生成的一些代谢物无法与谷胱甘肽结合,而转向与肝、肾细胞结合,从而造成肝、肾组织的损伤严重时,可导致肝坏死。另外,乙醇还会增加对乙酰氨基酚对胃肠道的刺激作用,严重者可引起消化道出血、溃疡。

64. 应用抗感冒非处方药西药时如何根据症状选择应用?

答:(1)感冒热度虽不高,但有明显的头痛、肌肉痛、关节痛等全身酸痛的症状时,应选用解热镇痛药如阿司匹林、布洛芬、对乙酰氨基酚等。

(2)感冒初起,鼻塞、咽干、咽痛、流涕、喷嚏、流泪等,可选用复方伪麻黄碱缓释胶囊(新康泰克)。

（3）畏寒、发烧、头痛初期，伴有全身肌肉酸痛、关节痛，可选用阿司匹林、布洛芬、对乙酰氨基酚、贝诺酯等。

（4）感冒症状重：头痛、发热、流涕、鼻塞、咽干、咽痛、咳嗽、咳痰等，可选用快克（复方氨酚烷胺胶囊），新速效感冒胶囊、力克舒、康必得、银得菲、日夜百服宁、达诺等。

65. 服用抗感冒西药非处方药时要注意哪些问题？

答：（1）要注意只选择一种，不应同时服用作用相同的另一种，以避免重复用药，产生严重的不良反应。

（2）应用含有伪麻黄碱的抗感冒药时，老年人、心脏病、高血压、糖尿病、甲亢、肺气肿、青光眼、前列腺肥大等患者，须谨慎使用；孕妇及哺乳期妇女也要慎用。

（3）服用含有解热镇痛药的抗感冒药时应禁止饮酒。

（4）肝、肾功能不良患者慎用抗感冒药。

（5）凡驾驶机动车、船或其他机械操作高空作业者，在工作期间均应禁用马来酸氯苯那敏（扑尔敏）或苯海拉明的抗感冒药，前列腺肥大者应慎用。

（6）含有氢溴酸右美沙芬的抗感冒药，妊娠头三个月的妇女禁用。

（7）该类药物均为对症治疗的药物，故服用 3～7 d 后，症状不缓解者建议去医院诊治。

（8）如正在服用其他药品，特别是处方药的，应向医生询问清楚，以便注意药物合用时是否有不良相互作用产生。

66. 为什么老人和小儿应慎用感冒通？

答：感冒通是双氯酚酸的复方制剂，每片含双氯芬酸钠 15mg，人工牛黄 15mg，马来酸氯苯那敏 2.5mg。本品是常用的抗感冒药，但其不良反应多，最常见的如胃肠部不适、烧灼感、反酸、纳差、恶心等。神经系统反应有头痛、眩晕、嗜睡、兴奋等，最严重的是肾脏出血。国家 ADR 中心已通报过本品引起多例小儿尿血、肾损害。其原因可能为含双氯芬酸大约 50% 在肝代谢，40%～65% 经肾排泄，由于小儿机体发育未完全，肝肾代偿能力不足，应用本品的风险远高于成年人。老年人的肝肾代偿能力也低，风险也大，故老人小儿均应慎用感冒通。

67. 如何根据咳嗽的症状表现来确定是何种病因引起的咳嗽？

答：应根据咳嗽的症状确定病因，如普通感冒的咳嗽多为轻咳、干咳，有时有少量的薄白痰；流行性感冒咳嗽多为干咳，或有少量的薄白痰，并伴有背痛、发热（39℃ 以上）头痛、咽痛；上呼吸道感染多为突发性咳嗽；百日咳为阵发性剧咳；慢性支气管炎、支气管扩张多引起连续性咳嗽；咳嗽并伴有黄色或淡黄色痰液提示呼吸系统有化脓性感染；咳嗽并伴有黄绿色痰多见于肺结核及慢性支气管炎；咳嗽并伴有铁锈色痰液则为大叶性肺炎；支气管扩张、哮喘发作、肺炎初期等咳嗽时会伴有大量黏稠痰液。

68. 为什么多痰、稠痰患者不宜使用强力镇咳药止咳？

答：因为咳、痰、喘三者是密切相关互为因果的。如果呼吸道积痰，会引起咳嗽，痰液因阻塞支气管而引起喘息。在支气管痉挛、黏膜水肿时，会导致喘息，同时也会使呼吸道阻力增加，肺膨胀时刺激牵拉感受器引起咳嗽，管腔的闭塞还会造成排痰困难而积痰。故多痰患者禁用强力镇咳药,以防因抑制咳嗽反射,使大量痰液阻塞呼吸道,引起支气管感染,痰液吸入肺部引起肺炎。所以痰黏稠患者不宜用强力镇咳药。

69. 复方甘草溶液为什么既能止咳、又能祛痰?

答:复方甘草合剂的组成为:甘草流浸膏、愈创木酚甘油醚、复方樟脑酊、甘油等。其中,甘草流浸膏为保护性祛痰剂,愈创木酚甘油醚为恶心性祛痰剂,复方樟脑酊中因含阿片酊,故有止咳作用。以上诸成分组成合剂,故既能止咳又能祛痰,临床用于镇咳祛痰。

70. 复方甘草溶液不能向哪些病人推荐使用?

答:(1)不应向高血压病人推荐。因为此药中的甘草流浸膏有水钠潴留的作用,若与复方降压片合用,反而会引起血压的升高,故已服用了复方降压片的病人不宜选用复方甘草溶液。

(2)不应向糖尿病病人推荐。因为甘草中含有甘草酸,水解后有糖皮质激素作用,会导致血糖升高。

(3)不应向心脏病病人推荐。因为此药中的甘草能促进钾排泄,使血液中的钾浓度降低,导致心脏对地高辛敏感性上升而引起中毒,故各种心脏病引起的心力衰竭而应用地高辛时,应禁用复方甘草溶液。

(4)不应向胃炎、消化性溃疡病人推荐。因为甘草有糖皮质激素作用,能增加胃液分泌,降低胃黏膜保护和修复作用。

(5)不应向孕妇及哺乳期妇女推荐。因为此药中含有阿片,故孕妇及哺乳期妇女禁用。

71. 哮喘发病机理的现代观念是什么?

答:平喘药从前只是一类能缓解支气管平滑肌痉挛和扩张支气管的药物,近年来,随着对哮喘发病机理的研究,人们认识到哮喘不仅仅是一种可逆性支气管痉挛,而是由多种炎性细胞和介质调解的慢性、持续的炎症。肥大细胞、嗜酸性细胞、巨嗜细胞、下淋巴细胞、组胺、白三烯、前列腺素、血小板激活因子等,均参与了炎症的过程。目前,认为气道炎症是哮喘发病机制和临床表现的中心环节,可导致气道阻塞和气道的高反应性。因此,在支气管哮喘是气道慢性炎症的新概念的指导下,现有的治疗支气管哮喘的药物,是以抗炎或抗变态反应药物为主、辅以支气管扩张药。

抗炎药物以肾上腺皮质激素为主,加上白三烯受体拮抗剂和过敏介质阻滞剂。吸入性肾上腺皮质激素和白三烯受体拮抗剂都已入选国际性药物指南中,特别强调肾上腺皮质激素是治疗哮喘的一线药物,而且要主动地、早期、长期地应用,并提倡吸入给药。扩张支气管药物以 β-受体激动剂为主,还有抗胆碱能药物和嘌呤类药物。

72. 沙丁胺醇平喘的作用机理是什么? 应用时应注意什么?

答:沙丁胺醇控释片叫全特宁,微粉吸入剂叫全宁碟,雾化溶液叫全乐宁,气雾剂叫舒喘宁,是常用的平喘药。它选择性激动支气管平滑肌上的 β_2 受体,使支气管平滑肌松弛,从而解决支气管痉挛。本品的支气管扩张作用强,而对心脏的 β_1 受体作用弱,是目前较为安全、常用的平喘药。其静脉注射用药,平喘作用小于异丙肾上腺素,但口服给药或气雾吸入时,支气管扩张作用比异丙肾上腺素强,而兴奋心脏的副作用仅为异丙肾上腺素的

1/10 左右,作用持续时间为异丙肾上腺素 3 倍,临床适用于防治支气管哮喘、喘息性支气管炎与肺气肿病人的支气管痉挛。制止发作,多用气雾吸入,预防发作则可口服,非处方药只收载了口服片剂。成人,口服:2~4mg,1 次,每日 3 次;气雾吸入:0.1~0.2mg 每次(即喷 1~2 下),必要时 4 h 重复一次,但 14 h 内不宜超过 6~8 次。应用时要注意以下几点:(1)久用易产生耐受性,疗效降低。此时患者体内的肾上腺素等扩张支气管作用的物质也同样产生耐受性,使支气管痉挛不易自身缓解,哮喘加重。(2)动物实验本品可致畸。故怀孕初期的妇女应用时,要权衡利弊。(3)心血管功能不全、高血压、糖尿病、甲亢患者慎用。

73. 胃及十二指肠溃疡患者要慎用哪些药?

答:溃疡病患者用药应十分的慎重,否则易加重病情,诱发出血。根据研究和临床观察,解热镇痛药阿司匹林对胃黏膜有刺激作用,能促使上皮细胞脱落,使胃黏膜失去屏障的作用,因而引起胃黏膜糜烂及无痛性胃肠道出血,必须慎用。咖啡因可使胃酸分泌,加重溃疡病情,若必须使用时,应与抗酸药物如氢氧化铝同服。消炎镇痛药如消炎痛、保泰松对胃黏膜有刺激,致胃肠机能减退,易引起消化不良,甚至胃黏膜腐蚀变性脱落,严重者并发出血和穿孔。肾上腺皮质激素类药物(可的松,强的松等)和促皮质素(ATCH),以及利尿类药物(如速尿、利尿酸等),服用后能引起恶心、呕吐、上腹部疼痛等胃肠道反应,严重者可出现胃肠道出血,皆应注意慎用。交感神经阻滞剂,如利血平、胍乙啶,可使胃酸分泌增多,加重溃疡病情,故不宜使用。抗癫痫类药物如苯妥英钠,抗精神病药奋乃静以及四环素类、大环内酯类抗生素等,均可刺激胃肠道加重病情,亦应慎用。至于含酒精类药物,则因酒能刺激胃酸分泌,直接刺激胃黏膜,应予慎用。

74. 胃及十二指肠溃疡的治疗原则是什么?

答:分为药物治疗与维持治疗两方面

一、药物治疗

(1) 抑酸药与抗酸药合用:溃疡病的主要症状是疼痛,服用抑酸药后,即使是质子泵抑制剂,止痛效果也要出现在 2~3 d 后,如果是 H_2 受体拮抗剂,止痛效果出现还要晚,而抗酸药如氢氧化铝等(碳酸氢钠持续时间短且有奶-碱综合征,故均少用)的止痛作用可以说是"立竿见影"。因此,在治疗的开始几天抑酸药与抗酸药合用,可以更迅速地缓解疼痛。

(2)不同部位不同用药:由于胃溃疡和十二指肠溃疡在病理生理方面存在显著的不同,十二指肠溃疡以迷走神经功能亢进为主,胃酸和胃蛋白酶增多起主导作用,故应选用降低胃内酸度的药如质子泵抑制剂及 H_2 受体拮抗剂以及解痉药;胃溃疡的发生主要是胃黏膜屏障减弱引起,故应用胶体次枸橼酸铋、碳酸铝等。

(3)幽门螺旋杆菌阳性者应用铋剂加两种抗生素或质子泵抑制剂加两种抗生素。

(4)掌握用药疗程。

二、维持治疗

(1)反复发作每年 3 次或以上者。

(2)严重消化性溃疡,常以出血或穿孔为发作症状者。

(3)高龄、体质较差、有严重心肺疾病,不能耐受消化性溃疡并发症者。

(4)伴随其他疾病必须服用 NSAID 者,或抗凝药物者。

(5)经外科治疗复发者。

治疗期间生活要有规律,避免过度劳累和精神压力,强调进餐定时,不吃刺激食品,如辛辣、过咸食物及浓茶、咖啡等饮料,含钙和蛋白质食物都能刺激胃酸分泌,故牛奶、豆浆不宜多饮。为了预防溃疡复发,除了应尽量避免一些复发因素外,主要对溃疡已愈合的患者采用延长用药的方法,即所谓"维持治疗",可降低复发率。例如给予 H_2 受体拮抗剂维持治疗 1 年,复发率下降到 13%,维持 4 年可下降 9%。维持治疗的药物以 H_2 受体拮抗剂为主,并以小剂量为好,维持时间短则一年半载,多则三年五年,可用雷尼替丁 150mg或法莫替丁 40mg。

75. 慢性胃炎是一种什么病? 用什么药进行治疗?

答:慢性胃炎是指由各种原因引起的胃黏膜炎症,包括幽门螺杆菌(HP)感染、胆汁反流、药物刺激、不良习惯及自身免疫反应,包括上腹部饱胀不适、无规律性腹痛、嗳气、反酸、呕吐等,可用下列药物治疗:

处方:胶体次枸橼酸铋,120mg,每日 4 次。

羟氨苄青霉素,500mg,每日 2 次。

甲硝唑,400mg,每日 2 次。

法莫替丁,20mg,每日 1 次。

硫糖铝,1000mg,每日 3 次。

(1)胃窦胃炎大多由幽门螺杆菌(HP)感染所致(70%~90%),而消除此菌的感染,单用铋剂根治率很低(20%),故提倡二联或三联疗法,疗程为半个月,可将根治率提高到90%。

(2)制酸药和胃黏膜保护剂使胃腔内 H^+ 浓度降低,减轻 H^+ 反弥散程度,或为黏膜的炎症修复创造有利的胃腔环境,同时对缓解症状也十分有效。

76. 应用助消化药治疗消化不良时要注意哪些问题?

答:助消化药应用时必须注意消化不良的原因:(1)如由慢性器质性疾病引起,必须在用药的同时,去医院检查。(2)胰酶、胃蛋白酶、多酶片,不宜与酸性药物及铝制剂合用,也不宜与抗菌药和吸附剂如活性炭合用。(3)嗜铬细胞瘤、乳癌、机械性肠梗阻、胃肠出血等疾病,患者禁用多潘立酮,孕妇慎用。(4)助消化药大多为酶类或活菌类制剂,性质均不太稳定,放置过久,药效会减低,故宜应用新制产品,一般在生产后保存期不宜超过24 个月,并置冷暗处贮存,过期后不得再用。(5)多潘立酮是否能引起锥体外系反应尚有争议,故一岁以下儿童应慎用。

77. 应用泻药时应注意些什么?

答:(1)泻药禁用于呕吐、腹泻、严重腹痛、肠炎、肠梗阻、阑尾炎或其他一些急腹症患者。

(2)肾功能不全患者禁用含镁、钾的泻药,新生儿禁用液体石蜡。

(3)两岁以内的幼儿禁用泻药灌肠。

（4）切忌久用泻药，可经常食用富含纤维素和容积大的食物，适当的体力劳动，养成定期排便的习惯。

（5）泻药可引起轻度的腹痛，如遇腹痛过重，直肠出血或肠功能突然发生改变，立即就医。

（6）服用矿物油（如液体石蜡）的病人，有油或粪便从肛门漏出，应经常检查病人肛周局部，注意清洁，并给予肛周衬垫，防止弄脏衣服或床单。

78. 便秘时如何选用缓泻药？

答：便秘的形成有很多原因，有些为器质性疾病所致，有些为结肠低张力所致，也有些为精神因素所造成。长期滥用泻药本身也可导致便秘的后果，故治疗时，应以找到或消除致病因素为首要。

对器质性原因所致者，应着重病因治疗，如肿瘤、低血钾等，缓泻药只做辅助治疗手段；对药物引起者，如长期服用氢氧化铝制剂、铝制剂、铋制剂，则应用一些镁盐以减轻便秘；对于中毒急需排出毒物者，一般以服用硫酸钠为好。

只有在找不到病因或确需对症治疗时，才给予必要的泻药，应注意避免耐药及形成习惯。对长期慢性便秘，不宜长期大量应用刺激性泻药，因可损伤肠壁神经丛细胞，造成进一步的便秘；结肠低张力便秘，可于睡前服用双醋酚丁或酚酞以达到次晨排便，其实这类便秘者可及时给予开塞露即可；结肠痉挛所致的便秘，可选用膨胀性泻药或滑润性泻药如乳果糖溶液或液体石蜡。膨胀性泻药（羧甲基纤维素颗粒、车前番泻复合颗粒）适用于肠道便秘和腹泻交替患者，而刺激性泻药宜用于一次性腹泻，或为了做术前肠道准备。

79. 对慢性腹泻是否都应用抗菌药治疗？

答：慢性腹泻是一种常见的症状，很多原因均可引起，常见的原因包括各种肠道感染、非感染性肠炎、肿瘤及肠道激惹综合征等。肠道感染性疾病引起的腹泻只是慢性腹泻的一部分，约占30%~35%左右，只有肠道细菌感染才需要应用抗菌药治疗。根据粪便细菌培养及药物敏感实验来决定，选择有效的抗菌药，才能达到满意的效果。对其他原因引起的腹泻，除对因治疗外还需选用一些止泻药以对症治疗。

80. 急性胃肠炎一般不能应用哪些止泻药？

答：急性胃肠炎常由于食用被细菌或细菌素污染的食物所引起。病人可出现发冷、发热、腹痛、恶心、腹泻等症状，严重时可出现脱水及电解质紊乱等症状。对这种情况，一般不主张马上用止泻药，特别是复方樟脑酊、洛哌丁胺（易蒙停）、地芬诺酯（苯乙哌啶）等，因为这些药虽然可使病人腹痛、腹泻等症状减轻，但可减少肠蠕动、增加毒物的吸收，对治疗不利，甚至还可加重病情，故一般应选用合适的抗菌药物。

81. 为什么细菌性痢疾初期不能滥用止泻药？

答：细菌性痢疾是由痢疾杆菌引起的肠道传染病，治疗的原则是应用抗菌药，不能滥用止泻药，当细菌未被杀灭或抑制时不能服用止泻药，因为细菌大量繁殖，毒素大量被肠道吸收，引起腹胀、肠麻痹，只能使病情恶化，故痢疾初起不能乱用止泻药。

82. 慢性肝炎如何治疗及用药？

答:慢性肝炎是一种慢性病,病程迁延时间较长,应定期去医院复查,在医师指导下综合治疗,在医师指导下去药店购买肝炎辅助治疗药。由于肝病的防治较复杂,目前尚无确实有效的治疗药物。因此,患者的主要的治疗应在医院综合治疗。肝脏疾病的防治较为复杂,目前尚无确实有效的治疗药物,所以,其治疗仅是一些辅助药物,如保肝药、去脂药。

保肝药:是指能改善肝脏功能,促进肝细胞的再生,增强肝脏的解毒能力的药物如联苯双酯、葡醛内酯(OTC)、齐墩果酸(OTC)、水飞蓟宾、肌苷(OTC)等。

去脂药:多为含甲基的化合物,能促进脂肪溶解、转运和代谢,减少肝细胞内脂肪的沉积。

83. 为什么肝炎病人不能滥用保肝药?

答:肝脏是人体最大的代谢器官,大多数药物都要在肝脏内转化解毒,滥用保肝药会增加肝脏的负担,而且有些保肝药本身不良反应大,药物之间的相互作用、往往会导致肝细胞再次受损,演变成脂肪肝或肝硬化。

长期服用保肝药还能增加患者对药物的依赖心理,加重肝脏的负担,如长期大量的补充葡萄糖,可以加重胰岛细胞的负担,而诱发糖尿病,过多服用维生素,特别是维生素 A 和维生素 D,可引起慢性中毒。三磷酸腺苷、辅酶 A 长期服用可引起心悸、胸闷、出汗、眩晕、甚至过敏性休克,有些蛋白质合成药如丙酸睾丸酮和苯丙酸诺龙可以诱发黄疸的形成,导致内分泌紊乱。故肝炎病人不宜滥用保肝药,各种肝炎用药宜少而精。

84. 老年高血压有何特点?

答:老年高血压是指 60 岁以上人群中,血压持续或 3 次非同日血压测量,收缩压≥140mmHg、舒张压≥90mmHg,老年人单纯收缩期高血压收缩压≥140mmHg,而舒张压 <90mmHg。其临床特点为:(1)老年人单纯收缩性高血压多见,近年来大量心血管和流行病学研究表明,老年人的收缩压更能可靠预测高血压的靶器官损害和相关疾病(如脑出血、冠心病、心力衰竭、肾衰竭等)的发生与死亡。(2)老年高血压患者较年轻患者有较大的波动,尤其是收缩压,因而不能承受急剧的降压,降压周期以在数日、数周或更长的时间逐渐减低为好。(3)老年高血压并发症多且严重,尤其是收缩性高血压患者,可有左心室肥厚,预示预后不良。老年人肾功能的改变在伴有高血压时会发生得更早、更严重。老年人高血压患者中,无症状脑梗死可随年龄增高而增多且严重。

85. 老年高血压患者适应的降压药物有哪些?

答:对于老年高血压患者,降低血压不是治疗高血压的唯一目标,要同时考虑对心脏、肾脏和血管的保护,重视生活质量。提倡先使用一种降压药,力求摸索出最小的有效剂量。对于顽固性高血压,依照联合用药的原则。治疗老年高血压,要注意老年人在用药方面的特点,如肾功能减退,药物可能产生蓄积等。必须按个体情况,选择和调整用药的种类数量。

(1)钙拮抗剂。钙拮抗剂可作为治疗老年高血压的一线药物,它能降低血管外周阻力,有抗血小板凝集、抗心律失常、防动脉粥样硬化形成、保护血管内膜、改善心肌供氧的作用,适用于高血压有心脏病并发症患者,对老年高血压有良好的降压作用,很少发生过度降压。长效、控(缓)释钙拮抗剂对于老年高血压患者尤为合适。

(2)利尿剂。迄今为止始终列为一线抗高血压药,多年来一直用于轻度高血压的治疗。由于随增龄导致的处理钠和水的能力降低,用噻嗪类药物可有助于缓解水钠潴留,然而长期用此类药物可以造成多种代谢障碍,如低血钾、高血糖、高尿酸、脂代谢紊乱,故在应用时需密切注意代谢变化。

(3)血管紧张素转换酶抑制剂(ACEI)。这类药物有很强的血管扩张的作用,可有效降低血压,无直立性低血压及反射性心律加快的副作用,很适于老年患者。这类药物有抗重塑效应,可逆转心室肥厚、改变心室结构。此药的不良反应与剂量有密切的关系。

(4)β受体阻滞剂。其缺点是中枢神经副反应,如嗜睡、乏力等,禁用于Ⅰ度以上心脏房室传导阻滞,病态窦房综合征和心力衰竭的患者。该类药物可致糖耐量降低,总胆固醇和甘油三酯升高。

(5)血管紧张素Ⅱ受体拮抗剂(ATⅡ)。该类药能阻断血管紧张素Ⅱ的各种效应,如血管强力收缩、醛固酮生成增加,间接增加缓激肽的血管扩张作用,从而降低血压,适于较长期应用。此外,该类药物对改善心功能有较明显效果,副作用少见,很少发生咳嗽。

86. 老年高血压在治疗过程中要注意哪些问题?

答:(1)由于老年高血压患者多有动脉硬化,因此切忌急剧降压和血压大幅度波动,以免影响重要脏器的血供,诱发肾功能不全、心绞痛、心肌梗死和脑血管意外。(2)老年人的心肌收缩力和窦房功能减弱,应避免单独使用具有抑制心肌收缩力和影响心脏传导的降压药。(3)老年人多有肾功能硬化和不同程度肾功能减退,降压药应控制剂量在常规用量的1/2~2/3,对肾有损害的药物也应避免使用。(4)老年人脑神经功能较差,应尽量避免使用交感神经节阻滞剂,并应注意直立性低血压。(5)尽量避免使用强烈髓袢利尿剂,以免造成水电解质紊乱。

87. 老年高血压患者如何服用降压药?

答:(1)服用降压药一定要在内科医生指导和监控下进行,擅自调整剂量或更换用药不可取。(2)坚持按医嘱用药,一次也不能忘记,即使血压已降至正常,症状完全消失,也应每天坚持用药。"这两天感觉挺好,用不着吃药了"是很多高血压患者常犯的错误。(3)讲究服药时间,如果每天只服一次药,以早晨7:00为最佳服药时间;如每天需2次,则以早晨7:00和下午15:00为好,一般降压药不宜在夜晚服用。(4)老年高血压患者服用药品,它的理想血压和年轻人一样,以缓慢降至收缩压低于140mmHg,舒张压低于90mmHg为宜,有时降不到理想标准,但降一点就有一点好处,越接近正常越好。(5)服用药物时应定期监测自己的血压水平,一般以每星期测量2次为宜,如血压波动很大,应在每次服药前测量一次血压。(6)正在服用降压药者,应在有其他疾病就诊时告诉医生,避免用药不当而产生相互作用。

88. 高血压病的治疗原则有哪几点?

答:高血压应用药物治疗时应遵循下列几点:(1)从低量开始;(2)尽可能使用长效药物;(3)合理联用药物,小剂量可减少不良反应;(4)考虑已存在的靶器官损害,对每个患者应个体化治疗。

89. 高血压病常用药物组合(联用)有哪些组合?

答:国内外专家经过长期临床应用,摸索出了一系列治疗高血压的有效配方,并且已被国际同行公认。

(1)ACEI 类药物+利尿剂:国际上各个高血压标准指南都推荐了这个配方组合。ACEI 药物(即药名末尾有"普利"的抗高血压药物),卡托普利、依那普利等与利尿剂合用,可以优势互补。"普利"是主角,利尿剂是配角,具有 1+1>2 的疗效,并且副作用互相抵消,配方中利尿剂一般选用的是氢氯噻嗪(双氢克尿塞),这种药效果好,价格低,小剂量 12.5~25mg 就能起很好作用。例如卡托普利 2.5mg/次,每日 3 次,合用氢氯噻嗪 6.25~12.5mg,每天 1 次,效果好,经济实惠。

(2)钙通道拮抗剂+利尿剂:钙通道拮抗剂(CCB 即药名末尾有"地平"的降压药),如氨氯地平、尼群地平等与利尿剂氢氯噻嗪配方,相得益彰。

(3)血管紧张素 II 受体抑制剂+利尿剂:血管紧张素 II 受体抑制剂(ARB,即药物名称后"沙坦"的药)如氯沙坦、缬沙坦、依贝沙坦,此类配伍较(1)的疗效要差些,有待进一步研究。

(4)β-受体阻滞剂+利尿剂:β 受体阻滞剂即药名的末尾是"洛尔"的药物如美托洛尔。

以上组合还可根据病情,有效混合使用,常用几种配方如下:

高血压合并糖尿病或肾损害:ACEI+利尿剂/钙拮抗剂。

高血压合并心梗后心衰:ACEI+利尿剂+β 受体阻滞剂。

高血压合并冠心病、心绞痛:β 受体阻滞剂+长效双氢吡啶类钙拮抗剂。

单纯收缩期高血压:利尿剂+钙拮抗;合并前列腺肥大加用 α-阻滞剂。

90. 老年人为什么要警惕收缩期高血压? 用哪些降压药为好?

答:收缩期高血压一般收缩压高于 160mmHg,而舒张压低于 95mmHg。由于年龄的增加,导致人体大动脉为主的动脉系统逐渐发生变化,为维持心、脑、肾等重要器官的液灌注,老年人收缩压常有升高倾向。

收缩期高血压治疗十分棘手,若降压过低会导致重要器官血液灌注不良,若任其持续升高,则心血管并发症可增加 3~4 倍,看来适度的降压是有意义的,一般认为收缩期血压超过 180mmHg。随着全身动脉硬化的发展,患者心、脑、肾等各器官组织发生不同程度的缺血,且已有循环障碍,故降压治疗不宜过快,而应缓慢降压,以在 2~3 个月内缓慢降至 160mmHg 左右较为理想。提醒注意的是有部分收缩期高血压患者夜间血压极易下降,故这些患者不宜临睡前服用降压药。

收缩期血压的降压治疗,有关专家推荐可选用钙拮抗剂,ACEI 或利尿降压药。钙拮抗剂如硝苯地平、尼群地平、尼莫地平等有良好的降压效应,且副作用少,对老年患者更易达到较高的血药浓度,能恢复受损的肾功能,可明显降低脑卒中的发生率。卡托普利等 ACEI 降压疗效确切,易耐受,能改善与四肢的供血,逆转或消退左心室肥厚。

此外,也可用钙拮抗剂与 ACEI 联用,对肥胖不伴糖尿病、肾病及无代谢性疾病的患者也可选用小剂量利尿药如氢氯噻嗪等。一般认为收缩期高血压发生脑卒中、冠心病、心力衰竭较舒张压升高危险性更大,与原发性高血压一样是诱发心肌梗死的重要危险因素。

总之,随着老年收缩压的不断升高,心血管疾病患者的发病率与病死率不断上升。因此,收缩期高血压已引起临床高度注意。

91. Ⅱ型糖尿病的治疗药物如何选择?

答:Ⅱ型糖尿病患者根据体重可分为肥胖、非肥胖两种,肥胖型患者呈明显的胰岛抵抗和胰岛素血症。因此,在治疗方面两者不同。饮食与运动疗法对于肥胖Ⅱ型糖尿病患者尤为重要,肥胖的Ⅱ型糖尿病患者应首选能增加胰岛素的药物如二甲双胍、拜糖平、罗格列酮等,尽量少用磺脲类药物和胰岛素,否则会造成胰岛素血症,加重胰岛素抵抗,形成恶性循环。当以上处理后血糖未达标时可加用磺脲类,用量宜偏小。当磺脲类用量较大时,血糖仍不能控制,应该考虑用胰岛素治疗。此外还可以加一些减肥药。

对肥胖型患者如经饮食控制和适当运动后血糖控制不佳时,可选用磺脲类药物,如血糖仍不能控制,可以加用二甲双胍或γ-葡萄糖苷酶抑制剂,症状严重者尽早使用胰岛素治疗。

在选择药物治疗时还应注意患者年龄,肝肾功能。如年龄较大者(大于65岁)不宜使用半衰期长,作用强的药如优降糖,应选择格列吡嗪避免低血糖的发生,肝功能异常者勿口服降糖药,应注射胰岛素,待肝功能恢复后再改用口服液,肾功能不好者可选用糖适平、诺和灵。餐后血糖增高者,可选用γ-葡萄糖苷酶抑制剂或诺和灵治疗。

92. 如何理解糖尿病预防早期使用胰岛素?

答:传统的治疗Ⅱ型糖尿病的方法是先饮食运动治疗,无效后用口服降糖药,再无效用胰岛素,已延续了几十年。这种方法主要应用磺脲类,刺激胰岛素β细胞分泌更多的胰岛素以降低血糖,忽视了长期刺激带病工作的胰细胞,使其得不到充分休息,会导致胰岛素功能的过早衰竭,并发症提前出现。那么理想的治疗方案应该是在降低血糖的同时,尽量保护胰岛细胞功能。于是就出现早期使用胰岛素替代治疗方法。它的益处是:可以纠正体内胰岛素的不足,降低高血糖对β-细胞的毒性作用,改善内源性胰岛素的分泌,抑制肝糖输出,降低清晨高血糖,提高周围组织对胰岛素的敏感性,使已经受损的胰岛细胞得到休息,残存胰岛可以得到恢复,如此可以延缓病程进展。目前主张胰岛素与口服降糖药联合应用。联合疗法可以避免因胰岛素过量而引起的肥胖,胰岛素抵抗加重,胰岛素用量增加的怪圈。早期应用胰岛素最合适于青年发病,有酮症倾向、体格消瘦、空腹血糖高于11.1毫摩/升的病人。对老年发病,肥胖或轻型发病,可以用口服药物治疗。

93. 为什么说Ⅱ型糖尿病患者应广泛使用他汀类药物?

答:美国内科医师会建议,Ⅱ型糖尿病应广泛使用他汀类降脂药以预防心血管病的发生。要认识到控制心血管病高危因素(特别是高血压与胆固醇浓度)与控制血糖浓度同样重要。糖尿病的不良预后是微血管或大血管病的并发症,前者有视网膜病和肾病,后者有冠状动脉病、外周血管和脑血管病。一些研究证实80%糖尿病患者将死于大血管病。因此,学会提出以下建议:(1)所有确诊为冠状动脉疾病和Ⅱ型糖尿病的成人患者,应接受他汀类药物作为心血管病的二级预防。(2)所有Ⅱ型糖尿病与其他心血管病高危因素(包括高血压、吸烟、左心室肥厚和年龄大于55岁)患者,应接受他汀作为大血管病的一级预防。(3)已接受他汀类的患者,至少应服中等剂量,即阿伐他汀20mg,一天一次,洛伐他汀 40mg,一天一次,普伐他汀均为 40mg,一天一次。

94. 应用抗心绞痛药应注意什么?

答:抗心绞痛药常用的有硝酸甘油、亚硝酸、异酯、硝酸异山梨醇酯、心得安,其他有罂粟碱等。

(1)利尿药、抗高血压、中枢神经系统抑制药等,能增强抗心绞痛发作的降压作用,合用时要特别注意观察低血压症状。

(2)含服硝酸甘油片时,口腔有烧灼麻刺感,说明药物有效。每次含 1 片,心绞痛尚未缓解,5min 后再用一次,连续 3 次,仍未缓解,应立即就医。

(3)含服硝酸甘油时会有短暂头痛,如头痛一直不缓解而较严重,应报告医生。连用几天,药效可能下降,即产生耐受性,这时暂时停药几天(改用其他药物),耐受性消失后既可使用。

(4)病人应随身携带硝酸甘油片,以应急需,但应密闭避光保存。含服时口腔无麻刺感说明药已失效,应更换新药片。

(5)长期应用抗心绞痛药后,不能突然停药,应逐渐减量,以防停药反应而致心绞痛突然发作或心肌梗死。

(6)硝酸甘油类片剂,宜进餐服用,以减轻对胃的刺激。

(7)食物能延长心得安的吸收,故应于饭前 1 h 服用。

(8)服用硝苯吡啶后,可能使心率加快。与心得安合用,可对抗其心悸,又增强其抗心绞痛疗效。

(9)如用心绞痛药软膏或片剂,常用在胸部或前臂皮肤毛少部位,并经常更换用药部位。

95. 如何判别阴道炎的性质及如何用药?

答:常见的阴道炎有单纯性阴道炎,滴虫性阴道,念珠菌性阴道炎,老年性阴道炎四种。无论哪种阴道炎,都有一些共同症状,如阴道瘙痒,白带增多,自觉阴道内灼热或疼痛,不同的症状是白带的性状。如单纯性阴道炎白带呈黄色脓样,有鱼腥味,滴虫性阴道炎,白带呈稀薄泡沫状,有腥臭味,念珠菌性阴道炎白带稠厚豆渣样,老年性阴道炎脓样或血性白带。上述阴道炎均可用外用药局部治疗,如单纯性阴道炎可用双唑泰栓,念珠菌性阴道炎可用硝酸咪康唑栓,滴虫性阴道炎可用甲硝唑栓,老年性阴道炎可用妇炎灵阴道泡腾片,均为阴道给药。也可在医生指导下使用不同的内服药。

96. 应用抗滴虫性阴道炎外用药时要注意哪些问题?

答:(1)应用外用制剂之前,宜先用酸性溶液如 1%醋酸溶液、或 3%硼酸溶液冲洗阴道。(2)对该类药物(硝基咪唑类)过敏者禁用。(3)妊娠三个月妇女禁用。(4)患有中枢神经疾病,血液病,肝肾功能不良者慎用。(5)用药期间避免性交或使用避孕套,并于停经后重复使用 1 个疗程。(6)滴虫性阴道炎患者,最好通过医生检查确认后购买非处方外用药,遵医嘱用药。(7)本病较顽固,应坚持按疗程用药,不可时断时续。(8)每次月经后去医院检查白带,如 3 次检查均为阴性,方可治愈。

97. 泌尿系统感染用药需注意哪些问题?

答:(1)尿路感染应注意入侵细菌种类与感染史,既往抗菌治疗和尿路内器械操作等。尿路感染可分为"复杂性"、和"非复杂性"两类。

(2)非复杂性尿路感染主要由大肠杆菌所致,多见于年轻女性;复杂性尿路感染的致病菌既有革兰阳性菌,亦有革兰阴性菌,多发生在排尿机制存在结构或功能障碍的男性或女性患者,如结石、狭窄、前列腺肥大,留置导尿管及截瘫等。对于复杂性尿路感染抗菌药的疗效较差。

(3)尿路感染的治疗以抗感染为主,辅以非抗菌药治疗,如饮食、休息、良好的卫生习惯等。对复杂的尿路感染还涉及其他的手段,如手术、物理疗法等。

(4)合理用药的关键是明确诊断,勿将一些由妇科病引起的"尿路刺激症"误认为尿路感染。

(5)根据抗菌药的敏感试验选用适当的抗菌药物。

(6)尽可能不使用具有肾毒性的抗菌药。常用的是喹诺酮类,如诺氟沙星、环丙沙星、氧氟沙星、左氧氟沙星、呋喃妥因、复方新诺明、头孢氨苄、头孢呋辛酯等,必要时可用头孢曲松钠。

(7)选药时应注意药物的药代动力学,宜用尿与肾内浓度高,作用持续时间长的药物。

(8)如感染严重或是混合感染,或易出现耐药菌株时,可采用联合用药方案,一般是 β-内酰胺类抗生素加用氨基糖苷类。

98. 外用的糖皮质激素类药物应注意哪些问题?

答:应用糖皮质激素类外用药时有很多需注意问题,要点如下:

(1)皮质激素类外用药的作用与疗效,不仅取决于其本身的理化性质和药理性质,更取决于其浓度。浓度高,疗效好,但不良反应也大,浓度低又不能达到治疗目的。故必须按照说明书规定的浓度使用。

(2)涂布的面积不宜过大,用药时间不能太长,一般一周总量不应超过 20 克(指各种制剂)持续应用时间不宜超过 1 周。

(3)各种感染性皮肤病,如手癣、足癣、花斑癣、单纯疱疹、疖肿、湿疹等继发细菌感染后,禁用皮质激素类药。

(4)长期局部应用此类药物可引起皮肤萎缩,毛细血管扩张和酒渣鼻样皮疹。

(5)皮质激素类药物外用只具有抗炎、抗过敏作用,只能暂时地解除症状,而不是针对病因治疗基本,因而停药后仍可能旧病复发。

99. 为什么不能乱用氟轻松?

答:氟轻松为人工合成的糖皮质激素,为强效类,故不可滥用。否则,易造成以下危害:

(1)单用氟轻松可使化脓性细菌引起的毛囊炎、疖肿、脓疱疮和病毒引起的水痘以及真菌引起的癣症扩大或恶化。

(2)引起面部色素沉着。

(3)使皮肤老化、萎缩、变薄,出现皱纹。

(4)引起高血压、水肿等全身不良反应。

(5)用本品治疗牛皮癣时,有可能使异常牛皮癣转化为化脓性牛皮癣,以致病情加重。

100. 如何合理选用口服维生素与微量元素复方制剂?

答:(1)营养不良、厌食、脚气病等,可选用:①复合维生素 B 片,成人每次 1~3 片,每天 3 次,儿童每次 1~2 片,每天 3 次;②维康福片,成人每次 1 片,每天 1 次。

(2)用于儿童体内维生素补充,可选用:①小施尔康咀嚼片,每次 1 片,每天 1 次;②小施尔康滴剂,适用于 0~2 岁的幼儿,每天 1 次,每次按刻度吸管取 0.5~1ml 滴入口中或放入温水、牛奶、果汁中摇匀后服用。

(3)用于动脉硬化、冠心病、胃肠溃疡、冻疮、坏血病、手足皲裂、手足麻木、皮肤色素沉着、牙龈出血、微血管出血等,遇此情况可选用维生素 E、C 复合剂,口服,成人每次 1 袋,每天 1 次。

(4)用于防治维生素和微量元素缺乏所引起的各种疾病,可选用:①21 金维他,口服,成人每天 2 片;②施尔康、金施尔康,12 岁以上每天 1 片;③善存片,成人每天口服 1 片;④善存银片,用于 50 岁以上成人,每天 1 片;玛特钠片,每天口服 1 片。

(5)用于孕妇、哺乳妇女的维生素和微量元素的补充,可选用:①安尔康,每天口服 1~2 片;②玛特钠片,每天口服 1 片;③21 金维他,每天口服 2 片。

(6)儿童可选用:①小儿善存片,4~12 岁每天 1 片;②小儿善存液,用于 0~2 岁儿童,滴入口中或加入饮料中服用。

杨　晔　徐思羽　撰

第八章　医　药　纵　横

第一节　脑卒中的认识误区

对于脑卒中(中风),很多人认为这种疾病"猝不及防",实则不然。中华医学会神经病学分会、全国脑血管病防治工作办公室曾组织多名专家,共同编写了相关防治知识,对公众进行宣传,认为人们仍有诸多误区有待纠正。

一、认为中风发病突然,无法预防

在中风发病前往往会有许多先兆,例如患者发病前大多会有一次到多次的短暂性脑缺血发作(俗称小中风)。临床表现为突然发生单眼或双眼看不清东西,面部及单侧肢体麻木无力,说话不清楚,剧烈头痛等。一般发作仅持续几分钟便消失,易被患者忽略。如果出现上述先兆,常预示着大中风的来临,须积极到医院求治,不可延误。

二、认为青年人不必担心患中风

虽然,脑血管病的主要患病人群多为中老年人,临床资料显示三分之二以上的脑血管病首次发病者是 60 岁以上的老年人,但这并不能说明年轻人就可以高枕无忧。现在,脑血管病已经出现"年轻化"的趋势。年轻人患中风的危险因素除了高血压、酗酒、吸烟、夜生活过度、高脂肪饮食外,尚有代谢异常、血液病、心脏疾病等因素。因此,纠正不健康的生活方式,并积极查找治疗原发病,仍是青年人远离中风的关键。

三、认为血压正常或偏低者不会患中风

人们都知道,高血压容易致脑血管病,高血压是脑出血和脑梗死最重要的危险因素,但不是唯一的危险因素。脑动脉硬化病人由于脑血管管腔变得狭窄,以及其他致病因素,即使血压正常或偏低也同样会患脑血管病。

四、认为瘦人不会患中风

与胖人相比较,瘦人得中风的几率相对低一些,但绝对不可因此而放松警惕。因为瘦人也可以患高血压、糖尿病、动脉硬化、血脂紊乱等疾病,这些都是引起中风的危险因素。

五、认为可间歇服用阿司匹林

由于担心阿司匹林的毒副作用,有些病人不能坚持服用,这样做是错误的。高危病人

服用阿司匹林以防治脑血管病应当是一个长期过程,这与阿司匹林的作用机理有关,只有每天坚持服用有效剂量的阿司匹林,才能抑制新生血小板的聚集功能,达到预防血栓之目的。近年来,国外研究显示,脑卒中的存活者如果中断使用阿司匹林,在 1 个月内缺血性脑卒中的复发危险将会增加 3 倍以上,停药一周内更应当引起注意。

第二节 忌研服的七类剂型

不少人在服药时,往往会因为一些口服药片或者药丸的体积过大,不易吞服,或者给孩子服药不便,而采取将药片研碎后服用之给药方法。殊不知,有些剂型的药片研碎服用不但达不到应有的治疗效果,还会产生很大的副作用。因此,处方医生应提醒患者,下列药物不能研碎服用:

1. 舌下片

舌下片可以有效地避免肝脏的首过效应,吸收快,例如硝酸甘油等,因之不应掰开服用,而是置于舌下吸收为妥。

2. 糖衣片

例如,多酶片是含三种酶(淀粉酶、胃蛋白酶、胰酶)的双层糖衣片。外层为一般糖衣,淀粉酶和胃蛋白酶在药片的外层,可在胃内发挥助消化的作用,而胰酶需在碱性的肠道中才能正常地发挥作用,故被包裹在药片的内层。如果药片研碎即失去对消化酶的保护作用,尤其是胰酶粉剂残留在口腔中亦可刺激口腔黏膜,引起严重的口腔溃疡。

3. 口含片

可以在口腔中缓慢溶解,一般硬度较大,多用于口腔和咽喉疾病,诸如金嗓子喉宝、西瓜霜含片等,此类药物不需要掰开服用。

4. 胶囊剂

该剂型不仅可以掩盖药物的气味和苦味,而且进入胃肠道后再溶解,其生物利用度也比一般片剂佳。若将胶囊拆开,气味特异,小孩不宜服用,同时剂量也难以准确控制。胶囊剂有普通胶囊和缓释胶囊两种,缓释胶囊若将之研碎,会破坏其结构而不能达到缓释之目的。

5. 缓释片

缓释片是一种通过特殊的骨架结构或包衣,使药物缓慢释放,以保持较长时间药效的剂型。其能使血药浓度保持平稳状态,药物作用时间长,服药次数减少。由于缓释片中有控释膜,控制药物的释放速度以维持血药浓度,当药片被掰碎后,控释膜会被破坏掉。因此,就达不到缓释和长效之目的。此外,掰开后服用还会因药物快速崩解释放而导致体内药物浓度骤然上升,从而引起药物中毒。

6. 控释片

由包裹的半透膜、药物层和聚合物推动层组成。推动层根据渗透梯度将水分吸入、膨胀产生压力,推动药物层匀速通过半透膜上一激光微孔释出。所以,一旦掰开就会破坏其结构,使药物迅速释出,造成血药浓度的剧烈变化,故不可以掰开服用。

7.肠溶片

即在普通片剂外面包裹一层外衣,此层外衣只有到达肠道才能被溶解。如果掰开服用,则会使药片在胃部被溶解,从而无法抵达肠道起效,有时还会刺激胃黏膜。所以,这种药片必须整粒吞服,若研碎后服不仅会降低药物疗效,亦会引起诸多副作用。

第三节　心绞痛药物服用刍议

一、将药物嚼碎含于舌下

发生心绞痛时,可取半卧位或坐位,同时立即将硝酸甘油片嚼碎含于舌下,而不是置于口腔内或舌面上。如果唾液较少则可含点水,以使药物尽快溶解经口腔吸收,从而迅速发挥急救的效果。某些患者担心,长期含服硝酸甘油会产生耐药性,因而每次发作时"尽量少用,能熬则熬"。其实这是非常危险的,因为每次心绞痛的发作,患者都要承受一次心脏发生意外事件的风险,如不及时含服硝酸甘油片,就有可能进一步发展成心肌梗死,甚至发生猝死。

二、可以连续三次服用药物

当含服 1 片硝酸甘油无效时,隔 5min 后可再服 1 次,可以连续服用 3 次,尽可能以适当的剂量来控制心绞痛。某些患者在含服 1 片硝酸甘油后,即使心绞痛未明显缓解也不再含服硝酸甘油,其实这种做法也是错误的。如果多次服用硝酸甘油心绞痛仍未缓解,则应警惕发生心肌梗死的可能性,需及时送到医院诊治。硝酸甘油的药效持续时间较短(约为 30min),故在心绞痛缓解后应及时加服 5-单硝酸异山梨酯。

三、不宜用于心绞痛预防

硝酸甘油常用于心绞痛急性发作期的抢救,但不宜用于预防心绞痛的发作。如要预防心绞痛的发作,可服用消心痛和依姆多等药物。也可选择硝酸甘油贴膜,贴于胸前或上臂皮肤上。硝酸甘油通过皮肤缓慢吸收,而起到预防心绞痛的作用,一次贴用可维持 24 h 左右。

四、服药无效时立即就诊

如果单用硝酸甘油治疗心绞痛无效时,可与 β 受体阻滞剂(如美托洛尔)、钙通道拮抗剂(如地尔硫卓)或血管紧张素转换酶抑制剂(福辛普利等)等联用。假如二联用药仍不能理想控制心绞痛时,常提示冠状动脉病变比较严重,应及时做冠状动脉造影,以决定是否做经皮穿刺冠状动脉扩张成形术或冠脉搭桥术。

第四节　心脑血管病认识误区

目前,中国心脑血管疾病患者已经超过2.7亿人,每年死于心脑血管疾病的患者多达3000万人。近年,由于南方冬季降雪频繁、北方降水少,气候干燥寒冷,使血管收缩和痉挛频率增加,心脑血管疾病又进入了高发期。针对心脑血管疾病的高发态势,纠正人们对于心脑血管疾病的认识误区尤为重要

认识误区一:心、脑疾病分开治

心、脑血管疾病是心血管、脑血管疾病的统称,心血管疾病包括了冠心病、心绞痛,心肌梗死等,脑血管疾病包括缺血性中风和出血性中风。针对很多患者单一治疗心血管、或脑血管疾病的情况,使之明确心脏和脑部通过血管相通、同属血管性疾病是十分必要的。治疗要同时关注心、脑血管的健康,积极预防动脉硬化的发生。

认识误区二:心、脑疾病症状相同

心、脑相通,但心脑血管发病时的症状并不相同,急性脑血管疾病会呈现一定程度的偏瘫,心脏疾病则以疼痛为主。此外,急性脑血管疾病会导致昏迷,而心肌梗死的病人则是以疼痛、烦躁、窒息感以及呼吸困难等为主要症状。但是,心脑血管疾病的预防皆以防止血栓形成、预防动脉粥样硬化、延缓血管和组织的衰老为主。含有维生素B6、维生素E等成分的药物,诸如五福心脑清等,可以改善高同型半胱氨酸血症,在抗氧化、防治动脉硬化和心脑血管疾病方面有一定的作用。

认识误区三:心、脑疾病急救方法类似

在心脑血管疾病急性发作时,要使病人保持安静状态,心脏疾病还要口服硝酸甘油。老年人日常要注意血压等关键指标,配合用药,日常出现胸闷、气短、头晕等症状时,可以使用含有冰片成分的中成药,该类药物具有芳香开窍作用,对于治疗脑动脉硬化症、脑萎缩和缓解上述症状均有明显的作用。

第五节　肾脏病的先兆与禁忌

肾脏疾病的临床表现多种多样,而且经常没有什么特异性,病人在得病初期常常没有明显不适的感觉,或仅有轻度腰酸、乏力,不容易引起人们注意的。而肾脏疾病具有患病率高、合并心血管疾病率高、和死亡率高的"三高",以及知晓率低、防治率低和合并心血管疾病认知率低的"三低"特点。其实,在肾脏疾病发展到尿毒症之前,常有以下十大信号:

(1)水肿:肾脏疾病水肿的特点是晨起眼睑或颜面部水肿,午后多消退,劳累后加重,休息后减轻。严重水肿可出现在身体低垂部位,如双脚踝内侧、双下肢、腰骶部等。

(2)高血压:肾脏病引起的高血压与其他高血压一样,也会出现头痛、头昏、眼花、耳鸣等症状。但有些病人由于长期血压较高,对高血压症状已经耐受,故可以没有任何不适感觉。

（3）尿量过多或过少：正常人的尿量每日为 1000~2000ml。无论尿量增多还是减少，都可能是肾脏疾病的表现，特别是夜间多尿往往是肾脏病的晚期。

（4）乏力、腿软：运动或一般劳动感到特别疲乏无力，休息之后体力有所恢复，但不如以前，提示应该做进一步检查。

（5）腰痛：正常情况下腰部无异常感觉，但肾脏有病变时可能会出现腰痛，甚至肾绞痛。

（6）血尿：泌尿系统疾病是血尿常见的原因，分为镜下血尿和肉眼血尿，应该做进一步检查，看看肾脏是否有问题。

（7）泡沫尿：肾病早期的小便中可见许多泡沫，或者泡沫消失后仍见到气泡从尿中不断上冒，尿检测可见蛋白，对泡沫尿也可自己鉴别。取一支试管装 20ml 尿液，用手来回振荡，如尿液表面出现细小而久不消散的泡沫，为可疑蛋白尿。为了进一步确诊，应及时去医院检查。

（8）贫血：贫血的原因很复杂，肾衰发展到第二、或第三个时期都会出现贫血症状，当患者出现不明原因贫血，一定要做肾功能检查。

（9）恶心呕吐：尤其口中有氨气味很有可能是肾衰，应进一步确诊，以免延误病情。

（10）皮肤瘙痒：肾衰终末期由于尿素经皮肤排泄，以及毒素致周围神经病变，尿毒症患者会出现皮肤瘙痒症状，千万不能大意。

此外，提醒慢性肾脏病患者，在生活中有十忌：

一忌饮酒：酒精中的杂醇油和亚硝胺可使肾脏组织变性和致癌。因此，肾病患者应滴酒不沾，以免肝肾受损。

二忌吸烟：烟草含有多种有害物质，能损害肝肾功能抑制肾单位修复。因此，肾病患者必须决意戒烟。

三忌恼怒：中医学认为郁怒伤肝，肝气郁结不伸，导致解毒、排毒功能转化到肾脏，加重肾脏的负担，易成积癖。因此，恼怒为肾病之大敌。

四忌过劳：肾为人体重要代谢器官，肾病患者肾功能失常、营养失调、故疲乏无力，需要多休息。

五忌焦虑：肾病（特别是尿毒症患者）久治不愈，常使人焦虑，使大脑皮层高度紧张，对肾病（尤其是女性患者）康复极为不利。

六忌悲观：肾炎、尿毒症者一旦对治疗失去信心，病情就越发难以控制。因此，病人要乐观、豁达、增强信心。

七忌乱用补药：膳食平衡是保持身体健康的基本条件，如滋补不当打破平衡会影响健康。因此，要慎用补药。

八忌生活不规律：十分病七分养，因此充足的睡眠、合理的营养、规律的生活对肾病患者至关重要，节制房事，保持肾精，就是保持生命的意识。

九忌滥用药：是药三分毒，药物对肝肾多有损害，肾病患者一定在专科医生指导下合理使用药物，并早期接受系统、正规、科学的治疗。

十忌乱投医：不可轻信江湖游医，以免病未治好，钱未少花，耽误病情追悔莫及。

第六节 偏头痛治疗药的临床进展

根据国际头痛协会(IHS)的定义,偏头痛是一种以间歇性头痛发作伴有自发性功能紊乱为特征的疾病。偏头痛的发病机理尚不十分清楚,但其对人们的工作和生活的影响是显而易见的。现就近年来有关治疗偏头痛药物的研究进展介绍如下。

1. 麦角碱制剂

包括麦角胺、双氢麦角胺和麦角胺咖啡因/咖啡因。麦角碱制剂几十年来一直被用为治疗偏头痛的特异性药物。当重、中度偏头痛患者对乙酰氨基酚或阿司匹林以及其他NSAIDs 药物无反应时,人们常常选用麦角碱制剂。该类药物为肾上腺素 α-受体阻断药,同时有抗 5-HT 的作用。患者在第一次出现偏头痛征象时使用麦角胺和双氢麦角胺效果最好。双氢麦角胺的副作用比麦角胺少,尤其较少引起外周动脉收缩、恶心和呕吐。但是,因为本类制剂都具有收缩血管的作用,故患有外周血管疾病或冠状动脉疾病时均不能使用。

2. 选择性 5-HT1 受体激动剂

包括那拉曲坦、利扎曲普坦、舒马普坦、佐米曲普坦、阿莫曲普坦、夫罗曲普坦和依来曲普坦。本类药物对 5-HT1D 和 5-HT1B 受体具有高亲和力和选择性,能够阻止三叉神经兴奋时分泌神经激肽、降钙素基因相关肽(CGBP)及其他血管活性神经肽。

(1)利扎曲普坦:利扎曲普坦系口服 5-HT1 受体激动剂,与 5-HT1B/1D 亚型具有强力的和选择性亲和力。早期临床实验证实,利扎曲普坦 5mg 或 10mg 比安慰剂能更有效的缓解疼痛和解除疼痛状态,减轻与偏头痛有关的症状,使病人的活动能力恢复正常和改善病人的生活质量,提示利扎曲普坦比口服舒马普坦能更快的解除疼痛和降低恶心程度。利扎曲普坦常见的不良反应为虚弱/疲劳、头晕、嗜睡和恶心。与佐米曲坦相比利扎曲普坦不良反应发生率低(分别为 38.8% 和 31.0%)。因此,相关资料提示利扎曲普坦可被考虑为处理偏头痛的一线选择药物。本品口服吸收迅速,起效快。其达血浆峰浓度约为 $1 \sim 1.5h$,生物利用度约为 45%,血浆 $t_{1/2}$ 为 $2 \sim 3h$。

(2)舒马普坦:舒马普坦是第一个选择性 5-HT1 受体激动剂。口服吸收较慢(2.5h),生物利用度低(仅为 15%),血浆 $t_{1/2}$ 基本同利扎曲普坦(2.5h)。相对于麦角胺和双氢麦角胺来说,患者使用舒马普坦较少出现恶心。与麦角碱制剂不同,本品对于患者在第一次出现偏头痛征象时使用与后来使用的效果无明显区别。

(3)阿莫曲普坦:阿莫曲普坦是一个新的抗偏头痛制剂,与人类 5-HT1B,5-HT1D 和 5-HT1F 受体具有很强的亲和力。阿莫曲普坦口服吸收良好,在人类绝对生物利用度为 70%,给药后的峰值血浆水平为 $1 \sim 3h$;清除 $t_{1/2}$ 为 $3 \sim 4h$。口服 12.5mg,2h 后,疼痛减轻和疼痛解除分别为 64% 和 36%,作用明显优于其他安慰剂。在偏头痛早期给予阿莫曲普坦 2h 后疼痛解除率增至 84%。在双盲和安慰剂对照研究中,阿莫曲普坦不良反应发生率与安慰剂组没有统计学意义。基于上述资料,认为当期望效果好、耐受性高的曲普坦类药物时,拟选择阿莫曲普坦。

(4)夫罗曲普坦:夫罗曲普坦属于创新族化合物,同所有曲普坦药物一样,夫罗曲普坦能发挥诱导脑膜动脉血管收缩的作用。药理实验证明,夫罗曲普坦是一选择性的和强力的5-HT1B/1D受体激动剂。病人对其有良好的耐受性,能减少头痛症状和持续时间,同时表明无须根据年龄和性别调整用药剂量。夫罗曲普坦可长期使用,不良反应发生率低。

(5)依来曲普坦:依来曲普坦系5-HT1受体激动剂类药物。采用双盲法、安慰剂对照方法,比较了口服依来曲普坦40mg和80mg,口服舒马普坦50mg和100mg在急性偏头痛中的治疗效果。结果:依来曲普坦40mg分别为30%和64%,依来曲普坦80mg分别为37%和67%。依来曲普坦80mg,给药后1h的头痛好转率高于舒马普坦50mg($P<0.05$)。两个剂量依来曲普坦,给药后2h的头痛好转率和疼痛完全解除率均优于舒马普坦($P<0.05$)。口服依来曲普坦(40mg,80mg)是安全和有效的,同舒马普坦一样,头痛患者对依来曲普坦也具有良好的耐受性。选择性5-HT1受体激动剂可能产生的不良反应为温热、疲劳、眩晕、兴奋、胸部紧迫感、无力和嗜睡。缺血性心脏病、冠状动脉疾病或高血压未控制的患者不能使用选择性5-HT1受体阻滞剂,因为这种药物可使冠状动脉痉挛并使血压升高。肾或肝功能严重损伤的患者,不应使用那拉曲普坦。

3. 雌激素

据报道雌激素和孕激素波动可能影响月经性偏头痛。月经性偏头痛有其独特的病理生理学特征,采用雌激素干预可取得预期效果,如口服避孕药-实施扩大剂量方案,雌激素替代疗法,选择性雌激素修饰法,达那唑和转氨硫氨酸药物等。

4. 钙通道阻滞剂

有人报道4例偶发性偏瘫性偏头痛,用钙通道阻滞剂维拉帕米静脉注射进行治疗取得较好效果,同时证实静脉注射维拉帕米,对家族性偏瘫性偏头痛亦有明显效果。钙离子通道阻滞药可引起便秘,低血压,体液潴留,心痛和恶心。充血性心力衰竭、低血压、心脏传导阻滞和某些心力失常患者,禁用钙离子通道阻滞剂。

5. 抗抑郁药

作为第二代丙米嗪类抗抑郁药氯普马嗪,临床实验证明静脉给药能显著改善偏头痛患者的疼痛,恶心,畏光,畏声症状,与安慰组比较有显著意义。对于有或无先兆的急性偏头痛病人,选择氯普马嗪为好。

6. 非甾体类抗炎药

该类药物主要有阿司匹林、非诺洛芬、布诺芬、酮诺芬、甲氯芬那酸等。非甾体类抗炎药(NSAIDs)可用于有或无先兆性偏头痛急性期治疗,或用于其他疗法无反应或月经期偏头痛的患者,才考虑使用这类药物,但老年患者应慎用。有人使用儿童型布洛芬悬浮液(7.5mg/kg体重),治疗有或无先兆性儿科急诊偏头痛,治疗组60%和安慰组39%的患者恶心症状消除,两组患者比较有显著性差异($P<0.01$)。给药后2h呕吐、畏光和畏声显示了良好的效果和可耐受性,尤其是男性儿童。

第七节 头孢菌素类药物皮试探析

关于头孢菌素类药物应用前是否需要皮肤过敏试验,长期以来存在争议。由于头孢菌素类药物过敏反应发生率明显低于青霉素类药物,所以临床上以往多不做皮试,对一般青霉素过敏者也可慎用。《国家基本药物》(1999年)一书中收载头孢菌素注射液8种,其中仅头孢美唑注意事项中有"用药前进行皮肤过敏试验为宜"的要求,其余药物均注明"对青霉素过敏者慎用"。但在临床具体实践过程中采取的方法却各不相同,主要存在着以下几种做法:

(1)某些医院为了安全,要求在使用头孢菌素类注射剂前都用该药稀释液做皮试,或统一采用头孢噻吩钠或头孢唑啉钠配制皮试液,出现对头孢菌素类过敏时不再使用。然而皮试液配制方法及皮试液浓度各家报道也不一致,其皮试阳性率差异十分显著(0.48%～10.7%)。

(2)有些医院认为,头孢菌素皮肤试验预测机体的过敏状态,其意义目前尚无定论,故使用头孢菌素注射液前,仍以青霉素皮试为判断依据。凡青霉素皮试阳性者,原则上不用头孢菌素,若过去仅有过敏皮疹反应而病情又确属需要应用头孢菌素类时,可进一步做头孢菌素皮试。

(3)另有一些医院认为,头孢菌素的过敏反应几率非常小,又以皮疹为多,而皮试阳性与否并不能预测发生过敏反应的可能性大小,因此原则上不做皮试。

过敏反应的发生与抗生素内在的致敏原及患者自身的过敏性体质密切相关。β-内酰胺类抗生素的致敏原是存在于药物中的某些特定化学结构(即抗原决定簇),其中青霉素的致敏原为β-内酰胺环,头孢菌素的抗原决定簇除了β-内酰胺环外,还与其形成的以R_1侧链为主的高分子致敏性聚合物有关,两者均可引起过敏反应。研究表明,青霉素类、半合成青霉素类、头孢菌素类之间有一定的交叉过敏反应,但青霉素类与头孢菌素类之间的交叉过敏反应相对较弱。交叉过敏的结构基础是β-内酰胺环,因在形成抗原或半抗原时,β-内酰胺环将发生变化而形成一个新的抗体结合点,此为交叉过敏的重要结合点。另有学者指出头孢菌素7位侧链和青霉素6位侧链是二者交叉过敏的结构基础,二者侧链结构越相似,交叉过敏反应越强。一般认为青霉素过敏者,只有5%～10%对头孢菌素类药物过敏,而对头孢菌素类药物过敏者,大部分对青霉素过敏。同时,各种头孢菌素类药物之间也并非完全交叉过敏。此外,头孢菌素类药物引起过敏的机制除了药物本身的结构外,还与生产过程中混入的杂质蛋白及其聚合物有关。因此,不同品种、不同规格以及不同厂家生产的头孢菌素类药物的致敏性可能也不完全相同。

如何正确对待头孢菌素类药物应用前的皮试,以避免其严重不良反应的发生,尚有待临床医生和药理学工作者共同进一步研究与探讨,鉴于头孢菌素类药物的自身特点,以及使用时存在潜在的严重过敏反应的可能性,故在对待头孢菌素类药物皮试问题时应注意以下几点:

(1)除头孢美唑外,头孢菌素类药物用药前皮试不应列为常规,仅限于有过敏体质的患者,故临床上用药前应仔细询问患者是否过敏体质,包括有无药物过敏史、食物过敏史及过敏疾病史等。

(2)如患者确系过敏体质者,用药前宜做头孢菌素皮试,由于不同的头孢菌素类药物其致敏原各不相同,故建议在使用前应采用该药物皮试配制液进行皮试才更为科学合理,而不应采用青霉素或其他头孢菌素类来代替。

(3)皮试液应该由该头孢菌素配制成浓度 $500\mu g/ml$ 的稀释液进行皮试,即皮试液与注射药物同种成分,最好同批号,还应新鲜配制。皮试方法及结果判断可参照青霉素的判断标准,若皮试反应阴性,则可在临床妥善监护下使用该头孢菌素。

(4)确实对某种头孢菌素类药物有过敏史的患者,原则上不宜再使用头孢菌素,或尽量选用侧链化学结构差异大的其他头孢菌素类药物,以尽可能减少或避免交叉过敏反应的发生。在用药前应做该药的皮试,皮试阴性者在应用过程中应严密监测,并做好各种抢救准备工作,以提高抢救的成功率。

(5)由于各种因素的影响,皮试有时会出现假阳性或假阴性结果,应引起临床医师的特别注意。同时,对青霉素无过敏反应者,应用头孢菌素过程中也偶有过敏反应的发生,此种意外也不容忽视。因此,在注射头孢菌素类药物后一段时间内,应严密监护患者临床用药反应,且注射时应备有及时处置严重过敏反应的急救药品和设备。

(6)对青霉素过敏而予以头孢菌素类药物治疗时,最好不采用直接静脉推注法,首次给药初始阶段,在药物溶解稀释后宜缓慢滴入,观察确无严重过敏反应再继续给药,以尽可能地减少其过敏反应的危害。

第八节 处方六则分析

病 例 一:患者男性,50 岁。患高血压、心肌缺血、腰腿疼痛。

处方用药:酒石酸美托洛尔片 25mg,po, tid ×7

阿司匹林片 100mg,po,qd×7

布洛芬缓释胶囊 300mg,po,bid×3

用药分析:①非甾体抗炎药布洛芬可减弱 β-受体阻滞剂美托洛尔的降压作用;②布洛芬与阿司匹林同用可抑制后者的抗血小板作用;③该患者可根据情况选用尼美舒利治疗腰腿痛。

病 例 二:患者女性,60 岁。患慢性支气管炎急性发作、高血压。

处方用药:克林霉素胶囊 150mg,po,qd×7

氨茶碱片 200mg ,po,tid×7

非洛地平片 5mg,po,qd×7

用药分析:①该处方三种药物分别用于抗菌、止喘、降压;②克林霉素及钙拮抗剂非洛地平都可延缓氨茶碱在体内的消除,使其血药浓度增高。

病 例 三:患者男性,58 岁。患高血压。

处方用药:马来酸依那普利片 10mg,po,qd×7

氢氯噻嗪片 12.5mg,po,bid×7

用药分析：①马来酸依那普利为血管紧张素转化酶抑制剂（ACEI），氢氯噻嗪为利尿剂，两者协同降压；②噻嗪类利尿剂由于排钠利尿，造成体内钠、水负平衡，使心输出量减少、血压降低，但因减少血浆容量，继发性激活肾素血管紧张素醛固酮系统，使血浆肾素活性增高，促进醛固酮分泌，能部分拮抗其降压作用。但 ACEI 为肾素血管紧张素醛固酮系统抑制剂，对低钠高肾素活性者降压作用更明显。因此，两者降压作用互补。

病 例 四：患者男性，61 岁。患慢性前列腺急性发作、慢性胃炎。

处方用药：盐酸洛美沙星胶囊 0.3g，po,bid×7

复方铝酸铋片 2g,po,tid×7

用药分析：①盐酸洛美沙星胶囊为氟喹诺酮类抗菌药，本品组织穿透性好。在前列腺中可达到有效治疗浓度，用于急、慢性前列腺炎。复方铝酸铋片为含铝和铋的制剂，用于慢性胃炎。②复方铝酸铋片因含有铋和铝的金属离子，可使洛美沙星吸收速率减慢25%，曲线下面积降低约30%。建议两者服药时间相距 4~6h，以减弱其相互作用。

病 例 五：患者女性，55 岁。患糖尿病胃轻瘫、神经病变。

处方用药：红霉素片 0.3g，po,tid×7

卡马西平片 0.2g，po,tid×7

用药分析：①红霉素可用作胃动力药，治疗糖尿病胃轻瘫；卡马西平可用作糖尿病性周围性神经痛的止疼药。②卡马西平导致心血管的不良反应为窦性心动过缓，可出现完全性房室传导阻滞；红霉素系肝酶抑制剂，会延缓卡马西平肝内代谢，造成血药浓度升高，对心脏的毒性增强，故建议卡马西平剂量减半，注意患者心血管系统临床表现。

病 例 六：患者女性，53 岁。患肺部感染。

处方用药：头孢曲松注射液 2g，ivgtt,bid×7

5%葡萄糖注射液 100ml,ivgtt,bid×7

阿奇霉素片 0.5g,po,qd×7

用药分析：①头孢曲松为 β-内酰胺类杀菌剂；②阿奇霉素系大环内酯类抑菌剂；③以上两者合用可降低疗效，如先使用前者，1 h 后再使用后者可免其疗效降低。

第九节 肝源性糖尿病的诊治

提起糖尿病，人们大多把它与胰腺病变联系在一起。其实，除了胰腺外，肝脏也是一个非常重要的糖代谢调节器官，在糖异生以及糖原的合成、贮存及释放等方面起着重要的作用。肝脏病变很容易引起糖代谢紊乱，一些参与糖代谢的激素如胰岛素、胰高血糖素、生长抑素等分泌后也直接经门静脉进入肝脏，肝脏是这些激素作用的靶器官。肝脏损害可以导致葡萄糖耐量减低，严重者可发展为糖尿病。临床上将这种由肝实质损害所致的糖尿病称之为"肝源性糖尿病"。据统计，有 20%～40%的肝硬化患者存在"肝源性糖尿病"。

一、肝源性糖尿病的产生

发生肝源性糖尿病的一个原因是肝组织广泛受损,肝内由葡萄糖合成肝糖元的能力下降,导致血糖升高。另外,肝功能受损,体内升高血糖的激素——胰高血糖素在肝内的灭活减弱,导致血糖升高。此外,由于大量肝细胞受损,致使肝细胞膜上的特异性胰岛素受体数量减少,加重胰岛素抵抗,引起血糖升高。还有一个原因,肝脏病变时常继发"高醛固酮血症",当机体失钾过多时,也可抑制胰岛素分泌而影响糖代谢。

二、肝源性糖尿病的临床表现

肝源性糖尿病主要表现为乏力、腹胀、脾大、黄疸、腹水等慢性肝病症状,而缺乏典型的"三多一少"的糖尿病症状。因此,病人往往是在检测血糖时才被发现。另外,这种糖尿病病人糖代谢紊乱的特点是空腹血糖正常或偏低,而餐后血糖显著升高。这是因为肝脏病变对糖代谢的影响具有双向性,当肝脏发生弥漫性病变时,一方面由于患者肝脏内糖原储备不足以及肝脏对胰岛素的灭活减少(正常情况下,大约 50% 的胰岛素在肝脏被灭活。)。因此,空腹状态下容易发生低血糖;另一方面,由于肝功能下降,进食后由于肝糖元的合成能力不足而导致餐后血糖升高。

三、肝源性糖尿病的诊断

(1)在糖尿病发病之前有明确的肝病史,有时与肝病同时发生。

(2)有明确肝功能损害的临床表现、血生化检查和影像学检查的证据。

(3)符合美国糖尿病协会(ADA)的糖尿病诊断标准:空腹血糖≥7.0mmol/L,餐后 2 h 血糖≥11.1mmol/L。

(4)血糖和耐糖量的好转或恶化与肝功能的改变相关。

(5)既往无糖尿病家族史、无妊娠及应激等因素和糖皮质激素、利尿剂、降压药、避孕药等引起的糖代谢紊乱。

(6)排除垂体、肾上腺、甲状腺等疾病所引起的继发性糖尿病及原发性糖尿病,尤其是Ⅱ型糖尿病。

对有慢性肝病、肝硬化同时伴有血糖升高(尤其是餐后血糖升高)的患者,应注意鉴别他们究竟是肝源性糖尿病(属于"继发性糖尿病")、还是原发性糖尿病,这对于评估疾病的预后、指导疾病的治疗非常重要。临床上区分原发性糖尿病和肝源性糖尿病主要依据:

(1)糖代谢异常与肝硬化的先后关系。

(2)患者是否存在Ⅱ型糖尿病的危险因素。

(3)是否具备空腹低血糖与餐后高血糖的临床特点。

(4)最重要的一点,肝源性糖尿病随着肝病病情的好转及平稳,患者的血糖水平可随之降低或完全恢复正常。

四、如何治疗肝源性糖尿病

与原发性糖尿病相比,肝源性糖尿病的治疗应兼顾糖尿病和肝病两个方面,因此具有一定的特殊性,主要表现在:

(1)治疗上不能单纯降糖,还应给予保肝治疗,后者甚至比前者更为重要,因为通过针对病因的治疗,部分患者有望痊愈。

(2)饮食治疗很关键,对于一些轻症患者单纯饮食控制便可使血糖恢复正常。肝源性糖尿病的饮食原则与普通糖尿病相似,但饮食控制要适度。因为多数肝硬化的患者都存在营养不良,如果为了控制血糖而严格限制饮食,将会加重低蛋白血症和影响肝病的预后。另外,控制饮食还会导致维生素 K 的摄入量减少,从而引起凝血功能障碍。

(3)尽量避免静脉输注大量葡萄糖、及长期使用利尿剂,以免影响糖代谢。

(4)原则上不推荐使用口服降糖药,这是因为绝大多数口服降糖药都要经过肝脏代谢,这样会加重病人肝脏的负担,使肝病加重甚至诱发肝功能衰竭。α-葡萄糖苷酶抑制剂(如拜糖平、倍欣等)是个例外,该药主要在肠道起作用——抑制碳水化合物的吸收,可以有效降低餐后高血糖,而且几乎不被肠道吸收,故对肝脏影响较小,在肝功能正常的情况下可以酌情选用。

(5)尽量选用胰岛素治疗,因其不仅能够有效降低血糖、还有助于促进肝细胞修复以及肝功能的恢复。应尽量选用短效、或超短效胰岛素,不要用中、长效胰岛素。因为肝硬化时肝糖元储备不足,对血糖的调节能力下降,容易发生低血糖,使用中、长效胰岛素一旦出现低血糖,就不便于迅速调整和纠正。

需要说明的是,由于肝硬化患者的肝糖元贮存减少,胰高血糖素刺激肝糖元分解生成葡萄糖的能力远比没有肝病的患者差,因而容易出现低血糖。在用胰岛素治疗肝源性糖尿病时,一定要充分考虑这一点,胰岛素用量要谨慎,应加强血糖监测。

第十节 心血管疾病的时间治疗学

许多心血管疾病的发生发展具有时间节律性,如变异型心绞痛多出现于夜间。近年来研究发现预后较差的心血管疾病多发生在清晨 6:00 至中午 12:00,如心绞痛、心肌梗死、恶性心律失常及心源性猝死等,其原因可能有以下几方面。

(1.早晨体位改变、起床活动等诱发"心血管事件"发生。

(2)早晨交感神经的紧张性增加(并不是由于体位改变、起床活动等引起,而可能于早晨组织器官对去甲肾上腺素的敏感性增高有关)。

(3)血液中某些成分(如皮质醇、儿茶酚胺)含量增加及血浆肾素活性增高。

(4)早晨动脉血压升高,心率加快,血管紧张,增加了粥样硬化斑块破裂的可能性。

(5)血小板凝集能力增强,而纤溶系统活性较低,血液处于相对高凝状态。

(6)冠状动脉的紧张性早晨较高,易发生冠状动脉痉挛及血栓形成。心血管事件发生的时间节律性促使人们去探讨另一相应问题——时间治疗,即通过选择最佳时间及给药方式,使之与疾病节律相适应,最大限度地降低清晨发病高峰。

洋地黄类强心药:对心力衰竭患者血药浓度测定结果表明,晚上口服地高辛血药浓度达峰值最慢,但维持时间最久。

β受体阻滞剂:对245位心脏病患者的回顾性研究发现,未经抗心律失常治疗者清晨6:00至中午12:00心源性猝死及心肌梗塞的发病率是其他时间段的2倍。β受体阻滞剂可有效地降低清晨发病高峰,但对夜晚所发生的心肌缺血及心肌梗死的作用较小。对普萘洛尔药物动力学的研究则显示白天给药所引起的血流动力学效应较夜晚给药更加明显。

钙通道阻滞剂:对钙通道阻滞剂时间药理学的研究发现,清晨6:00给予长效制剂的24h平均动脉压降压效果比8:30(早餐后)或18:00(晚餐后)给药要好,而且清晨血压的下降幅度较大,消除了早晨血压波动高峰,而8:30给药组清晨血压峰值的下降幅度与安慰剂组比较无显著性差异。

抗血小板聚集药:对22071名患者的回顾性研究发现,小剂量阿司匹林使心肌梗死发病率的降低幅度远远大于其他时间(分别为59.3%和34.1%),改变了心肌梗死发病时间的节律模式。对双嘧达莫(潘生丁)的时间药理学研究表明,6:00给药组曲线下面积最大,22:00给药组最小。

硝酸酯药:传统的短效硝酸酯类药物分次给予的时间是在三餐后,故常于夜间或清晨出现血药浓度的低谷,这可能是诱发夜间心绞痛及清晨"心血管事件"发生的因素之一,故目前临床上多改用"1日1次"的长效制剂。为了防止夜间或清晨出现血药浓度低谷,可在晚上服用这类长效制剂。

溶栓治疗:KUMIK发现中午至午夜给予组织型纤维蛋白溶解酶原激活物(t-PA)的疗效远远大于其他给药时间,早晨6:00至中午应用t-PA的患者死亡率较其他时间为高。其机制可能与纤维蛋白溶解酶原激活剂抑制因子-1(PAI-1)、血小板活性昼夜变化节律等因素有关。研究证实,PAI-1水平在清晨较晚上高2~4倍;血小板的聚集性早晨增加;其他原因尚有冠状动脉舒缩变化的昼夜节律、血栓组成成分的昼夜变化等,而对链激酶的动力学研究没有发现类似的时间节律性。

心血管疾病的时间节律性可因性别、年龄和发病危险因素的不同而有所不同,所以临床上要掌握各个患者时间节律的差异,做到时间治疗因人而异,用药个体化。根据近年的研究资料证明,传统的力求维持血药浓度不变的观念并非完全正确。因为药物的疗效、毒副反应除了与其药动学有关外,也与疾病症状的节律性、机体的反应性、免疫系统的节律性及其他生物节律的昼夜变化有关,时间治疗的进展为临床用药提供了与传统用药方法完全不同的全新概念。

第十一节　抗菌药物的体内分布和应用

抗菌药物在体内不是均匀分布的,不同品种的药物有其分布规律。水溶性强的品种主要分布于血液及各种体液中。具有一定脂溶性的品种易透膜而进入各种脏器和某些组织中。只有在所感染的部位(器官、组织)中有了足够的药物浓度,才能显现疗效。如果某药不能进入所感染的部位,即使是微生物对药物很敏感,也不可能有疗效。因此,抗菌药物的体内分布与临床疗效直接相关。

(1)中枢感染,可透过血液平障,进入中枢,对中枢感染有效的药物:青霉素(大剂量)、氨苄西林(大剂量)、哌拉西林、替卡西林、美洛西林、头孢曲松、头孢噻肟、头孢呋辛、头孢西丁、舒巴坦、美洛培南、氯霉素、磺胺嘧啶、甲硝唑、两性霉素 B(用于隐性菌脑膜炎需同时鞘内给药,以增加脑脊液中浓度)、氟胞嘧啶(与两性霉素 B 联合应用)等。

可用于隐球菌脑膜炎的唑类抗真菌药尚有伊曲康唑和氟康唑。

(2)不能用于中枢感染的药物:耐酶青霉素(苯唑西林等)、第一代和第二代头孢菌素、氨基糖苷类、大环内酯类、四环素类、林可霉素类、多粘菌素类、磷霉素、氟喹诺酮类(可进入中枢,引起严重的中枢不良反应,而慎用于中枢感染)。

(3)肝胆感染:脂溶性较强的药物易于进入肝脏并分泌进入胆汁,有利于治疗肝胆感染的药物:青霉素类、头孢菌素类(头孢哌酮、头孢曲松均有甚高浓度)、大环内酯类、四环素类、氯霉素、氟喹诺酮、磺胺类、甲氧苄啶、拉氧头孢、利奈唑胺、异烟肼、利福平、乙胺丁醇、乙硫异烟胺、氟康唑、氟胞嘧啶、甲硝唑等均有一定浓度。那些无脂溶性的药物如氨基糖苷类,在胆汁中浓度远低于血药浓度,不可用于胆管感染。

(4)前列腺感染用药:可考虑用氟喹诺酮、红霉素类、四环素类、SMZ 等。

(5)骨关节感染用药:林可霉素类在骨组织和关节中浓度较高,可用于敏感菌所致骨感染。在骨组织中分布较多的四环素类、磷霉素类和氟喹诺酮类由于可在骨组织中沉积,因此这些药物限制用于儿童。

(6)泌尿系感染:多数药物通过肾排泄,在尿液中浓度较高,对于急性尿路系统感染可用较小剂量(相对于全身感染用药量),即可有效。

第十二节　抗生素的应用与进展

一、抗生素的合理应用

自从 1928 年弗莱明发现了青霉素以来,不断有新的抗生素被发现,新的半合成青霉素被开发,加上喹诺酮类等合成的抗菌药物,在治疗细菌性感染疾病中发挥了不可替代的作用。抗生素被科学家誉为 THE CROWN JEWELS OF MEDICINE。

现在,临床上的抗生素种类繁多,更新换代快,造成一些滥用抗生素的情况。另外,在食用动物的喂养中添加抗生素,增加了人畜共患的细菌耐药株出现的可能。这些使我们必须对使用抗生素有一个正确的认识,否则随着耐药菌株的泛滥,感染性疾病将会越来越难以控制,人类重回到抗生素发现之前的状况并不是危言耸听。合理使用抗生素已成为当务之急。因此,在应用抗生素过程应注意以下几点:

1.进行病原学检查,掌握适应证

例如,上呼吸道的感染多为病毒性感染,即使是细菌性感染也多有自限性。据资料统计,在没有并发症的情况下,急性中耳炎的自愈率在 81%～86% 之间,链球菌感染性咽炎自愈率大于 90%,而急性鼻窦炎的自愈率也有 69%。那么,在这种情况下抗生素是否应用就要因人而异。急性鼻炎、喉炎、气管炎,只是病毒性感染,并不需要使用抗生素;而扁桃体炎则很有可能是链球菌感染,用青霉素就足够了。在决定使用抗生素后,也要根据感染性质和程度进行准确选择。各种抗菌素的抗菌谱不尽相同,作用特点及毒副作用都有很大差异,应分别对待。对一般轻度感染,要从一线抗菌药物用起,而不是大病小病都用二线头孢菌素。对比较严重的感染或怀疑耐药菌感染的,要尽可能地先做药敏实验,并结合病人的具体情况,做到准确用药。

2. 选用适当的给药方案和疗程

(1)口服制剂的吸收:要对抗菌药物的药代动力学和吸收效果有一定的了解。例如,口服制剂的吸收利用问题,目前临床常用抗生素中吸收率大于 80% 的有:阿莫西林、头孢拉定、氯霉素、克林霉素、氟喹酮、半合成四环素(四环素口服吸收 20%～40%)、甲硝唑、复方新诺明、青霉素 V(phenoxymethyl penicillin)等。

(2)"屏障"穿透力或组织亲和力:不同的生理屏障易通过的药物不同,不同的组织易吸收不同药物(分布)。容易穿透血-脑屏障的药物有磺胺、青霉素类(炎症时)、头孢孟多、头孢呋辛、氨曲南、林可霉素、磷霉素、万古霉素、氯霉素、氟康唑、5-氟胞嘧啶、甲硝唑、氟喹酮等。容易穿透细胞膜的有:氟喹酮、异烟肼、吡嗪酰胺;骨组织浓度高的有:(氯)林可霉素、头孢孟多;胃肠道中浓度高的有:萘啶青霉素、氨基糖苷类;肝脏及胆汁中浓度高的有哌拉西林、头孢曲松、头孢哌酮、头孢唑肟、头孢吡胺、林可霉素、吡哌酸、酮康唑;泌尿生殖道浓度高的有:匹氨西林、哌拉西林、头孢氨苄、头孢呋辛、头孢西丁、头孢美唑、头孢孟多、头孢曲松、头孢噻肟、泰能、氨曲南、氨基糖苷类、磷霉素、万古霉素、大观霉素、吡哌酸、氟喹酮、氟康唑、复方新诺明、呋喃妥因。

(3)剂量及给药方法:一般主张及时、足量、适当疗程。具体的给药方法主要取决于两个因素:①抗生素的半衰期($t_{1/2}$):每 3～4 个半衰期给药一次。短 $t_{1/2}$:大多数青霉素类和碳青霉烯类半衰期在 1h 左右,头孢菌素(第三代的个别品种及第四代除外)的半衰期大多在 1～2h。宜将一日量分多次给药,不宜溶于 500～1000ml 溶液中缓慢静滴。理由:难以达到有效的血浆杀菌浓度;青霉素类抗菌素在葡萄糖液中极不稳定;代谢产物易引起患者过敏。长 $t_{1/2}$:头孢曲松(6～8h)、罗红霉素(11.9h)、阿奇霉素(iv 41h)、培氟沙星(7.5～11h)、洛美沙星(6.81～7.95h)、氟罗沙星(10h)等,可减少每日给药次数,每日 1～2 次即可。②抗生素后效应(post-antibiotic effect,PAE):是指抗菌药物体内浓度虽已低于最小抑菌浓度(minimuminhibitory concentration,MIC),但仍在一定时间里发挥持续抑菌作用。试验表明:氨基糖苷类在体外 1～3h,体内 4～8h 对金葡菌、肺炎克雷伯杆菌和铜绿假单胞菌等仍有作用;大环内酯类 3～3.5h 内对流感杆菌、肺炎链球菌和化脓性链球菌有作用。PAE 为延长给药间期,减少给药次数提供了合理依据。如氨基糖苷类给药由每日 3 次改为每日 1 次后,疗效无差别,且不良反应发生率降低。疗程及更换:一般抗生素用至体温正常,症状消退后 3～5 d。遇下列疾病时应适当延长使用时间:金葡菌肺炎、脓毒血症一般用 4～6 周,肺脓疡一般用 8～12 周,感染性心内膜炎一般用 6～8 周,伤寒一般用

2~3周,结核病一般用1年左右。若疗效不显著,可考虑更换新的抗生素。

(4)联合应用抗生素应该有严格指征:其适应证为:严重感染,混合感染,病原未明的感染,特殊部位的感染。为防止二重感染,延迟耐药性的产生,一般用二联即可,最多不超过三联。

二、抗生素研究进展

随着抗生素的广泛使用,耐药菌株已成为引起临床感染较为常见的病原菌。而相应有效的抗菌药物不足,使治疗成为临床处理的难题,特别是院内感染,耐药菌株的感染使病死率大幅增加。目前,临床常见的重要耐药革兰阳性菌有:耐甲氧西林葡萄球菌(MRSA)、甲氧西林耐药的表皮葡萄球菌(MRSE)、对青霉素耐药的肺炎球菌(PRSP)和万古霉素耐药的肠球菌(VRE);耐药革兰阴性杆菌主要有超广谱β—内酰胺酶(ESBLs)的肺炎克雷伯菌、大肠杆菌,具有多重耐药特性的铜绿假单胞菌、不动杆菌和嗜麦芽窄食单胞菌。此外,耐氟康唑的念珠菌,耐药的结核杆菌的比例也在增加。近年来,各国大力研究可用于治疗各种耐药菌的抗菌药物,获得一定的进展。

1. 对耐药革兰阳性菌有效的新型抗生素

无论是院外还是院内获得性感染,革兰阳性菌株感染均呈增多趋势,金黄色葡萄球菌和肺炎球菌已成为院内感染的主要病原菌,其中MRSA、耐甲氧西林凝固酶阴性葡萄球菌(MRCNS)引起的感染明显增多。各地报道MRSA发生率在20%~80%之间,对大环内酯类、氨基糖苷类和氟喹诺酮类耐药,万古霉素至今仍是最为有效的抗生素。但由于万古霉素杀菌效应相对缓慢,因而常联合应用利福平、磷霉素等。在动物实验中,应用阿莫西林/克拉维酸治疗MRSA性心内膜炎曾获得成功,但由于需使用大量的克拉维酸,临床难以实施。目前,对MRSA、MRCNS较为有效的药物有:奎奴普汀-达福普汀、利奈唑胺、阿贝卡星等。肺炎链球菌是社区获得性脑膜炎、中耳炎、菌血症的常见病原菌,多年来青霉素一直是肺炎链球菌感染时的首选药物;虽然目前我国PRSP的发生率2.5%~5%,但低敏的比例较高,而东南亚某些国家地区PRSP已高达40%~50%,使其成为耐药阳性球菌感染中引人注目的焦点之一。PRSP分离率上升与β-内酰胺类抗生素和非β-内酰胺类抗生素的大量使用及某些治疗方案不合理有很大关系。治疗PRSP感染,制定合理治疗方案十分重要。可选用阿莫西林/克拉维酸,阿莫西林的剂量应适当提高,必要时参照药敏感试验结果及病人的反应选用头孢曲松或头孢噻肟,也可联合对阳性菌作用较强的氟喹诺酮类,新型抗生素利奈唑胺、链阳霉素等都有较强的抗阳性球菌作用,可予选用。由于畜牧业大量使用糖肽类药物,使多种动物成为VRE的源泉。而临床上广泛使用糖肽类药万古霉素治疗革兰阳性菌株感染,更加使耐万古霉素的肠球菌引起院内感染的比例迅速上升。对于VRE需联合使用具有协同作用的杀菌药物,可用阿莫西林或糖肽类药物加氨基糖苷类药物,也可再联用β—内酰胺类药物(或加磷霉素)。体外试验发现大多数VRE对氯霉素仍敏感,故也可以选用。目前,新上市的有效药物有:利奈唑胺、甘氨酰环素类、奎奴普汀—达福普汀(对屎肠球菌有效,但对粪肠球菌无效),新的半合成的糖肽类药Oritavancin LY333328、酮内脂类、克林沙星,对于全身性感染VRE的病人,可用杆菌肽加庆大霉素或雷冒拉宁(Ramoplanin)去除肠道的感染源。

　　另外,随着糖肽类药物的广泛应用,近年来对万古霉素或其他糖肽类药物中度耐药的金黄色葡萄球菌(VISA/GISA)及万古霉素依赖性肠球菌(VDE)引起的感染呈增多趋势,使临床治疗更加困难,虽可通过体外试验测定 MIC,从而遴选出有效的药物,但加强耐药株的监测,严格实施感染控制和合理应用药物对这类菌株感染尤为重要,对于 VISA,新型碳青霉烯类药 L-786,392 有较强的作用。

　　(1)链阳霉素类:奎奴普汀—达福普汀(Quinupristin-Dalfoprisdn)的复合制剂,商品名 Synercid,在欧美已正式上市,两者均来源于 Streptomycespristinaspiralis,单独应用时均为抑菌药,联合应用具有协同杀菌作用,通过被动扩散作用进入细菌,不可逆地与核糖体 50S 亚基结合,达福普汀与核糖体结合后,可使核糖体变构,增加其与奎奴普汀的亲和力,奎奴普汀—达福普汀使蛋白质的合成停止于转肽阶段,阻断核糖体合成的蛋白质的外排,使细菌死亡。该药对 MSSA、MRSA、甲氧西林敏感的凝固酶阴性葡萄球菌(MSCNS)、MRCNS、链球菌属、屎肠球菌(包括万古霉素耐药菌)均有较强的杀灭作用,对厌氧菌、军团菌及支原体也有良好的抗菌作用,但对粪肠球菌作用差,对多数革兰阴性菌无作用。半衰期为1.5 小时,主要经胆汁从肠道排出,少量经尿排出,在各种组织和胆汁中浓度高,但难以透过血脑屏障和胎盘。

　　(2)恶唑烷酮类(Oxazolidinones):该类药通过选择性地与 50s 核糖体的 23s 亚单位结合,抑制起始复合物的形成,在翻译的早期阻断蛋白的合成,为抑菌剂,对革兰阳性菌具有较强的作用,如 MSSA、MRSA、甲氧西林敏感的表皮葡萄球菌 MSSE、甲氧西林耐药的表皮葡萄球菌 MRSE、链球菌属、屎肠球菌(包括万古霉素耐药菌)、青霉素耐药的肺炎链球菌。对厌氧菌、结核杆菌及其他分枝杆菌也有良好的抗菌作用。由于该药独特的作用特点,故与其他的蛋白合成抑制剂间无交叉耐药发生。Eperezolid 和利奈唑胺(Linezolid)已获准上市,利奈唑胺作用较 Eperezolid 强,能抑制葡萄球菌产生粘质素,而粘质素与葡萄球菌的定植及毒力密切相关,口服后吸收迅速,生物利用度 100%,蛋白结合率 31%,半衰期 5~7 h,主要在肝脏中代谢。成人剂量 600mg,每日两次,口服或静滴。该药对 MRSA 等多重耐药革兰阳性菌的疗效优于万古霉素。本品不宜用于小儿,推荐使用于万古霉素无效的革兰阳性菌引起的严重感染。目前,仅该药及奎奴普汀—达福普汀获得 FDA 批准,可以用于耐万古霉素的肠球菌(VRE)所致严重感染。

　　(3)糖肽类药:通过与细菌细胞壁的 D—丙氨酰—D—丙氨酸结合,抑制肽聚糖的合成,因而抑制细胞壁的合成,适用于各种革兰阳性菌感染。除万古霉素外,目前已获准上市的有:(A)替考拉宁(Teicoplanin),本药对链球菌、金黄色葡萄球菌、肺炎链球菌的作用优于万古霉素,耐万古霉素的肠球菌对本品仍敏感。但对凝固酶阴性葡萄球菌的疗效不及万古霉素,且细菌对其易产生耐药性,不能透过血脑屏障。本药可供肌注或静滴,半衰期长达 88~182 h,在体内不代谢,主要以原形从肾中排出。由于其肝肾毒性较万古霉素低,特别适用于万古霉素难以接受者。不良反应发生率低,与环孢素 A 联用不增加其肾毒性,但与万古霉素交叉过敏,不良反应有:发热、皮疹、静脉炎。本药主要用于除凝固酶阴性葡萄球菌以外的耐药阳性菌感染;(B)Oritavancin(LY333328),为半合成糖肽类药物,是天然糖肽类药 LY264826 的衍生物。其作用机制可能与万古霉素相似,可能还有减少 RNA 合成的作用,具有浓度依赖性杀菌的作用特点,对 MRSA、PRSP、VRE 均具有良好作用,是对 VRE 抗菌活性最强的药物之一。该药半衰期长,且抗生素后效应时间长达18.7 h,氨苄西林、庆大霉素和奎奴普汀—达福普汀与本药有协同杀菌作用。

(4)碳青霉烯类:通过与细菌的青霉素结合蛋白特异性结合,干扰细胞壁的合成。本类药的原型药为亚胺培南,常与酶抑制剂配伍使用;本药具抗菌谱广,对 β—内酰胺酶极为稳定,杀菌效果佳等特点,吸引了众多厂家以其为基本骨架,通过对侧链基团的改造形成了一大批对耐药革兰阳性菌及铜绿假单胞菌有很强的抗菌活性的新药,且新开发的碳青霉烯类药基本克服了碳青霉烯构架对肾脱氢酶不稳定的特点。L786,392,具有可释放性的亲脂性侧链,侧链的亲脂性显著提高其与 PBPza 的亲和力,对革兰阳性菌有很强的抗菌活性,体外试验对 MRSA、VISA 及 VRE 均有较强的抗菌活性;三环碳青霉烯类(Trinems),该药 C-4 位为吡咯烷基,对革兰阳性菌有很强的抗菌活性,口服制剂 Sanfetrinem cilexetil 对青霉素耐药的肺炎球菌有效,可用于治疗社区获得性呼吸道感染,该类口服制剂体内试验与体外相比,疗效明显为低。新开发的静脉制剂 GVl29606 对 MRSA 的作用较亚胺培南强,对耐头孢他定铜绿假单胞菌有效,且与美罗培南一样对超广谱 β—内酰胺酶稳定。

(5)酮内酯类(Ketolides):属于大环内酯类,其与细胞的 50SrRNA 的结合比红霉素强,对青霉素耐药的肺炎链球菌有较高的抗菌活性,对耐红霉素的金黄色葡萄球菌和 MRSA、VRE 的作用差。泰利霉素(Telithromycin)是第一个用于临床的酮内酯类抗生素,半衰期长达 11~14 小时,生物利用度 57%,进食不影响吸收,在呼吸道中浓度较高。泰利霉素作用机制与大环内酯类抗生素相似,主要通过直接与细菌核糖体的 50s 亚基结合,抑制蛋白质的合成,并阻抑其翻译和装配。Ketck 已获 FDA 批准用于社区获得性呼吸道感染,但不宜用于扁桃体炎。

(6)氨酰环素类(Glycylcyclines):米诺环素衍生物通过与细胞核糖体 30s 亚单位结合,抑制蛋白质合成,抗菌谱广,对 MRSA、GISA、VRE、PRSP 均具有抗菌活性,非发酵菌如不动杆菌、嗜麦芽窄食单胞菌均对本品敏感,本品对铜绿假单胞菌的作用差,可用于多重耐药菌引起的感染。

(7)达托霉素(Daptomycin):为酸性酯肽类合成抗生素,通过改变细胞膜电位,阻止转糖基从而干扰肽聚糖的合成,对各种革兰阳性菌均有强大的杀灭作用。本品半衰期8.5h,对各种细菌的抗生素后效应时间达 1~6 h。本品可用于皮肤软组织感染,对金黄色葡萄球性心内膜炎的疗效不佳,目前仍在临床试验阶段。

(8)雷冒拉宁(Ramoplanin):为酯糖羧肽,通过作用与细胞壁合成的脂质形成阶段,而起杀菌作用,对革兰阳性菌有强大的杀灭作用。本药在肌注及静滴时,耐受性差,不宜全身用药。可用于清除肠道 VRE 或局部用药。

(9)阿贝卡星(Arbekacin):为氨基糖苷类抗生素 Dibekacin 的衍生物,对 MRSA 效价与万古霉素、替考拉宁相当,而且目前未发现同时对万古霉素和阿贝卡星耐药的 MRSA菌株,对庆大霉素、妥布霉素耐药的铜绿假单胞菌和肠杆菌科菌属多数对本品仍敏感。可单用或与其他药物联用,尤其适用于 MRSA 与革兰阴性杆菌引起的混合感染。

（10）喹诺酮类：新开发的喹诺酮类抗菌药在对革兰阴性杆菌保留良好的抗菌活性的基础上,对革兰阳性菌的抗菌活性明显加强,耐大环内酯类、四环素类的链球菌对此类药物多敏感,该类药对 VRE 效果不佳。新上市的品种有加替沙星（Gatirloxacin）、莫昔沙星（Moxifloxacin）、曲伐沙星（Trovafloxacin）、格珀沙星（Grepofloxacon）,半衰期长,生物利用度高。克林沙星是目前抗 MRSA 最有效的喹诺酮类药物,由于毒副作用大,未获上市,格珀沙星因心脏毒性、曲伐沙星因肝脏毒性使其临床应用受到限制。而目前正在研究中的8—甲基无氟喹诺酮类,对耐青霉素肺炎球菌及多重耐药的金黄色葡萄球菌的抗菌活性较加替沙星和莫昔沙星更好。

2. 对多重耐药的非发酵革兰阴性杆菌有效的新型抗生素

铜绿假单胞菌是院内获得性感染的常见致病菌,由于该菌产生多种蛋白酶引起组织破坏和感染播散,常导致致命的感染。其耐药率高,耐药机制复杂。常用一种 β-内酰胺类抗生素为基础,联合应用氨基糖苷类或喹诺酮类抗菌药。目前,上市更为有效的抗菌药有第四代头孢菌素如：头孢克定、头孢吡肟；碳青霉烯药如比阿培南、美罗培南等。随着高效、广谱抗生素碳青霉烯类的广泛使用,具有多重耐药特性的不动杆菌属（主要是鲍曼不动杆菌）和嗜麦芽窄食单胞菌等,已成为 ICU 内危重病患者及免疫抑制病人的重要病原菌,BlondeauJM 等通过体外试验发现,头孢他定对嗜麦芽窄食单胞菌的抗菌活性较强,但仅 40.6% 有效；其他较有效的抗菌药物有替卡西林/克拉维酸,复方 SMZ、曲伐沙星。对不动杆菌属推荐联合使用氨基糖苷类和含舒巴坦等酶抑制剂的药物或碳青霉烯类、吉米沙星等新喹诺酮类药物。产 ESBLs 的肺炎克雷伯菌、大肠杆菌和奇异变形杆菌,对氨基糖苷类、喹诺酮类药物的耐药率明显上升,国内因 β—内酰胺类抗生素及其酶抑制剂的复合物、头霉素,对该酶稳定可以选用,碳青霉烯类仍是这类菌株感染时的首选药物。

（1）头孢克定（Cefclidin）：是第四代头孢菌素,本品抗菌谱较广,对绝大多数革兰阴性菌,尤其是肠杆菌科细菌具有强大抗菌作用,对部分革兰阳性菌及厌氧菌具有良好的抗菌作用。最突出的特点是具有高度抗铜绿假单胞菌活性,对染色体介导的头孢菌素酶稳定,而且亲水性好,对细菌细胞膜穿透性好,为目前抗铜绿假单胞菌活性最强的抗菌药之一,该药对耐其他头孢菌素的醋酸钙不动杆菌有效,对产生 β-内酰胺酶的流感嗜血杆菌、卡他莫拉菌、淋球菌及脑膜炎球菌也有很好的抗菌作用。对 MRSA、MRSE、肠球菌无效。

（2）头孢吡肟（Cefepime）：本品为第四代头孢菌素,具有高度水溶性,能快速穿透革兰阴性菌外膜带负电的微孔通道,对许多广谱 β-内酰胺酶稳定,其作用部位为许多主要青霉素的结合蛋白（PBPs）,从而影响细菌细胞壁的合成和代谢。其杀菌力强,抗菌谱广,对绿脓杆菌和其他非发酵性杆菌的抗菌作用优于头孢他定,对链球菌具有高度的抗菌活性,但对嗜麦芽窄食单胞菌、肠球菌和耐甲氧西林的金葡菌的抗菌活性较差。

（3）头孢匹罗（Cefporome）：为第四代头孢菌素,对革兰阳性菌、革兰阴性菌及部分厌氧菌均具有很高的抗菌作用。对 β-内酰胺酶如青霉素酶、头孢菌素酶、肟基头孢菌素酶等均有很高的稳定性,对青霉素敏感和耐药的葡萄球菌属、链球菌属、肺炎链球菌的抗菌活性在第三、四代头孢菌素中最强。多数不动杆菌对本品敏感,对铜绿假单胞菌的抗菌活性是头孢他定的1/2。

（4）氨曲南（Aztreonam）：为单环β-内酰胺类抗生素，对革兰阴性菌有很强的抗菌活性，对多种质粒和染色体介导的β-内酰胺酶稳定，通过与细菌细胞壁上的青霉素结合蛋白结合，抑制细菌细胞壁的合成而起杀菌作用。对铜绿假单胞菌的抗菌活性次于头孢他定，与氨基糖苷类具有协同作用，对耐阿米卡星的铜绿假单胞菌具有较高的抗菌活性，对不动肝菌、产碱杆菌、厌氧菌、革兰阳性菌无效。静脉给药后广泛分布于各组织及体液中，可透过炎性血脑屏障。主要用于革兰阴性菌，包括铜绿假单胞菌的严重感染，特别是对青霉素、头孢菌素过敏者。

（5）美罗培南（Meropenem）：为对人体脱氢肽酶-1稳定的碳青霉烯类抗生素，通过干扰细菌细胞壁的合成而达到抗菌、杀菌作用。本品易透过细菌细胞壁，对所有与临床相关的β—内酰胺酶、包括超广谱β-内酰胺酶均稳定，并且与青霉素结合蛋白（PBPS）有高度亲和性。因此，美罗培南对铜绿脓假单胞菌和金黄色葡萄球菌（包括产β-内酰胺酶菌株）、表皮葡萄球菌（包括产β—内酰胺酶菌株）、肺炎链球菌等具有较强的抗菌活性。是产超广谱β-内酰胺酶菌株引起的严重感染的首选药物；成人剂量：1.5~6.0g/d，分三次静滴。该药的中枢神经系统毒性远低于亚胺培南，可有下列不良反应：血栓性静脉炎、皮疹、瘙痒、转氨酶、碱性磷酸酶、乳酸脱氢酶浓度可逆性升高和感觉异常等。

（6）比阿培南（Biapenem）：为新型碳青霉烯类抗生素，对人体脱氢肽酶-1稳定，其侧链上的四铵阳离子基团使其更易于透过细胞膜，从而加强了对铜绿假单胞菌的抗菌活性，主要经尿路排泄，半衰期1.0~1.8h，蛋白结合率低，可被透析出。本药可用于耐药铜绿假单胞菌等引起的严重感染。

（7）ER-35786：为新型1—β甲基碳青霉烯类抗生素，通过与青霉素结合蛋白（PBPs）结合，干扰细菌细胞壁的合成而起杀菌作用。体外试验表明该药对铜绿假单胞菌的抗菌活性是美罗培南的2倍，亚胺培南的4倍，且对美罗培南耐药株和亚胺培南耐药株有良好的抗菌活性，对MRSA的抗菌活性优于亚胺培南，对中枢神经和肾的毒副反应比亚胺培南低，目前仍在临床试验阶段。

3. 对耐氟康唑的念珠菌有效的新型抗真菌药

（1）伏立康唑（Voriconazole）：为第二代三唑类药物，通过选择性作用于真菌依赖P450的去甲基酶，抑制细胞膜中麦角固醇的合成，具有广谱抗真菌作用。半衰期6小时，生物利用度90%，由于其分子量低，呈亲脂性，因而有良好的组织渗透性，在肝脏中代谢，呈非线性药代动力学特点。成人剂量口服200mg，每日两次，静脉给药3~6mg，每日两次。对耐药念珠菌的抗菌效果优于伊曲康唑，主要用于预防和治疗耐药念珠菌和曲菌的感染。

（2）Caspofungin Acetate：该药为半合成酯肽类化合物，已获FDA批准上市，通过抑制真菌细胞壁的β-D葡聚糖合成酶，抑制真菌细胞壁的形成。由于细胞壁对真菌来说非常重要，该药抗菌谱广，包括念珠菌和曲菌，对部分两性霉素耐药株也有效。但对新生隐球菌无效，对念珠菌属具很强的抗菌活性。在肝脏中通过水解和N-乙酰化降解，半衰期9~11h，蛋白结合率低，主要用于耐药的念珠菌和侵袭性曲菌的感染。

第十三节　非甾体类抗炎药的不良反应

自从 1899 年阿司匹林上市以来,非甾体类抗炎药(nonsteroial anti-inflamatory drugs,NSAIDS)作为药用化合物用于治疗风湿性疾病已有百年历史。据估计,全球每天有 3 000 万~4 000 万患者应用 NSAIDS,其中 60 岁以上的老人超过 40%。目前,在国内 NSAIDS 是仅次于抗感染药物的第二大类药物,发展前景较为广阔。

NSAIDS 在分子结构上是一类非类固醇药物,具有镇痛、抗炎、解热的作用,最新的研究表明还有诱导细胞凋亡、抑制增生、抑制血管生成、抗氧化等作用。因此,对口腔癌、结肠肿瘤、前列腺癌、妇科肿瘤以及肝癌都有一定的预防和治疗作用。此外,还能预防心脑血管病,延缓阿尔茨海默病及推迟其发病等用途。其治疗作用和主要不良反应均源于抑制环氧化酶(COX)介导 PGS 的合成。

根据对 COX 的作用,NSAIDS 可分为 COX-1 特异性抑制剂(如阿司匹林)、COX 非特异性抑制剂(双氯芬酸、布洛芬、萘普生等)、COX-2 选择性抑制剂(如萘丁美酮、美洛昔康、尼美舒利等)以及 COX-2 特异性抑制剂(罗非昔布和塞来昔布)等 4 类。

但是,在长期的使用过程中,发现 NSAIDS 不良反应发生率较大,据美国 FAD 的资料,在药物引发的不良反应中约占 1/3。临床研究结果显示 NSAIDS 的人群中因胃肠道溃疡出血而住院的人数比率随年龄增大而增大,尤其是在 75 岁以下的人群中该比率达 40%,其他不良反应的发生也呈同样趋势。其主要不良反应表现为:

1. 消化道损害

胃肠系统刺激和组织损伤是 NSAIDS 最主要的不良反应,从无症状到消化不良、腹痛、溃疡、出血至穿孔等,尤其对于老年人 NSAIDS 可以增加上消化道出血的危险性。病变主要位于胃窦、幽门前、胃体部。NSAIDS. 还引起小肠出血、蛋白质丢失性肠病,回肠吸收功能障碍及结肠出血、穿孔或原有病变加重等。NSAIDS 造成消化道损害的原因在于 NSAIDS 破坏胃肠道黏膜屏障。

2. 肾脏损害

NSAIDS 抑制前列腺素(PG)合成,引起肾血管收缩,肾灌注不能得以维持,肾髓质缺血造成肾损害。长期服用 NSAIDS 肾脏疾病发生的风险率是普通人群的 2.1 倍,引起急性肾功能衰竭的发生率仅次于氨基糖苷类抗生素。其特点多为少尿型,发病快(有时在用药 24h 内发生),一旦停药肾功能迅速恢复至基础水平,多为可逆性,预后较好,但仍然有大约 20% 的病例出现了永久性的肾脏损害。

3. 变态反应

主要表现为皮疹、荨麻疹、瘙痒、剥脱性皮炎、光敏等皮肤反应,最常见的皮肤过敏是非渗出性的斑状皮疹,而且其发生率仅次于上消化道出血的不良反应。

4. 对心血管系统的损害

(1)对血液系统的损害:阿司匹林持续作用于血小板的整个生命周期(7~10d),能与 COX-1 氨基酸序列第 530 位丝氨酸共价结合,不可逆的抑制 COX-1 活性,干扰 PGH2 的生物合成,进而使血小板和血管内膜 TXA2 和 PGI2 生成分别减少。鉴于血小板的寿命仅 7~10d,且与血管内膜相比无蛋白质生物合成能力,不可能再形成新的 COX-1。因此,每天给予小剂量阿司匹林(40mg? d-1)可显著降低 TXA2 水平,但对 PGI2 水平无明显影响。故小剂量阿司匹林可用于预防和治疗血小板高聚集性的患者,如冠状动脉硬化性疾病和手术后有静脉血栓形成倾向者。

(2)对血压的影响:由于 NSAIDS 的前列腺素抑制作用以及抗利尿和收缩血管作用,其对血压有很大的影响,与利尿降压药和 β-受体阻断剂和用时,会降低它们的效果。

(3)对心脏病和脑卒中的影响:最新研究表明,COX-2 特异性抑制剂罗非昔布、塞来昔布和伐地考昔可能增加心肌梗死、心脏衰竭、脑卒中和高血压的风险,尤其是在长期应用或高危情况下(心脏术后)。其原因可能是 COX-2 抑制剂并非只是缺少阿司匹林抗血小板的作用,由于抑制了前列环素的产生,该类药也丧失了内皮抗血小板聚集、抗高血压和抗动脉硬化等基本的防御作用,而且 COX-2 也对血管收缩平衡产生不利影响。因此,对于具有心血管疾病的患者,应慎用 COX-2 特异性抑制剂,如果有必要使用,剂量尽可能小、使用时间尽可能短。

5. 妊娠期对孕妇或胎儿的不良反应

孕妇使用 NSAIDS 类药物(包括阿司匹林),可增加流产的概率。

6. 肝脏的损害

几乎所有的 NSAIDS 均可致肝损害,轻者为肝酶升高、严重为肝细胞坏死。据统计,服用 NSAIDS 患者肝病危险度为未服用 NSAIDS 者的 2~3 倍。对乙酰氨基酚大剂量长期使用可致严重的肝毒性,由以肝坏死最常见。

在这些药物不良反应中,胃肠道症状(如胃部不适、胃痛、恶心、呕吐、胃胀等)、皮疹和中枢症状比较多。在用于缓解感冒症状时,NSAIDS 不良反应报道较少,而用于镇痛和抗风湿时的不良反应报道较多,这可能与疗程、药物剂量、原发疾病等多个因素有关。NSAIDS 用于感冒时,疗程较短,大多为 5~7d,且病情较轻,多为一般的细菌和病毒感染;而用于抗风湿和镇痛时,原发疾病多为一些慢性疾病,如类风湿性关节炎、强直性脊柱炎等,而且药物治疗疗程较长、剂量也较大,即使是小剂量的阿司匹林,如长期使用其安全性也不容乐观。

综合分析可知不良反应可能与长期用药、大剂量用药、合并 2、3 线抗风湿用药等因素有关,因此对于长期使用 NSAIDS、尤其是年龄大的患者应加强不良反应的临床监测和相关的健康教育,以避免严重后果的产生。

第十四节　降压药对血钾及血尿酸的影响

近年来一些研究显示血清尿酸是一种独立的高血压相关的危险因子,在原发性高血压患者中有 25%伴有血尿酸增高,经利尿治疗后为 40%~45%。利尿药对电解质的影响是另一个值得关注的问题,氯沙坦是血管紧张素Ⅱ受体 1(AT1)拮抗剂,是具有利尿排酸的降压药。吲哒帕胺和氢氯噻嗪是高血压治疗中常用的利尿药,单用有引起尿酸增高、血钾降低的不良反应。为此,现对氯沙坦与这两种利尿药合用对高血压患者血压、血钾、血尿酸的影响加以分析。

根据 1999 年 WHO/ISH 高血压防止指南的高血压诊断标准,选择轻、中度原发性高血压病人 60 例,男性 42 例,女性 18 例。经试验室肝肾生化检查肾功能、血钾、血尿酸值均在正常范围内。随机分 3 组。剔除继发性高血压、肾功能不全(Cr>250μmol/L)、心瓣膜病、哮喘、病窦综合征及有痛风病史者。

用药方法为:氯沙坦组,单服氯沙坦 50mg,po,qd;氯沙坦与吲哒帕胺组,氯沙坦服法同上,加服吲哒帕胺 2.5mg,po,qd;氯沙坦与氢氯噻嗪组,氯沙坦服法同上,加服氢氯噻嗪 12.5mg,po,qd。3 组疗程均为 8 周。

疗效判断分为显效:DBP 下降>10mmHg 并降至正常,或 SBP 下降>20mmHg;有效:DBP 下降<10mmHg 但降至正常,或 SBP 下降 10~19mmHg;无效:未达到标准。

结果与治疗前相比,治疗后 3 组血压下降效果明显(P<0.01);氯沙坦组和氯沙坦+氢氯噻嗪组血尿酸治疗后明显降低(分别为 P<0.01,P<0.05),氯沙坦+吲哒帕胺组无明显变化(P>0.05);3 组治疗前后血钾无明显变化(P>0.05)。氯沙坦有降低尿酸的作用,与吲哒帕胺或氢氯噻嗪合用有协同降压作用,并可改善单用吲哒帕胺或氢氯噻嗪所引起的血钾下降、尿酸升高的不良反应。

第十五节　药源性心血管疾病

一、药源性心力衰竭

药源性心力衰竭主要是由于药物对心肌细胞的直接毒性,引起心肌细胞变性、坏死,导致心肌细胞收缩无力,或影响心脏传导系统,诱发心律失常,使心脏泵血功能发生障碍而诱发。其他如可引起心肌缺血、过敏性心肌炎或急性过敏性心包炎的药物也可引起心力衰竭。导致药源性心力衰竭的药物有:

(1)抗心律失常药:胺碘酮(amiodarone,乙酰碘呋酮)、丙吡胺(dispyramide,吡二丙胺)、普罗帕同(propafenone,丙胺苯丙酮)。

(2)强心药:洋地黄类中毒、强心苷中毒。

(3)降血压药:呱乙啶、卡托普利。

(4)拟肾上腺素药:多巴胺等尤其应注意的是这些药物与茶碱等合用时更易引起心衰。

(5)抗精神失常药:氯丙嗪(冬眠灵)长期使用锂盐、甲丙氨酯等可诱发心衰;三环类抗抑郁药通过抗胆碱能作用,直接抑制心肌及膜通透性改变等机制对心肌起作用,干扰心率、心律及心肌收缩力。可发生窦性心动过速,心电图改变,并可导致传导阻滞、室性期前收缩及室颤等。老年人或心脏病患者用此类药可发生猝死,应用治疗剂量即可使原有心力衰竭加重,约 3% 过量的患者有危及生命的并发症。服用丙米嗪 2g 以上者,46% 发生严重的心脏并发症。

（6）抗肿瘤药：部分抗肿瘤药可诱发心肌损害，严重时临床多以心衰为主要表现。如阿霉素、柔红霉素、环磷酰胺，主要是直接心脏毒性。

二、药源性心律失常

药物非治疗目的的引起的心律失常，或导致原有的心律失常加重。药源性心律失常的类型多种多样，如持续或非持续性室速、扭转型室速（TDP）、心室扑动或心室颤动、室性早搏和室上性心律失常及传导阻滞等。导致药源性心律失常的药物主要为抗心律失常药、钙拮抗药、抗病原体药、抗抑郁药、皮质激素类药、其他药物如氨茶碱、抗组胺药物、抗肿瘤药、正性肌力药、抗凝血药、有机磷农药中毒等。

三、药源性高血压

药源性高血压临床表现为用药后出现高血压，或高血压患者在治疗过程中血压进一步升高或出现反跳甚至发生高血压危象。引起药源性高血压的药物很多，包括交感神经兴奋药、抗抑郁药、肾上腺皮质激素、非甾体抗炎药和口服避孕药。其发病机制复杂，主要有水钠潴留、细胞外液增加、停药综合征等。偶尔出现高血压脑病、脑血管意外和肾功能不全等严重并发症。引起药源性高血压的药为：含钠盐药物、皮质激素、性激素及同化激素、非甾体抗炎药、口服避孕药、抗抑郁药、直接作用于血管平滑肌的药物、麻醉药物、抗高血压药物的反常效应与停药综合征、其他药物：重组人促红细胞生成素、环孢素。

四、药源性低血压

应用药物后引起血压下降，并且伴有头昏、乏力、嗜睡、精神不振、眩晕，甚至出现昏厥等临床症状，成为药源性低血压。引起药源性低血压的药物有：

（1）血管扩张药如硝酸甘油、硝酸异山梨醋酯、亚硝酸异戊酯、硝普钠，其他如硝苯地平、异山梨酯等也可引起体位性低血压；血管紧张素转换酶抑制剂如卡托普利、依那普利等，在正常剂量下，少数人可发生体位性低血压或低血压症。

（2）中枢神经和周围神经抑制药如镇静催眠药和抗癫痫药苯二氮卓类药地西泮（安定）、硝西泮（硝基安定）；巴比妥类、苯妥英钠等治疗量对正常人的心血管系统无明显影响，当较大剂量或静脉注射速度过快时可抑制延髓血管中枢引起血压下降；硫酸镁、澳丙胺太林；利血平、甲基多巴、可乐定等均可致低血压。

（3）抗精神病药例如氯丙嗪可翻转去甲肾上腺素的升压效应，同时还能抑制血管运动中枢和直接舒张血管平滑肌而降低血压。抗抑郁药米帕明（丙咪嗪）、阿米替林、马普替林、苯乙肼等，口服给药可发生位置性低血压。多易引起老年人、高血压和动脉粥样硬化患者发生低血压，发病率约为4％，应引起临床工作者的高度重视。

（4）其他药物：a. 抗病原微生物药物如：青霉素、氨基糖苷类、磺胺类和某些头孢菌素类等，容易导致变态反应，一般均可扩张血管，使血压下降，引起药物性低血压。低血压持续时间长短不等，严重者导致过敏性休克；b. 解热镇痛药物如：水杨酸类如阿司匹林、吡唑酮类如安乃近等具有解热镇痛、抗炎、抗血小板等作用。少数过敏体质患者用药后可出现低血压;年老体弱、血容量不足患者,过量使用后导致大量出汗,造成血容量减少、血压下降,甚至易出现血压骤降及低血容量性休克的危险;c. 生物工程药物:粒细胞集落刺激因子和粒细胞-巨噬细胞集落刺激因子这两种具有促进血细胞增殖分化和动员白细胞释放功效的药物,在用药初期约有 15%~30% 患者可发生死血压。干扰素可致血压不稳定,使血压忽高忽低。白介素-2(IL-2)可致血压下降、心肌炎、心绞痛、心肌梗死个别患者早期用药可出现心肌损伤,应及时停药。

五、药源性肺动脉高压

肺动脉高压系多种原因引起的肺循环压力高于正常的病症,以肺血管床的进行性闭塞为主要特征,多继发于心肺疾患或肺血管本身病变,少数为原发,其中部分可能与药物有关。引起药源性肺动脉高压的药物分为四类:

(1)经过大规模连续性试验明确致药源性肺动脉高压的药物和毒素有阿米雷司、减肥药芬氟拉明、右芬氟拉明以及毒性菜籽油。

(2)虽然未经大规模试验满专家研究认为可致药源性肺动脉高压的药物有苯丙胺和 L-色氨酸。

(3)可疑病例报告的药物有偏苯丙胺、可卡因及抗肿瘤药物博来霉素、环磷酰胺、依托泊苷、丝裂霉素等。

(4)相关可疑、但尚缺乏证据的药物有口服避孕药、雌激素疗法、抗抑郁药。

六、其他药源性心血管疾病

(1)药源性心肌缺血:药物致冠脉"窃血现象"。引起窃血现象的代表药物有双嘧达莫(潘生丁),其扩张正常小冠状动脉明显,对狭窄的小冠状动脉扩张作用不明显,使流向非缺血区的血流量增加,流向缺血心肌血流量减少,表现症状加重或心电图 S-T 段改变;长期使用 β-受体阻滞药突然停药可致心肌缺血、不稳定型心绞痛,甚至出现心肌梗死或猝死,主要原因是停药后心率突然加快致心肌耗氧增加,而氧供相对不足,导致心肌细胞的收缩功能受损,特别是短效 β-受体阻滞药突然停药时更易发生;短效钙通道阻滞剂硝苯地平可使血管舒张,外周阻力下降,反射性引起心动过速,增加心肌耗氧量,冠状动脉供血不足症状加剧,可致突发性血管舒张和心绞痛恶化,甚至导致死亡。因此使用该类药物治疗高血压时最好换用长效制剂;药物诱发冠状动脉痉挛致心肌缺血,如去甲肾上腺素、多巴胺等可兴奋冠状血管上的 β-受体,产生收缩血管效应,可诱发动脉痉挛致心肌缺血;洋地黄类强心苷在达到一定血药浓度时,有直接或间接收缩冠状血管作用,所以冠脉病变显著者,慎用洋地黄类制剂;抗代谢药氟尿嘧啶可引起心肌缺血,多在开始用药几小时至停药后 18h 内出现,停药或服用止痛药、硝酸酯类药物可缓解。发生率为 10%;其他如腺苷、甲状腺素、苯丙胺、β-受体激动药、咖啡因、双嘧达莫、麦角胺、茶碱、长春碱、长春新碱等均可引起心肌缺血。

(2)药源性血栓栓塞性疾病:有些药物可引起动脉血栓形成,导致血栓栓塞疾病(TED),多由于药物的化学刺激或机体凝血功能的影响。TED 以静脉血栓最常见,死亡率为1%~2%。深部静脉血栓(DVT)常见于下肢和骨盆静脉,肺循环中静脉血栓破裂沉积可致肺栓塞。静脉内注入四环素类、红霉素、青霉素、万古霉素、两性霉素B、放线菌素D、丝裂霉素等抗生素也可引起血栓栓塞性疾病。

(3)过敏性心肌病变:所有可致严重变态反应的药物均可以引起过敏性心肌病变。较常见的药物主要有青霉素类、头孢菌素类、磺胺类、链霉素类、四环素类、二性霉素B、破伤风抗毒素、阿米替林、螺内酯、苯妥英钠、保泰松、多巴胺、甲基多巴、多柔比星、对乙酰氨基酚、安乃近和卡马西平等。静注氢化可的松亦偶见有引起过敏性心肌炎。在无器质性心脏病时,本病的症状体征多突发,表现为心律失常,如期前收缩、阵发性心动过速、心房颤动、心脏停搏,心肌缺血、心肌损害及传导异常等,甚至心绞痛、心肌梗死、心力衰竭或猝死。

(4)瓣膜病变:药物引起的心瓣膜损伤较为罕见,但有报道麦角胺类药物中的甲基麦角胺除能引起心肌损伤外,长期服用能引起主动脉瓣膜损伤,造成瓣膜狭窄及反流,停药后可好转。此药尚能引起心内瓣膜纤维化。最近又研究发现,食欲抑制剂(减肥药)可致二尖瓣、主动脉瓣和三尖瓣疾病,如服用芬氟拉明、芬特明的病人出现二尖瓣伸长、增厚、变白及翻转,从而影响心脏功能,严重者须外科手术做瓣膜置换手术治疗。许多研究均支持食欲抑制剂与瓣膜疾病有关,部分国家已禁用此类药物。

第十六节　β-内酰胺类抗生素药动药效学研究概况

β-内酰胺类抗生素是临床应用最广泛的一类抗感染药物。以往的研究将药动学(PK)和药效学(PD)分隔开评价疗效和设计给药方案,但抗生素作用对象不是人体组织细胞,而是细菌,所以要综合考虑药物、人体、病原微生物三者之间相互关系。PK/PD综合参数为反映三者关系、评价抗菌药物疗效提供了重要指标。

目前,根据抗菌药物PK与PD的相关性,将其分为三类:①浓度依赖性药物:其特点是药物的抗菌活性表现为浓度依赖性,浓度越高、抗菌活性越强。药物的杀菌作用取决于峰浓度(C_{max}),而与作用时间关系不密切。故可以通过提高C_{max}来提高临床疗效,但不能超过最低毒性剂量。其代表药物有氨基糖苷类、氟喹诺酮类、酮内酯类、两性霉素B等。目前,用于评价浓度依赖性药物杀菌作用的PK/PD参数主要有$AUC0-20/MIC$($AUIC$),C_{max}/MIC。②时间依赖性药物并且半衰期较短的药物:其特点是抗菌活性与药物同细菌接触的时间密切相关,而与峰浓度关系较小。其代表药物有大多数的β-内酰胺类、林可霉素类等。目前,用于评价时间依赖性药物杀菌作用的PK/PD参数主要有血药浓度大于MIC的时间($T>MIC$)和MIC值以上的AUC部分($AUC>MIC$)。③时间依赖性且抗菌活性持续时间(如PAE或$t1/2$)较长的药物:如阿奇霉素等大环内酯类、链霉素、碳青霉烯类、糖肽类、唑类抗真菌药等。抗菌药物主要的PK/PD参数为$AUIC,PAE,t1/2\beta$等。现对β-内酰胺类抗生素的PK/PD特性以及临床研究资料作一概述。

一、药动学特性

药动学是决定抗菌药物在感染部位是否可达到有效浓度的决定因素。生理屏障使某些部位的药物浓度较低,如血脑屏障会使大多数药物的脑脊液浓度较低,但炎症时血脑屏障的通透性可增加。β-内酰胺类抗生素在脑脊液中分布:脑脊液/血药浓度比≥50%者有拉氧头孢等;脑脊液/血药浓度比在5%~50%,可达治疗水平者有青霉素、氨苄西林、替卡西林、头孢曲松、羧苄西林、哌拉西林、头孢他啶、头孢呋辛、头孢西丁、氨曲南、亚胺培南等;脑脊液药物浓度微量不能达治疗水平者有苯唑西林、阿莫西林、头孢唑啉、头孢噻吩等;脑脊液药物浓度甚微或不能测得者有苄星青霉素、克拉维酸等。头孢菌素类和青霉素类大多品种主要经肾排泄。肾功能减退时,主要经肾排泄的药物消除半衰期($t1/2$)延长,应根据肾清除率(Clr)调整计量和给药间隔。头孢哌酮、头孢曲松等主要或部分经肝胆系统排泄,并有部分药物经胆汁排入肠道后重新吸收入血,形成肝肠循环。胆汁/血浓度比值较高的β-内酰胺类抗生素有哌拉西林(10~15),头孢哌酮(8~12),美洛西林(10),头孢曲松(10)。

二、PD 特性

(1)最低抑菌浓度(MIC)/最低杀菌浓度(MBC):是指抑制(或杀灭)细菌的抗菌药物最低浓度,是抗菌活性的重要指标。判定标准通常以 MIC50,MBC90 来表示,可比较不同药物的药效强度。β-内酰胺类抗生素为繁殖期快速杀菌剂,其 MBC 与 MIC 值比较接近。

(2)抗生素后效应(PAE):指细菌与抗生素短暂接触,当药物清除后,细菌生长仍然受到持续抑制的效应。目前的研究认为,在治疗浓度时青霉素类和头孢菌素类对 G-菌不产生 PAE,对葡萄球菌有中度 PAE。与青霉素和头孢菌素不同,碳青霉烯类对 G-菌与 G+菌均有中度 PAE。

(3)防耐药变异浓度(MPC):近年来,国外学者提出的新概念,指防止菌株发生耐药变异的抗菌药物浓度,可反映药物抑制菌株发生耐药性变异的能力。MPC/MIC 值越小,药物抑制菌株产生耐药变异的能力就越强。Zhao 等报道了青霉素 G 对大肠埃希菌和金葡球菌的 MPC 以及相关药动学数据,青霉素 G 对金葡球菌的 MPC 值($0.22\mu g/ml$)均低于各自的血浆峰浓度 Cmax($510\mu g/ml$),MIC99 为 $0.014\mu g/ml$,MPC/MIC99 为 16;青霉素 G 对大肠埃希菌的 MPC($300\mu g/ml$)值均低于各自的血浆峰浓度 Cmax($510\mu g/ml$),MIC99 为 $2.4\mu g/ml$,MPC/MIC99 为 120。临床给药中保证抗菌药物 Cmax 在 MPC 以上可以防止耐药变异菌株的产生,避免细菌对目前临床应用的抗菌药物产生耐药。

三、人体内 PK/PD 试验

已有一些临床试验间接证明了 T>MIC 是预测杀菌率的最佳参数,Bodiy 等研究了β-内酰胺类抗生素连续给药对疗效的影响。羧苄西林与头孢孟多联合治疗有发烧体征的癌症患者,比较头孢孟多连续给药与间隔给药对疗效的影响。结果连续给药者的疗效好与间隔给药,但差异无显著性。按感染的类型和致病菌分类的亚组结果显示,连续给药者的有效率则高于间隔给药者,两者差异有显著性。

近年来的临床试验也证实了 T>MIC 是反映疗效的 PK/PD 参数。哌拉西林/他唑巴坦 4.5g,q8h 给药方案,对 MIC 值为 8～16mg/ml 的常见致病菌 T>MIC 可达 40%～50%;而哌拉西林/也唑巴坦 3.375g,q6h 给药方案对 MIC 值为 16～32mg/ml 的常见致病菌 T>MIC 可达 40%～50%。缩短给药间隔可使抗生素的杀菌活性增强。

Mattoes 等也得到类似结果:哌拉西林/他唑巴坦 4.5g,q6h 给药方案,对 MIC 值 ≤16mg/ml 的致病菌 T>MIC 可达 44%;而哌拉西林/他唑巴坦 3.375,q4h 给药方案对 MIC 值≤32mg/ml 的致病菌的 T>MIC 可达 42%。

头孢他啶治疗严重的腹膜内感染的临床试验表明,在血中和腹膜分泌物中,连续静脉注射的 T>4XMIC 占给药间隔的 90% 以上;而在腹膜分泌物中仅占给药间隔的 44%。连续静脉滴注后血中和腹膜分泌物中的药物浓度明显高于 q8h 给药。

抗生素治疗的目标是有效根除病原菌,并尽可能减少药物的不良反应。上述试验表明,β-内酰胺类抗生素的临床给药方案应结合该药物的 PK/PD 参数,使 T>MIC 占给药间隔的 40%～50% 才能达到有效的杀菌作用。但对 PAE 较长的 β-内酰胺类抗生素,给药间隔由 T>MIC 与 PAE 共同决定,大部分 β-内酰胺类的 PAE 不明显,因此疗效主要由 T>MIC 决定。

PK/PD 理论可以指导临床用药,对一些 T1/2 或 PAE 较长的抗生素,可以减少给药次数,提高患者的依从性和简化临床护理工作。如头孢曲松 T1/2 为 8.5h,12～24h 给药一次就能维持血浆药物浓度而不降低疗效。头孢地尼(cefdinir)具有较长的 PAE,而且浓度仅 0.03～0.06mg/L 就可以提高人体吞噬细胞的吞噬效率和指数。头孢地尼对常见菌的 T>MIC 较头孢克洛延长,根据 PK/PD 理论和临床实践,头孢地尼适于 qd 给药方案,从而有利于提高患者的依从性,减少不良反应的发生率。

以上主要探讨 PK/PD 参数对预测 β-内酰胺类抗生素抗菌疗效的重要性,掌握 PK/PD 参数对指导临床合理应用抗生素,提高药物的疗效和减少不良反应等具有重要的意义。

第十七节　黄连素抗心律失常刍议

黄连素又称小檗碱,是从黄连、黄柏等药材中提取的生物碱。黄连素一直以来被作为抗菌药物应用于临床,动物实验及临床观察发现,黄连素抗心律失常作用明确,对快速型心律失常疗效明显。其抗心律失常作用的机理尚未完全明确,近年来研究发现,小剂量黄连素能增加乙酰胆碱的作用,而乙酰胆碱则可增高膜的钾电导。动物实验发现黄连素小剂量可兴奋心脏,大剂量则抑制心脏,并有抗心律失常作用。动物细胞电生理学实验证明,黄连素可使豚鼠心室肌动电位时程增宽(以 2 相为主),有效不应期延长。黄连素可分别延长心房、心室 ERP(有效不应期)和功能不应期,而对心房、心室相对不应期无影响,延长心肌 APD(动作电位时程)及 ERP,增加 ERP/APD 比值,有利于打断折返环并使之不易形成,这可能是黄连素抗心律失常的主要机制。其细胞水平的作用机制,可能与促进钙离子(Ca^{2+})跨膜内流有关。实验证明,黄连素能增加小鼠心肌内 Ca^{2+} 的浓度,并且随着黄连素剂量的增大,总 Ca^{2+} 浓度增加的幅度也有增大倾向。此外,近来研究还发现黄连素可有效地拮抗血小板和血管平滑肌的 α 受体,对 α 受体的抑制作用有助于室性心律失常的控制。

　　黄连素用于抗心律失常时的剂量稍高于用作抗菌药物时的剂量,需每次 0.4~0.6g,6~8 h 给药 1 次。黄连素可口服给药,安全、简便、毒副作用小、可较长期服用,这些优点是其他抗心律失常药物所无法比拟的。黄连素静注或静滴可出现血管扩张、血压下降、心脏抑制等不良反应,严重时发生阿斯氏综合征,可致死亡;静注还可引起肾功能损害,甚至引起尿毒症;肌注达不到有效浓度。这就限制了黄连素在紧急心律失常情况下的使用。黄连素治疗过程中,有少数出现胃肠道症状,包括上腹部不适、便秘、腹泻等,但症状轻微,不影响生活和治疗,服药后血常规、尿常规和肝功能均无异常改变,虽然部分病人的窦性心率有轻度减慢,但治疗前后平均心率经统计学检验并无显著变化。这提示对于成人,黄连素每日 1.2~2.0g 的剂量对窦性冲动形成和释放无明显影响,对各传导系统的传导亦未见不良影响。在与其他抗心律失常药物如慢心律、乙胺碘呋酮、心律平、利多卡因和心得安治疗的患者作对照的观察中发现,黄连素治疗组 2000 例患者中,有 84 例发生恶心、胃部灼痛、腹泻等胃肠道症状,未发生其他心律失常的不良反应,不良反应发生率为 4.2%。而用慢心律、乙胺碘呋酮、心律平、利多卡因和心得安等药物治疗的 2000 例病人中,发生胃肠道反应的 164 例,发生心动过缓、传导阻滞等其他心律失常的不良反应 44 例,发生头昏、头痛、咳嗽等不良反应 40 例,共有 256 例发生不良反应,发生率为 12.8%。两者比较有明显差异(P<0.001)。因此,可以说黄连素服用方便,无明显副作用,不失为临床治疗心律失常可选择的药物之一。

第十八节　缓控释技术在制剂中的应用

　　近年来高分子材料的发展促进了缓控释制剂的制备技术和新品种的开发,一种新的药物释放技术正在成为新药研发领域的"热点"与"亮点"。经过科技人员的不懈努力,口服缓控释制剂到已开发出十几种不同类型的缓释剂型。其中,以小丸胶囊型、骨架型、凝胶型、胃滞留型等四种缓控释剂型的研究发展较快,代表了现代制剂技术的新方向。

　　1. 缓控释小丸/胶囊

　　缓控释小丸根据其组成的结构不同,分为膜控型小丸、骨架型小丸以及采用骨架和膜控方法相结合制成的小丸三种类型。膜控型小丸是先制成丸芯后再在丸芯外包裹控释包衣层(材料可由药物决定),控制药物的释药速率;骨架型小丸是由药物与阻凝剂混合而制成的小丸,可以分为凝胶骨架小丸、蜡质骨架小丸、不溶性骨架小丸。采用骨架和膜控法相结合制成的小丸是在骨架小丸的基础上进一步包衣制成的,如在亲水凝胶骨架小丸外包衣,常可获好的缓控释效果。在小丸上可包不同缓释作用的包衣层、或包不同厚度包衣层或不包衣。此类制剂不论在体内、还是体外均可获得恒定的释药速率,胶囊内也可装入不同包衣层的小丸制成缓控释胶囊。

2. 缓控释骨架片

根据其制备原理、有效成分的释放方式和作用部位的不同,骨架型缓控释技术主要分为不溶性骨架缓释片和溶蚀性骨架缓释片两种。①不溶性骨架缓释片:制备水不溶性骨架缓释片工艺方法极多,常用材料有乙基纤维素、聚乙烯类、丙烯酸树脂类等。由于难溶性药物从骨架内释出的速率太慢,因而水溶性药物较适合此种骨架缓释片。如吲哚美辛、茶碱配以低黏度级别的乙基纤维素,再与少量润滑剂干混后可直接压片。②溶蚀性骨架缓释片:此种片剂以惰性的脂肪及蜡类基质为骨架材料与药物制成片剂,药物的释放是借脂肪酸酯及其盐或蜡质的逐渐溶蚀而实现,其中 pH 值、消化酶对脂肪酸酯的水解速度均有一定影响。常用材料有:蜂蜡、氢化植物油、硬脂酸、聚乙二醇、巴西棕榈蜡、甘油硬脂酸酯、丙二醇硬脂酸酯和十八烷醇等。常用的致孔剂有微晶纤维素、聚乙烯吡咯烷酮、聚乙二醇 1500、聚乙二醇 4000、聚乙二醇 6000 和水溶性表面活性剂等,制备工艺方法多用凝结法和水分散法。

3. 亲水凝胶缓释片

此种缓释片以亲水性高分子聚合物为骨架材料,其制备方法较为简单。将药物、骨架材料和适量的辅料混合均匀制粒,压制成片剂即可。所制成的缓释片口服后在胃肠道消化液中膨胀形成凝胶,使释药时间延长,此种类型药物释放受胃肠道的生理因素、pH 值及蠕动速度影响较小。所用材料共包括四类:纤维素衍生物,非纤维素多糖类,天然胶类和乙烯基聚合物和丙烯酸聚合物等。

4. 胃内滞留片

该技术使片剂滞留于胃中,延长药物释放时间,改善药物吸收,利于提高生物利用度。其具有骨架释药特性,可视为特殊的骨架片。其片剂系由药物、及亲水性胶体及其他辅助材料所制得的口服片剂,属于流体动力学平衡的制剂,又称胃漂浮片。胃滞留片可应用的材料有羟丙基甲基纤维素、羟丙基纤维素、甲基纤维素、羧甲基纤维素钠等,也有用聚乙烯吡咯烷酮与聚乙烯醇联合,或羟丙基甲基纤维素、聚乙烯吡咯烷酮与聚乙烯醇联用,还可加蜡类溶蚀型轻质材料。

第十九节 甘草酸单铵的临床应用

甘草酸单铵是由中药甘草中提取的一活性成分,初始主要用于治疗病理性肝炎,近年随着临床药理研究的逐步深入和用药经验的日趋丰富,已拓宽到许多疾病的治疗之中,现简介如下:

1. 婴幼儿哮喘

鉴于该剂的皮质醇样作用,抑制肥大细胞释放组胺,使磷脂酸 A2 活性降低,前列腺素 E2 生成减少,阻抑致敏性慢反应物质的生成,并促进上皮细胞产生多糖,对婴幼儿哮喘呈现有益作用。用法为:半岁以内 10ml/次;0.5~1 岁,15ml/次;2~3 岁,30ml/次。加入液体 100ml 中静滴,每日 1 次,5 d 为 1 个疗程。平均用药后 2.64 d 平喘,哮鸣音 3.46 d 消失,总有效率 94.3%。

2. 乙型脑炎

利用该剂的抗炎、抗病毒和免疫调节作用,在综合疗法的基础上,加用本剂 60～100ml/次,稀释后静滴,治愈率 91.7%,病死率 5%;仅用综合疗法者病死率 7%,治愈率 86%,明显逊于用药组。

3. 溃疡性结肠炎

应用本品 60～80ml/次,保留灌肠(每日 1 次),配合柳氮磺胺吡啶(SASP)口服,4 周为 1 个疗程,效果显著,疗效优于锡类散灌肠配合口服 SASP。

4. 肺结核

浸润型结核强化治疗期伍用本剂,可使病变明显吸收,好转率、空洞闭合率、满疗程后病变完全吸收率、强化期 ALT 异常率,均明显优于不用者。该剂的保肝利胆、抗毒、抗过敏、抗炎作用对消除化疗副作用,增强抗痨药疗效十分有益。

5. 肾病综合征出血热急性肾衰

加用该剂 60～100ml/d,静滴,对减少低血压休克出现率、缩短少尿期病程和程度,减少尿蛋白和尿素氮的出现率十分有效,可使肾衰的出现率由 10.2% 降至 2.1%,病死率由 2% 降至 0.8%。

6. 溶血性贫血

对各类溶血性贫血,包括应用激素后效果不理想者,应用本品静滴,7～10 d 为 1 个疗程,可迅速改善症状,提升血红蛋白,总有效率达 97%。预防吗啡硬外手术后镇痛并发症:对 127 例患者随机分组配对研究发现,用药组术后 24 h 皮肤瘙痒发生率由 30.6% 降至 3.1%,恶心呕吐发生率由 27.6% 降至 7.6%,作用优异且无毒副反应出现。

7. 带状疱疹

应用本品 100ml/次,加入液体中静滴,每日 1 次,3 d 止痛痒 80%。

8. 过敏性紫癜

用量 60～80ml/d,静滴,总有效率 96.2%,在起效时间、消失日期、尿蛋白阴转等方面,均优于常规疗法组。再生障碍性贫血:应用康力龙或达那唑配合该剂治疗 9 例,随访 9～12 个月,治愈两例,缓解 5 例,进步两例,9 例单用前者的对照组分别为 1、4、5 例。

9. 皮肤科疾病

(1)银屑病:研究发现,该剂对活动性患者的细胞免疫缺陷有调节作用,应用本剂 20～30 d 为 1 个疗程,可于用后第 2 周显效,与其他药物呈协同作用。

(2)玫瑰糖疹:本剂有激素样作用而无激素的不良反应,还能诱导 γ-干扰素的产生。每次应用 80ml,加入 500ml 液体中静滴,每日 1 次,15 d 为 1 疗程,对玫瑰糖疹有效率 100%,治愈率 95.7%,其中用药 1 个疗程痊愈率 81%,2 个疗程 91.7%。

(3)顽固性湿疹:每日用药,方法同上,10 d 为 1 个疗程,痊愈率为 69%,仅 3.5% 无效。

本剂安全性高,用药后偶见皮疹、一过性下肢浮肿,个别人有轻度血压升高,老年高血压患者宜慎用,必要时可口服双氢克尿塞对抗。

第二十节 泌尿生殖系统感染用药

泌尿生殖系感染的治疗药物有哪些？如何选择泌尿生殖系感染的治疗药物才能有效防止反复发作，是很多泌尿系炎症患者深深苦恼的问题。泌尿生殖系感染的治疗药物有哪些？很多患者用药的方式是，当有尿路刺激症状时便吃几片药，不管是抗生素还是中成药胡乱吃，然后会发现症状消失了，以为已经好了，就停止用药。或者症状没变化，就换另一种药接着试，殊不知，在用身体反复试药的过程中，身体内部的菌群已经产生药物抵抗，以及抗生素应用过多而导致的菌群失调，致使炎症伴随多年，越来越重，成为对身体伤害更大，恢复和治疗更棘手的疾病。

一、上尿路感染的药物治疗

对于轻度和中度的患者，给予口服氟喹诺酮类药物 7 天作为一线治疗。如果不适宜应用氟喹诺酮类药物，可用三代头孢菌素如头孢泊肟作为替代用药。如果有革兰阳性菌存在，推荐应用青霉素类加 ß -内酰胺酶抑制剂。如果病情严重，患者需要住院治疗。若不能口服，应该通过注射给药，如氟喹诺酮类药物、青霉素类加 ß内酰胺酶抑制剂、三代头孢菌素或氨基糖苷类。病情改善后可以改为口服给药完成 1~2 周的疗程。复发性 UTI 定义为过去的 12 个月中发生了 3 次，或 6 个月内发生 2 次 UTI。药物预防建议长期有规律睡前、或性活动后服用抗菌药。起始治疗为 4~6 周，并且视病情进展调整用药时间。但预防用药并不能改变疾病的自然病程，停药后有 60% 的患者发生复发。

复发性 UTI 推荐用药（睡前服用）：标准用药呋喃妥因 50mg/d；磺胺甲噁唑/甲氧苄啶 200mg/d40mg/d（每片含 400mg/80mg）；甲氧苄啶 100mg/d；磷霉素 3g/10d；爆发感染用药环丙沙星 125mg/d；诺氟沙星 200~400mg/d；怀孕期间用药头孢氨苄 125mg/d；头孢克洛 250mg/d。对抗菌药物治疗无效的患者应进行全面泌尿系统检查，如发现伴有尿路解剖畸形或功能异常，应予以治疗。

二、下尿路感染的药物治疗

如果怀疑下尿路感染，要进行尿常规检查以确定是否存在脓尿和血尿。传统诊断菌尿的标准是患者尿菌落计数超过 105/ml。通常尿培养并不是十分必要，因为致病菌和药物敏感状况很容易预测。只有那些症状不典型的 UTI 患者需要接受尿培养检查，以发现一些非常见病菌。推荐甲氧苄啶（TMP）、磺胺甲噁唑甲氧苄啶、喹诺酮类、ß、内酰胺酶抑制剂、磷霉素和呋喃妥因等药（任选一种）。治疗期限方面，单剂量给药清除菌尿的疗效显著低于长期用药。长期用药通常有更好的治疗结果。但甲氧苄啶、磺胺甲噁唑甲氧苄啶、诺氟沙星，环丙沙星和氟罗沙星给药 3d，取得的临床效果与长期用药是一样的。3 天磺胺甲噁唑甲氧苄啶治疗方案被认为是标准治疗。也有近期的研究显示 5~7d 的疗程效果更好。3 天喹诺酮类药物治疗方案，取得的疗效与 MP-SMZ 相同。ß、内酰胺酶抑制剂类在治疗急性膀胱炎方面较上述 2 种药物差。有研究结果显示，匹美西林一次

200mg,一日 2 次,连续 7d 的疗效、与诺氟沙星一次 400mg,一日 2 次的疗效相同。总体上,第一代和第二代口服头孢菌素类不推荐作为治疗急性膀胱炎的一线治疗。但第三代口服头孢菌素如头孢泊肟 200mg,一日 2 次,如同 TMP-SMZ 一样安全有效。3~7d 的磷霉素可以取得 86.7% 的清除菌尿疗效。建议 5~7d 疗程的呋喃妥因(一次 50~100mg,一日 4 次)治疗急性膀胱炎。

急性膀胱炎推荐用药:头孢泊肟,一次 100mg,一日 2 次,服 3 日;环丙沙星,一次 250mg,一日 2 次,服 3 日;磷霉素氨丁三醇,一次 3000mg,一日 1 次,服 1 日;左氧氟沙星,一次 250mg,一日 1 次,服 3 日;呋喃妥因,一次 50~100mg,一日 3 次,服 5~7 日;诺氟沙星,一次 400mg,一日 2 次,服 3 日;氧氟沙星,一次 200mg,一日 2 次,服 3 日;匹美西林,一次 200mg,一日 2 次,服 7 日;甲氧苄啶,一次 200mg,一日 2 次,服 5~7 日;磺胺甲噁唑/甲氧苄啶,一次 2 片,一日 2 次,服 3 日。

三、泌尿、男生殖系统结核的药物治疗

泌尿、男生殖系结核多原发于肾结核,经尿液传播至输尿管、膀胱、前列腺、输精管和附睾等器官,确诊后即应给予常规抗结核药治疗。如被侵器官破坏严重,无法恢复和功能丧失者(包括全肾钙化的所谓自家肾切除的肾脏),宜在抗结核药物治疗 2~4 周后行病灶切除手术。术后抗结核药物仍需持续治疗,视病情应用 6~12 个月。由于结核菌易产生耐药,故主张联合用药。肾结核治疗过程中应观察输尿管梗阻状况,必要时放置内引流支架管,以保持疗效和功能。应用链霉素易发生纤维化瘢痕,引起尿路梗阻,故目前除急性期外一般不选用。

根据 WHO 建议,抗结核药物治疗是在开始 2 个月强化治疗基础上进行的。强化治疗包括 3 或 4 个一日服用的利福平、异烟肼、吡嗪酰胺、乙胺丁醇(或链霉素)以杀灭所有的结核杆菌。强化治疗后是 4 个月的持续治疗期。其间只用 2 个药物,常用利福平和异烟肼,可一周 2~3 次。另泌尿生殖系统结核药治疗是一线治疗。现在的治疗期限已经缩短到 6 个月,而不是 40 年前的 24 个月。只是在复杂的病例,治疗期限才延长到 9~12 个月。不容忽视的是,目前存在耐药菌株,大部分只耐一种药物,也有耐 4 种药物的菌种。如果发生了耐药的情况,就需要从二线用药中挑选替代用药(乙硫异烟胺、丙硫异烟胺、氟喹诺酮类、克拉霉素、环丝氨酸、紫霉素和卷曲霉素)。但是,二线药物的不良反应要比一线药大。

第二十一节　甲硝唑临床之应用

甲硝唑属硝基咪唑类抗生素,又名甲硝达唑、川硝基羟乙唑、灭滴灵、灭滴唑。主要用于抗滴虫、抗阿米巴原虫和抗厌氧菌感染的治疗。在临床应用过程中,又发现其多种新用途。

1. 治疗感染性腹泻

口服甲硝唑,400mg/次,3 次/d;内服癫茄合剂,10mg/次,3 次/d,3d 为 1 疗程。有人报告用甲硝唑治疗成人感染性腹泻 35 例,经 1 个疗程治愈者 21 例,2 个疗程治愈者 6 例,

3 个或 4 个疗程治愈者 7 例,无效者 1 例。治愈率为 97.14%。

2. 治疗慢性溃疡性结肠炎

口服甲硝唑,400mg/次,3 次/d,15 日后改为 200mg/次,3 次/d,30d 为 1 个疗程。必要时,间隔 7d 后开始第 2 个疗程。有人报告应用甲硝唑治疗慢性溃疡性结肠炎患者 37 例,其中治愈率为 44.7%,总有效率为 95.2%。

3. 治疗伪膜性肠炎

口服甲硝唑,400mg/次,3 次/d,15d 为 1 个疗程。连续服药至症状消失为止。一般服药 2~5d 腹泻可停止。

4. 治疗消化性溃疡

口服甲硝唑,200mg/次,4 次/d,6 周为 1 个疗程。有人报告用甲硝唑治疗消化性溃疡病患者 140 例,经用药 1 周后,疼痛缓解率为 93.77%,近期治愈率为 92.85%,总有效率为 100%。疗效明显优于西咪替丁治疗的对照组。

5. 治疗咯血

0.5% 甲硝唑液 100ml,静脉滴注,2 次/d,5d 为 1 个疗程;咯血基本控制后,改用甲硝唑 400mg,口服,3 次/d,连用 7d。一般用药 3~5d 即可使咯血停止。对支气管扩张及肺部感染合并咯血者,尤为适宜。

6. 治疗呼吸系统疾病

内服甲硝唑,分 3 次口服,20~30mg/(千克体重·日)。疗程为 2 周。连续用药至症状消失为止。服药期间忌烟酒。用甲硝唑治疗上述呼吸道感染所致的久咳伴脓痰患者,疗效显著。用药后可迅速控制感染,改善自觉症状,疗效优于用诺氟沙星治疗的对照组。

7. 驱蛔虫

口服甲硝唑,饭后半小时服,400mg/次,连续服药 3d。有人报告 150 例,其中,驱虫总有效率为 54%,且副作用低。

8. 治疗内痔出血

口服甲硝唑,400mg/次,3 次/d,7 日为 1 个疗程。有人报告应用甲硝唑治疗内痔出血患者 121 例,一般用药 3~5d 便血停止,治愈率为 94.5%,总有效率为 98.7%。

9. 治疗疥疮

取复方甲硝唑软膏涂搽患处,每天早、晚各 1 次,3d 为 1 个疗程。治疗时患者需隔离,换出的衣物、被褥要做消毒处理。搽药后 3d 内不得沐浴与更衣,以保持药效。有人报告用复方甲硝唑软膏治疗疥疮患者 200 例,其中,治愈者 192 例,总有效率为 99%。另有人用 2% 甲硝唑地塞米松软膏治疗疥疮患者 870 例,其中治愈 508 例,总有效率为 97.3%。

10. 治疗足癣

先将患足用温水清洗抹干,将甲硝唑粉涂抹患处,每日早、晚各 1 次。7d 为 1 个疗程。有人报告用甲硝唑粉治疗足癣患者 91 例,其中治愈者 86 例,总有效率为 97.8%。

11. 治疗丘疹性荨麻疹

取 2% 甲硝唑霜涂搽患处,3 次/d。7d 为 1 个疗程。有人报告用 2% 甲硝唑霜治疗丘疹性荨麻疹患者 40 例,其中治愈率为 82.5%,总有效率为 90%。

12. 治疗银屑病

口服甲硝唑,200mg/次,3 次/d,10d 为 1 个疗程。有人报告 51 例,治愈者 16 例,总有效率为 78.5%。5 年临床治愈率约 33%,10 年以上为 25%。

注意事项:哺乳期妇女及妊娠 3 个月以内的妇女、患有中枢神经疾病和血液病的患者禁用;服用本品后,若出现运动失调及其他中枢神经症状时应停药;应用本品可出现头痛、失眠、恶心、呕吐、食欲不振、白细胞减少、膀胱炎、排尿困难、肢体麻木及感觉异常等副作用,一般停药后即可恢复正常。

第二十二节　多虑平临床拓用

多虑平是传统的三环类抗抑郁药,临床上主要用于治疗各种抑郁症。近年来研究发现,多虑平尚有很强的抗 H1 与 H2 受体作用,其拮抗 H1 受体的作用较传统的抗组胺药苯海拉明强 100 倍,是赛庚啶的 11 倍;与 H1 受体的结合力为一般抗组胺药的 800 倍。经临床验证,用多虑平治疗以下几种皮肤病有确切效果。

1. 荨麻疹

多虑平用于治疗荨麻疹,尤其对常规疗法不易控制的慢性荨麻疹、冷荨麻疹疗效佳,可替代一般抗组胺药作为首选应用,并优于传统的抗组胺药。临床医生用多虑平 25mg,一天 2 次口服,7d 一疗程,治疗慢性顽固性荨麻疹取得较好的效果。有人将 250 例慢性荨麻疹随机分成二组,分别用多虑平和苯海拉明治疗,结果病情完全控制者,多虑平组为 74%,苯海拉明组为 10%。

2. 皮肤瘙痒症

皮肤科医生用"复方多虑平片"(每片含多虑平 3mg,扑尔敏 10mg,强的松 1mg,咖啡因 50mg)2 片,每日 3 次,口服。治疗皮肤瘙痒病 32 例,疗效显著,有效率达 96.1%,且比单独应用 H1 受体拮抗剂扑尔敏的头昏、乏力、嗜睡等副作用明显减轻。

3. 神经性皮炎

用多虑平 25mg,一天 2 次口服,外涂乐肤液,一天 3 次。治疗神经皮炎 63 例,全部治愈,瘙痒消失,皮损变薄。其中治疗 15d 痊愈者 21 例,25d 痊愈者 28 例,30d 痊愈者 14 例,痊愈后重发者 18 例,用多虑平治疗仍有效。治疗期间有 33 例服药后出现口干、嗜睡、乏力等副作用,继续治疗均自然消失。

4. 慢性湿疹

临床医生用 5%多虑平霜外涂皮损处,治疗慢性湿疹 32 例,有效率达 86.1%,治愈后复发者用该药治疗仍有效。

5. 重症带状疱疹神经痛

有人用多虑平 25mg,早晚各 1 次或每晚 1 次口服(根据病人的耐受程度而定)。治疗用一般止痛药无效的老年带状疱疹,神经痛 12 例,平均年龄(67.4 岁),全部病例在服药 1~2 次后疼痛均有不同程度减轻,止痛时间平均 68d。一般在服药 3~4 次后疼痛即能忍受,疗程为 8~14d,平均 6~10d。副作用主要是口干、头晕、嗜睡等,未见心血管副作用。

6.带状疱疹后遗神经痛

用多虑平 25mg,每日 3 次口服。治疗 21 例老年带状疱疹后遗神经痛,有效率达 85.1%。

此外,将多虑平制成透皮制剂,用于封闭疗法,对各种皮肤病的瘙痒均有很好的止痒效果。因多虑平大剂量应用时还有抗胆碱作用,心血管病、青光眼、前列腺肥大的患者在患了皮肤病时应慎用。

第二十三节　维生素 E 功用拓展

维生素 E 又名生育酚。主要用于抗衰老、预防习惯性流产、先兆流产、绝经期综合征等。也可用于肌萎缩、肌营养不良、肝炎、肝硬化、冠心病的辅助治疗。临床上还发现可用来防治多种疾病。

1.治疗消化性溃疡

有人用维生素 E 配合硫糖铝、阿托品治疗消化性溃疡。服药后可使症状消失,溃疡愈合,治愈率为 78.4%,总有效率为 91.5%;对照组治愈率为 16.7%,总有效率为 26.3%。两组比较差异非常显著。用法:维生素 E 400mg,每天 2 次(在清晨及睡前空腹服),每次同时服硫糖铝 0.5g,阿托品 0.3mg,服药前后 1h 不进食。连续用药 4 周。

2.治疗产后缺乳

口服维生素 E 每次 200mg,每天 2~3 次,连续服药 5d。结果:用维生素 E 治疗产后缺乳 30 例,有效率为 90%。26 例 5d 内每次泌乳量超过 60ml(治疗前每次少于 10ml),与对照组有明显差异。

3.治疗宫内节育器引起的月经过多

内服维生素 E,每次 100mg,每 2 天 1 次,14d 为 1 疗程。根据病情可重复治疗,直至症状消失为止。

4.护肤

用 5%维生素 E 醋酸脂乳剂涂皮肤,每天 2 次,4d 后透皮水分损耗分别减少 19%和 24%。因维生素 E 能渗透至皮肤内部而发挥其润肤作用,故是理想的润肤剂,同时,维生素 E 对于防止紫外线损伤,保持皮肤弹性,延缓皮肤的老化进程均有作用。

5.防治黄褐斑

补给足量的维生素 E(每次 100mg,每天 2 次),或维生素 E 与锌剂合并使用,可防治黄褐斑。但应注意,连续用药 6 个月以上者,易引起血小板聚集和血栓形成等不良反应。应在医生指导下服用。

6.治疗多形红斑

有报导应用维生素 E 治疗多形红斑患者 75 例,治愈 70 例,好转 3 例,无效 2 例。用法:内服维生素 E,每次 75mg,每天 3 次。皮疹消退后再服 4~6d。局部痒者可外搽炉甘石洗剂。

7.治疗痛经

用维生素 E 防治痛经,效果极好。用法:口服维生素 E,每天 300mg。

8. 增加乳汁分泌

从孕期 37 周开始至分娩期间,每天口服维生素 E600mg。结果:应用维生素 E 后,哺乳期乳量明显增加。

9. 治疗新生儿硬肿症

新生儿硬肿症是寒冷、早产感染等因素引起的皮肤脂肪硬化和水肿,维生素 E 具有改善末梢循环,增加血流量,促进代谢的作用。每次给维生素 E 5~10mg,每天 1 次,肌肉注射,连用 5~7d,有明显的效果。

10. 治疗慢性腰腿痛

口服维生素 E,每次 100mg,每天 3 次。有显著的作用。

11. 治疗原发性面肌痉挛

用维生素 E 治疗原发性面肌痉挛患者 8 例,其中显效 5 例,好转 3 例。用法:每次 100mg,每天 3 次,3 个月为 1 个疗程。有一女性患者,治疗前每日阵发性抽搐 10 余次。每次跳动 30s。经用维生素 E 治疗 35d 后,抽搐偶有发生,每日最多 1~3 次,有时 2~3d 才 1 次,每次仅数秒钟。

12. 防治痔疮

内服维生素 E 治疗痔疮,可达到良好效果。除多年顽固性痔疮外,一般不需手术治疗。用法:口服维生素 E,每次 50mg,每天 3 次,温开水送服。

13. 治疗小腿肚抽筋(腓肠肌痉挛)

(1)维生素 E 10mg,口服,每天 3 次,7d 为 1 个疗程。

(2)维生素 E 5mg,在患侧委中穴及足三里作穴位注射,每穴位 2.5mg,每天 1 次,5d 为 1 个疗程。

14. 治疗口腔溃疡

据报道,用维生素 E 治疗口腔溃疡患者 67 例,其中 40 例系复发性口腔溃疡。用药后,22 例溃疡疼痛消失,2~3d 后创面愈合。19 例疱疹性口炎,用药 3~4d 后,疼痛消失,溃疡面上皮开始修复。用法:维生素 E 3g,糖精 0.1g,香草香精 0.15ml,乳糖 100g,研粉混合均匀后,涂布于溃疡面上,每天 3 次。另有人用维生素 E 配合黄连素治疗小儿复发性口腔黏膜溃疡患者,总有效率为 85%。用法:维生素 E 1 粒(100mg)与黄连素 1 片(100mg)混合,涂于患处,每日数次。

15. 预防重度妊高征

有人将 66 例轻度妊娠高血压综合征患者随机 2 组,对照组 33 例按常规处理,治疗组 33 例在正常处理的同时,口服维生素 E 0.1g,每天 3 次,连续服药至预产期止。结果:治疗组的平均动脉压、重度妊娠高血压综合征发生率及剖宫产率明显低于对照组。可见,维生素 E 具有预防轻度妊娠高血压综合征病情发展的作用。

第二十四节 雷尼替丁药用拓展

雷尼替丁,又名呋喃硝胺、甲硝呋胍、胃安太定、善胃得。本品可抑制夜间和食物激发的胃液的分泌量和浓度。主要用于胃酸过多、烧心的治疗。药效维持时间较长。雷尼替丁制剂有片(胶囊)剂和注射液。片(胶囊)剂:每片(胶囊)150mg。注射液:每支50mg。用法:口服。每次最大150mg,24h不超过300mg,早饭及睡前服。连用不超过7d。临床发现,雷尼替丁在治疗复发性口腔溃疡等疾病时也有好的疗效。现将10种新用途介绍如下。

1. 复发性口腔溃疡

运用雷尼替丁治疗复发性口腔溃疡,一般1~2d内止痛,3~5d内愈合,总有效率为100%,而用甲硝唑等治疗的对照组总有效率为85%,有显著的差异。用法:口服雷尼替丁,150mg/次,2次/d,或者用雷尼替丁研成细末,直接涂在溃疡面上,3次/d,直至症状消失止。

2. 流行性腮腺炎

应用雷尼替丁治疗流行性腮腺炎患者,其果显著,疗效明显优于用吗啉呱治疗的对照组。用法:口服雷尼替丁,15mg/kg·d,分2次服,连续服药3d。若发热过高,可配合物理降温。

3. 溃疡性结肠炎

运用雷尼替丁治疗溃疡性结肠炎患者,总有效率为95%,明显优于用柳氮磺胺吡啶治疗的对照组。用法:口服雷尼替丁,150mg/次,每日早、晚各1次,连续服用3月。

4. 疣状胃炎

应用雷尼替丁治疗疣状胃炎患者,多在一周内获得显著疗效,总有效率为87%,而对照组总有效率仅为33%,两组对照差异非常显著。用法:口服雷尼替丁,150mg/次,早、晚各1次,温开水送服,5周为1个疗程。

5. 嗜酸性筋膜炎

应用雷尼替丁治疗嗜酸性筋膜炎患者,疗效满意。一般用药1个月即可显效,半年后皮损局部得到恢复。用法:口服雷尼替丁,150mg/次,早、中、晚各服1次,温开水送服。

6. 血友病

应用雷尼替丁治疗血友病,可使血浆Ⅷ因子或Ⅸ因子浓度增加,临床症状得到明显改善,用药后12h可止血。用法:口服雷尼替丁,150mg/次,早、晚各1次。小儿用量按年龄递减,疗程为15d。另有人用雷尼替丁持续维持治疗,亦获佳效。

7. 非溃疡性消化不良

口服雷尼替丁用于治疗非溃疡性消化不良患者,效果显著,其中症状缓解率为76%,治疗组疗效明显优于对照组。用法:口服雷尼替丁150mg/次,2次/h,疗程为6周。

8. 慢性腹泻

本病可能导致肠壁肥大细胞增多,受刺激后释放组胺,引起肠道局部充血、水肿、平滑肌痉挛而出现的腹泻。雷尼替丁可以通过抑制组胺释放而起到良好的治疗作用。多数患者 1 周内即可大便成形,次数减少,而获得痊愈效果。用法:口服雷尼替丁,150mg/次,早、中、晚各 1 次,温开水送服。

9.荨麻疹

有人应用雷尼替丁治疗荨麻疹,效果满意,用药 1 疗程后显效率为 80%,总有效率为 90%。方法:取 5%雷尼替丁霜剂,敷贴于神阙、风池、血海穴,每穴 50mg,外盖 $3.5 \sim 6cm^2$ 胶布,每 3d 换药 1 次,2 次为 1 个疗程,连续用药至症状消失止。

10.单纯性疱疹

用雷尼替丁治疗单纯性疱疹,一般涂用 3~5 次后疼痛消失,早期病例不出现水疱,已有水疱者水疱干涸,均在 2d 内结痂。另有人用雷尼替丁治疗单纯性疱疹 29 例,均在用药 2~4d 内全部获得治愈。且愈后未见瘢痕发生。用法:取雷尼替丁胶囊(150mg)1 粒,将其粉末溶解于水中,制成溶液后外涂于患处,1~2h 换药 1 次。

应用雷尼替丁注意事项:八岁以下的儿童禁用本品;孕妇及哺乳期妇女禁用;肝、肾功能不全患者慎用;应用本品可降低维生素 B_{12} 的吸收,长期使用可导致 B_{12} 缺乏。

第二十五节　消炎痛人功用拓展

消炎痛又叫吲哚美辛,是 20 世纪 60 年代问世的非激素类解热镇痛抗炎药。主要用于治疗风湿性和类风湿性关节炎、急性痛风、骨关节炎等疾病。其抗炎、抗风湿作用比氢化可的松强两倍,解热镇痛作用比阿司匹林强,对炎性疼痛也有镇痛效果。近年来,在临床实践中发现,消炎痛除了具有解热、镇痛及抗炎等作用外,还可用于下列疾病的治疗。

1.结核性胸膜炎

应用消炎痛治疗结核性胸膜炎,其疗效在改善症状、退热、血沉恢复上,与糖皮质激素治疗的对照组比较,无明显差异。方法:口服消炎痛 25mg,3 次/d,疗程 3~4 周。实践者认为,在抗痨药物治疗基础上加用消炎痛。消炎痛尤其适用于不宜用糖皮质激素治疗者。须注意:结核性胸膜炎仍应以抗痨治疗为主要措施,消炎痛只是作为辅助治疗。

2.频繁遗精

应用消炎痛治疗频繁遗精患者,效果满意。遗精与体内前列腺素多量分泌有一定关系,因而抑制前列腺素产生的消炎痛可治遗精。方法:消炎痛 25mg,3 次/d,共 10d 左右,或消炎痛 50mg,每晚睡前服,共 10d 左右。治疗 12 例,遗精停止 9 例。

3.早产

用用消炎痛防止早产,使宫缩消失或减弱,有效率为 80%。实践者认为,前列腺素可诱发临产宫缩。消炎痛抑制前列腺素合成而抑制子宫收缩,延长孕期,防止分娩活动。用法:口服消炎痛 50mg,1 次/12h,早产症状消失后停药或改为 25mg/d 维持。

4.青光眼-睫状体炎综合征

用消炎痛治疗青光眼-睫状体炎综合征患者,一般用 3~5d 后眼压可恢复正常。方法:口服消炎痛 25mg,3 次/d。

5. 带状疱疹

应用消炎痛外用治疗带状疱疹47例,其疼痛、红斑、肿胀等主要症状可以改善,发病后10d内开始涂敷者,不管是否口服消炎痛,有效率为90%。方法:以1%消炎痛溶液涂患处,2~4次/d。

6. 盗汗

消炎痛可减少盗汗,特别是对于临终期患者身体衰弱而致的盗汗,消炎痛可减轻其因盗汗带来的痛苦而有助于临床护理。有人用消炎痛治疗小儿由于神经系统发育未成熟,交感神经兴奋性增高所致的多汗和睡觉出汗也取得较好的效果。方法:口服消炎痛,每次0.5~1mg/kg,3次/d。

7. 糖尿病

应用消炎痛治疗糖尿病,结果可降低血糖。其作用原理是,前列腺素可抑制胰岛素分泌,而消炎痛抑制前列腺素合成,增加胰岛素分泌。方法:口服消炎痛25mg,3次/d。糖尿病的治疗也应以降血糖治疗为主,如采用胰岛素治疗等,消炎痛仅可作为降糖治疗的一个补充手段。

8. 前列腺炎

口服消炎痛,可减轻由前列腺炎所引起的前列腺炎性疼痛。使用剂量:口服每次25~50mg,3次/d,7d为一疗程,有效率为87.6%。其中6例获得痊愈。

应用消炎痛注意事项:儿童对本品较敏感,用药后可因激发潜在性感染而死亡,故儿童用药时宜慎用;溃疡病、震颤麻痹、精神病、癫痫、支气管哮喘患者,肾功能不全者以及孕妇忌用;服用本品后可引起肝功能损害(即黄疸、转氨酶升高等症状);服用本品后,可抑制造血系统(粒细胞减少等,偶有再生障碍性贫血);服用消炎痛应在饭后,切忌空腹服用。

第二十六节 阿司匹林功用拓展

1. 治疗心脑血管疾病

阿司匹林可用于动脉粥样硬化、冠心病、脑血管病,其他栓塞性血管疾病的预防与治疗。由于阿司匹林具有抗凝作用,所以有改善血管弹性,疏通心、脑循环的作用。

2. 治疗男科及妇科疾病

阿司匹林用于男性避孕药,还可治疗痛经。因为阿司匹林可降低健康人精液中PGE和PGF浓度,可使精液中的前列腺素减少。

3. 抗肿瘤作用

阿司匹林可以减轻肿瘤引起的胃肠道症状,还具有抗肿瘤转移作用。此外,阿司匹林可缓解胰腺癌及结肠癌的疼痛。

4. 治疗腹泻

阿司匹林可降低cAMP,抑制霍乱毒素导致的肠分泌引起的腹泻,用于治疗人霍乱腹泻和其他类型的腹泻,并且对治疗小儿腹泻也很有效。

5. 阿司匹林可用于治疗胆道蛔虫

6. 治疗婴儿动脉导管未闭

具有前列腺素合成抑制作用的阿司匹林,能使大多数动脉导管未闭的婴儿患者动脉导管收缩、甚至完全永久关闭,解除呼吸道窘迫综合征和严重充血性心力衰竭,从而免除了外科结扎手术。

第二十七节　赛庚啶效用拓展

赛庚啶(二苯环庚啶)为抗过敏药,对抗体内组胺对血管、支气管平滑肌的作用,从而消除过敏症状。赛庚啶可用于荨麻疹、湿疹、过敏性和接触性皮炎、皮肤瘙痒等过敏反应。用法:口服。成人每日 4~20mg,分 3~4 次服。儿童:2~6 岁每次 2mg,每日 2~3 次;7~14 岁每次 4mg,每日 2~3 次。此外,临床发现赛庚啶还有治疗流行性腮腺炎等多种新用途。

1. 流行性腮腺炎

据报道,扑尔敏合用西咪替丁治疗流行性腮腺炎,具有良好疗效,并证明盐酸赛庚啶的 H1 拮抗作用比扑尔敏强 5 倍以上。由此试用盐酸赛庚啶 4~12mg/d(随年龄调整)和西咪替丁 20mg/(kg·d),分次口服,共 4~7d。结果:治疗 9 例中,痊愈者 8 例,治愈率为 88.89%。平均退热时间及腮腺消肿时间,明显优于服用病毒唑、板蓝根外加敷中药者。

2. 小儿厌食

口服赛庚啶,2mg/次,3 次/d,连服 10~15d。一般用药后多在 1~5d 显效,治疗 5d 以上无效者,继续应用也多无效。停药后复发者,再用本品仍有效。另有人应用赛庚啶治疗 64 例小儿厌食症患者,有效者 85.8%。多数学者认为,赛庚啶仅适宜于非器质性体重下降如神经性厌食、肺结核的消耗状态等。对健康但身高体重低于标准的儿童不提倡使用。

3. 支气管哮喘

口服赛庚啶,4mg/d,3 次/d,10d 为 1 疗程。一般用药 2~3d 后,症状即可缓解或明显减轻,总有效率 97.5%,疗效显著优于用泼尼松、地塞米松治疗的对照组(总有效率 87. 5%)。

4. 小儿喘息性支气管炎

赛庚啶 0.25mg/(kg·d),分 3 次口服,5d 为 1 个疗程。宜同时加用抗生素。结果:显效率为 55.4%,总有效率为 92.3%。一般治疗第 2d 痉咳、气喘、喘鸣即明显改善,饮食增加,精神好转。疗效优于用氨茶碱、异丙嗪治疗的对照组。

5. 闭经—泌乳综合征

口服赛庚啶,16~24mg/d。有人报告,以赛庚啶治疗 15 例女性患者,26 周后 10 例血催乳素检测下降,月经恢复正常,7 例泌乳减少,2 例泌乳停止。

6. 倾倒综合征

该病发生于胃部分切除术后,出现食后腹胀、恶心、呕吐、腹部绞痛、腹泻等胃肠症状,以及出汗、面色苍白、心悸等神经血管症状。饭前 1~2h 口服赛庚啶,可获得显著疗效。

7. 治疗偏头痛

口服赛庚啶,2mg/次,3次/d,以后每日增加2mg,逐渐增加至12~20mg/d,6个月为1个疗程,停药3~4周后开始下一个疗程。一般用药2周内见效。预防用药可在服药后30min发挥作用。

8. 肝病性瘙痒

淤胆型肝炎、胆汁性肝硬化、肝炎后肝硬化等患者,常产生难以忍受的皮肤瘙痒,影响入眠和康复,常用抗过敏剂多难奏效。采用赛庚啶治疗8例淤胆性肝炎并严重瘙痒,经用激素、扑尔敏等无效者,改服赛庚啶,4mg/次,3次/d,温开水送服。一般服药3d后症状改善,总有效率为87.5%。

9. 内耳眩晕症

口服赛庚啶,12mg/d,加低分子右旋糖酐250ml/d静滴治疗,有效率为88.5%,于用药1~2d眩晕减轻,3~5d停止。

10. 注意事项

机动车驾驶员、高空作业者,以及年老体弱患者慎用赛庚啶;服用赛庚啶可引起嗜睡、口干、乏力、头晕、恶心等副作用;青光眼患者禁用。

第二十八节 尼莫地平临床拓展

尼莫地平又名尼莫通、硝苯吡酯,具有抗缺血和抗血管收缩作用,能扩张脑血管,增加脑血流量,对局部缺血有保护作用。临床上主要用于预防和治疗蛛网膜下腔出血、脑血管痉挛、中风、偏头痛、高血压等。在实际应用中,发现其有不少种新用途。

1. 治疗脑动脉硬化、老年性脑功能障碍

有人报导,根据病人症状的轻重,以尼莫地平每日50mg,或每次30mg,每日3次进行治疗。结果:接受尼莫地平治疗组显效率为70%,对照组仅为24.1%。

2. 治疗顽固性呃逆

相关文献报导,应用尼莫地平治疗顽固性呃逆15例,效果显著。用法:口服,每次60mg,每日3次。结果:15例患者全部获得治愈。除1例服药6次外,其余服药1~3次即止呃逆,治程中未见不良反应。

3. 治疗突发性耳聋

有人用尼莫地平治疗突发性耳聋患者100例,总有效率为71%。用法:口服,每次40~60mg,每日早、晚各1次,5d为1疗程,一般用药3~4个疗程。

4. 治疗颈椎病

文献报道,颈椎病100例,除按常规治疗外,加服尼莫地平,每次20mg,每日早、中、晚各1次。30d为1个疗程。结果:治疗组有效率为92%,对照组为76%。两组的疗效有显著差异。

5. 治疗消化性溃疡

据报道,用尼莫地平治疗消化性溃疡患者60例,疗效显著。用法:口服,每次10mg,每日3次。1组30例疗程8周;Ⅱ组30例长期用药。结果:Ⅱ组溃疡治愈率为83.3%。1

组 6 个月复发率为 34.6%,12 个月复发率为 73.1%,而Ⅱ组 6 个月内未见复发,12 个月内仅有 1 例复发。尼莫地平长期服用,可以有效地预防溃疡病的复发,而且价格低廉,值得推广。

6. 治疗重症病毒性脑炎

有报道称,在常规治疗的基础上,加用尼莫地平治疗重症病毒性脑炎患者 25 例,其中治愈 21 例,好转 4 例,总有效率为 100%。对照组 27 例,治愈者 5 例,好转者 13 例,无效者 9 例,总有效率为 66.67%。两组比较有显著差异。用法:每日每公斤体重 1.5~3mg,分早、中、晚 3 次口服。30d 为 1 个疗程。

7. 治疗脑梗死后癫痫

用尼莫地平治疗脑梗死后癫痫患者 38 例,经用药 1~10d 得到控制者 20 例,20~30d 得到控制者 10 例,1~6 个月(平均 4 个月)得到控制者 8 例,随访半年以上,有 2 例复发。

8. 治疗肺心病

有人报导,在吸氧、抗感染、纠正水、电解质、酸碱失调等治疗的同时,加用尼莫地平治疗肺心病患者,获得显著的效果。方法:治疗组 58 例,内服尼莫地平,每次 60mg,每日 3 次,温开水送服,同时应用抗感染、吸氧等对症治疗。5 周为 1 个疗程。总有效率为 91.4%。对照组 40 例按传统方法治疗,总有效率为 67.5%。两组疗效对比有显著差异。

9. 治疗老年性痴呆

用尼莫地平治疗老年性痴呆患者 15 例,其中多发梗死性痴呆 9 例,Alzheimer 型老年性痴呆 6 例,中度痴呆者 9 例,严重痴呆者 6 例。治疗方法:每日 80~160mg,分 4 次内服。15 例中,13 例每日服 160mg,2 例每日服 80mg。平均疗程 2 个月。结果:显效者占 20%,进步者占 60%,无效者占 20%。治程中未见明显副作用。

10. 治疗银屑病(牛皮癣)

用尼莫地平治疗银屑病患者,效果颇佳。用法:口服,尼莫地平 60mg,每日 3 次,连服 3 周为 1 个疗程,间隔 3~5d 服第 2 个疗程,一般治疗 2~3 个疗程。结果:用尼莫地平治疗银屑病(进行期),总有效率为 87%(皮损完全或一半以上消退)。明显优于仅用维生素 B_1、维生素 B_6、维生素 K_4 等治疗的对照组。

11. 治疗新生儿缺氧缺血性脑病

报告称,将 57 例患儿随机 2 组,治疗组 30 例,对照组 27 例。对照组予综合治疗,观察组在综合治疗的基础上,于入院后 48h 内口服或鼻饲尼莫地平,每 8h 1 次,每次每千克体重 1mg,10d 为 1 个疗程。结果:观察组显效 21 例,总有效 28 例;对照组显效 5 例,总有效 16 例。另有人在常规治疗的基础上,加用尼莫地平治疗该病 55 例,总有效率为 98.2%,且治程中未见任何不良反应。

徐思羽　杨　晔　撰

临床中药学

第一章　临床中药学概论

第一节　概　　述

临床中药学是一门在中医药基本理论指导下,以患者为对象研究合理有效与安全应用中药的科学,开展临床中药学对于提高合理用药水平与临床疗效、降低中药毒副反应的发生,避免药源性疾病的出现,减少药品资源浪费,服务临床与科研等,均有极为重要的意义。

中国医药是中、西并存,共同发展的结构体系。但是,在现代医学临床药学取得巨大成就的今天,祖国医学与药学同临床在相当大的范围内仍处于脱离状况。然而,为了振兴祖国传统医学,就必须重视与开展临床中药学。

1.开展临床中药学研究的意义

多年来,全国上下均十分重视"振兴中医"工作,然对中药却仅局限于利用范畴,对临床中药学则视而不见。殊不知中医防治疾患离不开中药,中药若不能发挥预期的疗效,则必然影响中医的发展。因此,开展临床中药学研究具有重要的现实指导意义。临床中药学的基本任务是:

(1)降低药源性疾病的发生率

中药与西药一样也存在不良反应。据统计,除传统认为有"毒"的中药存在毒副作用外,尚有近百种常用中药及中成药亦会产生不良反应。例如服用人参,部分人会出现低血钾、四肢抽搐;服用三七粉时,有人发生过敏性休克;久服海藻导致甲状腺机能亢进;长期应用甘草及其制剂可引起假性醛甾酮增多,水钠潴留、肢体水肿等;鸦胆子贴敷导致患者过敏性休克等,此类中药不良反应事件不胜枚举。

(2)提高中药品种的质量

药材的品质是临床中药学的主要研究内容,中药物种多、来源广,由于各地区、各民族用药习惯及药材命名的不统一,使得中药品种同名异物、同物异名的混乱状况极为普遍。以透骨草为例,以其名入药者就达20多个品种,其中有些种类之间形状差异明显,成分、功效亦不相同,若不辨明真伪则必然影响临床疗效。此外,药材的储存是临床中药学的又一重要内容。中药的贮存保管妥善与否,会直接影响到药品的质量及临床疗效。《本草蒙筌》载:"凡药藏储,宜常提防。倘阴干、暴晒,未尽去湿,则蛀蚀霉垢,朽烂不免为殃。"这就要求中药药学人员必须熟练掌握科学的贮存保管方法。同时,还要求严格遵守中药炮制规范,提高炮制操作水平。

(3)提高药效,节约药材资源,减轻患者负担随着制药技术的发展,新的中药制剂品种不断地涌现。药房常用的中成药有300多种,其中有1/3是新药。例如,用于治疗胃病的新药就有三九胃泰、温胃舒、养胃舒、胃康灵、快胃片、治胃灵、健胃愈病片等近20个品种。通常,医护人员较难将这么多药物全部掌握清楚,这就需要中药药学人员将所有药物按性能、功效、适应证,以及成分、含量、用法、用量等分门别类介绍给临床,以指导临床具有针对性地合理使用新药,从而提高药物的综合效益。

2. 临床中药学主要涵盖范畴

临床中、西药学既有共同点,又具有各自固有的特征。作为临床中药学科,归纳起来其内容主要涵盖五方面:

(1)开展用药咨询,编写药讯

经常性的向医护、患者介绍新药功效及老药新用途,即时解答其所提出的问题。同时,将临床用药观察的结果反馈回来,以药讯或其他形式刊登出来,依此来指导临床合理的选用中药,从而为新药进一步试用与研究提供参考依据。

(2)开展药品不良反应的监察

通过用药状况的信息反馈,及时发现病人出现的各类不良反应,调查分析产生不良反应的原因。将得出的结论及参考意见记录存档,然后由药事管理委员会集体讨论解决方案,最大限度降低中药不良反应的发生率。

(3)监督和监测临床使用中药

开展中药不良反应与毒副作用的监督与监测,对使用中药过程的各种反应及时作出通报,使不合理用药现象及时得以纠正,为保障临床合理用药,以及淘汰老药与不合格药品提供依据。

(4)参与药品质量管理

质量管理涉及中药购入的品质把关、药材炮制的质量把关,中药贮存保养的技术与环境把关。中药临床药学人员通过上述具体工作,全面督查中药品种质量,从而确保处方用药的质量。

(5)开展中药药理学和药效学研究

有条件的药学部门,可通过血药浓度监测研究,观察中药不同剂型、不同配伍、不同炮制方法、不同给药途径和时间对临床药效的影响程度。以便为临床提供客观治疗指标,协助医生筛选并正确应用中药,同时对药物疗效作出科学的评价。

3. 临床中药学研究方式

借助现代临床药学的理论与技术,坚持祖国医药学的特色,采用适宜的方式方法,以使中药发挥最佳的临床疗效,这是临床中药学最终的研究目的。临床中药学研究可从以下几方面入手:

(1)调查分析中药处方

分析研究具有代表性的中药处方,了解医生使用中药的状况,从中发现不合理与不合格的处方。同时,推广用法得当的典型处方,以提高中医药人员的整体素质,保障临床合理使用中药。

（2）收集、整理中药情报

具体搜集范围为：药物动态、新剂型、新技术的应用及新药介绍；对中药的有效性、安全性及经济性的评价；常用中药配伍中的相互作用及不良反应；中、西药结合治疗疾病的临床疗效；中药古方、秘方、验方对常见病、疑难病的特殊疗效，以及对之现代科学的评估；医院内临床各科及科研用药动态等。

（3）开展中药效期的研究

现行的中成药均标明了有效期限，但对中药材而言历来就无统一的标准。有些药物诸如陈皮、半夏、胆南星等，历来认为存久者品质佳。这就要求中药学人员必须运用科学方法，通过观察、比较、分析、研究，探索出确切可靠的有效期与最佳使用期限。

（4）开展中、西药联用研究

中、西药联合应用得当，既能提高治疗效果、又可减轻药物毒性和缩短治疗时间。但是，若联合应用失当，亦会导致药源性疾病发生。例如，临床上常见的中、西药配伍中存在的毒性反应、沉淀反应、综合反应以及药理作用相互影响等，都是当前亟待解决的课题。

第二节　中药药性论

中药的性能是对中药作用的基本性质和特征的高度概括，亦称药性。要全面地认识和掌握药物的性能和作用，就必须从诸如作用性质、作用范围、作用强度、作用的益害性等不同角度进行认识。药性理论是中药理论的核心，主要包括四气、五味、归经、升降浮沉、毒性等。

中医理论认为，任何疾病的发生与发展都是由于致病因素作用于人体，引起机体阴阳偏盛偏衰，脏腑经络机能失调的结果。药物防治疾病的基本作用不外乎祛邪扶正，消除病因，纠正阴阳的偏盛偏衰，恢复脏腑功能的协调，使机体恢复到阴阳平衡之状态。药物针对病情发挥治疗作用，是由于药物本身所具有的特性和作用，即药物的偏性，以药物的偏性来纠正疾病所表现的阴阳偏盛或偏衰，从而最终达到祛病疗疾之作用。

一、四气

1. 含义

四气又称四性，即寒、热、温、凉四种药性，它反映药物在影响人体阴阳盛衰、寒热变化方面的作用倾向，用以说明药物作用性质。此外，在寒、热、温、凉之外，尚有"平性"一说，"平性"的含义是指药性平和，寒热之性不甚明显，但实际上仍有偏温、偏凉之不同。

2. 确定依据

药性的寒热温凉，是从药物作用于机体所发生的反应概括出来的，是与所治疾病的寒热性质相对应的，即药性的确定是以用药反应为依据、病证寒热为基础。凡能够减轻或消除热证的药物，属于寒性或凉性；反之，能够减轻或消除寒证的药物则属于温性或热性。

3. 所示效用

四气，从本质上而言，只有寒、热二性。一般来讲，凡具有清热、泻火、凉血、解热毒作用的药物,性属寒凉。例如,黄芩、黄连、黄柏、大黄等;凡具有温里散寒、补火助阳、温经通络、回阳救逆作用的药物,性属温热。例如,附子、干姜、肉桂等。临证用药必须对证,如不对证,药物的偏性会对人体造成伤害。

4. 具体表述

寒、热、温、凉、平,是对药物四气的概括性表述,在具体表述时除上述五种外,通常还标以大热、大寒、微温、微寒等予以区别,此是对中药四气程度的进一步区分。

5. 阴阳属性

四气中温热与寒凉属于两类不同的性质,温热属阳,寒凉属阴。

6. 对临床用药的指导意义

(1)根据疾病的寒热辨证,选择相应的药物。例如,寒证用热药;热证用寒药等。

(2)依据病证寒热程度的差别,选择相应的药物。例如,大寒证(亡阳证)使用大热药(附子、肉桂等);微寒证(脾胃虚寒证)用温性药(煨干姜等)。

(3)寒热错杂者,则寒热药物并用。

(4)真寒假热证,使用热药;真热假寒证,应用寒药。

二、五味

1. 含义

五味是指药物因功效不同所具有的辛、甘、酸、苦、咸五种药味,它既是药物作用规律的高度概括,又是部分药物真实滋味的具体表示。此外,还有淡味和涩味,然长期以来将涩附于酸、淡附于甘,以合五行配属关系,故习称五味。

2. 确定依据

五味的确立一方面是通过口尝而获得,如黄连、黄柏之苦,甘草、枸杞之甘,乌梅、木瓜之酸,芒硝、大青盐之咸等。但更主要的是以药味与疗效的关系为依据,通过大量临床实践进行不断的归纳、整理而总结出来的。例如,葛根、石膏均能透热解肌,即云其味辛,但实际口尝却并无辛味。故五味的实际意义,一是表示药物的真实滋味,二是提示药物的不同功效。

3. 所示效用及临床应用

辛味:能散、能行,有发散、行气、活血等作用。一般治疗表证的药物诸如麻黄、薄荷等,治疗气血阻滞的药物如木香、红花等都具有辛味。一些具有芳香气味的药物往往也标上"辛",亦称辛香之气,除有能散、能行的特点外,还包含了芳香辟秽、芳香化湿、芳香开窍等作用。辛味药多辛散燥烈,易耗伤气阴(津),故气虚、阴(津)亏,表虚多汗者不宜用。

甘味:能补、能缓、能和,即有补虚、和中、缓急、调和药性的作用。例如,人参大补元气,熟地滋补精血,饴糖缓急止痛,甘草调和诸药等。某些甘味尚具有解药食中毒之作用,故又有甘能解毒之说,如甘草、绿豆等。甘味多腻滞,易助湿碍脾,脾虚湿滞者勿用甘味滋补,古人有"中满忌甘"之说。此外,淡味附于甘,能渗、能利,具有渗湿利水之作用,多用于水肿、小便不利等证。例如,猪苓、茯苓、薏苡仁之流。

酸味:能收、能涩,具有收敛固涩作用,多用于体虚多汗、久泻、久痢,肺虚久咳,遗精滑精,尿频遗尿等,正虚无邪之滑脱不禁所致诸证。例如,五味子涩精、敛汗,乌梅敛肺止咳、涩肠止泻等。涩味附属于酸,亦具有收敛固涩之作用。例如,龙骨、牡蛎涩精,赤石脂涩肠止泻,乌贼骨收敛止血、固精止带等。然酸味与涩味相似而不尽相同,如酸能生津开胃、酸甘化阴等,皆是涩味所不具备之药性。酸能敛邪,故有实邪者勿用一说。

苦味:能泄、能燥、能坚。泄即通泄、降泄和清泄。例如,大黄通下泻火为通泄,杏仁降气平喘为降泄,栀子清热泻火为清泄;燥即燥湿,用于湿证,湿证有寒湿、湿热之不同,故苦味药相应地分为苦寒燥湿和苦温燥湿两类。例如,黄连苦寒用于湿热证,苍术苦温用于寒湿证。坚阴含义有二:一是通过泻火而达到存阴的目的,诸如黄柏、知母用于肾阴亏而相火亢盛之证;二是指坚厚肠胃,例如投用少量苦味之黄连具有厚肠止泄之作用。

此外,药理研究表明,少量苦味药具有开胃进食的作用,但服用过量则反伤脾胃。临床上对芦荟、穿心莲等极苦之药物多采取入丸、装胶囊吞服等服法,以减少对胃肠的刺激,避免恶心、呕吐等副作用。因苦燥易伤阴津,故阴津不足者不宜用。

咸味:能软、能下,具有软坚散结和泻下通肠之作用,多用于瘰疬、瘿瘤、痰核等病证。例如,海藻、昆布消散瘰疬,鳖甲软坚散结,芒硝泻下通便等。此外,咸味还能入肾补肾,诸如紫河车、鹿茸、蛤蚧等能补肾壮阳益精。咸又可入血,例如犀角、玄参味咸,入血分而具有凉血之作用。但是,咸味药不宜多食,尤其是高血压动脉硬化者更是如此。个别咸味药可伤及脾胃,例如芒硝,脾虚便溏者宜慎用。

4.阴阳属性

辛、甘、淡属阳,酸、苦、咸属阴。

5.气味配合

四气和五味分别从不同角度说明药物的作用,气偏于定性,味偏于定能,二者合参才能较全面地认识药物的作用和性能。

气味配合原则有二:一为任何气与任何味均可组配,二为一药中气只能有一,而味可以有一个,也可以有二个或更多。味越多,说明其作用越广泛。

气味配合规律有二:一为气味均一,二为一气二味或多味。气味配合与疗效的关系为:气味相同,作用相近,诸如麻黄、紫苏等皆味辛、性温而发散风寒;气同味异,功能不同,例如浮萍辛寒能发汗清热,芦根甘寒可清热生津,黄连苦寒 能清热泻火,牡蛎咸寒可育阴潜阳;味同气异,功效有别,诸如石膏甘寒能清火生津,石斛甘凉可清热生津,黄芪甘温能补气升阳,山药甘平可平补脾、肺、肾;一气多味,作用广泛,例如白术苦、甘,苦能燥湿,甘能补脾。四气五味是中药性能的核心内容,对指导临证用药具有重要意义。

三、升降浮沉

1.含义

升降浮沉是对药物作用趋向的概括。

2.确定依据

(1)药物的质地:药物所具有的升、降、浮、沉特性与药物的质地有关,花、叶、皮、枝等质轻的药物大多是升浮之药,而种子、果实、矿物、贝壳等质重者大多是沉降之药。

（2）药物的气味厚薄：凡气味薄者，多主升浮。例如，紫苏叶、金银花等；气味厚者，多主沉降。例如，熟地黄、大黄等。

（3）药物的性味：药性升浮之剂，大多具有辛甘之味和温热之性；药性沉降之剂，大多具有酸苦咸涩之味和寒凉之性。

（4）药物之效用：药物的临床疗效是确定其升、降、浮、沉的主要依据。凡具有升阳发表、祛风散寒、涌吐、开窍等功效的药物，均能上行向外，药性是升浮的；而具有泻下、清热、利尿渗湿、重镇安神、潜阳熄风、消积导滞、降逆止呕、涩肠敛血及止咳平喘等功效的药物，则下行向内，药性均趋于沉降。

但是，有少数药物其升、降、浮、沉的性能不明显，或存在着既升浮又沉降的"双向性"，诸如川芎能"上行头目"（升浮）以祛风止痛，又可"下行血海"（沉降）以活血调经。掌握药物升、降、浮、沉性能，则可以更好地指导临床用药，以纠正机体功能之失调。

3. 阴阳属性

升浮属阳，沉降属阴。

4. 影响因素

每一味药物的升、降、浮、沉既是绝对的，又是相对的，在一定条件下是可以转化的。影响其转化的条件主要有两个方面：即炮制和配伍，例如，酒炒则升，姜汁炒则散，醋炒则收敛，盐水炒则下行。在复方配伍中，性属升浮的药物、在与较多沉降药物配伍时，其升浮之性可受到一定的制约；反之，"升降在物，亦在人也"。

四、归经

1. 含义

归经是药物作用的定位概念，表示药物作用的部位。归是药物作用的归属，经是指人体的脏腑经络。归经就是把药物的作用与人体的脏腑经络联系起来，用以说明药物功效的适应范围，从而为临床辨证论治提供选择用药的依据。

2. 理论基础

药物的归经是以藏象学说和经络学说为基础，以所治病证为依据而确定的。

3. 确定依据

（1）药物的特性：关于药物的归经，古代文献上又曾将之和"五味"联系起来，认为酸能入肝，苦能入心，辛能入肺，甘能入脾，咸能入肾。这种归纳虽然对一部分药物是符合的，但绝大部分与客观实际情况并不一致，不能作为规律性来认识之。

（2）药物的疗效：例如，肺有病变时常出现咳嗽、气喘等症；肝有病变时常出现胁痛、抽搐等症；心有病变时常出现心悸、神志昏迷等。在临床上，用贝母、杏仁能够止咳，说明该药能归入肺经；用青皮、香附能治胁痛，说明此类可归入肝经；用麝香、菖蒲能苏醒神志，说明该药能归入心经。由此可见，药物的归经亦是人们长期从临床疗效观察中总结出来的。

4. 表述方法

一般采用十二脏腑经络法表述，可直接表述为归心、肺、脾、肝、肾等脏腑之名称，或不提脏腑之名而用经络之阴阳属性表述。例如,少阴、太阴等,有时亦将二者结合起来,如少阴心经等。

5. 对临床用药的指导意义

掌握归经有助于提高用药的准确性,使临床用药更加合理。例如,头痛的原因很多,疼痛的性质和部位亦各有不同,羌活善治太阳经头痛,葛根、白芷善治阳明经头痛,柴胡善治少阳经头痛,吴茱萸善治厥阴经头痛,细辛善治少阴经头痛,故治疗时必须考虑到药物的归经特点,方可提高疗效。

归经学说主要阐述药物作用的定位、与气味的定性、升降浮沉的定向,从而构成了中药"三位一体"的药性基础,对于完整地解释药物的作用原理有着重要意义。另外,尚须注意归经之所依据为用药后的机体效应所在,而不是指药物成分在体内的分布。因此,勿将中医脏腑经络定位与现代医学的解剖部位混为一谈。

五、有毒与无毒

1. 含义

毒性是指药物对机体的损害性。毒性反应与副作用不同,它对人体的危害性较大,甚至可危及生命,为了确保用药安全,必须认识中药的毒性,了解毒性反应产生的原因,并且掌握中药中毒的解救方法和预防措施。

2. 确定依据

(1)是否含有毒成分:例如,砒石、马钱子等含有毒性成分。

(2)整体是否有毒:中药组方君、臣、佐、使,药物间相互作用之毒副作用。

(3)用量是否适当:中药剂量是否适当,是确定药物有毒无毒的关键,未超过人体对药物的最大承受量,即为无毒,超过则为有毒。有毒药物的治疗剂量与中毒剂量比较接近或相当,因此治疗用药时安全度小,容易引起中毒反应。无毒药物安全度较大,但并非绝对不会引起中毒反应。例如,人参、知母等皆有产生中毒反应的报道,这与剂量过大或服用时间过长等有密切关系。

3. 影响有毒无毒的因素

药物的毒性与品种、入药的部位、产地、采集时间、贮存、加工炮制、配伍、剂型、给药途径、用量、使用时间的长短、在皮肤黏膜施用面积大小,以及病人的体质、年龄、性别、种族、证候性质等有着密切关系。因此,使用有毒药物时应从上述环节进行控制,以避免中毒症状的发生。

4. 引起中药中毒不良反应的主要原因

(1)品种混乱;(2)误服毒药;(3)用量过大;(4)炮制失度;(5)剂型失宜;(6)管理不善;(7)疗程过长;(8)配伍不当;(9)辨证不准;(10)个体差异。

5. 使用有毒药物的注意事项:

(1)用量要适当。可采用小量渐增法投药,切忌初用即给足量,以免中毒。

(2)采制要严格。在保证药效的前提下,严格把握采制的各个环节,杜绝伪劣品。

(3)用药要合理,杜绝乱用、滥投。但凡孕妇、老幼及体弱者,忌用或慎用毒烈之品。

(4)识别过敏者,及早予以防治。

第三节　中药之理法

中药的应用包括配伍、用药禁忌、剂量和用法等内容。

一、配伍

1. 含义

配伍,就是按照病情需要、治法和药物性能,有选择地将两种以上的药物配合在一起应用的方法。

2. 目的

增强治疗效果,扩大治疗范围,适应复杂病情,减少不良反应。

3. 内容

指"七情配伍",七情配伍除单行外,论述的是单味中药通过简单配伍后的性效变化规律。共有七种情况,故称之为药性"七情",即:单行、相须、相使、相畏、相杀、相恶、相反。以上药性"七情"除了单行以外,都是药物配伍需要加以注意的规则。相须、相使,是临床用药尽可能加以考虑的,其目的是使药物更好地发挥疗效,一般用药"当用相须、相使者良"。相畏、相杀,是临床使用毒性药物、或具有副作用药物时要加以注意的,"若有毒宜制,可用相畏、相杀者。"相恶、相反,是临床用药必须注意禁忌的配伍原则,所以"勿用相恶、相反者。"

二、君臣佐使

1. 含义

君臣佐使是从多元用药的角度,论述各药在处方中地位及配伍后的性效变化规律。它高度概括了中医组方原则,是七情配伍的发展。

2. 内容

(1)"君药"是针对主病或主证起主要治疗作用的药物,又称主药。

(2)"臣药"是协助主药以加强治疗作用的药物,又称辅药。其意义有二,一是辅助君药加强治疗主病和主证的药物;二是针对兼病或兼证起治疗作用的药物。

(3)"佐药"有三层意义,一是佐主药治疗兼证或次要症状的药物;二是佐制药,用于主药有毒、或药性峻烈须加以制约者,即"因主药之偏而为监制之用也。"这两种一般称为"正佐"法;三是反佐药,用于因病势拒药而加以从治者。例如,温热剂中加入少量寒凉药、或于寒凉剂中加入少量温热药,以消除寒热格拒,药不能进之现象。

(4)"使药"有两种意义,一是引经药,即引导它药直达病所的药物。例如,治上部疾患用桔梗为引,治下部疾病以牛膝为引等;二是调和药性的药物,诸如方剂中常用甘草、大枣以调和药性等。

三、用药禁忌

用药禁忌包括配伍禁忌、妊娠禁忌、用药禁忌和服药时的饮食禁忌等,另外还有证候禁忌。

1. 配伍禁忌

系指一般情况下不宜相互配合使用的药物,包括"十八反"和"十九畏"。

十八反诸药

甘草反大戟、芫花、甘遂、海藻;

乌头反贝母、栝蒌、半夏、白蔹、白及;

藜芦反人参、沙参、丹参、玄参、苦参, 细辛, 芍药。

十八反歌诀

本草明言十八反,半蒌贝蔹及攻乌,

藻戟遂芫俱战草,诸参辛芍叛藜芦。

十九畏歌诀

硫黄原是火中精,朴硝一见便相争,

水银莫与砒霜见,狼毒最怕密陀僧,

巴豆性烈最为上,偏与牵牛不顺情,

丁香莫与郁金见,牙硝难合京三棱,

川乌草乌不顺犀,人参最怕五灵脂,

官桂善能调冷气,若逢石脂便相欺,

大凡修合看顺逆,炮熸炙煿莫相依。

2. 妊娠用药禁忌

凡能损害胎元或可引起流产的药物,均属妊娠禁忌,按药性和毒性的强弱一般分为禁用和慎用。禁用药一般毒性强、药性猛,属于绝对禁用,诸如巴豆、牵牛子、水蛭、土鳖虫、麝香、三棱、莪术、大戟、甘遂、芫花、商陆、水银、雄黄等;慎用药要根据病情慎重选择,须注意用量和时间,一般包括活血祛瘀、行气破滞、攻下通肠及辛热滑利等药,诸如桃仁、红花、乳香、没药、王不留行、大黄、枳实、附子等。

3. 服药饮食禁忌

服药时的饮食禁忌是指服药期间对某些食物的禁忌,又称食忌,俗称忌口。一般忌食生冷、辛热、油腻、腥膻、黏滑及有刺激性的食物,以免引起消化不良、胃肠刺激等,或助热、助升散,以及敛邪等不良效果,具体病症具体应用。例如,胸痹患者,忌食肥肉、脂肪、动物内脏、烈性酒;肝阳上亢者,忌食胡椒、辣椒、大蒜、酒等辛热助阳之品;脾胃虚弱者,忌食油炸、粘腻、寒冷、固硬等不易消化之物;疮疡、皮肤病,忌食鱼、虾、蟹等腥膻发物和辛辣刺激之品等。

四、剂量

1. 含义

剂量是中草药在临床上应用时的份量,是指单味药成人内服一日用量。一般包括重量(如若干两、若干钱)、数量(如几只、几片)、容量(如若干汤匙、若干 ml)等,这些内容均是医生处方上希望药房配付的药量。

2. 市制与公制计量单位及换算

目前,临床中草药处方的用量,是以旧制一斤十六两计算的。其换算方法如下:1 斤 = 16 两 = 160 钱,1 两 = 30 克,1 钱 = 3 克,1 分 = 0.3 克,1 厘 = 0.03 克。

3. 确定剂量的依据

(1)药物的性质、性能。(2)用药方法。(3)患者的情况。(4)因时、因地制宜。

第四节　中药相反与相畏

中药是中医辨治病证的重要手段,一般以多味药物相配伍而治疗疾病。如果配伍得宜可以增强疗效、如果配伍不当或禁忌,不仅会降低药效、还会产生毒副作用。所以,中医治病非常重视药物的合理配伍。

中药的配伍禁忌,有"相反"和"相畏"。两种药物同用,能产生毒性或副作用,就谓之"相反";两种药物同用,药物之间能产生互相抑制作用,就谓之"相畏"。对于中药的配伍禁忌,自古流传有"十八反"和"十九畏"之说,此两说源于《神农本草经》,《本经》在所附诸药制使篇中,对中药的玉、石、草药、木药、兽、虫、鱼、果、菜、米分别上、中、下三部详尽阐述了其相使、相反、相杀、相畏、相恶等原则。

五代后蜀之主孟昶命翰林学士韩保升修订《蜀本草》时,首先统计七情数目,谓:"《本经》载药 365 种,有单行者 71 种,相须者 12 种,相使者 90 种,相畏者 78 种,相恶者 60 种,相反者 18 种,相杀者 36 种",今人所谓"十八反"之名,即源于此。《新修本草》承袭了 18 种反药的数目,《证类本草》载反药 24 种。

历代关于配伍禁忌的认识和发展不尽相同。直至金元时期,才正式将相反药概括为"十八反",并编成歌诀流传。"十八反"歌诀最早见于金代医家张从正所著的《儒门事亲》中,元代医家李东垣所撰《珍珠囊补遗药性赋》中也载有这首歌诀:"本草明言十八反,半蒌贝蔹及攻乌,藻戟遂芫俱战草,诸参辛芍叛藜芦。"即:乌头反半夏、瓜蒌、贝母、白蔹、白及;甘草反海藻、大戟、甘遂、芫花;藜芦反人参、丹参、玄参、沙参、细辛、芍药。

而"十九畏"歌诀,则首见于明代永乐太医刘纯所撰的《医经小学》:"硫黄原是火中精,朴硝一见便相争;水银莫与砒霜见,狼毒最怕密陀僧;巴豆性烈最为上,偏与牵牛不顺情;丁香莫与郁金见,牙硝难合京三棱;川乌草乌不顺犀,人参最怕五灵脂;官桂善能调冷气,若逢石脂便相欺。大凡修合看顺逆,炮爁炙煿莫相依。"即:硫磺畏朴硝(芒硝、元明粉);水银畏砒霜;狼毒畏密陀僧;巴豆畏牵牛;丁香畏郁金;牙硝(芒硝、元明粉)畏三棱;川乌、草乌(附子)畏犀角(广角);人参畏五灵脂;官桂(肉桂、桂枝)畏赤石脂。

　　"十八反"和"十九畏"达成共识后,历代大多中医遣方用药基本上准此而不越雷池一步。而此相反相畏药在临床上是否就绝对不能合用呢? 对此,历来众说纷纭,莫衷一是。有人认为,这些相反相畏药是古代医家几千年临床经验教训的总结,中药之间只有合理配伍,才能产生良好的疗效,如触犯配伍禁忌,轻则误病、重则害命,须慎之又慎;但也有人认为,古人只说"十八反",并没有大量的病例来论证是否正确,"十八反"中除甘草反海藻一组外,其余配伍皆为有毒中药之间相配,其产生的毒性到底是有毒中药本身所致,还是二者配伍后毒性增加所致,并无详细的定论,不足为凭。

　　所以,历代不少医家,对相反相畏药并没有生搬硬套,而是正视病证复杂多变的现实,敢于实践,勇于探索,善于创新,敢于打破禁律,认为"十八反"和"十九畏"并非绝对的配伍禁忌,并据证联用相反相畏药辨治疑难重症,屡获奇效。

　　临证善用相反之药者,首推汉代医圣张仲景,《金匮要略·痰饮咳嗽病脉证并治》中治疗留饮欲去证的甘遂半夏汤,甘遂和甘草同用,因势利导攻逐祛饮。《金匮要略》治疗寒饮腹痛证的赤丸方,乌头与半夏合用,除沉寒痼冷,化饮降逆。唐代医家孙思邈《千金方》中的"大八风散",乌头与白蔹同用,主治诸缓风湿痹脚弱。明代外科学医家陈实功《外科正宗》中的海藻玉壶汤,清热消瘿,化痰软坚,理气散结。方中海藻与甘草同用,相反相激,使"激之以溃其坚"。清代医家徐大椿《兰台轨范》中的"大活络丹",乌头与犀角同用,主治中风瘫痪、痿痹、痰厥、阴疽、流注。清代医家孟文瑞《春脚集》中的"十香返魂丹",丁香与郁金同用,主治痰厥中风,口眼歪斜,牙关紧闭,昏晕欲死等等。

　　对于相反相畏之药合用能产生奇效,不少医家也都有精辟的见解,如日本江户时代的汉方医学家丹波元简所撰《药治通义》中曾引清代医家张志聪语:"考《伤寒》、《金匮》、《千金》诸方,相畏相反者多并用。"

　　明代医药学家李时珍在《本草纲目》中分析得更为独到:"古方多有用相恶相反者。盖相须相使用同者,帝道也;相畏相杀同用者,王道也;相恶相反同用者,霸道也。有经有权,在用者识悟耳。"

　　当代医家临证也善用相反相畏药,其创制的"三畏汤"(红参、五灵脂、公丁香、郁金、肉桂、赤石脂),三对相畏之药相合,相反相激相成,功能益气活血,启脾进食,温肾止久泻、久带,消寒胀,宽胸利气,定痛散结消癥。他说:"三对畏药,见一症用一对,三症悉俱则全用。余使用本方42年,以平均日用3次以上,则已达4万次以上,未见相畏相害,且有相得益彰之效。对难症、痼疾,一经投用,便入佳境。"

　　国医朱良春辨治病证从来都是有是证则用是药,不受"十八反"、"十九畏"之类成说的约束。其从医六十年来,以海藻与甘草同用治疗颈淋巴结核,单纯性及地方性甲状腺肿大、肿瘤;以人参(党参)与五灵脂同用治疗慢性萎缩性胃炎,胃及十二指肠溃疡;以海藻、甘遂与甘草同用治疗胸水,渗出性胸膜炎等,皆获佳效,且未见任何毒副作用,堪称善用相反相畏药的高手。

　　有人受上述大师的启发,也常据证应用相畏药治疗重症。如一位头部患带状疱疹的男性患者,73岁,年高体弱,剧烈疼痛,夜不能寐,中西药应用数天疗效不显。据其有气虚血瘀的见证,在对证经方中加味人参与五灵脂相伍,一补一通,益气化瘀定痛,一服药即使疼痛大见减轻,夜可安睡,患者称奇。由此可知,只要辨证准确,方药配伍合理,相反相畏药也能出奇制胜。

对于"十八反"、"十九畏"之说,不能不遵,又不可拘泥,应当有是证用是药,关键在于对证(症)。实际上,中药不良反应的发生,大多与辨证不准、治疗不对证(症)有关。再则,也与盲目使用剂量过大、服用时间过久,或炮制不当有一定关系。

临证用药,要胆大心细,古人既然有"十八反"、"十九畏"之说,用药时采取审慎的态度是必要的。因为,中医治病以偏纠偏,即利用药物的阴阳寒热属性来纠正人体生病时的阴阳寒热不协调、不平衡状态,使之趋于"阴平阳秘",平衡谐和。所有药物都具有治疗作用与毒副作用,是集疗效与毒副反应二者于一体的双刃剑,用好了可救人,用之不当会伤人。用药当遵《本经》,其药分为上中下三品,上药养生、中药养性、下药除病,"十八反"、"十九畏"中的药物一般都在下品之列,毒副作用较大,用之须高度注意,要辨证准确,用量适宜,一般中病即止,不宜长期服用。对于其中一些相反相畏的药物,若无充分依据和丰富的临床经验,仍需避免盲目配合应用。

第五节 中药性味功用探析

追溯到远古神农时代,《淮南子·修务训》中这样记载:"神农……尝百草之滋味,水泉之甘苦,令民知所避就。当此之时,一日而遇七十二毒。"由此,古代把所有治病的药物泛称为"毒药"。《素问·异法方宜论》载:"其病生于内,其治宜毒药。"在古人看来,是药三分毒,实际上是指药物的特性,后来才用以专指毒性较大的药物。《医学问答》对此有解释:"夫药本毒药,故神农辨百草谓之'尝毒'。药之治病,无非以毒拔毒,以毒解毒。"医圣张仲景更有精辟之论:"药,谓草、木、虫、鱼、禽、兽之类,以能治病,皆谓之毒。""大凡可避邪安正者,均可称之为毒药。"神农一日而遇七十二毒,是说他一日之中辨别了70余种药物的特性。药之特性,用对了可以治病救人,用错了就会伤人害命。对于中药,一言以蔽之,就是用毒药治病。神农尝百草的本草,是一种勇于探索的伟大义举,是一种舍生忘死的高尚行为。无怪乎对起步于先秦、成书于东汉,历经几百年、融汇了几代医药学家的辛勤劳动与智慧的首部中药学巨著,作者们宁肯要隐去自己的姓名,而冠以"神农"之名——《神农本草经》,除了受托古之风的影响之外,恐怕也是对这位中华民族药物学圣祖的一种纪念吧!由此不难看出,"毒药"一词的丰富文化内涵。正是这毒药,为中华民族的繁衍生息、疗病保健,做出了不可磨灭的贡献。

中药有"气","气"是什么?它能治病吗?回答是肯定的。《神农本草经》中云:"药又有寒、热、温、凉四气。""疗寒以热药,疗热以寒药。"药之"四气"便由此而来。中医药理论中说到"气",居然有27个义项。这个"气",不是我们日常生活中的概念,而是特指"药性"。我们的先祖用寒、热、温、凉来诠释药物的特性,比"毒"要具体、科学多了。例如,中药的补法不仅内容丰富,而且别具文化情趣。其中,有补气、补心、补血、补肾、补脾、补肝、补肺、补阴、补阳等等。与之相应的方药有:补心丹、补肝散、补肺散、四物汤、归脾汤、补阴丸、补血荣筋丸、补中益气汤、四君子汤、杞菊地黄丸、六味地黄丸、百合固金汤、补阳还五汤、补肾磁石丸、补肺阿胶汤等等,有以上功能的单味药不下数十种。此类补法多是补脏气。这个"补"是调理、增强的意思;这个"气"是指生理功能,即用药物来调理增强五脏六腑的生理功能,使之发挥正常作用。

《神农本草经》中将药物分为上、中、下三品(即"类"),并曰:"上药养命,中药养性,下药治病。"又云:"上药……为君,主养命以应天","中药……为臣,主养性以应人","下药……为佐使,主治病以应地。"所谓养命、养性,都是突出了中药调养人体的功效,从而保证机体、各个器官组织的功能正常,这就是许多人信奉中药的原因之一。此是中药学的特色,其中也充满了文化意味。中药的这种特性被体现在每一味药中,因为它对于疗疾治病十分重要。对于寒病就要用热性药、对于热病就要用寒性药,这里药性与病性是相逆的,所谓相反相成,这就是中药文化的一种具体表现。若非如此,如果"以热益热,以寒增寒"则会导致"精气内伤,不见(现)于外",这是治疗上的严重失误。孙思邈在《大医精诚》中亦驳斥了那些"寒而冷之,热而温之"的医生"是重加其病"。中医药学上称这种用药方法为"正治"。由此可见,运用药的"四气"来治病是多么重要,许多服用过中药的人或许对此知之甚少。

此外,还有味补。《神农本草经》载:"药有酸、咸、甘、苦、辛五味",这五味对人体有何作用呢?黄帝内经《素问·宣明五气篇》中讲得明白:"五味所入(即进入的器官):酸入肝,苦入心,甘入脾,辛入肺,咸入肾。"由此可见,药味不同其功效各异,原因是酸味能收能涩,苦味能泄能燥,甘味能补能缓,辛味能散能行,咸味能软坚润下。根据五味的药用功能与进入相应脏腑的情况,也可以发挥其"补"(或补养、或调理)的作用。这些恐怕都是一般人并不熟知的内涵。

君、臣本是一个政治术语,古代天子、诸侯都称为君,辅佐君者称为臣,君臣有着严格的等级之分。古代药学家将它引入药物配伍组方中,成为方剂组成的基本原则。早在西汉初年成书的黄帝内经《素问·至真要大论》中,岐伯回答黄帝关于"方制君臣"时曰:"主病之谓君,佐君之谓臣,应臣之谓使。"《神农本草经》云:"药有君、臣、佐、使,以相宣摄。"明代何伯斋更进一步阐释说:"大抵药之治病,各有所主,主治者,君也;辅治者,臣也;与君药相反而相助者,佐也;引经使治病之药至病所者,使也。"此清楚地讲明了君、臣、佐、使之药的功能。更详尽一点说,君药是针对主病或主证,起主要作用的药物,按需要可用一味或几味;臣药是辅助君药加强治疗主病或主证的药物,或者是对兼病或兼证起主要治疗作用的药物;佐药是辅助君臣药起治疗作用,或治疗次要症状,或消除(减轻)君、臣药的毒性,或用于反佐药;使药是起引经或调和作用的药物。以《伤寒论》太阳证"麻黄汤"为例,该方主治外感风寒的表实证。君药麻黄(3 两),辛温,发汗解表以散风寒,宣发肺气以平喘逆。臣药桂枝(2 两),辛甘温,温经和营,助麻黄发汗解表。佐药杏仁(70 个),苦温,降肺气助麻黄平喘。使药炙甘草(1 两),甘温,调和诸药又制约麻、桂发汗太过。麻、桂、杏皆入肺,有引经之效,故不再用引经之使药。麻黄、桂枝、杏仁、炙甘草的药性有主次之分,相互制约又相互补充,协调作用而形成一股强大的药力,去攻克外感风寒这一堡垒,其临床疗效十分显著,成为千古名方、经方。中药方剂的组成,不仅仅是几种药物的简单组合,而是在丰富的临床实践基础上形成的一个有机的整体。其中,文化内涵的核心就是儒家所强调的"和"。

中药自有其药理，正如前所述；其次，还有它的哲理，常为人所忽视或不识。我们知道，哲学是教人如何以更高层次认识事物、认识世界，并从中找出规律，以更好地指导人们从"必然王国"进入"自由王国"。

药性有"阴阳"。"阴阳"本是中国古代哲学中的一个概念，它概括了天下万事、万物相对的两种不同属性，大至宇宙天地，小至草木鱼虫的矛盾与对立、共性与个性，无不尽赅其中。诸如：天地、日月、男女、刚柔、动静、升降、生死、长消、寒热、正邪、益损、增减、气血、脏腑等。《神农本草经》载："药有阴阳配合，子母兄弟。"后世医药学家多用"阴阳"来阐释药理。金代医家李杲在《东垣十书·汤液本草》之"药类法象"一章中云："温凉寒热，四气是也。温热者，天之阳也；凉寒者，天之阴也。此乃天之阴阳也……辛甘淡酸苦咸，五味是也。辛甘淡者，地之阳也；酸苦咸，地之阴也。此乃地之阴阳也。味之薄者，为阴中之阳，味薄则通，酸苦咸平是也；味之厚者，为阴中之阴，味厚则泄，酸苦咸寒是也。气之厚者，为阳中之阳，气厚则发热，辛甘温热是也；气之薄者，为阳中之阴，气薄则发泄，辛甘淡平凉寒是也……气味辛甘发散为阳，酸甘涌泄为阴。"通过阴阳，既阐释了药之特性、又阐明了药之功效，此具有高度的概括性和规律性。

前述中提到了"正治"，与之相对应尚有"反治"。反治与正治相反，是当疾病出现假象，或大寒证、大热证时，对正治法发生格拒而采用的治法。其中，有"热因寒用"，是以热药来治疗真寒假热证，要佐以少量寒药，或热药凉服才发挥作用；有"寒因热用"，是指用寒凉药治真热假寒证，要佐以少量温热药，或寒药热饮才发挥作用。这既体现了中医的辨证，又体现了用药的辩证法，具有很深的哲学内涵，是中医药文化的独特之处。

补益有哲理。金代医家张从正论补颇具哲理、别树一帜。其在《汗下吐三法该尽治病诠》一文中，从扶正祛邪的角度，按照中医五行理论，认为祛邪就是扶正，独出心裁提出了与《素问》不同的"五补"："辛补肝，咸补心，甘补肾，酸补脾，苦补肺"的观点。以"辛"为例，辛味原本入肺，属金；肝属木，金能克木，所以用"辛补肝。"张从正治病强调以祛邪为主，认为邪去则正自安，其偏重攻法，他所谓"补"，实际上已含有"攻治"的意思，后世称之为"攻下派"；他在《补论》中更是高论迭出："予请为言补之法，大抵有余者损之，不足的补之，是则补之义也。阳有余而阴不足，则当损阳而补阴；阴有余而阳不足，则当损阴而补阳。"那么，具体如何补呢？他是这样阐述的：是热证，就用芒硝大黄一类的寒药，为了"损阳而补阴"；是寒证，就用干姜附子一类的热药，为了"损阴而补阳"。其结论为："岂可以热药而云补乎哉？而寒药亦有补之义也。"仅此二例便可以看出，这正是张从正所以能自成一家的超人之处。其中的哲理和文化底蕴需要我们细细品味，方可解药文化之三昧。

用药讲"中和"，"中和"是儒家的哲学，认为能"致中和"，则无事不达于和谐之境界。《说文》云："事之调适者，谓之和。"中和，用于药理之中其含义为：一是调和，以不同的因素适度配合，使之比例恰当，诸如厨师之烹调羹汤，含有方法的意思；二是和谐、均衡、统一的状态。"和"是天下共行的大道。孔子曰："君子和而不同。"是说君子用自己的正确意见来纠正别人的错误意见，使一切做到恰到好处，却不肯盲目附和。可见，君子是很懂得"和"的道理，中国古代医药家们就是这样的君子！杨伯峻在《论语注释》中形象地解释"和"：

"和,如五味之调和,八音之和谐,一定要有水、火、酱、醋各种不同的材料才能调和滋味;一定要有高下、长短、疾徐各种不同的声调,方能使乐曲和谐。"

君臣佐使之中还有一个最佳组合的问题,这就是为什么"麻黄汤"中的四味药能达到最佳的辛温解表之效,而麻黄与细辛、羌活等辛温解表药物相配,却达不到这种效果的原因。君臣之间,不但有相互协调(配合)的关系、还有相互制约的关系,晏子云:"君臣亦然。君所谓可,而有否焉,臣献其否而成其可;君所谓否,而有何焉,臣献其可以去其否。"意思是君臣也是这样,不能君说可,臣亦说可;君说否,臣也说否,这样"以水济水,谁能食之? 若琴瑟之专一,谁能听之?"应当君说可,臣献其否成全可,反之亦然。方药中的君臣,也是这样的道理。"麻杏石甘汤"是治疗邪热壅肺的佳方,方用麻黄为君药,宣肺平喘,是"火郁发之"之义,然其性温,故配辛甘大寒之石膏为臣药,石膏既可清宣肺热,又可制约麻黄温性,使其去性存用,两者相配,肺郁解,痰热清,咳喘平,疗效自得。张仲景深得配伍变通之妙,此可谓"臣献其可而去其否"之范例。中药方剂之所以有数千年的生命力,决不是偶然的。中医药文化在世界药学理论和文化中,都是独具特色、独一无二的。它们不仅融汇了我们祖先在药学上的唯物辩证的睿智,而且形成了中药方剂必须遵循的圭臬,还具有极其丰厚的文化底蕴。古人云:"用药如用兵,任医如任将。"兵法上的战略和战术与用药如出一辙,故中医不但要熟知药性,更要切中病机,有的放矢,如此才能达到治病之目的。若说用药如用兵,就必须要了解它们比拟中的联系,药有性属类别,兵有种类装备;药有轻用重用,兵有辅攻主攻;药有缓急攻补,兵有虚实强弱;药有配伍精良,兵有出奇制胜等。清代名医徐大椿不仅精通医术,而且深谙兵法,"舞刀夺槊、勾卒嬴越(布阵指挥作战)之法,靡不宣(广泛)究。"其曾专著《用药如用兵论》以讲述其中的道理。他十分形象而透辟地论述道:对于循着六经传变的病邪,要预先占据它尚未侵袭的部位,就好比切断敌军的必经之路一样;对来势凶猛的病邪,要赶快守护那尚未致病的部位,就好比守卫我方险要的疆土一样;对挟带积食而造成的疾病,要首先消除积食,就好比敌方的辎车粮食已经烧毁一样;对新旧病的并发症,一定要防止新旧病邪会合,就好比切断敌方的内应一样……此外,还说到用药要辨明经络,好比派出侦察部队;依据病的寒热有反治之法,好比实施分化离间的策略……病势正在发展,就不宜在病邪猖獗时攻治,应坚守正气,好比使敌军疲惫;病势衰退,就一定要穷追病邪退却之处,再增加精锐药物,这好比摧毁敌人的巢穴。此外还涉及诸多方面,这里不一一枚举。总之,它充分启迪我们在用药、用兵之间,去深入探讨其中的道理,决不是故意耸人听闻。徐大椿最后总结道:《孙子兵法》一书,治病的方法完全包括在里面了。多么催人深思,说到中药理念,似乎没有问题,但实际并非如此。在许多普通人、乃至专业人士中,仍对此存在模糊之认识。

前些年当世界兴起"天然药物"热的时候,业内的人亦主张用"天然药物"来取代"中药",并说这是与世界接轨,是让西方人接受中药的一个重要举措。此举曾在药界掀起了不小的浪潮,一直延续至今。稍有知识的人都知道,"天然药物"的提出和兴起,是西方医药界针对西方人惧怕化学合成药物的毒副作用,从而转向自然界寻找新的药物途径。通过研究,从某些含有特殊药用成分的动植物身上,运用现代技术提取一种或(几种)药用成分,制成药物而用于临床,这无疑是当代制药学的一个新领域、一种新的发展。令人不可思议的是为什么有些人竟以接受新事物为幌子,一下子就联系上中药了,认为中药汤剂西方人说它是"一锅浓浓的草根树皮黑汤,既不卫生,又难喝,还说不清它的成分,实在可怕。"中药丸剂西方人说它是"一团黑乎乎的药丸,难以接受。"于是就下了这样的结论:中药落后,成分讲不清,应该赶快改成"天然药物",否则就会在国际上没有市场、没有前途。试问,难道"中药"真的面临绝境,惨到要改名换姓才能生存的地步吗?我们的观点是明确的,"天然药物"不等同于"中药",务请诸君保持清醒头脑。而"中药"的概念与内涵与之决不相同。尽管中药材大都取自"自然界",有些也可以直接药用,但这还不是真正意义上的"中药",我们称之为"中药"的,也不是可以笼统而言的。首先,是指经过炮制的各类饮片。炮制的作用除了清除杂质,便于制剂和服用外,更重要的是消除或减低药物的毒性和副作用,改变药物的性能,加强疗效。以地黄为例,生地黄清热凉血,经用酒蒸制成熟地黄之后就具有温性而滋肾补血之功效。中药炮制分为水制、火制、水火合制等。水制有洗、漂、泡、渍、水飞等;火制有煅、炮、煨、炒、烘、焙、炙等;水火合制有蒸、煮、淬、煅等。然每一种方法中又细含若干种具体方法,其内涵是极其丰富的,而这些炮制方法,现在已成为我们国宝级的经验。其次,中药是指按照四气五味、君臣佐使等特性与法则,配比而成的方剂药物,而不是随心所欲的杂合物。临床则根据需要,或汤、或丸、或散、或膏等。由此可见,"中药"与"天然药物"既不可混为一谈、又不可相互取代。有着几千年历史的中药,有什么必要因"天然药物"的兴起就乱了阵营,自动退避,主动靠拢,甚至要宣告投降呢?中药,就是中华民族之药,只有首先是民族的,其次才是世界的。中医药的四气五味、君臣佐使、正治反治等一系列独特法则与文化内涵,是不可轻意弃置、更不可随意取代的。不能西方人说它是"一锅浓浓的黑汤"、"一团黑黑的药丸",我们就自觉中药落后,没了底气。如果放弃了汤药,中医的特色(辨证论治)也就失去了光彩,后果严重。现在有模糊数学、模糊逻辑学,无疑都是高深的科学门类。由此联想到了一锅汤药、一团药丸,目前对它们经过配比后的药物成分暂时说不清,那么何不将它称之为"模糊药学"呢?由此又联想到,世界无论是自然界或是科学界,不是有着许许多多的"模糊"难题在困惑着人类,等待我们去考察、研究和揭示吗?对于宇宙,人类了解多少,又有多少模糊而未知呢?然而,不是有综合宇宙学吗?对人类居住的地球,我们依然存在诸多模糊与未知,不是有综合地球学吗?较而论之,对人体自身我们到底还有多少模糊与未知,人类基因图谱的问世无疑是大大向前迈进了一步,而综合性的人体科学还面临着多少有待探索的课题?人类不会因为对某种自然现象处于模糊之中而去指责它;人类亦不会因为对金字塔等许多古代建筑处于模糊之中而去指责它们;人类更不会对自身的器官、组织、功能模糊不解而去责怪它们。同理,人类暂时对一锅药汤、一个药丸的成分处于模糊之中,又有什么了不起呢?何况它们已存在了几千年,救治和保养的人数以亿计,仅这一条就足以证明中药的科学性与实效性。要让世人都知道中药的内涵、中药的文化,其底蕴是何其丰富!我们的任务是将中药推向世界的同时,更要加大中药文化宣传的力度,"中药"与"天然药物"应该相互并存、相互借鉴、和谐共存、各谋发展。

第六节　中药真伪鉴识

传统中药鉴别通过"眼看、手摸、口尝、鼻闻"四种直观的方法进行。

1. 眼看

主要观察药材的形态、颜色、表皮皱纹特征、断面碴口特点等。通过眼看可以辨别药材的真伪,亦可检查药材的干湿度、纯净度、新旧度等,在中药鉴别中应用非常广泛,可以直观的控制药材质量。眼看辨别药材的真伪、眼看检查药材的干湿度、眼看检查药材的纯净度、眼看检查药材的新旧度、眼看检查药材有无霉迹、眼看检查药材有有无虫蛀。

2. 手摸

主要凭手的感觉体验药材的质地、轻重、坚实、虚软、老嫩、滑涩等。手摸辨别药材的真伪、手摸检查药材的干湿度、手摸检查药材有有无虫蛀。

3. 口尝

口尝是通过味觉来辨别药材的酸、甜、苦、辣、咸、淡、涩、麻、凉等不同滋味。口尝辨别药材的真伪、口尝检查药材的干湿度、口尝检查药材的纯净度。

4. 鼻闻

主要是通过嗅觉来辨别药材的特定气味,如香、臭、腥等。鼻闻辨药材的真伪、鼻闻检查药材的干湿度、鼻闻检查药材的新旧度、鼻闻检查药材有无霉迹。

另外,还可以使用"水试"、"火试"两种简单的实验方法,作为辅助手段来鉴别药材。例如,藏红花入水后展开呈喇叭状;熊胆少许入水后能在水面旋转,并呈现一条黄线下沉水底而经久不扩散;蒲黄入水不沉;天竺黄置于水中则产生气泡,原为象牙色,逐渐变为淡绿色或天蓝色;琥珀加水煮沸不熔化变软,可与其他树脂类药材区别;青黛撒入火焰中燃烧时,火焰呈明显的紫色;真品天麻烘烤时有马尿臭,伪品则无;海金沙撒入火焰中燃烧猛烈,并发出噼噼啪啪的爆鸣声等。

一、贵重中药材的鉴别

1. 牛黄

口尝有一股清凉感可下达喉部、上窜鼻腔;挂甲:取牛黄少许清水调和涂于指甲上,能将指甲染黄,不易洗掉,经久不褪色;入水:牛黄生成于胆汁之中,遇水不会崩解。取牛黄少许投入静止的水中,可见其吸收水分变潮湿、但不变形。放入烧杯中煮沸一会,正品会全部溶化,水不混浊,呈清澈黄棕色,无沉淀物和漂浮物。

2. 西红花

水试法:取西红花少许浸入水中,水面无油状飘浮物、亦无沉淀物,用小木棒在水中搅动不易碎断,水被染成黄色、但不显红色。否则,即是伪品。西红花在水中浸泡几分钟后、柱头膨胀呈喇叭状并向水面开口,顶端边缘有细齿,一侧有一裂隙。下端渐细呈线形向下垂立,不具备以上特征者即为伪品;取碘酒滴在西红花上真品不变色,若变蓝色、黑色或紫色则为伪品;取浓硫酸一小试杯,将西红花正品粉末少许撒于硫酸表面,粉末能使浓硫酸先显蓝色、不久变为紫色、最后成红棕色。否则,即为伪品;正品口尝味微苦、而后凉,鼻闻有香气、微有刺激性。

3. 羚羊角

羚羊角为类白色或黄白色,上半部半透明,手摸之光润细腻,故称"光润如玉";羚羊角的下部有 10~18 个环状隆起,用手握之四指正好合缝,有舒适感;对光透视,每一羚羊角的上半段中央有一条暗红色孔道通角尖,习称之为"通天眼";塞合槽:取出骨塞可见其表面具有突起的纵棱,再看角鞘内正好有纵向凹沟与之对应,将骨塞重新穿入,其骨塞之顺纹与角内面之凹沟正好合槽。

4. 冬虫夏草

鉴别必须用利刃切断检查断面,因为掺伪者常将铁钉、竹钉插入虫草身内以增加重量,只有看断面时才能发现;此外,看断面可辨别真伪、辨认出产地。正品的横断面有一"人"字图纹,或"U"字图纹。有"人"字纹者,为甘南虫草或川虫草,质较次;有"U"字纹者,系青海玉树、果洛虫草,质较优。如系人造之伪品,切断面绝无"人"字纹、或"U"字纹。市场上曾发现用面粉加纸浆,用模具制作的"虫草"。

5. 天麻

上有鹦哥嘴,下有凹肚脐,浑身披的癞蛤蟆皮,断面角质有宝光。

6. 蛤蚧

头大扁长三角形,眼大下陷成窟窿,满口密齿无大牙,脚趾带爪长吸盘,脊背银灰带花点,尾巴七个银色环。

二、毒性中药材的鉴别

1. 蟾酥

蟾酥为半透明的胶状物体,新货色黄,陈久则色泽加深,由黄变紫、由紫变黑。但无论新、陈,正品见水就立即起泡沫,并泛出白色乳状物质。取少许放锡纸上烧之,可产生发泡、熔化、燃烧之现象,烟味微臭,闻之令人作嚏不止。断裂后的蟾酥经水湿润后能进行粘合,干燥后坚结如初。

2. 朱砂

呈大小不一的块片状、颗粒状或粉末状,鲜红色或暗红色,具有光泽,质重而脆。市场上常用赭石粉和染红的小石粒掺伪朱砂,可用"研试法"快速鉴别真伪。一是取样品少许,置于碗背面的凹窝中研磨,正品朱砂研至极细时仍为朱红色,色泽不变;掺伪品越细颜色越淡,当研至极细时呈土红色或淡橘黄色。二是取样品少许,放在一枚镍币上以手指用力研磨至烫手时观察镍币,如果镍币上慢慢泛出白毛状结晶物即为正品朱砂,无白毛者即为伪品。此外,辰砂亦可用此方法鉴别。

三、中药鉴别术语

1. 野山参

:雁脖芦碗,黑兜纹,珍珠疙瘩,枣核丁。文体、武体、八字腿,清晰不乱的皮条须。

2. 三七

铜皮、铁骨、满面瘤,皮肉易分离,口尝人参味,能将猪血化为水。

3. 蛤蚧

头大扁长三角形,眼大下陷成窟窿,满口密齿无大牙,脚趾带爪长吸盘。脊背银灰带花点,尾巴七个银色环。

4. 蕲蛇

龙头、虎口,方胜纹,念珠斑。

5. 白头翁

白头、黄面、扭曲身,老心朽成黑窟窿。

此外,尚有炉贝的"虎皮斑",贝母的"怀中抱月",知母的"金包头",柴胡、黄芩的"砂眼",银柴胡的"珍珠盘",板蓝根、防风的"蚯蚓头"等外形特征可供鉴别之手法。

第七节　中药炮制补遗

1. 二味同炒

二味药物同炒是指两种药性不同的药物同炒。诸如桂枝炒白芍,以桂枝之辛温来调和白芍之苦寒,以增强益气、养血、止痛、散寒之功效。

(1)桂枝炒白芍:先将桂枝用清水喷洒湿润后倒入已预热的锅内,用文火加热翻炒至冒热气,随后将白芍倒入共炒至微焦黄即可。

(2)吴茱萸炒黄连:使黄连苦寒之性不致太过,适用于肝气郁而化热、或肝热犯胃引起呕吐的胃痛。炒法:将吴茱萸用清水喷潮后放入已预热锅内,用文火加热翻炒至冒热气,随后将黄连倒入共炒至微焦(使吴茱萸的气味渗入黄连内)。

(3)枳壳炒白术:二味同炒补消并行,适用于脾胃湿困、气滞痰积、胸腹胀满之症,亦能增强健中作用。炒法;将白术放入已预热锅内,用文火炒至6~7成,随后倒入枳壳同炒至微焦黄即可。

(4)小茴香炒川楝子:二味同炒使小茴香减低热性、川楝子降低寒性。能增强疏肝理气功用,亦能散少腹之寒气,加强止痛功效。炒法:将川楝子放入已预热锅内,炒至6~7成,然后放入小茴香同炒至微黄。

(5)乳香炒丝瓜络:二味同炒增强通络、舒筋、活血功效。炒法:将生乳香研粗粉先倒入锅内,使乳香贴附于锅底上摊散,用文火加热,待冒出黄烟时再将丝瓜络放入,用铲刀撩住丝瓜络翻动,使丝瓜络两面粘上乳香,炒至微焦即可。

(6)红花炒丝瓜络:二味同炒能增强通经活络功效。炒法:将红花用水喷潮置入锅内炒至冒热气时,再将丝瓜络放入同炒至微焦即可。

(7)玫瑰花炒谷芽:二味同炒以玫瑰花芳香行气为用,增强谷芽开胃、利气、消导之功。炒法:将玫瑰花用清水喷潮,然后置于锅内炒至有香味时再将谷芽放入,同炒至谷芽微焦即可。

2. 二味同打

中药经二味同打后可使性味有所改变,用以治疗各种不同病症而发挥其疗效。

(1)五味子打干姜:二味同打后可使五味子减低酸味、干姜减低辛味。以致干姜温里带酸、五味子温里带辛,从而达到温肺散寒的功效。打法:将五味子、干姜放入冲筒内同打,打碎后混合均匀即可。

(2)鲜生地打豆豉:二味同打后可改变其药性,能达到表里中和,专治表热轻、里热重的一类病症。打法:将豆豉倒入冲筒打碎,再将鲜生地黄放入同打,使鲜生地黄与豆豉同打均匀。

(3)豆豉打鲜石斛:二味同打后减低解表功能,增强清热生津之功,对治疗表热轻、内热重的病症较佳。打法:将豆豉、鲜石斛放入冲筒内同打,打碎即可。

(4)麻黄打鲜生地:二味同打能使温寒并进,对表尚有寒、里热炽盛者如麻疹等,具有开表清里疗效。打法:将麻黄与鲜生地黄同时倒入冲筒内,打匀即可。

(5)青黛打鲜生地:青黛质轻、煎药时浮于水面,与鲜生地黄同打后使质轻的青黛黏附于鲜生地上,使药物有效成分易于煎出。打法:先打鲜生地、后入青黛,打匀即可。

(6)砂仁拌打熟地黄:二味同打以制约熟地黄腻滞之性。打法:先将熟地黄打烂,再将打碎砂仁与熟地黄拌匀即可。

3. 中药修治技巧

(1)金樱子去子仁、茸毛法:取金樱子2.5kg,每个纵切成两瓣,置于竹筐内用木棒不停地捣杵,使金樱子在捣杵中相互撞击摩擦,带茸毛的种子逐个与金樱子肉分离脱落,然后再行过筛。如有未去净者,可反复捣杵至去净为止。然后用有筛眼的竹筐盛装,置于洁净且盛有水的缸中,用光秃的竹扫帚快速搅拌10~15min,遂换清水冲洗1次,晒干即可。

(2)枇杷叶去茸毛法:将枇杷叶去净杂质,用水湿润软化后铡成丝,然后用小筛眼竹筐盛装,置于洁净的盛有水的缸中(水面高出药面约7~10cm),再用光秃的竹扫帚在水中不停地用力搅拌揉搓数分钟,继换清水搅拌,如此反复2~3次,至肉眼看不到茸毛为止。捞出,晾干即得。

(3)通草和灯心细研法:将通草切成0.5cm长的咀嚼片,取糯米少量加水煮取米汤(如无糯米也可用白面少许煮取面汤代替之),将切碎的通草浸泡于米汤水中,搅拌翻动让其吸足米汤汁,而后置太阳光下曝晒至极干,此时通草呈硬脆状态,研磨成细粉即可。

(4)巴豆去皮法:将白面熬制成清稀的面糊倾入盆内,再倒入巴豆搅拌均匀润湿,然后立即置于太阳下暴晒,巴豆在干燥过程中会发出噼啪、啪啪的爆裂声,巴豆皮则自行爆裂为碎片,晒至巴豆无声响时收起,簸去巴豆皮即可。

第八节　　中药汤剂的煎服

中药汤剂质量的优劣直接关系到临床的治疗效果,故必须掌握中药汤剂的正确煎煮方法,从而最大限度发挥其治疗效果。中药汤剂煎煮必须注意以下几个方面的问题:广东省中医院泌尿外科吕立国。

一、煎煮器具

煎药最佳的器具是砂锅,砂锅属于陶器,陶器具有导热均匀,化学性质稳定,不易与药物成分发生化学反应,并有保温的特点,是煎煮器皿的最佳选择。若无陶器,亦可用白色的搪瓷器皿或铝锅代替。但是,切忌用铜、铁、锡等制成的器皿煎中药。这是因为铁、铜、锡本身亦属中药类,用之恐与病情不合;二是其中的金属元素易与中药所含的化学成分发生反应,轻则降低疗效,重则产生毒副作用。例如,使用铁锅煎药可能会生成一种不溶于水的鞣酸铁,使药液变黑、变绿,药味又涩、又腥,致使药物性味发生变化,此非但不能疗疾,甚至可能产生毒副作用而危害生命。

二、煎前浸润

中药饮片煎前用清水浸泡,有利于生物活性成分的煎出。这是因为草木药干燥时水分被蒸发,细胞壁及导管皱缩,细胞液干枯,其中的物质以结晶或无定形沉淀存在于细胞内。煎药前浸泡,可以使细胞重新胀满,当水分进一步浸入时,细胞可膨胀破裂,使大量生物活性成分释放出来。煎前浸泡时间以 30~60ming 为宜,以种子、果实、根茎为主的饮片宜浸泡 60min。夏天气温高浸泡时间可以短些、反之冬天可以适当延长。浸泡用水以常温、或温水（25℃~50℃）为宜,切忌用沸水。

三、煎煮前处理

中草药大多为生药,在出售之前一般均进行了加工炮制,煎煮之前一般没有必要淘洗。如果的确觉得草药有些脏,可在浸泡前迅速用水漂洗一下,切勿浸泡冲洗,以防易溶于水的生物活性成分大量流失,从而影响中药的疗效。

四、入药方法

一般药物可以同时入煎,但部分药物因其性质、性能及临床用途不同,所需煎煮时间不同。有的还需作特殊处理,甚至同一药物因煎煮时间不同、其性能与临床应用也存在差异。所以,煎制汤剂还应讲究入药方法。

1. 先煎

先煎的目的是为了增加药物的溶解度,降低药物的毒性,充分发挥疗效。以下三种情况需要先煎。

（1）矿石类:贝壳类、角甲类药物,因质地坚硬,生物活性成分不易煎出,故必须"先煎"。例如,生石膏、寒水石、赤石脂、灵磁石、代赭石、海浮石、礞石、自然铜、牡蛎、石决明、珍珠母、海蛤壳、瓦楞子、龟板、鳖甲、穿山甲、龙骨、龙齿、鳖甲、水牛角等,可打碎先煎30分钟。

（2）有毒药物:例如,乌头、附子、商陆等,要先煎 1~2h,先煎、久煎能达到减毒或去毒之目的。

（3）某些植物药:例如,天竺黄、火麻仁、石斛等,只有先煎才可取效。

2. 后下

花、叶类以及部分根茎类饮片，因其生物活性成分煎煮时容易挥散或破坏，而不耐久煎，故宜后下。其目的是为了减少挥发油的损耗，以及生物活性成分免于分解破坏。

（1）气味芳香，含挥发油多的药物，如薄荷、藿香、木香、豆蔻、砂仁、草豆蔻、檀香、降香、沉香、青蒿、细辛、鱼腥草等，均应后下。一般在中药汤剂煎好前 5~10min 入药即可。

（2）不宜久煎的药物，诸如钩藤、杏仁、大黄、番泻叶等，亦应后下。

3. 包煎

将某种中药用纱布包起来，再和其他药味同煎。一般须要包煎的主要有三类药物：一是细小种子类药物，诸如车前子、葶苈子、青葙子等，煎药时特别黏腻，如不包煎则容易沾锅，药汁也不容易滤过；二是某些药物如蒲黄、青黛、海金沙、灶心土等，煎时容易溢出或沉淀，需要包起来煎煮；三是有些被绒毛的药物，诸如旋覆花、枇杷叶等，如不包煎则煎煮后不易滤除，服后会刺激咽喉，引起咳嗽、呕吐等副作用。

4. 另煎

一些名贵中药如人参、西洋参、虫草、鹿茸等，宜单煎或研细冲服，否则易造成浪费。

5. 烊化

胶质类药物如鹿角胶、阿胶等，不宜与其他一般药物共煎，需要另放入容器内隔水炖化，或以少量水煮化，再兑入其他药物同服。

6. 煎汤代水

一般体积庞大、吸水量较大的中药，诸如丝瓜络、灶心土、金钱草、糯稻根等，宜先与水煎煮，将所得的药汁去滓后再煎煮它药。

7. 溶化

诸如芒硝、玄明粉等，可溶化冲入汤剂中服用。

8. 生汁兑入

诸如鲜生地汁、生藕节、梨汁、韭菜汁、姜汁、白茅根汁、竹沥等，均不宜入煎，可兑入煎好的汤剂中服用。

9. 合药冲服

某些贵重的中药其生物活性成分难以在水中溶解，或加热后某些有机成分易于分解的药物，诸如人参粉、牛黄粉、羚羊粉、三七粉、麝香粉、全蝎粉、肉桂粉、甘遂粉等，可将药末合于已煎好的煎剂中，搅拌后服之。

五、煎药用水

以新鲜清洁的自来水、河水、湖水、泉水为宜。经反复煮沸或放置于热水瓶中较久的水，不能作为煎药用水。古人对煎药用水极为讲究，例如李时珍《本草纲目》记载："立春雨水宜煎发散及补中益气药"、"腊雪化水宜煎伤寒火暍之药"、"长流水煮药最验"、"井泉水宜煎补阴及一切痰火气血药"等。

六、煎水用量

一般用水量是将草木药物加压后,液面没过饮片两横指(约 3cm)为宜。其中,芳香易挥发及质地疏松的药物,可以只淹没药物为度;质地坚硬黏稠需久煎的药物,加水量可略多一些。标准加水量计算方法为:第一煎加水量 = 方中各药味总量(g)+150ml+服用量(成人服用量为 150~300ml);第二煎加水量为:服用量+200ml。

七、火候与时间

一般在未沸时用大火(武火),沸后用小火保持微沸状态(文火),以免药汁溢出或过快熬干。煎煮时间应根据药物性质而定,解表药第一煎煮沸后 10~15min,第二煎煮沸后 5~10min;滋补药第一煎煮沸后 40~60min,第二煎煮沸后 30~40min;其他类药物第一煎煮沸后 20~30min,第二煎煮沸后 15~25min。有先煎药需先煎 10~30min,后下药应在最后 5~10min 入锅。

八、服药方法

中草药疗法临床一般均为每日 1 剂,每剂分 2 或 3 次服。病情急重者,可隔 4 h 左右服 1 次,昼夜不停,使药力持续。一般情况下,汤药多温服。对呕吐者,宜小量频服。丸、散等中成药制剂,一般均用温开水吞服。有些需要多服、或长期服用者,则可煎汤代茶,不拘时服。疟疾患者,则需在疾病发作前 2h 服。对于胃肠道疾病,宜饭前服药,因为饭前胃中空虚,药物能较快进入小肠以保持较高浓度,这样可使药物不为食物所阻而充分、及时发挥药效。滋补药亦宜饭前服,以利消化吸收。对胃肠道有刺激性的药物宜饭后服,饭后胃中存有较多食物,可减少药物的刺激性。消食健胃药,宜食后及时服,以使药物与食物得以充分混合,最大限度发挥药效。对于驱虫或泻下的中药,诸如番泻叶等宜空腹服。空腹时胃及十二指肠均无食物,服药后可避免药物与食物混合,能迅速进入肠道而奏效。其他诸如安神镇静类中药,则宜于睡前 30~60min 时服用,如此才能及时发挥作用。除此而外,尚需注意以下几点:

1. 服药时间

人体生理活动、病理变化都遵循一定的时间规律,一般药物宜在饭前 1 h 服用。驱虫药宜在晨起空腹时服;安神药宜在睡前服;截疟药宜在发病前 2 h 服;滋补药宜空腹服。总之,要掌握服药时间的规律性,通过选择最佳服药时间,以最大限度发挥药物的生物利用度和药用效果。

2. 服药次数

一般是 1 日一剂,分早晚 2 次服用,或分早、中、晚 3 次服用;病情危重者,可 1 次顿服;咽喉病多采用噙化;呕吐患者可取少量频服。

3. 服药方法

服药方法需根据疾病部位、药物属性以及疾病表现等恰当服用。

(1)病在身体上部,服药宜频频慢饮;病在身体下部者,应一口气顿服完。

（2）呕吐病人或婴儿,宜少量多次服。

（3）风寒外感表证所用之辛温发表药,应趁热服,高热口渴喜冷饮之热性病者所用清热药,则宜稍冷再服。

（4）病情特殊者,应特殊处理。例如,热证反见厥逆的真热、假寒证,必须寒药热服;寒症反见燥热的真寒、假热证,又须热药冷服;解救药物中毒患者,宜冷服。

九、煎药次数

一般来说,一剂药可煎三次,最少应煎两次。因为煎药时其生物活性成分首先会溶解于药材组织细胞的水液中,然后再扩散到药材外部的水液中。直至药材内、外溶液的浓度达到平衡时,因渗透压平衡,其生物活性成分就不再溶出了。此时,只有将药液滤出,重新加水煎煮,生物活性成分才能继续溶出。为了充分利用药材资源,避免浪费,一剂药最好煎煮两次或三次。

十、绞渣取汁

药液滤出后,应将药渣放入双层纱布中包好,待稍凉后加压绞取药渣所吸附的药液,最后将药渣弃去。相关实验表明,从绞取的药液中可得到大量生物活性成分,约相当于原方剂量的1/3。尤其是一些遇高热其药效降低或不宜久煎的药物,药渣中所含生物活性成分比例更高。

附:高压锅煎药法:把药物置于普通高压锅中,注入清水,高出药面2~5cm左右（二横指多一些）,浸泡半小时后用大火煮至出气(不必加限压阀),再用小火煮半小时,静置半小时后开盖,倾出药汁,分服即可。

第九节　中成药服用指南

一、严格按剂量服用

使用中成药治疗疾病,药量具有一定的灵活性,有时不易准确掌握。由于中医处方者对中成药的每次服用剂量往往不专门注明,故在具体使用时病人首先应看清药品标签或说明书。有时,中成药小粒丸剂的说明书上写着每次服多少克,然又未标明多少粒药为多少克,这样常常会给病人带来困惑。遇此情况时病人不能怕麻烦,应向药师问明换算方法或每次服药粒数(不要问医生,因其非本专业,否则可能误服)。中药不是绝对无毒的,有些峻烈的药物过量服用是会伤身体的。故而,不仅对中成药的服药量须认真对待,而且对有关药物的禁忌证亦丝毫马虎不得,用药前必须详阅药品说明书,以排除禁忌证。遇小儿或年老体虚者,凡药性猛烈的成药还须减量慎用。

二、注意服药时间

根据古医籍规定,中药服用时间的选择应按"病在胸膈以上者,先食而后服药;病在心腹以下者,先服药而后食"。的原则进行。对于特殊服药时间规定的中成药,通常宜选在饭前或空腹时服。因为,大多数食物可对中药的吸收产生干扰,故而饭前服药有利于药物吸收和药效发挥。对于慢性疾病需长期服药者,须养成定时服药的习惯;而对治疗特定病症的成药,则无须强调空腹或定时服药。例如,治疗冠心病的苏合香丸、治胃痛的胃乐片等,均可随时服用;安神药在睡前服用最为适宜。

三、注意服药方法

中成药的服用方法也有讲究,通常用白开水送下,然为提高疗效尚有5种服药方法:

1. 酒送服

凡治疗气血虚弱,机体虚寒,气滞血瘀,风湿痹证,中风手足不遂以及步履艰难等疾病的中成药,用酒送服其疗效更佳。

2. 姜汤送服

:即用生姜煎汤送服药物。凡治疗风寒表证、肺寒、脾胃虚寒、呃逆等证的中成药,皆可用姜汤送服。

3. 淡盐水送服

凡治疗肾亏、肾虚及下焦疾病的成药,以淡盐水送服为妥。

4. 米汤送服

凡补气、健脾、养肠、利胆、止渴以及利小便的中成药,均可用米汤送服。

5. 稀饭送服

含贝壳和矿物质类药物难以消化吸收,最好选用稀饭送服,以减少对胃肠的刺激性。

中成药常见剂型大蜜丸,常常给服药者带来不便,初次使用该剂型者往往不知该怎样服用为妥。要知道,任何一口将药丸吞下的企图都是应当严格禁止的,因为这有可能造成药丸卡在喉咙里上下不得,甚至引起心律失常等严重后果。正确的服法是用清洁的小刀将药丸切成小粒,而后分几次用温开水送服;对于出厂不久、质地较软的大粒丸剂,可用清洗过的手直接将之瓣开搓制成小丸服下。一粒大蜜丸通常至少可分成20粒以上的小丸,分2~3次吞下较为适宜,否则同样会引起噎阻。生活中,有些人在服大粒丸剂时爱将药丸嚼食,这其实不宜提倡。因为,虽然多数药丸在制作中加入了蜂蜜而带甜味,但不少丸药仍带有浓厚的中药异味。嚼服者一旦因药丸异味而引起恶心反应,往往来不及咽下口中稠厚的药浆而会导致呕吐,这样可能就事与愿违了。如果为了促进药物吸收、加速发挥药效,其方便的做法是取少许温水将药丸捣调成稀糊状,用温开水送服。

四、注意服药反应

随着中成药的广泛应用,不良反应频次会不断增加,服用中成药者应对此有所警惕。凡服药后出现皮疹、瘙痒、发热等过敏反应者,均应立即停药。凡有过服某种中药而致过敏史者,须谨慎使用该类药物。

第十节　中成药应用原则

中成药剂型是以中药材为原料,在中医药理论指导下,按规定处方和标准制成一定剂型的现成药物。由于其疗效确切、使用方便,因而临床应用极为广泛。但是,如果对其缺乏全面了解而盲目滥用,则可导致严重不良反应。为了使中成药的应用能够做到合理性、安全性、有效性和经济性,在应用时要注意以下几个方面:

一、辨证施治

"辨证论治"是中医药理论的精华,是联系中医基础理论与临床的纽带。"辨证论治"的核心是"证"与"治",《伤寒论》载"观其脉证,知犯何逆,随证治之。"即是对中医临床辨证论治精髓的高度概括。"辨"是"证"的依据,"论"是"治"的前提,"辨证"与"论治"不仅联系密切,而且关系深奥,正如《内经》中所云:"合人形于阴阳四时虚实之应,冥冥之期,其非夫子孰能通之。"中成药是根据中医药理论组方而产生的,而中医药理论之精髓在于辨证论治;所以,应用中成药应该以中医药理论为指导,尤其应按辨证施治用药,而不能简单地按药品说明书上的适应证,不经辨证而盲目用药。例如,感冒在中医看来就有风寒、风热、暑湿等多种;风寒感冒宜选用辛温解表药(如通宣理肺丸、九味羌活丸等);风热感冒宜选用辛凉解表药(如桑菊感冒片、银翘解毒丸、羚翘解毒丸等);暑湿感冒宜选用祛湿解表药(如藿香正气丸、藿香正气水等)。如果不辨证施治,有时不仅不能奏效,反使病情加重。使用中成药时应注意"异病同证"或"同病异证"等情况的辨证论治,对证用药才能做到中成药的合理应用。

二、用量与用法

有些疾病尽管辨证和选药准确,但由于用量不当亦难以获得满意的疗效。有相当一部分中药方剂制备为成药时,与汤剂比较起来其某些成分用量相差悬殊。如银翘解毒丸其丸剂 1~2 丸含量仅相当于汤剂每剂药量的 2%~4%,按常用量服用效果较差,而适当增加用量则效果较好,很多中成药用量都有此弊。因此,适当加大一些中成药的用量是很有必要的。然而,如果不了解药物的成分,尤其是含有毒性的或不良反应较大的成分,随意加大剂量不但无法达到治疗目的,反而可能产生严重的不良后果。所以,中成药的用量应以药物的性质、患者的病情及个体差异等诸多因素综合分析酌定。

中成药的用法应根据药物的不同性质及不同的疾病而定,如病在上焦、中焦、下焦,可分别按饭后、两餐之间、空腹服用为宜;服用补阳益气、行气活血、软坚散结药,适宜晨起顿服,要立刻借助人体之阳气、脏气充盛之势,有利于祛邪取效;而滋阴补血、收敛固涩、重镇安神、平肝熄风之品,则宜傍晚顿服,以获滋补收涩、安定平息之功;对于一些含对消化道黏膜有较大刺激性成分(如冰片、乳香、没药、朱砂等)的药物,宜饭后服用,以减少对消化道黏膜的刺激。总之,中成药用法是否正确,对提高疗效及减少不良反应至关重要。

三、食物对中成药作用的影响

服用中成药时要注意食物对其作用的影响,即中医所谓"忌口"。患哮喘病、支气管炎、过敏性疾病的人,服药时不宜吃鸡、鸭、鱼、虾、羊肉、韭菜等,因为这些食物含异体蛋白或组胺,可致过敏反应;病属"寒证"时,服"温中"药物,要禁吃"生、冷、凉"的食物;病属"热证"时,服"清热"药物,要禁吃"辛、辣"食物;服用含人参、党参的中成药时,应忌食萝卜、绿豆;服用珍珠母、枣仁、贝母、半夏时,应忌饮茶;肝阳上亢者,忌食葱蒜荤菜、膏粱厚味等辛热助阳之品;消化不良者,忌食油炸黏腻不易消化之物;冠心病、高血脂或肝炎患者,忌食动物油脂;水肿患者忌盐;消渴病人忌糖;痰湿患者,忌食酸敛之品;疮疡脓肿等病忌食鱼、虾、蟹等腥膻食物及刺激性食物。忌口对疾病具有一定的辅助治疗意义,但也不是一成不变的,应根据具体情况酌情掌握。

四、中成药与西药的相互作用

中、西药配伍合用是中西医结合的重要组成部分,也是现代医学研究中的一个正在探索和发展的重要课题。联用合理,往往会收到很好的甚至意想不到的治疗效果。而联用不当则可出现相互削弱药物性能、乃至损害人体健康的不良后果。所以,联用时一定要慎重,在不了解药物间相互作用的情况下不能盲目合用。例如,含有朱砂(含 Hg^{2+})的朱砂安神丸、健脑九、梅花点舌丹、人丹、七珍丹、七厘散、紫雪丹、苏合香丸,冠心苏合丸等,不宜与具有还原性的西药如溴化钾、溴化钠、碘化钾、碘化钠、硫酸亚铁、亚硝酸盐等同服。因为,它们在胃肠道中可生成具有毒性的溴化汞或碘化汞沉淀物,从而引起赤痢样大便,导致药源性肠炎。含有乙醇的中成药如风湿骨痛药、国公酒等,不宜与西药苯巴比妥、苯妥英钠、D860、降糖灵、胰岛素、华法林等同用。因为,乙醇是一种药酶诱导剂,能使肝脏药酶活性增强,使上述西药代谢加速,半衰期缩短,药性下降。含激素成分的中药主要有甘草、鹿茸、人参,以及鹿茸片、参茸丸、甘草浸膏片、脑灵素等,均具有糖皮质激素样作用,可使血糖升高(人参作用较弱),减弱降血糖药的疗效,故不宜与降血糖药合用。含乌梅、山萸肉、五味子等成分的中成药,如山楂丸、乌梅安蛔丸、五味子丸等,其中含有机酸,故不宜与磺胺类药物同用;因磺胺类抗菌素在酸性尿中易析出结晶,可引起结晶尿、血尿或尿闭等不良反应。含麻黄(包括含麻黄碱)的中成药,如半夏露、气管炎片、定喘丸、哮喘冲剂等,其中麻黄碱的药理作用与肾上腺素相似,故这类药不宜与抗肾上腺素能神经药如利血平、胍乙啶、氯丙嗪等合用,因二者具有拮抗作用;麻黄和氨茶碱均为平喘药,有松弛支气管平滑肌作用,但两者合用效果不如单一使用,而且毒性增加 1~3 倍,可引起恶心、呕吐、心动过速、心律失常等;麻黄及其制剂也不宜与洋地黄、地高辛等强心药配伍,因麻黄碱能兴奋心肌而致心率加快,故可增加强心药对心脏的毒性。甘草制剂长期服用可使机体钾排出量增加而致缺钾,如果与强心苷药合用,可诱发强心苷中毒;如果与噻嗪类利尿药(如双氢克尿噻)合用,则可发生严重低血钾症。

五、中成药的不良反应

人们通常易忽略中成药不良反应问题,其实中成药也有不同程度的毒副作用,尤其是过敏反应,特别是一些中成药服用时间过长、服用剂量过大,其副作用就更明显。例如,云南白药、牛黄解毒丸、羚翘解毒丸、六神丸等,易引起过敏反应,轻者出现皮肤瘙痒、固定性红斑等,严重者可出现剥脱性皮炎、上消化道出血和内脏损害。又如,含有朱砂的中成药活络丸、冰硼散、安宫牛黄丸、紫雪丹、冠心苏合丸等,长期服用可出现慢性汞中毒症状,具体表现为失眠多梦、记忆力减退、蛋白尿、甲状腺肿大等,严重者可出现心、肝、肾及脑中毒。中成药引起的过敏反应一般较轻微,个别人亦可出现过敏性休克等严重的过敏反应。对中成药过敏反应要有充分认识,凡是对药物有过敏的,以及家族中有变态反应史者,服用上述中成药时应提高警惕,一旦发生过敏反应须立即停药,一般可自愈,必要时可给予抗过敏治疗,严重者应立即送往医院治疗。

六、中成药剂型的选择

在应用中成药时,还应合理选择剂型。丸、片剂吸收慢而作用持久,适用于轻、慢性病者;冲剂、散剂、胶囊剂吸收较快,适用于急性病者;浸膏剂通常以滋补为主;注射剂因作用快、吸收迅速,适用于重症和急救。

总之,使用中成药一定要遵循中医药理论,以辨证论治为基础,根据药物的性质、患者的病情选择适当的剂型、合理的用量及用法。同时,也要注意中成药的不良反应,这样才能做到合理应用中成药。

第十一节　中成药临证应用刍议

近年来,人们感到中成药的效果不如以前那么好了,究竟是什么原因呢? 仔细分析其中一个很重要的原因就是中成药使用不得法。所以,合理应用中成药成为临床用药的一个值得探讨的问题。

一、应用中成药必须以辨证论治为基础

中成药是经过长期临床实践、确有疗效的成方制剂,是根据中医药学的基础理论结合病证,通过辨证论治将理、法、方、药合理组方而产生的。因此,在选用中成药时,必须依据辨证施治,才能做到药到病除,发挥中成药特有的功效。例如,气管炎、咳嗽,临床上可分为寒痰咳嗽和热痰咳嗽。在治疗上,寒痰咳嗽者须选用化寒湿痰类药物,如小青龙汤口服液等;热痰咳嗽者,则须选用清热化痰止咳的中成药,如蛇胆川贝口服液等。若选用不当,就很难保证治疗效果。

二、中成药的合理配伍应用能增强疗效

1. 中成药与中药汤剂配伍

此种配伍临床上较为常用,即在汤剂的基础上加上中成药。

2. 中成药与药引配伍

此种配伍方法是根据中药的归经理论,引导药物吸收,到达机体某一系统的组织或器官,从而增强其疗效。

3. 中成药与中成药配伍

功效相似的中成药相配,可增强其原有药物的疗效。

4. 中成药与西药配伍

例如,补中益气丸与环磷酰胺合用,可大大降低环磷酰胺的毒副作用,对其所致的白细胞减少及脾脏的萎缩具有显著的对抗作用,并能提高机体的免疫功能。对感冒发热在应用银翘解毒丸的基础上再加服几片解热去痛片,利用中西药各自的优点,以克服中药作用缓慢、西药作用不稳定的特点,而达到清热解毒作用迅速、退热平衡之目的。再如,胆道感染患者常用利胆片、胆宁片等,配合应用庆大霉素疗效增加,这是由于疏肝利胆中药能松弛胆总管括约肌、降低胆管内压,明显增加了胆管中庆大霉素的浓度,增强了庆大霉素的抗菌作用。实践表明,中西药合理联用,对治疗某些疾病能起到单用中成药或西药所起不到的作用,合理配伍有利于疾病的治疗。

三、用中成药应正确选择剂型

中成药有多种剂型,口服液体制剂吸收快、奏效迅速;丸剂、片剂在进入胃肠道后首先要经过一个崩解、释放,而后吸收进入血液循环的缓慢过程,其作用缓慢而持久,适用于轻病、慢性病;冲剂、散剂、胶囊较液体制剂吸收慢,但比丸、片剂快;膏剂以滋补为主,其作用缓慢,适用于体虚病久者;注射剂药效迅速,适用于急症。由此可见,临床上必须根据病因、病情以及个体差异,选用适宜剂型的中成药,方能发挥其更大疗效。

四、掌握剂量和用法

中成药服用剂量应遵循一定的原则,单一的中成药用量宜重,而配伍使用时量宜轻,性质平和的中成药用量可大,剧毒性药则应严格控制剂量以免中毒,如龙虎丸中巴豆霜、砒霜是主要成分,九分散中马钱子含量占处方总量 1/4,应严格限制用量和服用时间,否则极易引起中毒。体质强弱、年龄长幼、孕妇以及病情轻重等其用量各自有别。

五、中成药用药禁忌

1. 适应范围、注意事项和禁忌证

每种药物的性能都有其一定的适应范围、注意事项和禁忌证,如六味地黄丸主治肾阴不足证,而阴盛阳衰、感冒者则禁用;泄泻者忌服保赤散;体弱者慎服控涎丸等。服用中成药期间对某些如生冷、油腻、肥甘等不易消化及有特殊刺激性食物当忌食。水肿者忌食盐;胃病泛酸者忌食醋;失眠者不宜饮酒、喝浓茶等。孕妇使用中成药应禁用毒性较强或药性峻烈之药,对破血破瘀通经、辛热滑利性中成药亦要慎用或禁用。

2. 中西药联合用药注意事项

例如,含有机酸成分的山楂丸、五味子糖浆不宜与磺胺类同服,因其易在肾小管中析出结晶,引起结晶尿、血尿、尿闭等;含有多量黄酮类成分的中成药与含铝、镁、钙成分的西药合用,可生成金属络合物而改变其性质和作用;牛黄解毒丸内含有石膏,若与四环类抗生素并用,会降低清热解毒之功;朱砂安神丸、磁朱丸等有镇静安神之功,若与溴化钠、溴化钾、三溴合剂等含卤化物类药物同服,会使朱砂中汞离子还原为金属汞,致使药物毒性增强导致药源性肠炎疾病;再如愈风酒、国公酒等药酒若与异烟肼、利福平同服,会加速这类药在肝脏的代谢、分解、产生毒物,对肝脏有严重的毒害作用;地高辛与六神丸并用,能引起频发性室性早搏;丹参片与抗酸药合用,可降低丹参的药效。

第十二节　中药注射剂的合理应用

用药差错涉及医生处方、护士操作、药师调配发药、患者用药依从性等多方面因素。在此,结合常见的用药差错(Medication Error,ME),从医院药学的角度出发论述减少中药注射液 ME,促使中药注射液安全合理应用的必要措施。

一、中药注射液在临床应用中存在的问题

用药差错涉及医生处方、护士操作、药师调配发药、患者用药依从性等多方面因素。在此,我们希望结合常见的用药差错(Medication Error,ME),从医院的角度出发,谈谈减少中药注射液 ME,促使中药注射液安全合理应用的必要措施。

1. 缺乏临床辨证,盲目医嘱用药

临床不按照中医理论辨证用药,而是将中药功能主治生搬硬套在西医的疾病诊断和症状表现上,造成不合理用药。例如,补益类中药参附注射液的主要成分是人参、附子提取物,该组方在中药方剂学中归属于温里剂范畴,用于回阳救逆,脉绝暴脱之亡阳症。故该方药性辛热,虚寒患者不宜使用。

2. 稀释剂选择不当

在静脉用注射剂与输液的配伍过程中,由于中草药成分复杂,制备工艺不同,在提取、精制过程中,一些成分如色素、鞣质、淀粉、蛋白质等,以胶态形式存在于药液中,药物与输液配伍后发生氧化、聚合。也可能有一些生物碱、皂苷在配伍后由于 pH 值改变而析出,从而导致沉淀、变色以及不溶性微粒的出现。

3. 使用剂量与疗程不合理

可能觉得中药注射液比较安全,有些医师不区分患者年龄、心肾功能等差异一律高剂量起始用药是引起用药错误的又一因素。查看相关中药注射液的使用情况,大部分按说明书最高剂量使用,有的甚至超最高剂量使用。

4. 临床操作不规范

有些中药粉针如双黄连、穿琥宁、丹参等静脉滴注时,应先以适量注射用水充分溶解,再用稀释剂稀释,但临床上常常发现直接用稀释剂溶解,导致溶解不充分而使微粒数增加,容易导致不良反应的发生。

二、中药注射液的临床合理应用

1. 临床应用应加强法律意识

中药注射剂的配伍禁忌问题是比较特殊的。由于中药成分复杂,中药针剂的研制及应用时间相对较短,与许多药物的配伍都缺乏系统、长期的研究与观察,尚缺乏充分的科学依据与权威性的结论,至今中药注射液与其他药物的配伍尚属科研项目,虽然取得一些结果,也出版了一些中药配伍禁忌图书与表格,但涉及的中药注射剂品种及与其他配伍药品的情况等,还远不能适应临床需要,特别是成为法律认可的东西也尚需时日。因此,配伍应严格遵守药品说明书。

2. 掌握合理的应用方法

中药注射液静脉制剂都有深浅不同的颜色,在检查药液质量时,要掌握其每种药物的正常颜色以便比较,认真对光观察药液有无浑浊、沉淀、絮状物、漏气等。加药时,将药液抽入注射器内,再沿瓶壁缓慢注入液体瓶内,避免快速注入而产生大量气体和泡沫。如果操作不慎出现大量气泡,应将注射器和针头脱开放气片刻(注意针尖不能超过瓶内液平面),再迅速拔出针头。加完药后应稍停片刻,再观察瓶内颜色、沉淀、絮状物等,一切正常方可给患者使用。

3. 预防微粒污染

中药制剂每次静脉输入应用剂量多为 20~60ml,有时病情需要时可达 80ml 甚至更多,而临床 20ml 注射器应用较为广泛,为了避免反复穿刺瓶塞,应选择 50ml 注射器加药。同时,刺入瓶塞时注意瓶体倾斜针头斜面朝上,选好进针点快速刺入,以免瓶塞碎屑掉入液体内造成微粒污染和致热原。

中药注射剂虽在制备时已经过滤,但因其成分复杂,且在存储过程中常因温度等条件改变而产生大量的微粒。在临床用于静脉滴注时,虽都使用了带终端滤器的一次性输液器,但因各厂家的过滤装置各有不同,因此过滤效果也不同。据报道,各厂家的一次性输液器质量差异较大,有的几乎不起过滤作用。另外,大部分厂家的输液器过滤装置对粒径 $\geqslant 2\mu m$ 及 $\geqslant 5\mu m$ 的微粒的滤除率较低,种种原因可使注射时大量的微粒被带入人体内。

4. 谨慎联合用药

中药注射液应单独使用,严禁与其他药物混合配伍使用。同时谨慎联合用药,如确需联合使用其他药物的,应谨慎考虑与中药注射液的间隔时间以及药物相互作用。

第十三节　中药注射剂的合理配伍

近年来,中药注射剂加入输液中静脉滴注、或与其他药物配伍现象在临床日益增多,其混合注射的组合频度以 2 种药物配伍的占 19%,而 3~5 种药物配伍组合的频度为 15%。据统计,100 例中药注射剂不良反应中合用药者占 55%。为此,本文重点介绍常用 12 种中药注射剂与其他注射剂配伍情况,以及探讨如何避免不良反应发生的措施。

一、常用中药注射剂与其他药物的配伍

1. 双黄连注射液（粉针剂）

由金银花、黄芩、连翘提取制成的中药复方制剂，主要成分为黄芩苷、氯原酸，具有较好的抗病毒及抗菌作用，目前广泛应用于病毒性肺炎、上呼吸道感染、扁桃体炎等多种病毒感染及细菌感染性疾病，在临床上与抗菌药配伍使用较多。但近年来过敏反应增多，可能与本身含氯原酸、黄芩苷等高致敏成分有关，须注意不要超过说明书用量，另外注意控制输液时的滴速。

与之可配伍的制剂有：穿琥宁注射液、青霉素（以 0.9%氯化钠注射液配）、苯唑青霉素、头孢唑啉钠、头孢哌酮钠、头孢噻肟钠、头孢拉定、地塞米松、氨苄青霉素、哌拉西林、阿莫西林钠、维生素 B_6、ATP、利巴韦林（三氮唑核苷）、辅酶 A、甲硝唑、培氟沙星注射液、乳糖酸红霉素等。

与之不可配伍的制剂为：含钾的复方葡萄糖输液（因使 pH 值下降，其有效成分亦下降。）、青霉素 G、氨苄西林钠、妥布霉素、诺氟沙星、环丙沙星、氧氟沙星、维生素 C、庆大霉素、卡拉霉素、丁胺卡拉霉素、链霉素、红霉素（与氨基糖苷及大环内酯类抗生素配伍时产生混浊或沉淀）、白霉素、氯霉素、氢化可的松等。

2. 丹参注射液（含复方丹参注射液、丹参粉针）

丹参为唇形科植物丹参的干燥根基地上部分，主要含有多种脂溶性的丹参酮类、水溶性的原儿茶酚醛和儿茶酚的衍生物，具有活血化瘀、凉血、安神等作用。

与之可配伍的制剂为：维脑路通（在 0.9%氯化钠注射液中混合后 6h 无变化）、黄芪注射液、细胞色素 C（丹参量少、时间短情况下配合变化不明显）。

与之不可配伍的制剂有：维生素 B_6、普奈洛尔、甲氧氯普胺、维生素 B_1、卡拉霉素、小诺米星、庆大霉素、乳酸环丙沙星、培氟沙星、甲氧胺、回苏灵、阿拉明、利多卡因、盐酸川芎嗪注射液（直接配伍产生沉淀，但用 5%葡萄糖注射液稀释后加以混合则稳定）、维生素 C（使丹参含量下降）、华法林注射液（加强机体出血倾向）。

3. 清开灵注射液

是《瘟病条辨》中安宫牛黄丸的前半部分改良剂型，含板蓝根、金银花、栀子、水牛角、珍珠母、黄芩苷、猪去氧胆酸等有效成分，具有清热解毒、化痰通络、醒神开窍等功效。

与之可配伍的制剂有：5%碳酸氢钠注射液、华蟾素注射液等，建议配伍后的 pH 值在 6.8~7.5 之间，在 4h 内输注完。

与之不可配伍的制剂为：复方电解质 MG3 注射液（高糖维持液）、复方乳酸钠、维生素 B_6、维生素 C、青霉素、盐酸林可霉素、丁胺卡拉霉素、硫酸卡拉霉素。

4. 刺五加注射液

由刺五加制成的灭菌水溶液，主要成分为总黄铜，临床用于治疗缺血性心脑血管病。

与之可配伍的制剂为：蝮蛇抗栓酶、辅酶 A、α 蛋白酶、细胞色素 C、三磷酸腺苷、胞二磷胆碱、复方丹参、维脑路通、维生素 C、维生素 B_6、氯化钾、地塞米松、磷酸钾、甲硝唑、盐酸培他啶氯化钠注射液。

与之不可配伍的制剂有:生理盐水、双嘧达莫及维拉帕米注射液(配伍可产生沉淀)。

5.茵栀黄注射液

是由茵陈提取物、栀子提取物和黄芩苷组成的中药注射剂,临床主要用于各种急、慢性肝炎,多用于静脉滴注。

与之不可配伍的制剂有:四环素、回苏灵、红霉素、钙剂、氯霉素等。

6.灯盏花注射液

灯盏花又名灯盏细辛,为菊科植物短葶飞蓬的干燥全草。灯盏花注射液是自灯盏花中提取的有效成分(总黄酮)的针剂,主要成分为灯盏花乙素。既往研究发现其可治疗冠心病、心绞痛患者的氧自由基损伤。

与之可配伍的制剂有:黄芩注射液(4h 内未见明显变化)、低分子右旋糖苷溶液、三七总苷注射液、血塞通注射液、黄芪注射液、甘露醇(4~6 h 有少量白色沉淀析出,振摇后可溶解。)、阿拉明、间羟胺、尼可刹米、西地兰、酚妥拉明、利多卡因、氯化钾、维生素 B_{12}、地塞米松、盐酸培他啶氯化钠注射液。

与之不可配伍的制剂为:普鲁卡因、硫酸镁、庆大霉素、甲硝唑、异丙肾上腺素;与头孢拉啶、氨苄西林、呋噻米、氨茶碱配伍 6h 后产生颜色变化。

7.穿琥宁注射液

是从中药穿心莲内酯经化学半合成的广谱抗病毒药物,化学成分为脱水穿心莲内酯琥珀酸半酯单钾盐($C_{28}H_{35}KO_{10}$),临床用于各种病毒性感染,常与其他抗生素联用。

与之可配伍的制剂有:复方电解质葡萄糖 MG3 注射液(24h 内无明显变化)、复方氯化钠注射液(8h 内无明显变化)、维生素 C、维生素 B_6、ATP、辅酶 A、胞二磷胆碱、氨茶碱、氢化可的松、地塞米松、利巴韦林、阿昔洛韦、双黄连、青霉素钠、氨苄西林、红霉素、头孢唑啉钠、头孢哌酮钠、头孢曲松钠、头孢呋辛钠、甲硝唑、替硝唑、盐酸 654-2、酚磺乙胺、克林霉素磷酸酯、盐酸林可霉素、哌拉西林钠、头孢拉啶、头孢噻肟钠。

与之不可配伍的制剂为:碱性药物或含有亚硫酸氢钠、焦亚硫酸钠等抗氧剂药物;与庆大霉素、阿米卡星、丁胺卡拉霉素、环丙沙星、氧氟沙星、硫酸西索米星、硫酸妥布霉素等酸性较强的氨基糖苷类抗生素配伍可产生沉淀。

8.鱼腥草注射液

为鲜鱼腥草经蒸馏制成的灭菌溶液,主要成分为癸乙酰乙醛等。经药理证明具有抗病毒、广谱抗菌作用,对流感病毒、腺病毒有灭活作用,对肺炎球菌、流感杆菌有明显抑制作用,并能提高机体免疫力,具有明显抗炎作用。

与之可配伍的制剂有:氧氟沙星、头孢拉啶等。

与之不可配伍的制剂为:普鲁卡因(因为癸乙酰乙醛中的醛基与普鲁卡因中的伯氨基发生反应,影响药物的疗效。)

9.血塞通注射液

具有活血祛瘀,通脉活络之效,用于急性脑病如脑血栓、冠心病、心肌梗塞。

与之可配伍的药物有:灯盏花注射液(在生理盐水中配伍无任何变化)、胞二磷胆碱(在 10%葡萄糖注射液中可配伍使用)。

与之不可配伍的制剂为:异丙肾上腺素(三七中含有肾上腺素皮质激素样物质,会使机体对异丙肾上腺素的敏感性下降,从而产生心脏毒性。)

10. 盐酸川芎嗪注射液

川芎嗪是从川芎中提取的生物碱,药理研究证明它是一种钙离子拮抗剂,具有抗血小板聚集作用;尚能扩张小动脉,改善微循环和脑血流,产生抗血栓形成和溶栓作用。在临床使用中常将川芎嗪注射液加入各种输液中静脉滴注。

与之可配伍的制剂为:在5%葡萄糖注射液、10%葡萄糖注射液、葡萄糖氯化钠注射液、低分子右旋糖苷、甘露醇、复方醋酸钠注射液中24h稳定。

与之不可配伍的制剂为:复方丹参注射液,直接配伍可产生沉淀;但用5%葡萄糖注射液稀释后再混合则稳定。

11. 葛根素注射液

主要成分为4,7二羟基-8-β D 葡萄糖异黄酮,能扩张外周血管,改善微循环,临床上用于治疗心肌梗塞、冠心病、心绞痛、视网膜动、静脉阻塞,突发性耳聋等。

与之可配伍的制剂为:10%氯化钾注射液、氯化钾、头孢唑啉、盐酸培他定氯化钠注射液等。

与之不可配伍的制剂有:5%碳酸氢钠注射液(可使 pH 值发生改变)。

12. 香菇多糖注射液

具有抗癌作用,用于多种癌症治疗,疗效可靠。

与之不可配伍的制剂为:维生素 A 制剂。

二、按语

中药注射剂的质量控制是一个关键问题,其成分复杂,在临床多与其他药物、输液配伍时可能发生配伍变化,不良反应难以预测。因此,配伍输注时需特别谨慎,应考虑药物的 pH 值、温度、配伍后药物的稳定性等。为避免不良反应发生,可采取下列措施:能口服用药的不肌肉注射,能肌肉注射的不输液(静脉注射),询问患者过敏史,避免用于不适人群,严格掌握适应证;最好采用单一中药注射剂,尽量避免与多种药物配伍混合静滴,正确掌握剂量、疗程,按照说明书剂量用药;用药前注意检查药品外观、生产厂家、批号、有效期,溶解后观察有无细粒沉淀,配制后尽快输注,控制滴注速度,用药后让患者留观30min,观察有无过敏反应,加强用药监护和应急抢救措施,准备好肾上腺素、地塞米松、异丙嗪、H_1 受体阻断剂等抢救用药,这样才能做到安全、合理、有效用药。

第十四节　中药合理应用指南

一、中药剂量

医生处方、医院制剂及工业生产的中成药,绝大部分为中药复方,其主要来源为传统的古方(或有所加减)、民间验方、祖传秘方等,其中各味药物的用量都有一个法定的标准。但是,随着时间的推移,中药用量的增长,地道药材资源枯竭,生态环境的变化,野生到种植,以及替代用药等,使中药内的药用成分或多或少的发生了改变,(如地道人参中有效成分皂苷含量为引种人参的 30~40 倍),有效成分含量的改变直接影响方剂的药效和疗效。因此,中药"身份证"的建立是一项势在必行的工作,即根据中药的产地、其中所含有效成分一种或几种的含量指标,建立档案处方。制剂时根据此档案科学计量,才能使中药制剂达到应有的疗效。

二、中药煎煮

中药汤剂在临床用于急症时,疗效仅次于静脉给药,在用于慢性病、疑难杂症、滋补等时,是西药(即化学制剂)无法替代的,中药煎煮的好坏对疗效有直接的影响。除了传统的煎药方法应重视的诸多问题外,如今中药煎煮机和药液包装设备被广泛应用,中药煎煮机改变了传统的炉火、砂锅煎煮中药的方法,采用自动压力罐煎煮之后直接进行无菌灌装,更加卫生、便捷。但是,中药煎煮火候很重要,煎煮机在操作上还存在一定的局限性,比如对于需要先煎、后下、烊化等才能达到药效的中药,尚不适宜使用煎煮机。

三、中药服用

正确服用中药,能使其疗效起到事半功倍的作用。

1. 大多数中药一日剂量分 2~3 次服,成药 3 次/d,使之维持一定的体内药物浓度,提高疗效。一般汤药宜饭前服用或空腹服用,滋补药如人参蜂王浆、十全大补汤、六味地黄丸等宜饭前服,以利充分吸收。

2. 消食导滞的健胃剂如健胃丸等,宜饭后服用,以免刺激胃黏膜引起胃部不适。

3. 根据病情适时服药,如朱砂安神丸、酸枣仁汤等应睡前服,以利镇静安眠;速效救心丸等急救药物应即时服用。

四、中药毒副作用

人们普通存在一种误区,认为中药无毒副作用,中药用量多一点并无大碍。有些医生随便加大方的用量、剂量,让患者超量服用。如今,越来越多中药不良反应病例已引起各方面的关注,也提醒我们不可轻视中药的毒副作用。

五、中药与西药的联合应用

1. 与西药合理联用

可提高疗效,降低化学药物的用量和毒副作用,缩短疗程和促进体质恢复等,显示了极大的优点。

(1)协同增效:补中益气汤、葛根汤等具有免疫调节作用的中药,与抗胆碱酶药联用治疗肌无力疗效较好。具有保护肝脏和利胆作用的茵陈蒿汤、茵陈五苓散、大柴胡汤等与西药利胆药联用,能相互增强作用。

（2）降低西药的不良反应的芍药甘草汤等，与解痉药联用，在提高疗效的同时，还能消除腹胀便秘等不良反应；柴胡桂枝汤等与抗癫痫药联用，可减少抗癫痫药的用量，以及肝损害、嗜睡等不良反应。

2. 中西药不合理联用

不合理联用西药会产生各种问题，或产生沉淀，降低药物疗效；或产生络合物，妨碍吸收；或产生毒性，引起疾病乃至危及生命。

（1）降低药物疗效：含钙、镁、铁等金属离子的中药及中成药，不能与异烟肼联用，因异烟肼分子中含有肼类等功能团，与上述中药同服后既会产生螯合效应，生成异烟肼与钙镁铁的螯合物，妨碍机体吸收；又能影响酶系统发挥，干扰结核杆菌的代谢作用，从而降低疗效；酸性较强的中药及中成药，不可与碱性较强的西药如氨茶碱、胃舒平、乳酸钠、碳酸氢钠等联用，因与碱性药物发生中和反应后会降解或失去疗效。

（2）产生或增加不良反应：含有机酸类的中药及中成药，不能与磺胺类西药同服。因同服后易在肾小管中析出结晶，引起结晶尿、血尿，乃至尿闭、肾功能衰竭；含氰苷的中药如杏仁、桃仁、枇杷叶等，不宜长期与镇咳类的西药如咳必清等联用。因氰苷在酸性条件下，经酶水解后产生的氢氰酸虽有止咳功效，但在一定程度上抑制呼吸中枢，咳必清等可加强其抑制作用，使呼吸功能受抑制。

合理用药是在充分考虑患者用药后获得的效益、与承担的风险所做的最佳选择。即使药效得到充分发挥，不良反应降至最低水平，也使药品费用更为合理。合理用药涉及两个方面，一是医务工作者，即医师正确选用药品，护士正确给药，药师正确调剂并向患者解释药品的用法；二是患者是否依从指导，正确合理用药。

总之，中药合理用药的四要素为安全、有效、经济、适当。其中的"适当"，包含了适当的时间、适当的剂量、适当的用药时间和适当的用药方法。中药服用的方法与疗效有着颇为重要的关系，准确的服用方法有助于疾病的康复，甚至可起到事半功倍的效果，古人依据"天人合一"的理论在这方面积累了很多经验。在中医学中，中药有各种制剂，而每种制剂服用方法不同，则对疗效有着明显影响。同时，中药也有很多饮食禁忌，遵从这些原则，则有助于疾病尽快痊愈。

梁 真 李文萍 撰

第二章　岐黄药性汇参

第一节　药性赋

一、寒性药

诸药赋性,此类最寒。犀角解乎心热,羚羊清乎肺肝;泽泻利水通淋而补阴不足,海藻散瘿破气而治疝何难;闻之菊花能明目而清头风,射干疗咽闭而消痈毒;薏米理脚气而祛风湿,藕节消瘀血而止吐衄;栝蒌子下气润肺喘兮,又且宽中,车前子止泻痢小便兮,尤能明目;是以黄柏治疮痈,兜铃嗽医;地骨皮有退热除蒸之效,薄荷叶宜消风清肿之施;宽中下气,枳壳缓而枳实速也;疗肌解表,干葛先而柴胡次之;百部治肺热,咳嗽可止;栀子凉心肾,鼻衄最宜;玄参治热结毒壅,清利咽膈;升麻消风热肿毒,发散疮痍;常闻腻粉抑肺而敛肛门,金箔镇心而安魂魄;茵陈主黄疸而利水,瞿麦治热淋之有血;朴硝通大肠,破气而疗痰癖;石膏治头疼,解肌而消烦渴;前胡除内外之痰实,滑石利六腑之涩结;天门冬止嗽,补血冷而润肝心;麦门冬清心,解烦渴而除肺热;又治虚烦、除哕呕、须用竹茹;通便秘,导瘀血,必资大黄;宣黄连治冷热之泻痢,又厚肠胃而止泻;淫羊藿疗风寒之痹,且补阴虚而助阳;茅根止血与吐衄,石韦通淋于小肠;熟地黄补虚且疗虚损,生地黄宣血更医眼疮;赤芍药破结血而疗腹痛,烦热亦解;白芍药补虚痨而生新血,退热优良;消肿与湿满,除水蓄牵牛;解毒热、杀虫予贯众;金铃子治疝气而补精血,萱草根治五淋而消浮肿;侧柏叶治血海崩漏之疾,香附子理血气妇人之用;地肤子利膀胱,可洗皮肤之风;山豆根解热毒,能止咽喉之疼;白鲜皮祛风热,治筋弱而疗足顽痹;旋覆花明目治头痛,而消痰嗽壅;荆芥穗清头风便血,疏风散疮之用;瓜蒌根疗黄疸毒壅,消渴解痰之忧;地榆疗崩漏,止血止痢;昆布破疝气,散瘿散瘤;疗伤寒、解虚烦,淡竹叶之功倍;除结气、破瘀血,牡丹皮之用同;知母止嗽而退骨蒸,牡蛎涩精而虚汗收;贝母止嗽而利心肺,消痰亦验;桔梗下气,利胸膈而治咽喉;若夫黄芩治诸热,兼主五淋;槐花治肠风,亦医痔痢;常山理痰结而治温疟,葶苈子泻肺喘而通水气。

二、热性药

药有温热,又当审详。欲温中以荜拨,用发散以生姜;五味子止嗽痰,且滋肾水;温脐脐疗痨瘵,更壮元阳;川芎祛风湿,补血清头;续断治崩漏,益筋强脚;麻黄表汗医咳逆,韭子助阳而医白浊;川乌破积,有消痰治风痹之功;天雄散寒,为祛湿助阳之药;关夫川椒达下,干姜暖中;葫芦巴治虚冷之疝气,生卷柏破癥瘕而血通;白术消痰壅,温胃而止吐泻;菖蒲开心气,散冷更治耳聋;丁香快脾胃而止吐逆,良姜治心痛之气攻冲;肉苁蓉填精益肾,石硫磺暖胃驱虫,胡椒主祛痰而除冷,秦艽主攻痛而治风;吴茱萸疗心腹之冷气,辰砂定心而有灵;散肾冷、助脾胃,须荜澄茄;疗心痛、破积聚,用蓬莪术;缩砂止吐泻安胎,化酒食之剂;附子疗虚寒反胃,更壮元阳,白豆蔻治冷泻,疗痈止痛予乳香;红豆蔻止吐酸,消血杀虫予干漆;鹿茸生精血,腰疼崩漏之均补;虎骨壮筋骨,寒湿毒风之并祛;檀香定霍乱,而心气之痛愈;鹿角密精髓,而腰脊之疼除;敛肺益脾予米醋,下气散寒予紫苏;扁豆助脾,则酒为行药破血之用;麝香开窍,则葱为通中发汗之需;五灵脂治崩漏,理血气之刺疼;麒麟竭止血出,疗金疮之折伤;鹿茸壮阳以助肾,当归补虚而养血;乌贼骨止带下,且除崩漏目翳;鹿角胶止血崩,能补虚羸瘵绝;白花蛇治瘫痪,除风痒之癣疹;乌梢蛇疗不仁,去疮疡之风热;乌药有治冷气之理,禹余粮乃治崩漏之疾;巴豆利痰水,能破积热;独活疗诸风,不论久新;山茱萸治头晕遗精之药,白石英医咳嗽吐脓之人;厚朴温胃而祛呕胀,消痰亦验;肉桂行血而疗心痛,止汗如神;是则鲫鱼有温胃之功,代赭石乃镇肝之剂;沉香下气补肾,定霍乱之心疼;橘皮开胃去痰,导壅滞之逆气。

三、温性药

温药总括,医家素谙。木香理乎气滞,半夏主于风痰;苍术治目盲,燥脾祛湿宜用;萝卜祛膨胀,下气消食尤佳;况夫钟乳粉补肺气,兼疗肺虚;青盐治腹痛,且滋肾水;山药培脾而疗湿能医,阿胶而痢嗽皆止;赤石脂治精浊而止泻,兼补崩中;阳起石暖子宫以壮阳,更疗阴痿;紫菀治嗽,防风祛风;苍耳子透脑止涕,威灵仙宣风通气;细辛祛头风,止嗽而疗齿疼;艾叶治崩漏,安胎而医痢红;羌活明目驱风,除筋挛肿痛;白芷止崩治肿,疗痔漏疮痈;红蓝花通经,治产后恶血之瘀;刘寄奴散血,疗汤火金疮之苦;祛风湿之痛,予茵陈叶;疗折伤之症,用骨碎补;藿香叶辟恶气而定霍乱,草果仁温脾胃而止呕吐;巴戟天治阴疝白浊,补肾尤滋;玄胡索理气痛血凝,调经有助;款冬花润肺,祛痰嗽以定喘;肉豆蔻温中,止霍乱而助脾;抚芎定经络之痛,何首乌治疮疥之资;芜荑能下气,破恶血之瘀;防己宜消肿,祛风湿之施;藁本除风,主妇人阴痛之用;仙茅益肾,扶元气虚弱之衰;破故纸温肾,补精髓与劳伤;宣木瓜入肝,疗脚气并水肿;杏仁润肺燥止嗽之剂,茴香治疝气肾疼之用;诃子生津止渴,兼疗滑泻之疴;秦艽攻风逐水,又止肢节之痛;槟榔豁痰而逐水,杀寸白虫;杜仲益肾而添精,祛腰膝重;紫石英疗惊崩中之疾,橘核仁治腰疼疝气之癥;金樱子兮涩遗精,紫苏子兮下气涎;淡豆豉发伤寒之表,大小蓟医诸血之疾;益智仁安神,治小便之频数;麻子仁润肺,利六腑之涩结;补虚弱、排脓疮,莫若黄芪;强腰脚、壮筋骨,无如狗脊;菟丝子补肾以明目,马蔺花治疝而有益。

四、平性药

详论药性平和。以硼砂而去积,用龙齿以安魂;青皮快膈除膨胀,且利脾胃;芡实益精治白浊,兼补真元;木贼祛目翳,崩漏亦医;花蕊石疗金疮,血行则却;决明子和肝气治眼之疾,天麻主脾湿祛风之药;甘草和诸药而解百毒,盖以性平;石斛平胃气而补肾虚,更医脚弱;商陆治肿,覆盆子益精;琥珀安神而散血,朱砂镇心而有灵;牛膝强足补精,兼疗腰痛;

龙骨止汗住泻,更医血崩;甘松理风气而痛止,刺蒺藜疗风疮而目明;人参润肺宁心,开脾助胃;蒲黄止崩治衄,消瘀调经;天南星醒脾,祛惊风吐痰之扰;三棱破积,除血块气滞之症;滑石止泻痢而神效,皂角治风痰而响应;桑螵蛸疗遗精之泄,鸭头血医水肿之盛;蛤蚧治痨嗽,牛蒡子疏风壅之痰;全蝎主风瘫,酸枣仁祛怔忡之病;桑寄生益血安胎,且治腰疼;大腹子去膨下气,亦令胃和;小草远志俱有宁心之妙,木通猪苓尤为利水之多;莲肉有清心醒脾之用,没药疗金疮散血之用;郁李仁润肠宣水,祛浮肿之疾;茯神木宁心益智,除惊悸之疴;白茯苓补虚劳,多在心脾之有眚;赤茯苓破结血,独利水道以无遏;麦芽有助脾化食之功,小麦有止汗养心之力;白附子祛面风之游走,大腹皮治水肿之泛溢;椿根白皮主泻血,桑根白皮治喘息;桃仁破瘀血,兼疗秘结;神曲健脾胃,而进饮食;五加皮坚筋骨以立行,柏子仁养心神而有益;安息香辟恶气而定霍乱,且疗心腹之痛;冬瓜仁醒脾,实为饮食之资;姜蚕治诸风之喉闭,百合敛肺痨之嗽痿;赤小豆解热毒,疮肿宜用;枇杷叶下逆气,哕呕可医;连翘排疮脓与肿毒,石楠叶利筋骨与皮毛;谷芽养脾,阿魏除邪气而破积;紫河车补血,大枣和药性以开脾;鳖甲治痨疟,兼破癥瘕;龟甲坚筋骨以立行,更疗阴虚潮热;乌梅安蛔,主便血之用;竹沥豁痰润燥、具有定惊之效。

五、六陈歌

枳壳陈皮半夏齐,麻黄狼毒及茱萸,六般之药宜陈久,入药方知奏效奇。

第二节　增补药性赋

济世之道,莫先于医;疗病之功,莫行于药;医者九流魁首,药者百草根苗;丸散合修,药性先识。硇砂有疗疮之功,巴豆有透肠之力;丁香和胃,干姜快膈;熟地黄补虚损,大有奇功;生地黄通血脉,甚为精妙;陈皮青皮最能理气,石脂龙骨极好生肌;良姜性热,得菖蒲专医心痛;芒硝大寒,佐黄连可通腑结;乳香没药止痛为先,荆芥薄荷消风解热;金沸草款冬花能医咳嗽,天南星制半夏尤化痰涎;五灵脂专能治气,元胡索佐之尤良;黑牵牛通利小便,加滑石并之其效尤佳;朱砂辟邪伐恶,犀角疗风治狂;萹蓄瞿麦治膀胱之疾,芫花甘遂逐水尤宜;芦荟蟾酥疗小儿疳疾,蛇床鸦胆子治诸蛊虫疮;河北团参,亦治咳嗽;江南蛤蚧,擅疗肺痿;黄连厚肠,兼能洗眼明目;槟榔下气,且可退翳除昏;甘菊花清心明目,赤茯苓利水行瘀;枳壳厚朴快气通肠,桔梗枳实开胸宽膈;香附子活血治衄,骨碎补止疼住痛;木香理气降气,麻黄发汗而其根止汗;当归活血,茵陈退疸;生姜止呕,人参润肺;白术补中,肉蔻止泻;川芎石膏可治头痛,柴胡黄芩能除身热;苍术燥湿,猪苓利水;五味生津,乌梅止血;川乌草乌入骨搜风,附子天雄回阳散寒;缩砂红豆消食补中,栀子连翘清心解热;葛根止渴,且能开腠除风;黄柏消瘀,亦可敷疮退疸。

第三节　药性总义

凡药酸属木入肝,苦属火入心,甘属土入脾,辛属金入肺,咸属水入肾,此五味之义也。

凡药青属木入肝,赤属火入心,黄属土入脾,白属金入肺,黑属水入肾,此五色之义也。凡药酸者能涩能收,苦者能泻能燥能坚,甘者能补能和能缓,辛者能散能润能横行,咸者能下能软坚,淡者能利窍能渗泄,此五味之用也。凡药寒、热、温、凉,气也;酸、苦、甘、辛、咸,味也。气为阳,味为阴。气浓者阳中之阳,薄者阳中之阴;味浓者阴中之阴,薄者阴中之阳。气薄则发泄(发散),浓则发热(温燥);味浓则泄(降泻),薄则通(利窍渗湿)。辛甘发散为阳,酸苦涌泄为阴;咸味涌泄为阴,淡味渗泄为阳;轻清升浮为阳,重浊沉降为阴;阳气出上窍,阴味出下窍;清阳发腠理,浊阴走五脏;清阳实四肢,浊阴归六腑。此阴阳之义也。凡药轻虚者浮而升,重实者沉而降;味薄者升而生(象春),气薄者降而收(象秋);气浓者浮而长(象夏),味浓者沉而藏(象冬),味平者化而成(象土)。气浓味薄者浮而升,味浓气薄者沉而降;气味俱浓者能浮能沉,气味俱薄者可升可降。酸咸无升,辛甘无降,寒无浮,热无沉。此升降浮沉之义也(李时珍曰:升者引之以咸寒,则沉而直达下焦;沉者引之以酒,则浮而上至巅顶。一物之中,有根升梢降、生升熟降者,是升降在物亦在人也。)。凡药根之在土中者,半身以上则上升,半身以下则下降(以生苗者为根,以入土者为梢。上焦用根,下焦用梢,半身以上用头,中焦用身,半身以下用梢。虽一药而根、梢各别,用之或差,服亦罔效。)。药之为枝者达四肢,为皮者达皮肤,为心、为干者内行脏腑。质之轻者上入心、肺,重者下入肝、肾。中空者发表,内实者攻里。枯燥者入气分,润泽者入血分。此上下内外,各以其类相从也。凡药色青、味酸、气臊、性属木者,皆入足厥阴肝、足少阳胆经(肝与胆相表里,胆为甲木,肝为乙木);色赤、味苦、气焦、性属火者,皆入手少阴心、手太阳小肠经(心与小肠相表里,小肠为丙火,心为丁火。);色黄、味甘、气香、性属土者,皆入足太阴脾、足阳明胃经(脾与胃相表里,胃为戊土,脾为己土。);色白、味辛、气腥、性属金者,皆入手太阴肺、手阳明大肠经(肺与大肠相表里,大肠为庚金,肺为辛金。);色黑、味咸、气腐、性属水者,皆入足少阴肾、足太阳膀胱经(肾与膀胱相表里,膀胱为壬水,肾为癸水,凡一脏配一腑,腑皆属阳,故为甲、丙、戊、庚、壬;脏皆属阴,故乙、丁、己、辛、癸也。)。十二经中,惟手厥阴心包、手少阳三焦经无所主,其经通于足厥阴、少阳。厥阴主血,诸药入肝经血分者,并入心包;少阳主气,诸药入胆经气分者,并入三焦。命门相火,散行于胆、三焦、心包络,故入命门者,并入三焦。此诸药入诸经之部分也。药有相须者,同类而不可离也(如黄柏、知母、破故纸、胡桃之类);相使者,吾之佐使也;相恶者,夺吾之能也;相畏者,受彼之制也;相反者,两不可合也;相杀者,制彼之毒也。此异同之义也。肝苦急(血燥苦急),急食甘以缓之。肝欲散(木喜条达),急食辛以散之。以辛补之,以酸泻之(以散为补,以敛为泻);心苦缓(缓则散逸),急食酸以收之。心欲软,急食咸以软之。以咸补之(按:水能克火,然心以下交于肾为补,取水火既济之义也。),以甘泻之;脾苦湿,急食苦以燥之。脾欲缓(舒和),急食甘以缓之。以甘补之,以苦泻之;肺苦气上逆(火旺克金),急食苦以泻之。肺欲收,急食酸以收之。以酸补之,以辛泄之;肾苦燥,急食辛以润之。肾欲坚(坚固则无狂荡之患),急食苦以坚之。以苦补之,以咸泻之。此五脏补泻之义也。风淫于内,治以辛凉,佐以苦甘,以甘缓之,以辛散之(风属木,辛为金,金能胜木,故治以辛凉。过辛恐伤真气,故佐以苦甘,苦胜辛,甘益气也。木性急,故以甘缓之。木喜条达,故以辛散之。);热淫于内,治以咸寒,佐以苦甘,以酸收之,以苦发之(水胜火,故治以咸寒。甘胜咸,佐之所以防其过,必甘苦者,防咸之过,而又以泻热气佐实也。热淫故以酸收之,热结故以苦发之。);湿淫于内,治以苦热,佐以酸淡,以苦燥之,以淡泄之(按:湿为土气,苦热皆能燥湿,淡能利窍渗湿,用酸者,木能制土也。);火淫于内,治以咸冷,佐以苦辛,以酸收之,以苦发之(按:相火畏火也,故治以咸冷。辛能滋润,酸能收敛,苦能泄热,或从其性而升发之也。);燥淫于内,治以苦温,佐以甘辛,以苦下之(按:燥属金,苦属火,火能胜金,故治以苦温。甘能缓,辛能润,苦能下,故以为佐也。);寒淫于内,治以甘热,佐以苦辛,以咸泻之,以辛润之,以苦坚之(按:土能制水,热能胜寒,故治以甘热。苦而辛,亦热品也。伤寒内热者,以咸泻之;内燥者,以辛润之。苦能泻热而坚肾,泻中有补也。)。此六淫主治各有所宜,故药性宜明而施用贵审也。人之五脏应五行,水、木、火、土、金,母子相生。经曰:虚则补其母,实则泻其子。又曰:子能令母实。如肾为肝母,心为肝子,故入肝者,并入肾与心;肝为心母,脾为心子,故入心者,并入肝与脾;心为脾母,肺为脾子,故入脾者,并入心与肺;脾为肺母,肾为肺子,故入肺者,并入脾与肾;肺为肾母,肝为肾子,故入肾者,并入肺与肝。此五行相生,子母相应之义也。酸伤筋(敛则筋缩),辛胜酸;苦伤气(苦能泻气),咸胜苦;甘伤肉,酸胜甘;辛伤皮毛(疏散腠理),苦胜辛;咸伤血(咸能渗泄),甘胜咸。此五行相克之义也。酸走筋,筋病毋多食酸,筋得酸,则拘挛收引益甚也;苦走骨,骨病毋多食苦,骨得苦,则阴益甚重而难举也;甘走肉,肉病毋多食甘,肉得甘,则壅气胪肿益甚也;辛走气,气病毋多食辛,气得辛,则散而益虚也;咸走血,血病毋多食咸,血得咸,则凝涩而口渴也(咸能渗泄津液)。此五病之所禁也。多食咸,则脉凝泣(涩同)而变色(脉即血也,心合脉,水克水);多食苦,则皮槁而毛拔(肺合皮毛,火克金);多食辛,则筋急而爪枯(肝合筋,爪者筋之余,为金克木。肝喜散,故辛能补肝,惟多则为害);多食酸,则肉胝而唇揭(脾合肉,其华在唇,水克土,胝音支,皮浓也);多食甘,则骨痛而发落(肾合骨,其华在发,土克水)。此五味之所伤也。药之为物,各有形、性、气、质。其入诸经,有因形相类者(如连翘似心而入心,荔枝核似睾丸而入肾之类);有因性相从者(如属木者入肝,属水者入肾;润者走血分,燥者入气分;本天者亲上,本地者亲下之类);有因气相求者(如气香入脾,气焦入心之类);有因质相同者(如药之头入头,干入身,枝入肢,皮行皮。又如红花、苏木,汁似血而入血之类)。此乃自然之理,可以意得也。药有以形名者,人参、狗脊之类是也;有以色名者,黄连、黑参之类是也;有以气名者,藿香、香薷之类是也;有以味名者,甘草、苦参之类是也;有以质名者,石膏、石脂、归身、归尾之类是也;有以时名者,夏枯、款冬之类是也;有以能名者,何首乌、骨碎补之类是也。凡药火制四,煅、煨、炙、炒也;水制三,浸、泡、洗也;水火共制二,蒸、煮也。酒制升提,姜制温散;入盐走肾而软坚,用醋注肝而收敛;童便制,除劣性而降下;米泔制,去燥性而和中;乳制润枯生血,蜜制甘缓益元;陈壁土制,借土气以补中州;面裹曲制,抑酷性勿伤上膈;黑豆、甘草汤渍,并解毒致令平和;羊酥、猪脂涂烧,咸渗骨容易脆断;去瓤者免胀,去心者除烦。此制治各有所宜也。药之为用,或地道不真,则美恶迥别;或市肆饰伪,则气味全乖;或收采非时,则良莠异质;或头尾误用,则呼应不灵;或制治不精,则功力大减。用者不察,顾归咎于药之罔功。譬之兵不精练,思以荡寇克敌,适以复众舆尸也。治疗之家,其可忽诸!

第四节　临证药性歌括

凉性发散升柴葛，桑菊牛蝉萍薄荷；
温性发散荆防风，芫荽苏蒿柳麻黄。
声哑咳嗽喉痛痒，甘草蝉蜕和牛蒡；
孕妇咳嗽胎不安，不离苏梗和紫菀。
　　胁痛并虚弱，柴草枳壳芍；
痰多气喘麻芍桂，姜夏细辛草五味。
清热去火芩柏连，上焦之火用黄连；
中焦之火黄芩泻，相火妄动黄柏安。
清热去火三黄粉，知芦决胆猪莲针[1]；
清热凉血槿地丹，紫草白薇地骨玄；
虚弱脚肿小便涩，知母黄柏萸肉桂。
　　下肢出流丹[2]，苍柏二妙丸；

注：决（草决明），胆（动物胆汁），猪（猪毛菜），针（三颗针），流丹（流火、丹毒）。

加入牛膝和薏米，名为三妙四妙丸。
手足脱疽脉管炎，当归生地二花玄。
清热祛暑用薄荷，青蒿扁豆同竹叶；
急性咽炎有办法，甘草野菊金银花。
皮肤疮癣多又痒，苦参煎汤洗一场；
虚劳低热夜盗汗，葎草煎服效灵验。
头胀眩晕高血压，夏枯黄芩野菊花；
小儿咳嗽并风热，甘草薄荷小连翘。
暑热胸闷胃不佳，荷叶芦根扁豆花。
凉性化痰栝前贝，沙参蛤百草桑白；
温性化痰旋覆远，桔梗半夏白附南。
止咳平喘葶果杏，苏菀龙马款金凤[3]；
苏子桔梗前胡杏，专治咳嗽气不顺。
神经衰弱夜多梦，远志枣仁五味用。
慢性咳嗽久不愈，冲服麻黄凤凰衣；
大便干燥气管炎，苏藦白芥三子煎。
妇女清带腰腿酸，白果山药服三钱。
　　治痰用二陈，陈半草茯苓；
　　加上枳壳茹，温胆提精神。

注：龙（地龙），马（马兜铃），金（洋金花），凤（凤凰衣）。

藿佩苍菖荠三消，内金瓦石海螵蛸[4]；

　　　　　　上药消食化浊剂，健胃治酸要谨记。

　　　　　　上吐下泻腹中痛，合半苍陈水煎吞；

　　　　　　食积口臭肚子胀，藿佩朎子内金放。

　　　　　　小儿疳积乳糜尿，麦芽荠菜陈皮熬；

　　　　　　海螵蛸与生甘草，消化溃疡冲服妙。

注：瓦（瓦楞子），石（钟乳石）。

　　　　　　止血榆茜茅卷蓟，仙锦槐柏艾炭七；

　　　　　　活血桃红蛀丹芎，卫茅泽兰山羊血。

　　　　　　土三七和仙鹤草，止痛疗伤敛血好；

　　　　　　寒凝痛经选药巧，香附干姜加艾草。

　　　　　　急性肾炎西瓜皮，茅根赤豆玉米须；

　　　　　　川芎秦艽细辛草，风湿关节能治好。

　　　　　　寄奴元胡骨碎补，跌打损伤立时找。

　　　　　　理气香砂茴蒌柿，止痛芍楝莨灵脂；

　　　　　　胁胀胃痛官能症，香附台乌甘草送。

　　　　　　挫伤岔气胸胁痛，快服木香和郁金。

　　　　　　栝蒌枳壳姜夏蒌，心胃气痛好的快。

　　　　　　睾丸牵痛腰难伸，吴萸茴香金铃子；

　　　　　　慢性肠炎泻又痛，术芍陈皮与防风。

　　　　　　祛风木贼蒺苍耳，藁本白芷蔓京炒；

　　　　　　祛湿秦独鬼豨莶，透骨乌附桑绒莲[5]。

　　　　　　强筋通络寄五加，牛续骡鹳藤芝麻[6]；

　　　　　　皮肤瘙痒荨麻疹，蝉蜕蒺藜和防风。

　　　　　　白芷辛荑薄荷苍，专治鼻炎涕流黄；

　　　　　　周身疼痛受风寒，藁本防风来三钱。

　　　　　　风湿秦艽甘草随，游独热地杞当归；

　　　　　　中风后遗四肢麻，豨莶防风红五加。

　　　　　　跌打损伤痛瘀血，凤仙透骨赤芍归；

　　　　　　体虚怕冷四肢凉，附子甘草同干姜。

　　　　　　牙龈肿痛胃火蒸，知地石膝麦门冬；

　　　　　　关节疼痛老不好，或煎或熬老鹳草。

注：桑（桑枝），绒（紫草绒），莲（半枝莲），骡（骡蹄甲），藤（天仙藤），红（红藤）。

　　　　　　渗湿茵陈并薏柳，利尿泽苓车萹葵；

　　　　　　玉须问荆秕谷子，楮梓地肤滑蟋蟀。

　　　　　　慢性肝炎腹腿肿，煎服茵陈和五苓；

　　　　　　胃炎心慌或神昏，桂枝白术草茯苓。

　　　　　　咽炎舌炎口疮疼，灯心草加麦门冬；

肾炎浮肿蛋白尿,瓜皮生芪枳实妙。
泻水硝牛商芫金[7],润下蜂蜜麻李仁[8];
芒硝大黄生甘草,专治腹满大便燥。
冰片甘草元明粉,吹治口疮咽喉肿;
肝肾有病发水臌,二丑茴香研末饮。
大戟遂芫俱战草,要治积水十个枣;
赘疣瘊子连根除,只须捣敷千金子。

注:硝(芒硝),牛(牵牛子),金(千金子),麻(火麻仁)。

消肿排脓枯鞭草,马勃再配土贝好;
皂针蜂房水红花,加用海藻效果佳。
扁桃体炎马皮泡,再加山豆生草梢;
咽喉音哑莫商量,马勃芒硝煎红糖。
痈疮已溃肿难消,土贝母兼旱莲草;
疔疮上脸乳发炎,半两马鞭草水煎。
皂针二花当归草,透脓消肿止疼好。
安神交欢榆柏萱,镇静蝎蛸赭磁石;
身痛失眠疥癣痒,夜交藤煎汤四两。
合欢树皮绒线花,能治肺络理跌打;
多梦汗泄又健忘,麦杞柏仁归石菖。
头昏眼花夜心慌,苓草知薇酸枣汤;
磁石纳肾有名堂,再配杞菊干地黄。
赭石四钱法夏三,能治胃湿下痰涎。
止汗龙牡麻麦味,止泻禹灶榴橡核;
莲芡固精又治带,椿猬桑螵墓头回。
体虚多汗生牡蛎,麻黄根芪浮麦配;
口干脉弱参麦味,阴伤酸枣一处配。
便血脱肛子宫垂,补中益气橡壳为;
晕车妊娠发呕吐,浓煎一杯灶心土。
猬皮山甲槐米炒,为末冲服痔漏好。

伤寒辨六经,用药须引经。
手太阳经证,藁本羌活行;
少阳厥阴地,皆须柴胡祛;
手足阳明证,白芷升葛根;
肺脏升葱用,脾升白芍用;
心经黄连使,肾独加桂灵。
分经用上药,愈病即神通。
冲任督带于一身,用药归经须分清。

玉片丹参王不留，二术二甲归杞芎，
二香巴戟草吴萸，冲任经脉药配用。
归芍龙艾麻续断，带脉之药经常念。
苍耳细辛鹿藁本，芪杞桂附羊脊骨，
此是督脉药当诵，临证之时选择用。

陈　成　撰

第三章　用药法象

第一节　中药不合理应用刍议

近年来,人们对中药的研究不断深入,但多数人认为中药取自天然,对机体无害、无残留,而忽略了对中药的不合理应用及药害问题。中药与机体相互作用不仅能产生治疗作用,也能产生与治疗作用无关的副作用,并可引起机体某些器官或组织的病理变化。与中药应用有关的不良反应包括中药不良反应(ADR)和药害。中药不良反应是指合格药物在常规用法用量下出现的与用药无关的或意外的有害反应,包括副作用、毒性反应、致癌作用、致畸变作用等。据有关资料记载,1915~1990 年 408 种医药学期刊中关于 ADR 的报道有 2788 例,在整个 7062 例 ADR 中占 39.48%。其中 1915~1959 年 26 例,20 世纪 60 年代 147 例,70 年代 398 例,80 年代 1227 例。中药不良反应在近 50 年来有较大幅度上升的趋势,应当引起足够重视。近年来,有关中药 ADR 的报道也屡见不鲜。1994~1996 年,日本报道 88 名慢性肝炎患者因服用小柴胡汤引起间质性肺炎,其中 10 例死亡;国内外均有因服用"苗条丸"或龙胆泻肝丸导致肾损害(肾衰竭、尿毒症,或被称为"中草药肾病")的报道等。药害是指不合理用药,如使用不合格药品、过期药品、误用、超大剂量使用、滥用等引起的有害反应。由不合理使用中药引起的药害称中药药害。提高对中药药害的认识,采取必要的措施,减少中药药害的发生,具有十分重要的意义。

一、中药不合理应用引起药害的原因

1. 中药的毒性成分

含有毒性成分的中药,如马钱子中的有毒成分番木鳖碱,具有士的宁样作用;附子中的乌头碱、洋金花中的莨菪碱等成分均具有较强的毒性,其中毒剂量与治疗剂量接近,如用量增加、使用不当,则容易引起中毒,甚至导致死亡。续随子、射干、芫花、苦杏仁、曼陀罗、三棱等中药,使用不当,也可能造成严重的药害反应。

2. 辨证用药不当

对疾病进行正确的辨证,是合理用药的前提。中药的性能,如寒热温凉,是治疗作用的基础;"寒者热之,热者寒之",是中药用来纠正机体病理之偏,产生治疗作用的重要依据。如运用不当,不合理使用,寒者用寒药,热者用热药,火上加油则会出现药害反应。如对肝阳上亢者用细辛、肉桂等。

3. 应用剂量过大

有些中药虽然不属于有毒的中药,但如果超量用药也会发生药害反应,如细辛过量会

发生眩晕、肾损害,肉桂过量会发生尿血。

4. 中药配伍不当

中药配伍禁忌中有十八反、十九畏。某些中药配伍具有相恶、相反的作用,乌头、贝母合用降低乌头疗效,瓜蒌、白蔹、白及能增加乌头的碱毒作用;甘草有水钠潴留作用,与甘遂、大戟、海藻逐水作用相抵触;藜芦有催吐作用,治疗量与中毒量接近,不宜与人参、党参、白芍等补益药合用;实验证明川乌与姜半夏、甘草与海藻、甘草与芫花、甘草与甘遂、川乌与白蔹、川乌与白及、藜芦与北沙参之间均具有增强毒性的作用。硫磺与朴硝合用使泻下作用强烈引起腹痛;巴豆与牵牛合用泻下更加峻猛,甚至导致出血;丁香与郁金、肉桂与赤石脂有拮抗作用,合用降低疗效。

5. 中、西药配伍不当

乌梅、山楂、五味子、山茱萸与磺胺类药物合用会引起血尿;人参能增加地高辛的血药浓度;甘草与水杨酸钠同用使溃疡病发生率增加;穿心莲与庆大霉素、红霉素等合用,可抑制穿心莲促进白血球吞噬功能的作用,降低疗效;含有水合性鞣质的中药石榴皮、地榆、酸枣根、五倍子等与氯霉素、红霉素、异烟肼等合用,会加重肝脏损伤,严重时引起药源性肝病;痢特灵和麻黄、丹参合用可产生毒副作用,严重时可导致高血压、脑出血。

6. 中药炮制不当或未经炮制

附子、川乌、草乌、半夏、天南星、马钱子等中药生用内服容易中毒,炮制后能降低其毒性。如生半夏有毒,而经炮制后法半夏则毒性大减。但是,对于有毒中药,炮制应当适度,不可太过或不及,太过则疗效难以保证,不及则易发生中毒反应。

7. 中药的产地差异

不同产地的中药品种,药性有较大差别,如蓬莪术(四川成都)姜黄素含量为3.48%,温莪术(浙江瑞安)姜黄素含量为1.57%,桂莪术(广西莪术)姜黄素未检出;云南腾冲附片的毒性比四川附片大;桑寄生如果寄生在有毒植物如夹竹桃上就会含有相应的有毒成分,因此,如误用寄生在有毒植物上的桑寄生,虽然用量相同,也会引起药害反应。

8. 中药煎煮不当

一般认为长时间煎煮可以降低毒性,如附子先煎一小时,则毒性可以减小,煎煮时间不足则会引起药害反应。但也有相反的情况,如山豆根煎煮时间越长则副作用越强。

9. 生理情况的影响

体质、年龄、性别等对药物的作用发挥影响甚大。遗传因素对抗病能力及药物反应,存在较大差异。临床上存在不同的品种或个体,对药物的治疗量相差多倍的现象。如对槟榔的敏感性:每1kg体重用量鸡1～1.5g,鸭0.5～0.8g,而鹅用0.5g就可能发生中毒。

二、中药合理应用与药害防治

药品具有利害两重性,凡是药物均具有毒性,中药也不例外。"中药无毒副作用"和"有毒中药不能用"这两种观点都是不全面的,与西药总体上比较,中药毒性低,相对安全。有毒中药的应用已有几千年的历史,但深入、细致、科学的研究尚未深入开展,因此,应在继承前人用毒、防毒、抑毒宝贵经验基础上,对中药毒性的研究思路进行深入思考,并结合现代药理学、毒理学知识变革研究的技术和手段,走出现代中药毒理研究的新路子。

1. 正确认识中药的药害反应

传统中药的应用已有悠久的历史,佐证了其疗效的独特性和强大的生命力。历代医家及现代中医通过炮制和配伍降低了有毒中药的毒性,从而使临床发生毒性反应的概率大大减少。当脱离了中药传统的制备方法、剂型、剂量、服法时,中药"药害"事件就会体现出来。中药的成分复杂,所含的成分很难全部分析清楚,各种成分之间相互作用,相互制约,进入机体后作用于多种靶器官,其药效和毒性的表现不能简单地从某一个或几个已知成分的含量来判断。例如,含有有毒金属的药物(汞,砷等)在中药处方中应用较广泛,如果以国际重金属总含量为标准来评判中药的毒性,许多具有独特疗效的有效方剂将被禁止使用。20 世纪 70 年代,国外学者报道,大黄中含有致癌的成分。随后,有些欧洲国家对大黄采取了限制使用,美国 FDA 也禁止使用大黄作为药用成分。由此可见,有必要对中药毒性的研究进行深入思考,并结合现代药理学、毒理学知识变革研究的技术和手段,尽快对传统中药逐药建立安全性评价标准。

2. 防止超量用药、擅自用药与滥用、误用药物

中药应用时要充分考虑利弊,密切观察用药反应,严格掌握中医用药规定的适应证、剂量、疗程、体质及禁忌证。正确区分药品不良反应与药害反应。

3. 正确辨证,合理用药

中药的不合理应用是引起药害反应的一个重要原因。许多人认为中药安全无毒,而忽略了它的合理应用,出现长期服用,非处方用药及不辨证用药,有些中药说明书的介绍也过于简单。因此,进一步规范中医用药,对中医处方者普及中医辨证知识是非常必要的。

4. 进一步规范中成药的新药审批制度

加强生产监管,提高中药制剂质量,防止不合格药品出厂与流通。对生产、销售假药、劣药的生产企业、经营单位和个人等应进行必要的处罚。

第二节　中药不合理应用相关因素

一、中药本身的毒性与偏性

人们普遍存在一种误区,认为中药无毒副作用,中药用量多一点、时间长一点并无大碍,其实不然。俗话说:"是药三分毒"。卫生部制定的《医疗用毒性药品管理办法》中明确规定砒石等 28 种中药为毒性中药,须严格管理和应用。如生附子中含乌头碱,小剂量(50~200mg)使用具有治疗作用,剂量过大或使用不当就会引起中毒;余氏报道超量服用瓜蒂致中毒性休克;过量服用三棱、莪术导致肾组织出现肾小管透明管型和颗粒管型;长期服用朱砂致汞中毒,长期服用雄黄致砷中毒等。另一方面每种中药都具有一定的偏性,对其鉴之不准,制之不当,用之不妥,便会成为毒药。如给肝阳上亢病人服过量的细辛、肉桂等辛热药物,等于火上浇油,会引起血尿或鼻血;脾胃虚寒者服用石膏、黄连等,等于雪上加霜。

二、药品品种来源复杂,本身有问题

(1)同一种药物的来源不同,所含化学成分和疗效不同,毒性大小也不同。如地道人参中有效成分皂甙含量为引种人参的30~40倍;桑寄生本无毒,但寄生在有毒植物上就会含有相应的有毒成分;云南腾冲附片的毒性比四川附片的毒性大18倍,用腾冲附片9g克就会中毒。

(2)代用,如广防己代防己用后会导致严重肾脏毒性,用生首乌代制首乌用后会致泻甚至出现毒性反应。

(3)掺杂使假,如在炮山甲中掺硫酸镁,服用后会致泻。

(4)假药,如用麻牛膝充川牛膝服用后麻舌而刺喉。

(5)误服误用,如把香加皮当做五加皮使用,就会发生洋地黄样中毒。

三、中药配伍没有"门当户对"

《神农本草经·序例》指出:"勿用相恶、相反者","若有毒宜制,可用相畏、相杀者,不尔,勿合用也"。中药配伍讲究"门当户对",配伍得当可使加强药效,抵制毒性;配伍不当会消退药效,甚至产生毒副反应。如人参与莱菔子同用,人参的补气功效就会明显下降;乌头与半夏同服,会产生不良反应;芍药与藜芦合用,可增强藜芦的毒性。

四、炮制不当或不炮制

在临床上,中药炮制对中医用药有着极其重要的作用,特别对于毒性中药更是如此,毒性中药若不经过炮制或炮制不当,不但达不到临床治疗目的,而且可能引起中毒或危及生命。如:马钱子砂炒、油炸270℃以上时,其毒性成分士的宁(番木鳖碱)含量由1.56%降至1.15%,290℃以上则降至0.49%;草乌用甘草、黑豆煮或蒸后,毒性就会减低;生大黄炙成大黄炭或熟大黄者,达不到《中国药典》标准服用后会致泻。斑蝥、乌头、附子、半夏等都要通过炮制来降低毒性,以达到安全有效的目的。若药物生熟不分,该制的不制,或达不到炮制标准,就会危害到身体健康。

五、中药煎煮不当

清代名医徐灵胎云:"煎药之法,最易深究,药之效不效,全在于此。"历代名医对中药的煎煮方法都十分重视。李时珍也指出了药液煎煮不当的不良后果:"凡服汤药,虽品物专精,修治如法,而煎药者鲁莽造次,水火不良,火候失度,则药亦无功。"对处方中该特殊处理的饮片不特殊处理,如先煎、后下、烊化等,致使辨证准确了,方子也很好,药材也地道,但是却达不到应有的疗效,甚至伤体,如川乌、草乌、生半夏等若不另包先煎而与它药同煎口服后就会致人中毒;乌头类药物每煎煮1 h,有毒成分含量就减少0.08 mg/ml总碱中有毒成分所占百分比率均递减7.8%。但山豆根煎煮时间越长副作用越大,都应该注意。

六、用药途径和方法不当

清代徐灵胎曾指出:"方虽中病,而服之不得法,非特乏功,反而有害"。说明了服药方法的重要性。如作为肌肉注射用的中药注射液被用于静脉注射,就很容易发生有害反应;细辛的毒性成分和有效成分均存在于挥发油中,因此其水煎剂发生不良反应几率较低;对慢性肝炎、肾炎、糖尿病患者,为了给病人节约点钱或便于病人服用,把汤剂改为散剂或蜜丸,把本该服 3d 的汤剂量中药饮片打细成散剂或做成蜜丸让病人服 10~15d。这不仅达不到治疗还会延病,有的药渣在胃肠内消化还会对人体有害,糖尿病人吃糖后更不利于疾病的好转。

七、中西药搭配不当

中西药联合运用不当,会导致药效降低,甚至对身体造成危害。有资料表明,复方丹参注射液与 0.9%生理盐水合用会使不溶性微粒明显增多;银杏与噻嗪类利尿剂同服会引起血压升高;板蓝根颗粒剂与卡托普利、尼莫地平同服会拮抗后者的降压作用;山楂、五味子、乌梅等与磺胺同时使用就会引起血尿;抗癫痫药与苍耳子、雷公藤合用可导致肝脏损害;六神丸合用感冒通可致急性肺水肿;川乌、草乌、附子及含这类药物和生物碱的中成药,如小活络丹、三七片、元胡止痛片、盐酸小檗碱等与氨基糖甙类抗生素合用,可致消化道出血甚至穿孔等。

八、个体差异

不同的体质、年龄、性别,对中药的耐受力也不同。如体弱的老人、幼儿、妇女月经期、哺乳期对许多药物反应敏感,易产生不良反应。如周健雄报道 1 例哺乳期妇女,因乳痛服赤芍甘草汤 16 剂后,乳房肿块全消结,发热不复存在,而造成乳汁全消的后果;陈氏报道 1 例小儿口服番泻叶致急性尿潴留等。

九、饮食禁忌

《本草纲目》有服药的禁忌总则:"凡服药,不可杂食肥猪犬肉,油腻羹鲙,腥臊陈臭诸物。凡服药,不可多食生蒜、胡荽、生葱、诸果、诸滑滞之物。"可见食物忌口,也异常重要。不注意禁忌,会影响疗效,产生不良反应。如木通有通乳作用,若用其大剂量(50g)与猪蹄同煮,服后会发生肾功能损害;服用人参等滋补类中药时,吃萝卜会降低补药的效果,影响药物的补益作用;喝中药前后一小时左右喝茶,咖啡,牛奶或豆浆,中药成分与茶的鞣质,咖啡因及蛋白质等就会发生化学反应,影响疗效.

总之,中药不合理用药对身体健康的影响还很多,只有在中医药专业人员正确指导下使用,对中药不合理用药引起的不良反应有正确的认识,并引起足够的重视,才能有效避免中药使用不当对身体健康的危害,使中药更好地发挥其疗效,也更能促进中医药事业的长远发展。

第三节 中药毒副作用简述

中药对于慢性疾病具有良好疗效,但人们往往忽略了它的毒副作用,由于中药所应起的不良反应日益增多,为预防中药不良反应的发生,因此有必要对中药的毒副作用有一个较全面地了解。

一、国家卫生部公布的毒性中药品种

1. 第一类毒性中药品种:

砒石(红砒、白砒、砒霜)水银。

2. 第二类毒性中药品种:

生白附子(禹白附)、生附子、生马钱子、生乌头、生川乌、生草乌、生天雄、斑蝥(包括青娘子)、红娘子、生巴豆、生半夏、生南星、生狼毒、生甘遂、洋金花、闹羊花、蟾酥、轻粉、红升丹、白降丹、地胆、葛上亭长、生千金子、生天仙子、生藤黄等26种。

3. 有毒中成药品种:

龙虎丸(含巴豆霜等,已停产。)九分散(含马钱子等)、九转回生丹、回生散等4种。

二、国家药典收载的毒性中药品种

1. 大毒类品种:

多指毒性大、使用较小剂量即可迅速发生严重中毒症状,可造成主要器官严重损害甚至死亡的药物。如生川乌、生草乌、马钱子、巴豆、红粉(HgO)、斑蝥等。

2. 有毒类品种:

多指毒性较大、使用较大剂量后缓慢发生中毒症状的药物。如使用不当、或用量过大亦可造成重要脏器损害,甚至死亡。如白附子、附子、生天南星、蟾酥、洋金花、轻粉、甘遂、芫花、常山、雄黄、木鳖子、水蛭、仙茅、白果、大戟、商陆、牵牛子、蓖麻子、蜈蚣、白花蛇、朱砂、苍耳子、全蝎、苦楝皮、硫磺、山豆根(广豆根)等。

3. 小毒类品种:

多指一些毒性较小、但使用不慎或用量较大,或久用蓄积亦可使机体出现毒副作用的药物。一般不损害重要器官,症状较轻,不易造成死亡。如细辛、红大戟、苦杏仁、鸭蛋子、急性子、蛇床子、川楝子、南鹤虱、密陀僧、重楼、猪牙皂、刺蒺藜、土鳖虫、艾叶、吴茱萸等。

三、1949年以来已报到的单味中药中毒举例

1949年以来各地报道的单味中药引起的中毒药物已达百种之多,其中:

1. 植物药有90多种,如马钱子、白附子、巴豆、半夏、狼毒、附子、乌头、曼陀罗花及苗、莨菪、苦楝根皮、苍耳子、牵牛子、山豆根、雷公藤、昆明山海棠、萱草、夹竹桃、雪上一枝蒿、福寿草、槟榔、乌臼、瓜蒂、黄药子、杏仁、桃仁、枇杷仁、红茴香、钩吻、艾叶等。

2. 动物药及矿物药各 10 种,如斑蝥、蟾酥、蜂蛹、鱼胆、砒霜、雄黄、密陀僧、皂矾、铅丹、升药(粗制氧化汞)、朱砂等。

四、依据现代药理研究有毒中药的种类

1. 含毒性蛋白类药物:

含毒性蛋白植物类毒药主要存在于种子中,经榨油后存留在油渣中。如蓖麻子、苍耳子、桐子、望江南子。这类毒物能损害肝、肾等实质细胞,亦可引起全身出血,常因肝昏迷、呼吸及循环衰竭致死。儿童服蓖麻子 2~7 粒可致中毒或致死;成人服 20 粒可致死。再如巴豆,其毒性蛋白是一种细胞原浆毒,能溶解红细胞,使局部细胞坏死,成人服一粒可中毒。巴豆油可剧烈刺激肠壁,导致峻下,成人内服 20 滴可致死,据称尚含有致癌成分。相思子所含毒性蛋白对温血动物的血液有凝聚作用,可引起循环衰竭。

2. 含生物碱类毒性中药:

如乌头、附子、马钱子、曼陀罗、莨菪子、钩吻、雪上一枝蒿、山豆根、昆明山海棠、雷公藤、山慈姑、藜芦等。此类药物中毒潜伏期较短,其毒性成分大多数侵及中枢神经系统、植物神经系统或心脏。纯乌头碱成人内服 0.2mg 即可中毒,3~4mg 可致死。马钱子所含番木鳖碱(士的宁)毒性甚强,幼儿内服 5mg 即可致死,成人服生药 2g(约合士的宁 30mg)可致死。

3. 含酸、醇类有毒中药:

如马兜铃、银杏、甘遂等。马兜铃的主要毒性成分是马兜铃酸、马兜铃次酸及木兰花碱。马兜铃可引起马兜铃肾病已为众所周知,马兜铃中毒后还可抑制中枢神经,麻痹呼吸中枢。银杏(白果)种皮含白果酸等,种子含少量氰甙,中毒时对中枢神经系统先兴奋后抑制。白果以绿色的胚最毒,有报道儿童食用 5~10 粒可致中毒死亡。

4. 含毒甙类有毒药物

(1)强心甙类:如夹竹桃、万年青、罗布麻、北五加皮、羊角拗、福寿草、白薇、铃兰等。其毒性主要成分为多种强心甙,中毒症状与洋地黄中毒相似。

(2)氰甙类:如苦杏仁、枇杷仁、桃仁、白果、郁李仁、木薯等,中毒后主要引起组织细胞窒息缺氧,内服氢氰酸 1mg/kg 即能迅速致死。成人口服苦杏仁 55 枚(约 60g),其内含苦杏仁甙约 1.8g,可以致死。

(3)皂甙类:如天南星、白头翁、川楝、商陆、三七等,中毒后主要有局部刺激作用、溶血作用及对神经系统的毒性作用等。

(4)黄酮甙类:如芫花、千里光、臭梧桐等。芫花煎剂口服有强烈的利尿致泻作用,并可引起出血、血压下降、循环衰竭,芫花的中毒剂量成人在 9g 以上。

(5)含萜类与内酯类中药:如艾叶、吴茱萸、薄荷、白芷、细辛、丁香、红茴香等。艾叶中挥发油可引起肝细胞代谢障碍,发生中毒性肝炎,亦可使中枢神经过度兴奋,引起惊厥。成人一般用 20~30g 即可引起中毒。苦楝皮中川楝素对肝脏有毒性,能阻断神经肌肉接头正常传递功能,死于呼吸循环衰竭。

(6)矿物类有毒药物:如砒霜、水银、朱砂、轻粉、铅、雄黄等,与其所含有毒化学物质

有关。砒霜即三氧化二砷,成人口服 5~50mg 即可中毒,致死量为 20~200mg。朱砂主含硫化汞,过量或久服可致汞中毒,中毒量成人为 5g 以上。

(7)动物性有毒药物:如蟾酥、全蝎、蜈蚣含毒性蛋白,斑蝥含斑蝥素等。蟾酥中蟾酥毒素类物质具有类似洋地黄对心脏的毒性作用,中毒严重者可致死。全蝎中含神经毒蝎毒与细胞毒蝎毒,成人中毒量为 20g 以上,蝎毒可使胎儿发育异常,具致畸作用。蜈蚣含有组织胺样物质及溶血性蛋白,成人中毒量在 15g 以上。成人斑蝥中毒量为 0.6g,致死量为 1.3~3g,斑蝥素致死量为 30mg。

第四节　中西药相互作用刍议

中西药物相互作用是指中药(单味、复方制剂、中成药或汤剂)与西药合用、或先后使用时所引起的药物(中药、西药或两者)作用与效应的变化。中西药物相互作用,可使治疗作用增强或减弱,毒副反应减少或增加,作用的持久性延长或缩短,从而导致有益的治疗作用或者有害的不良反应。中西药合用相互作用的临床表现有以下几方面。

一、合理配伍

1. 相互协调,增强疗效

例如,丹参针剂与氨基酸/低分子肽(脑活素)联用后,使老年性失眠治愈率提高。黄连、黄柏等中药与四环素类药物、呋喃唑酮 喃哇酮(痢特灵)等配伍治疗细菌性肠炎时,其疗效成倍增加。香连丸与广谱抗菌增效剂甲氧苄啶联用后,可使其抗菌活性增强。枳实与硫酸庆大霉素并用治疗胆道感染,可提高抗菌效果;延胡索与阿托品合用止痛效果会更好。

2. 相互制约,降低毒副作用及不良反应

从甘草中提取的甘草酸与链霉素合用,能降低及消除链霉素对第 8 对脑神经的损害。六味地黄丸与激素类(泼尼松等)药物合用,使不良反应明显降低。加味逍遥丸(散)与依诺昔酮联用,可减轻甲状腺功能亢进的多种症状及氯丙嗪对肝功能的损害。

二、不合理配伍

1. 生成新的化合物影响疗效及增加不良反应

(1)含有朱砂(主要含氧化汞)成分的中药如牛黄千金散、牛黄抱龙丸、人丹、保赤散、苏合香丸等,不宜与具有还原性的西药(如溴化钾、溴化钠、碘化钾、碘化钠等)联用,因朱砂中的汞离子可与溴、碘生成溴化汞或碘化汞沉淀物,从而严重地刺激肠壁引起赤痢样大便,导致药源性肠炎。

(2)含有槲皮素成分的中成药不宜与含有铝、镁、钙、铋、亚铁盐类的西药(氢氧化铝、三硅酸镁、碳酸钙、硫酸钙、硫酸亚铁等)配伍。因为槲皮素为五羟基黄酮类,而多羟基黄酮可与上述金属离子形成螯合物,而改变其理化性质和作用,使疗效降低。

2. 产生拮抗作用,使疗效降低,毒副作用增强

（1）含有麻黄的中成药如半夏露、通宣理肺丸、气管炎咳喘丸等，不宜与抗肾上腺能神经药如利血平、萝芙木全碱（降压灵）、氯丙嗪合用，因为麻黄碱的药理作用与肾上腺素相似，故二者会产生拮抗作用。

（2）含鹿茸、犀角、珍珠成分较多的中成药如参茸片、牛黄镇惊丸、犀角丸、珍珠粉等，不宜与降血糖西药（胰岛素、苯乙双胍、黄连素等）配伍，因为鹿茸中含有糖皮质激素样物质，可使血糖升高，从而减弱降血糖药的疗效；犀角、珍珠中所含有的蛋白质及其水解产物（多种氨基酸），可使黄连素的抗菌作用降低或消失，因此临床上不得同用。

3. 产生酸碱中和反应，降低疗效

含有酸性成分的中药（如山楂、五味子、乌梅、山楂丸、保和丸等）在治疗泌尿系统感染时，不宜与氨基糖苷类抗生素（如链霉素、庆大霉素、新霉素等）合用，因为这类抗生素在碱性尿液中抗菌活性强，在酸性尿液中抗菌效力下降。治疗消化道溃疡时，抗酸药（如氢氧化铝、氢氧化镁等）不宜与上述含酸性成分的中药同服，因会发生酸碱中和反应而影响其疗效。

4. 产生不良反应

水肿患者在服用扁蓄、泽泻、白茅根、金钱草、丝瓜络等利水中药期间，不宜合用西药如螺内酯（安体舒通）、氨苯蝶啶等，以免发生高血钾症等副作用；含颠茄类生物碱的中成药如胃痛散与地高辛同服，可使洋地黄类药物在肠道停留时间延长、吸收增加而导致毒副作用发生。

第五节　中西药的不合理联用

中药配伍禁忌有"十八反"、"十九畏"，西药也有各自的配伍禁忌。而在中西药合用中同样应注意配伍问题，配伍得当，能提高疗效，减少毒副作用；若配伍不当，则会降低疗效，甚至引起毒性反应。中西药合理的配伍，有利于疾病的治疗，而不合理的配伍会带来许多严重的后果，应引起医务工作者的高度注意。

（1）含甘草的中药与阿司匹林配伍，会造成消化道疾病加重。因为阿司匹林对胃黏膜有刺激性，而甘草有糖皮质激素样的作用，可使胃酸分泌物增多，又能减少胃黏液分泌，降低胃肠道的抵抗力，从而诱发或加重胃、十二指肠溃疡；含雄黄的中成药，如牛黄解毒丸、六神丸与西药硫酸镁、硫酸亚铁配伍，会将雄黄的主要成分硫化砷氧化而导致毒性增加；含苷类成分的中药三七与酶制剂如多酶片、酵母片、胃蛋白酶配伍，可发生酶水解而失去活性，使疗效降低；含有大黄的中药与复方新诺明、土霉素合用，会影响大黄的导泻作用。

（2）含鞣酸较高的中药如虎杖、大黄及其含大黄的中成药等，不能与四环素、氯霉素、红霉素、利福平、士的宁、硫酸亚铁等同用。因鞣酸的吸附作用，可使之与西药在肠道内结合，而不被吸收并影响药物排泄；如与胃蛋白酶合剂、淀粉酶、多酶片合用，可与其中含有蛋白质结构的肽键或胺键与鞣质结合发生化学反应，不易被胃肠道吸收，从而引起消化不良、纳差等症状。

（3）含有消化酶、酵母菌的中药神曲、麦芽等若与抗生素同用，抗生素可抑制微生物或破坏酶而影响中西药的疗效。

（4）含有金属离子如钙、铁、镁、铝等的中药，如牛黄上清丸、防风丸、明目上清丸等，不宜与四环素类抗生素、异烟肼同用。因上述离子能与四环素类抗生素、异烟肼形成络合物，致使肠道吸收减少，抗菌作用减弱，同时亦影响金属离子的吸收。

（5）酸碱性较强的中药及中成药，不宜与碱酸性西药同用。例如，中药的煅龙骨、煅牡蛎、硼砂等都是碱性强的药物，这类药物不宜与酸性西药如阿司匹林、对氨基水杨酸钠、胃蛋白酶合剂等联用；相反，含有大量有机酸的中药及其制剂，如乌梅、山茱萸、蒲公英及中成药的山楂丸，不宜与碱性的氨茶碱、胃舒平等西药合用，如果合用会降低中西药的疗效。

（6）含有生物碱的中药不宜与生物碱类西药合用，如中药草乌、附子、马钱子、乌头等均含有生物碱，而这些药不宜与氨茶碱、阿托品等生物碱类西药合用。如果合用会增加毒性，导致药物中毒。

（7）含有机酸的中药、中成药，不宜与磺胺类药或一些碱性较强的药物如氨茶碱、胃舒平、乳酸钠、碳酸氢钠等合用。磺胺类药在碱性尿液时溶解度大，排出速率快，相反尿液酸化后，则易使磺胺药的溶解度降低，在尿液中析出结晶，引起结晶尿或血尿；若在服用磺胺类药物的同时，又服用富含大剂量有机酸的中药或其制剂，如蒲公英、乌梅、山萸肉、山楂丸、保和丸、五味子等，都能对抗碳酸氢钠的碱化作用，又可增加磺胺药的不良反应，轻则可引起结晶尿，重则导致血尿。

（8）牛黄不宜与水合氯醛、吗啡、苯巴比妥同用，水合氯醛、吗啡、苯巴比妥有中枢抑制作用。实验研究证明，牛黄能增强水合氯醛、吗啡等的中枢抑制作用，故不宜合用。另外，牛黄与苯巴比妥钠同用，可增加苯巴比妥的毒性，故亦不能合用。

（9）丹参不宜与抗酸药如氢氧化铝、胃舒平等同服。丹参含丹参酮，与铝、镁等金属离子在胃肠道中结合，产生不易被吸收的金属络合物，被排泄而降低疗效；含有机酸成分的中药如乌梅、女贞子、山萸肉、山楂，以及保和丸、二至丸、六味地黄丸、肾气丸等中成药，不宜与碱性西药同服，以免在胃中起酸碱中和反应，从而降低疗效。

（10）大黄、虎杖、茜草等含蒽醌的药物，不能与碱性药物合用，否则蒽醌在碱性条件下发生氧化而降低疗效。苷类中药如罗布麻、万年青、蟾酥、北五加皮等有强心作用，与西药苷类同服可增强毒性，严重者则导致心律失常，甚至引起死亡；甘草及其制剂如复方甘草片，因其化学结构类似糖皮质激素，有增强钠再吸收及钾排泄作用，易导致药源性低血钾，低钾易诱发洋地黄中毒，故不宜与强心苷同时应用；麻黄及其制剂麻杏止咳片、通宣理肺丸等含有麻黄碱，对心肌有兴奋作用，能加强血管收缩，使血压升高，与苷类同服可增加心脏的毒性，引起心律失常。

（11）含鞣质较多的中药如地榆、石榴皮、虎杖及其制剂槐角丸、抗感灵片、七厘散和四季青等，不宜与助消化酶类药同服。如胃蛋白酶、胰酶、乳霉生、多酶片等，其主要成分是蛋白质，而蛋白质是由氨基酸通过酰胺键或肽键连接而成的高分子化合物，鞣质可与此二键相结合，形成牢固的氢键络合物，则使西药酶类降低疗效，含鞣质的中药疗效也降低；

含硫化砷的中药如雄黄、砒霜、硫黄及其制剂六神丸、牛黄解毒片、紫金锭等,其化学成分砷可使酶蛋白质、氨基酸分子形成不溶性沉淀,抑制酶的活性,从而降低酶的疗效,二者不宜同服;含泻下类的中药如大黄、番泻叶、芦荟、火麻仁及其制剂牛黄解毒片、清新宁片、麻仁丸、芦荟丸、润肠丸、大承气汤等,主要含蒽醌衍生物,此类衍生物通过吸附结合方式,可降低胰酶、胃蛋白酶、多酶片的消化功能,二者不宜同服;抗菌类的中药如黄芩、黄连、黄柏等具有广谱抗菌作用,如与乳酶生同服则可杀死乳酸杆菌,影响乳酶生的疗效,二者不宜同服。含朱砂的中药及其制剂朱砂安神丸、紫雪散等含有汞离子,对酶蛋白质的巯基有特殊的亲和力,不仅能抑制多种酶的活性,降低其疗效,还能干扰组织细胞的正常功能,易在肝、肾中蓄积,二者不宜同服。

(12)中药麻黄素及其中药制剂止咳定喘丸、通宣理肺丸等不能与降压药优降宁、胍乙啶合用,否则能引起高血压危象,这是因为麻黄中含有麻黄碱,具有收缩毛细血管,加快心率的作用;发汗解表药如荆芥、麻黄、生姜及其制剂防风通圣丸等,与解热镇痛药如阿司匹林、安乃近等合用,可致发汗太过,甚至虚脱。

(13)罂粟含有生物碱吗啡、可待因、罂粟碱等,主要用于镇痛、镇咳,能抑制呼吸,有使胃肠道及其括约肌张力提高,消化液分泌减少的作用。而西咪替丁对组织胺、五肽胃素、食物等引起的胃酸分泌都有抑制作用,临床用于胃、十二指肠溃疡及胃酸过多症。如与罂粟同服,会产生呼吸抑制、神志混乱、定向力消失及全身抽搐等致命性的不良反应。故当患消化性溃疡病人服用西咪替丁时,不宜与吗啡及含有吗啡生物碱的罂粟壳、阿片,复方樟脑酊等同服;氢氧化铝、氢氧化镁抗酸性药物与西咪替丁合用,意在增强疗效。然而,前者可使后者的血药浓度降低,二者合用时反而会使病情加重;抗胆碱药阿托品等与西咪替丁合用时,由于西咪替丁的神经毒性症状与中枢抗胆碱药所致的症状尤其相似,能加重中枢的毒性反应,故西咪替丁不宜与含阿托品类的中药如洋金花、颠茄、莨菪等同服。

(14)含鞣质中药如地榆、虎杖、石榴皮等,所含鞣酸能与铁发生沉淀而不易被人体吸收,使硫酸亚铁可失去疗效;碱性中药如硼砂、海螵蛸、瓦楞子及其制剂痧气散、行军散等,不宜与铁剂同服,因碱能降低胃的酸度,影响铁的吸收,硼砂又能与铁剂作用产生沉淀,也影响铁吸收,部分碱性中药还能加重铁剂引起的便秘;含槲皮素的槲寄生、罗布麻、满山红等中药不宜与铁剂同服,因为硫酸亚铁的铁离子可与槲皮素形成络合物,降低铁剂疗效;雄黄及其制剂六神丸、牛黄解毒片、安宫牛黄丸不宜与铁剂同服,因雄黄为硫化砷,可与硫酸亚铁作用,生成硫化砷酸盐,二者合用会降低各自的疗效;多价离子的中药如石膏、龙骨、牡蛎、石决明、代赭石、海螵蛸、明矾及其制剂紫雪丹、牛黄上清丸、复方罗布麻片、牛黄解毒丸等,皆不宜与四环素族药同服。四环素类药物在偏碱性环境中能与铁、钙、镁、铝、钾等金属离子产生络合反应,形成难以吸收的络合物四环素钙,降低四环素药物的溶解度,妨碍其吸收,从而降低抗菌效价;消化酶类药物如神曲、鸡内金、淡豆豉及其制剂保和丸含有消化酶,而四环素类药物有破坏酶及其制剂中微生物的作用,同服时可降低消化酶的生物活性,并减弱四环素的抗菌作用;碱性中药如硼砂、海螵蛸、瓦楞子及其制剂痧气散、行军散等,不宜与四环素类药物同服,因四环素类药物在酸度高时易于溶解吸收,而碱性中药使胃液酸度降低,减少四环素类药物吸收;炭剂类中药如荷叶炭、棕榈炭、血余炭及其制剂十灰散等,不宜与四环素类同服,因炭类中药能吸附四环素类药物,使四环素类药物有效血浓度下降;甘草制剂不宜与四环素类药物同服,因为甘草所含甘草酸易与之结合产生沉淀,并有吸附作用,使两种药物吸收皆减少而降低各自的疗效。

第六节　中药注射剂不良反应概述

近些年来,中药注射剂安全性问题频频发生,进而其安全性受到了社会广泛的关注。随着中药注射剂的不断开发,临床应用逐渐增多,其不良反应发生率也随之增加。早在2004年国家药品不良反应检测中心共收到葛根素注射剂不良反应病例报告1006例,致人死亡共有11例。同年2月,浙江东阳市出现幼儿因注射鱼腥草针剂发生不良反应陷入昏迷。2008年云南红河州6名患者使用完达山制药厂生产的两批刺五加注射液出现严重不良反应,其中有3例死亡……

目前,患者对于中药注射剂的偏好是比较明显的。认为输液比口服药起效快,西药注射剂、输液的副作用广为人知,因此不少患者将目光集中到中药注射剂上。对于口服药来说,人体的胃肠道就是一个天然屏障。有毒物质在人体胃肠道就可能引起人体感觉到的不适反应,从而使人们有充足的时间采取应对措施,况且很多有毒成分胃肠道是不吸收的,这样的成分口服不产生毒性。而药物一旦进入了静脉之后,很快被运送到人体的各部位,包括大脑中枢神经系统,有毒物质立即就能发作产生致命的急性毒性反应。

由于中药注射剂的质量存在纯度和工艺等方面的问题,因此引起的不良反应常有报道,其主要表现以过敏反应为主。据统计,中药注射剂的不良反应占中药不良反应的19.75%,其中老年人占40.32%,这与老年人常因患有多种疾病而联合用药等因素有关。此外,发生不良反应的药物中除清开灵注射剂外,血栓通、葛根素、鱼腥草、七叶皂苷等也常见,这与老年人心脑血管疾病发病率高、使用这些药物频繁相符合。

中药注射剂的不良反应涉及各个系统,一般在用药后不久即出现症状。以皮疹、寒战发热等过敏症状和心悸等心血管系统症状为主,其他如皮肤瘙痒、恶心、呕吐、头晕、静脉炎、腹泻、颜面水肿、失眠等也较为常见,多为轻、中度,停药并进行对症治疗后症状缓解。

目前,中药注射剂的质量标准尚未完善,药材质量不稳定、尚无统一的质量标准对其进行定性和定量,导致了中药注射剂的质量不稳定。由于多数中药注射剂成分较为复杂,含有大分子物质,又因市售输液器对$15\mu m$以下微粒无明显去除效果,大量不溶性微粒沉积在人体毛细血管中,可以引起毛细血管堵塞、缺血和缺氧,导致静脉炎、水肿和肉芽肿,故建议临床在使用中药注射液时不要与其他药物配伍应用。

在选用中药注射剂进行治疗时,应先详细询问患者的过敏史和用药史,对有药物过敏者、老年人、小儿等特殊人群慎重用药。用药前应仔细观察,药液若有浑浊、结晶、沉淀等情况应禁止使用。并要根据患者病情选择适宜剂量,切勿盲目大剂量、长疗程用药,以免导致不良反应发生。

1. 注射液(Injection)

注射液系指药物制成的供注入体内的灭菌液、乳状液和混悬液以及供临用前配成溶液或混悬液的无菌粉末。其给药途径根据临床需要分为静脉注射、脊椎腔注射、肌肉注射、皮下注射和皮内注射五种：

（1）静脉注射：分为静脉推注和静脉滴注，前者用量小、一般5～50ml，后者用量大、多至数千 ml。静脉注射药效最快，常做急救、补充体液和供营养之用，多为水溶液。油溶液和一般混悬液不能静脉注射。凡能导致红血球溶解或使蛋白质沉淀的药物，均不宜静脉给药。

（2）脊椎腔注射：由于神经组织比较敏感，脊髓液循环较慢，渗透压的紊乱，能很快引起头痛和呕吐，所以脊椎腔注射剂质量应严格控制，其渗透压应与脊椎液相等，体积在10ml 以下。

（3）肌肉注射：一次剂量一般在 5m 以下，除水溶液外，油溶液、混悬液等均可做肌肉注射。

（4）皮下注射：注射与真皮与肌肉之间，药物吸收速度稍慢，注射剂量通常为 1～2ml，皮下注射剂主要是水溶液，

（5）皮内注射：系注于表皮和真皮之间，一次注射量在 0.2ml 以下，常用于过敏性试验或疾病诊断，如青霉素皮试液等。

2. 中药注射剂的特点

中药注射剂多为复方制剂，即使是单味药制成的注射剂，其成分也大多是多组分的，内含有许多大分子物质。另外，尚含有蛋白、淀粉、鞣质、树脂、色素、黏液、挥发油等成分。成分复杂，应用时须谨慎。

3. 中药注射剂不良反应及如何避免

（1）药证不符滥用致不良反应：作为姓"中"的中药注射液，在临床应用时也不能离开中医诊疗的基本原则——辨证论治，只有对疾病做出正确的中医辨证后，才能合理安全地使用该药，并使其药效得到完全发挥，毒副作用降至最低。而在临床上，"发烧用清开灵针，感染用双黄连粉针，心血管病用香丹针（复方丹参注射液）"，这是医生（包括中医和西医）圈内形成的不成文的法则。西医往往是依据药品说明书使用中药注射剂，而说明书上陈述的多为实验研究及药理学研究内容，功能主治或适应证内容也大多是西医病名，缺乏中医证的描述。这样的状况也让那些想要坚持辨证论治思想的中医们一筹莫展，只能是凭借对组方药物的了解与经验来用药。众所周知，西药的适应证是由其化学结构决定的，而中药的作用取决于药性，注射剂也不例外，中药注射剂本身属什么药性，一般情况下在药品说明书上是看不出来的，不了解中药其结果必然是盲目使用。

据有关部门统计，目前大部分大型综合性医院中，95%的中药注射剂由西医生所开，这些对中医药理论知识缺乏的临床医生在应用中药注射液时，在适应证的选择上必然就少了辨证论治，而多了"望文生义"，从而在临床上滥用中药注射液，直接导致其不良反应的增加。措施为应以中医理论为指导辨证论治，不能简单地按药品说明使用。

（2）配伍不合理致不良反应：中药注射剂临床单独使用较少，多与其他药物（中西）联合使用。由于中药注射液的成分复杂，与输液及其他药物配伍不当会产生溶液的 pH 值改变、澄明度变化、絮状物或沉淀、颜色改变等一系列变化。目前，临床上常将中药注射剂

与其他药物如西药配伍应用,以达到中西药联用的协同增效作用,但如果配伍不当则容易引起注射液颜色改变等药液物理、化学反应。例如,复方丹参注射液与氧氟沙星、环丙沙星、甲磺酸培氟沙星、氟哌酸等喹诺酮类药物配伍时,会立即出现浑浊,有时有絮状沉淀,有时析出结晶等。临床统计表明,复方丹参注射液加入低分子右旋糖酐注射液中静脉滴注,较易引起过敏反应。因此,临床应用中药注射液时应尽量单独使用,不宜与其他药物在同一容器中混合使用。2006年发生的"鱼腥草注射剂事件",报道的222例严重不良反应病例中,就有绝大部分病例有与其他药物在同一容器中混合应用史。因此,对临床中、西药的配伍,特别是注射用药时需谨慎。措施为尽量单独使用中药注射剂。

(3)超剂量使用致不良反应:受"中药安全无毒副作用"思想的影响,临床中常出现随意加大中药注射液用量的情况。据有关文献统计,近年来报道的41例黄芪注射液所致不良反应中,有19例一次使用量超出说明书规定的最高剂量。中药注射剂的使用也有其安全范围,这种随意加大剂量的做法,必将增加不良反应的发生。据报道,中药注射剂浓度与微粒成正比,微粒数随药物浓度而变化。另外有研究表明,临床给药过程中药品浓度过大或给药速度过快,均可能导致头晕、疼痛、刺激性皮炎等不良反应的发生。措施为临床使用中药注射剂时应严格按说明书推荐剂量使用,切不可随意加大剂量。

(4)溶媒不当致不良反应:据有关资料报道,参麦注射液、丹参注射液等中药注射剂的pH值为4~6.5,与0.9%的氯化钠注射液配伍后可能会产生大量的不溶性微粒,增加不良反应的发生机会,一般应用5%或10%的葡萄糖注射液稀释后静滴。而在临床治疗中,有不少医生喜欢用0.9%的氯化钠注射液作溶媒、稀释丹参注射液等以静滴,其理由是丹参注射液大多是应用于老年心血管病患者,这些患者中又大多都有高血脂、高血糖之类状况,不宜用5%或10%的葡萄糖注射液作溶媒稀释,如此选用中药注射剂的稀释溶媒虽然能照顾到高血脂、高血糖病人的用药禁忌,但却增加了不良反应的发生率,得不偿失。再如,灯盏细辛注射液在酸性条件下其酚酸类成分可能游离析出,故必须用0.9%氯化钠注射液作为溶媒稀释,而不能用偏酸性的葡萄糖注射液。措施为中药注射剂要依据注射剂本身的酸碱性等特点来选择适宜的溶媒稀释。

(5)过快致不良反应:中药比西药安全的观点在医护人员中普遍存在,有些临床医护人员总以为中药注射剂比较温和,安全系数高,很少有人认真关注其滴速快慢,甚至时常随意加大其滴速。然而,滴速过快可使瞬间进入静脉的药物过多,从而可引起一系列不良反应。因此,在输注中药注射液过程中,要控制好滴速,密切观察患者的反应。有些中药注射剂的说明书中就明确规定要缓慢滴注,如痰热清注射剂说明中规定控制滴数在每分钟60滴内,艾迪注射液规定给药速度应控制在每分钟50滴等,临床应用时应严格遵守。措施为严格控制滴速。

(6)改变输注方式致不良反应:由于不同的输注方式对中药注射剂的质量要求不同,因此不能随意变更注射途径。临床上有少数医生擅自将肌肉注射的针剂加到输液中静滴,这是禁止的。

小剂量水溶液型供肌内和穴位注射的注射剂仅检查性状、鉴别,要求无菌、无热源,澄明度、渗透压、pH值要符合中国药典相关规定,具有安全性、稳定性。而直接进入静脉的药物,对制剂的质量要求更高,不仅要达到上述要求,同时还要进行不溶性微粒检查,其余如蛋白质、鞣质、树脂、草酸盐、钾离子等应符合相关规定。

澄明度检查用目检视,由于肉眼只能检出 50μm 以上的粒子。对于进入静脉的注射剂经澄明度检查符合规定后,还要做不溶性微粒检查(用以检查装量为 100ml 以上静脉滴注用注射液中的不溶性微粒,除另有规定外,每 1ml 中含 10μm 以上的微粒不得超过 20 粒,含 25μm 以上的微粒不得超过 2 粒)。这是因为较大的微粒,可造成局部循环障碍,引起血管栓塞;微粒过多,造成局部堵塞和供血不足,组织缺氧而产生水肿和静脉炎;异物侵入组织,由于巨噬细胞的包围和增殖引起的肉芽肿。此外,微粒还可引起过敏反应、热原样反应等。因此,输液中含有大量肉眼看不见的微粒、异物,其危害是潜在的、长期的。注射液中的微粒已经鉴别出来的有:碳黑、碳酸钙、氧化锌、纤维素、纸屑、黏土、玻璃屑、细菌、真菌、真菌芽孢和结晶体等。

因此,供肌肉和穴位注射的注射剂严禁进行静脉滴注。大约 60% 的中药注射剂不良反应发生在用药后 10 分钟内,临床医护人员应对输完液的患者密切关注 1 h 时左右,以便及时发现不良反应。另外,从患者用药开始就要做好抢救过敏性休克的准备。

第七节　维 C 银翘片安全性评价

维 C 银翘片由金银花、连翘、荆芥、淡豆豉、牛蒡子、桔梗、薄荷油、芦根、淡竹叶、甘草、维生素 C、马来酸氯苯那敏、对乙酰氨基酚 13 味药物成的中西药复方制剂,具有辛凉解表,清热解毒的作用。用于流行性感冒引起的发热头痛、咳嗽、口干、咽喉疼痛。维 C 银翘片为非处方药,患者可以自行购药,其临床使用广泛,通过国家药品不良反应监测中心病例报告数据库分析显示,该品种存在一定的安全性问题,虽其药品不良反应多为化学成分已知的不良反应,但公众甚至医务工作者可能会忽视其含有的化学成分,由此可能带来额外的安全风险。2004 年 1 月 1 日至 2010 年 4 月 30 日,国家药品不良反应监测中心病例报告数据库中有关维 C 银翘片的病例报告数共计 1885 例,不良反应/事件主要累及中枢及外周神经系统、消化系统、皮肤及附属器等。其中维 C 银翘片严重病例报告共计 48 例,约占所有报告的 2.55%,无死亡报告。

一、严重病例的临床表现

维 C 银翘片严重病例的不良反应/事件表现如下:皮肤及附属器损害占 75%,表现为全身发疹型皮疹伴瘙痒、严重荨麻疹、重症多形红斑型药疹、大疱性表皮松解症;消化系统损害占 12.50%,表现为肝功能异常;全身性损害占 10.1%,表现为过敏性休克、过敏样反应、昏厥;泌尿系统损害占 4.17%,表现为间质性肾炎;血液系统损害占 4.16%,表现为白细胞减少、溶血性贫血。

典型病例一、患者,男性,42 岁,因"咽痛 1d"自购维 C 银翘片,口服 2h 后出现"皮肤瘙痒,呼吸困难,胸闷",立即就诊。查体:血压 90/40 mmHg,脉搏 104 次/min,不齐,二联律,全身皮肤红斑疹,压之退色,两肺呼吸音清,心律不齐音未闻及杂音。立即给予地塞米松注射剂 10mg 静脉推注,异丙嗪注射剂 25mg 肌注,5%葡萄糖 250ml+10%葡萄糖酸钙注射剂 20ml 静脉滴注,1 h 后,症状减轻,测血压 110/60 mmHg。

典型病例二、患者,女性,33 岁,因"发热,咽喉痛"到药店购买维 C 银翘片,口服 3 次/d,每次 3 片,服药 3d 后,体温未降反而上升至 39℃以上,伴厌食、上腹部不适。前往医院就诊,实验室检查报告显示:谷丙转氨酶 364U/L,谷草转氨酶 265U/L,r-谷氨酰转肽酶 189U/L,碱性磷酸酶 259U/L,总胆汁酸 58.8μmol/L,乳酸脱氢酶 407U/L,甲肝抗体、丙肝抗体、戊肝抗体均阴性。患者 1 月前体检肝功能正常,乙肝表面抗体阳性。停用所有药品,给予垂盆草颗粒、肌苷口服液、维生素 C 治疗,3 个月后复查肝功能正常。

二、超说明书用药分析

国家中心数据库中维 C 银翘片不良反应/事件报告分析显示,该产品存在超说明书使用现象,主要表现如下:

1. 未按照说明书推荐的用法用量使用

维 C 银翘片说明书提示:用于成人时,每次 2 片,每日 3 次;国家中心接收的病例中约 14%的患者使用维 C 银翘片每次 3~4 片,每日 3 次。

典型病例三、患者,男性,38 岁,因"感冒"到当地诊所就诊,予维 C 银翘片口服 3 次/d,每次 4 片。3d 后,患者全身泛发红斑,自觉轻微瘙痒。前往医院就诊,查体:T 36.8℃,P 88 次/分,BP 152/82mmHg,神智清楚;四肢躯干泛发红斑,部分融合,压之褪色,米粒至蚕豆大小,皮温不高。诊断:发疹型药疹。给予甲基强的松龙 20mg 静脉滴注,开瑞坦 10mg 口服等治疗,患者好转出院。

2. 同时合并使用与本品成分相似的其他药品

维 C 银翘片说明书提示:本品不能同时服用与本品成分相似的其他抗感冒药。国家中心收到的维 C 银翘片严重病例报告中,有部分病例同时合并使用其他成分相似的抗感冒药。

典型病例四、患者,男性,8 岁,因"发热,咽痛"口服维 C 银翘片和百服宁(通用名为对乙酰氨基酚)3d 后,双唇出现糜烂,伴疼痛,躯干,四肢出现散在红斑伴瘙痒,体温开始升高至 39℃,前往医院就诊。查体:面部、四肢、躯干散在 0.3~1.0cm 大小的水肿性暗红色斑,圆形或椭圆形。予以甲基强的松龙、琥珀酸氢化可的松、强的松治疗,10 天后痊愈。

3. 对本品所含成分过敏者用药

维 C 银翘片说明书中提示:对本品过敏者禁用,过敏体质者慎用。国家中心数据库分析显示,个别对本品所含某些成分过敏的患者,使用后出现严重不良反应。

典型病例五、患者,男性,28 岁,因"上感"自服维 C 银翘片及板蓝根冲剂,用药后第二天发现双手臂、双侧下肢、胸背部及阴囊部出现数个圆形紫红色斑片,直径 3~6cm,无痒痛感,未就诊。第三天部分紫红色斑片中心出现水疱,水疱直径最大约 2cm,疱壁薄、易破,阴囊部出现糜烂,遂就诊于急诊科,诊断为"多形红斑型药疹",患者有青霉素、对乙酰氨基酚过敏史,为进一步诊治收入院治疗。入院后给予甲基强的松龙 40mg 静脉滴注,氯雷他定 10mg,1d,1 次,黄连素液、硼酸液外用湿敷等治疗,10d 后病情明显好转,水疱结痂,糜烂面渗液减少,好转出院。

三、影响维 C 银翘片安全性因素分析

维 C 银翘片是由 13 味药制成的中西药复方制剂,其所含成分对乙酰氨基酚(又称"扑热息痛")的不良反应主要表现为:皮疹、荨麻疹、药热、肝肾功能损害以及严重过敏反应等。其所含成分马来酸氯苯那敏(又称"扑尔敏")的不良反应主要表现困倦、虚弱感、为嗜睡、口干、咽喉痛、心悸等。目前,国家中心数据库维 C 银翘片病例分析提示,该产品的安全性问题与其所含的相关成分有一定关联性。

四、相关建议

(1)建议医生处方或药店售药时,提示维 C 银翘片为中西药复方制剂,本品含马来酸氯苯那敏、对乙酰氨基酚、维生素 C。对本品所含成分过敏者禁用,过敏体质者慎用。服用本品期间不得饮酒或含有酒精的饮料;不得同时服用与本品成分相似的其他抗感冒药;肝、肾功能受损者慎用;膀胱颈梗阻、甲状腺功能亢进、青光眼、高血压和前列腺肥大者慎用;孕妇及哺乳期妇女慎用;服药期间不得驾驶机、车、船,不得从事高空作业、机械作业及操作精密仪器。

(2)建议严格按说明书用药,避免超剂量、长期连续用药,用药后应密切观察,出现皮肤瘙痒、皮疹、呼吸困难等早期过敏症状应立即停药并及时处理或立即就诊;出现食欲不振、尿黄、皮肤黄染等症状应立即停药,及时就诊,并监测肝功能。

(3)建议生产企业应完善产品说明书和包装、标签,增加相关安全性信息,并加强上市后安全性研究,确保产品的安全性信息及时传达给患者和医生。

第八节　久服番泻叶伤肝

番泻叶是一种常用中药,具有泻热行滞、通便利水等作用,常用于热结积滞,便秘腹痛,水肿胀满等病症。日常生活中有些人把番泻叶当做"泻药",用来泡茶喝。然而,长期或过量使用番泻叶副作用相当多,特别是将之长期当茶喝的做法很危险。研究表明,长期使用番泻叶会减弱胃肠蠕动功能,使得排便更加困难而致便秘加重。此外,长期使用番泻叶还对肝脏很不利,可造成肝功能受损。曾有多例将番泻叶当茶喝而致急性肝损伤的报道,患者出现腹胀、厌油、消化不良等症状,以及肝区压痛、黄疸和肝功能不同程度减退等体征。由此证明,长期服用番泻叶具有一定的肝毒性。

第九节　肉桂降胆固醇之运用

不久前,美国人类营养研究中心发现,Ⅱ型糖尿病患者每天食用 1~6g 肉桂,40d 后其空腹血糖、胆固醇和甘油三酯均显著降低。研究人员还发现,肉桂中的某种成分有类似胰岛素样的作用,进而能达到调节血糖之目的,并能清除血中"坏的"胆固醇。这一消息引

起了人们的广泛关注。

但是,相关人士提醒大家,由于肉桂味辛、性热,极易伤阴助火,人们一定要根据自己的体质使用,最好在中医师的指导下辨证使用。并注意不宜过量或长期服用,一天摄入量最多不要超过 4g。此外,内热上火、痰热咳嗽、风热感冒、有出血倾向者及孕妇均不宜使用,以免加重病情或引发新的疾病。

梁　真　撰

第四章 药学纵览

第一节 中药治疗糖尿病研究进展

中国是糖尿病的高发国家,据统计,到 2025 年,全球糖尿病患者将突破 3 亿人。其中,国内糖尿病患者总数将接近 1 亿人,成为仅次于印度的第二糖尿病大国。糖尿病分为Ⅰ型和Ⅱ型,其中Ⅰ型糖尿病是体内胰岛素分泌绝对不足,一般用胰岛素替代治疗,而Ⅱ型糖尿病是体内胰岛素分泌的相对不足,多采用口服降糖药治疗。根据第五届国际糖尿病联盟西太区会议报告,目前全球确诊的Ⅱ型糖尿病患者达 1.3 亿人,而国内超过 4000 万人。糖尿病属于中医学"消渴"病的范畴,中医中药治疗消渴病有着悠久的历史,经过数千年的医疗实践,积累了丰富的临床经验。

一、治疗糖尿病的中药

(1)人参:人参作为消渴药在中医药典籍中早有记载。研究证明,人参多糖是其主要降糖活性成分。有学者分离到 21 种人参多糖,即 panaxanA - panaxanu。上述多糖以 10mg/kg、30mg/kg 和 100mg/kg 的剂量,腹腔注射给药,对正常小鼠均有降血糖作用;含量较高的 panaxanA、B、J、N、u、T、S、R、O 对四氧嘧啶所致的高血糖小鼠,均有明显降血糖活性。

(2)黄芪:黄芪具有加强心肌收缩力、降压、降血糖等多种药理作用,其中由内蒙古黄芪根分离出的一种多糖组分(Aps-G),具有双向性调节血糖作用。腹腔注射给药 Aps-G250 mg/kg 和 500mg/kg,连续给药 7d,对正常小鼠血糖含量无变化,但可使葡萄糖负荷后小鼠的血糖水平显著下降,比对照组分别下降 43.63% 和 90.88%,并能明显对抗肾上腺素引起的小鼠血糖升高反应;给予 Aps-G,300mg/kg,对苯乙双胍所致小鼠实验性低血糖也有明显对抗作用。临床常与生地黄、玄参、麦冬等配合应用。

(3)黄精:其成分具有抗脂肪肝、降血糖、降压、降血脂、防止动脉硬化的作用。黄精多糖对正常小鼠血糖水平无明显影响,但可显著降低肾上腺素模型小鼠血糖水平,同时降低肾上腺素模型小鼠肝脏中环磷酸腺苷(cAMP)的含量。

(4)枸杞:其多糖成分对糖尿病小鼠的胰岛 β 细胞有保护作用,并对糖尿病模型小鼠有免疫调节治疗效应。

(5)葛根:葛根中可能存在蛋白非酶糖基化抑制剂成分,对糖尿病周围神经病变有治疗作用。

(6)黄连:临床和实验研究表明,黄连素具有显著的降血糖效果,并能改善糖耐量,降低血清胆固醇,能够显著增强大鼠的胰岛素敏感性。同时,黄连素能升高胰岛素抵抗大鼠的肝糖原含量。

(7)苦瓜:苦瓜醇提物有类似胰岛素的作用,能增加正常小鼠的肝糖元含量,增强正常小鼠胰岛 β 细胞的功能,改善糖耐量,降低四氧嘧啶糖尿病大鼠的血糖含量。

(8)高山红景天:其多糖能降低肾上腺素和四氧嘧啶小鼠的血糖和血总脂,且 1 次皮下注射多糖的降血糖作用为胰岛素的 1/2。

中医治疗糖尿病常用中药,有时其药理研究结果与临床实验并不完全相符,有些方药对消渴病疗效很好,但药理试验不能证实。这说明中药的作用十分广泛,传统医药治疗糖尿病的优势不仅在于降低血糖,更重要的是通过辨证论治的方法整体调节以缓解患者临床症状,防治多种慢性并发症,延长糖尿病患者的寿命。

综观古今,治疗糖尿病的总则是以滋阴清热,补肾健脾,益气养阴,活血化瘀为主。常用药物主要有以下几类:(1)滋阴药:生地黄、麦冬、五味子、山萸肉等。(2)清热药:葛根、黄连、连翘、生石膏等。(3)补阳药:鹿茸、肉桂、狗脊、益智仁。(4)益气药:人参、黄芪、山药等。(5)健脾化湿药:苍术、茯苓、藿香等。(6)理气活血药:柴胡、枳壳、当归等。

二、治疗糖尿病的中成药

(1)消渴丸:消渴丸是一种研究最早的复方中西药制剂型口服降血糖的药物。消渴丸是由黄芪、天花粉、生地、葛根、五味子和玉米须等中药加入优降糖研制而成,中西药之比为 1000∶1。通过动物实验证明:①消渴丸以中、西药合用,可增强其降血糖的作用。②具有调节胰岛分泌功能和增加肝糖原含量的作用。③有促进血清胰岛素分泌的作用。④有抑制胰高糖素的分泌。⑤对于改善糖尿病患者胰岛素分泌功能紊乱、和避免优降糖的继发性失效,具有积极的意义。

近年来,关于消渴丸导致的低血糖反应引起了人们的注意。如对"消渴丸致老年糖尿病患者持续性低血糖"9 例相关报道,表明消渴丸所致的低血糖特别应该引起中老年人的注意。其原因可能是随年龄的增加,肾、肝功能减退,使药物在体内消除减慢,半衰期延长而导致药物的蓄积,发生低血糖。加之老年人抗胰岛素激素等分泌的反应障碍,必然影响血糖的恢复,导致了低血糖的持续与反复。优降糖每日仅 2.5mg 的剂量就可引起低血糖,而消渴丸常见服法最低剂量,内含优降糖为 2.5~3.75mg。另外,还有北芪、生地等降血糖药的协同作用,已足能引起低血糖的发生。

(2)降糖安脉胶囊:有学者用 1%链脲佐菌素(STZ)给予大鼠腹腔注射,造成糖尿病动物模型,观察降糖安脉胶囊的治疗作用。结果表明,该药可显著降低 STZ 模型大鼠的空腹血糖,改善坐骨神经传导功能,显著降低红细胞山梨醇含量,改变血液流变性和坐骨神经内微循环状态。提示降糖安脉胶囊可通过修复损伤的胰岛 β 细胞,促进胰岛素分泌,改善血液流变性和微循环,增加周围神经组织的血液供应和营养,抑制醛糖还原酶活性,阻断多元醇代谢通路等多种途径,实现对 II 型糖尿病的治疗作用。

(3)苦荞麦复方:为观察苦荞麦复方对 II 型糖尿病大鼠胰岛素抵抗(IR)、及血瘀症相关指标(TG、TCh)的影响,给予大鼠静脉注射一定量 STZ 并配合高热量饮食,造成 II 型糖尿病模型。实验结果,苦荞麦复方在减轻症状,防止肥胖,降低血糖及提高胰岛素敏感性,改善血瘀症相关指标等方面,效果优于或接近优降糖。且对糖尿病慢性并发症发生,发展有防治作用。未发现有任何不良反应。

4. 复方丹参注射液:为探讨复方丹参注射液对 II 型糖尿病患者的临床治疗意义,观察加用与未用复方丹参注射液治疗 II 型糖尿病患者各 26 例,观察治疗前后患者血清超氧化物歧化酶(sOD)和丙二醛(MDA)含量的变化,并分别与 20 名健康人作比较。II 型糖尿病患者 SOD 明显低于健康人,MDA 明显高于健康人。加用复方丹参注射液治疗后均接近于正常,未用复方丹参注射液虽有 SOD 升高与 MDA 下降,但与健康人比较仍有显著差异。前者抗脂质过氧化损伤总有效率为 90%,明显高于后者 60% 的总有效率。总之,II 型糖尿病患者存在脂质过氧化损伤,复方丹参注射液能有效对抗这种损伤因而对控制糖尿病并发症具有重要意义。

三、糖尿病受体学说

过去人们一直认为遗传因素是糖尿病的主要原因,但近年来,该病发病率明显增高。以中国为例,由过去的 0.5% 提高到现在的 3% 左右,这个数字表明,已不能简单以遗传学说来解释糖尿病的发病原因了。因此,近年来国际上提出了受体学说,该学说认为,大部分的糖尿病人的发病原因是人体对胰岛素的敏感性降低,导致血液中的葡萄糖不能被人体充分利用所造成的。实验室研究也证实,这类病人血液中的胰岛含量并不低,相反往往伴有高胰岛素血症的存在。

根据受体学说,随着我国人民生活水平的提高,人们的饮食结构发生了很大变化,长期不合理的饮食,使体内的胰岛素长期分泌较多,逐渐导致胰岛素靶细胞对胰岛素的敏感性降低,从而产生了高血糖,糖尿病的发病率也随之提高。目前,治疗糖尿病的药物大多偏重于刺激胰岛产生胰岛素,而胰岛素的靶细胞对胰岛素的敏感性并未得到根本的改善。所以,一旦停药一段时间后,血糖往往再次反弹。同时,由于长期用药对胰岛的刺激,使胰岛处于长期紧张的工作状态,而最终导致胰岛功能的疲惫,致使糖尿病人最终不得不借助体外胰岛素来帮助降糖,这样会进一步导致胰岛功能的部分或全部丧失。同时,由于血糖反复反弹,仍使血液的黏稠度增加,血液的微循环发生障碍,最终仍会发生心、脑、肾及皮肤神经等方面的并发症。

如何使糖尿病病人的血糖长期保持稳定,是摆在全世界医务工作者面前的重要课题。根据受体学说,治疗糖尿病的关键在于着重提高糖尿病病人的胰岛素受体(靶细胞)对胰岛素的敏感性,使人体内的胰岛素发挥最大的作用,从而在不增加胰岛工作量的情况下自然降糖,使胰岛得以充分的休息,并用药物促进胰岛功能的恢复,这样才能从根本上使糖尿病病人得以康复。

美国已根据受体学说,开发出第三代治疗糖尿病的药物——曲格列酮,据目前报道来看,远期疗效稳定,但有一定的副作用,仍未大面积推广。我国医学界的许多著名专家、教授在这方面做了大量辛勤的工作。其中,相关研究报道筛选出对提高胰岛素受体(靶细胞)的数目和亲和力有效的中药。并融合中西医思路为一炉,从理论与方法上打破经验治疗糖尿病盲目用药的误区。其治疗特点为：①降糖快作用强，远期疗效稳定可靠。②迅速消除乏力酸困，皮肤瘙痒，四肢麻木，视力昏花等并发症，恢复肾功能。

康复后不再服用任何药物。在临床应用后，收到了前所未有的理想效果。不论病程长短，病情轻重。一般 1~2 个月即可明显见效，三个疗程即可达到标本兼治的理想效果。

第二节　中药治疗肾脏病刍议

21 世纪以来，慢性肾脏病已经成为继心脑血管疾病、肿瘤、糖尿病之后又一个威胁人类健康的重要疾病。国际肾脏病学会（ISN）和国际肾脏基金联合会（IFKF）倡议，将每年 3 月份的第二个星期四定为"世界肾脏日"。每年的 3 月 13 日是"世界肾脏日"。为了加强对慢性肾脏病的了解，促进人们进一步重视慢性肾脏病，特对肾病的防治常识和中医药治疗肾病的优势加以阐述。

一、辨证论治，整体调理

中医治病的根本是根据病人的临床表现，得出一个"证"，据证用药，所谓辨证论治，证相同，其基本治法相同，体现其"共性"，同时由于每个病人体质因素，精神状态以及年龄、性别、甚至饮食习惯等的不同，处方用药都有变化，有一定的灵活性，体现具体病人用药的"个性"。许多肾脏疾病采用中医辨证论治能取得较好的临床疗效。多数肾脏病病程较长，病情复杂，容易复发甚至加重恶化，病人情绪易波动，性情抑郁，悲观烦躁。对此，要注重病人的心理疏导，帮助病人认识和适应疾病，树立战胜疾病的信心，以及打持久战的耐性，并取得患者单位、家庭的配合，同时指导病人活动、锻炼，增强体质，注意未病先防，既病防变。

二、专方专药，证病合参

中医治疗肾病的基本特点是辨证论治，同时也兼顾到辨病。证和病从不同角度，用不同的医学语言描述病人机体的异常状态，证反映人体某阶段的主要矛盾，具有动态性，病能概括全过程的病理生理特征，反映基本矛盾，两者结合，既能解决基本矛盾，又能重点突出主要矛盾和矛盾的主要方面。对于某一疾病某一证候，长期用药观察，得到较为肯定的疗效，固定处方，经过现代药理、药效、毒理等研究，科学开发出新的制剂、新的药物。

三、中西结合，提高疗效

坚持立足中医，同时结合现代医学的最新进展，衷中参西，相互结合，以产生最好的疗效。如 IgA 肾病，临床表现多种形式，如表现单纯血尿或少量蛋白尿（<1g/24h）一般西医无特别手段，通常以辨证论治用药治疗；而 IgA 肾病以肾病表现的则中西医结合，采用激素+雷公藤+中药辨证方，或再加免疫抑制剂，经上述系统治疗，有效者用中药帮助撤减激素，巩固疗效，无效的用中医药重点保护肾功能。又如狼疮性肾炎，稳定阶段以中医调理，

改善机体的免疫状态;病情活动时,采取激素+免疫抑制剂+中医辨证方,或配合血浆置换法,或加用环孢素 A,有利于急性活动期症情的控制。中西医结合治疗的目的、作用主要有三:

(1)中西药合用对难治性病例有明显的协同作用。

(2)减少西药副作用,如清热解毒或清利湿热中药减少激素引起的医源性柯兴氏副反应;和胃健脾中药减少免疫抑制剂对胃肠道的刺激;益肾填精中药可防止免疫抑制剂对骨髓及机体正常免疫力的过分抑制。

(3)巩固疗效,减少复发,在递减西药用量的过程中加用中药,可以减少反跳。

四、药食针浴,多途并举

慢性肾衰是多种肾脏病发展到最后的共同结局,病情重,预后差,尽管晚期尿毒症能透析或肾移植,但由于经济代价高昂,而使多数尿毒症病人难以得到及时、有效和长期的治疗。透析前期,即血肌酐在 700μmol/L 以下的肾衰,国内外肾病界尚无良策。目前,治疗主要依靠中医药,尤其是血肌酐在 200~400μmol/L 以下,及早中医综合治疗,能有效地延缓进入透析阶段的时间,部分病例能稳定数年甚至十数年。(1)多途径用药:提高对慢性肾衰的辨证水平,有机地将辨证方与静脉滴注、中药保留灌肠、有效的中成药保肾片、针刺等结合使用,各有针对性,相互协同,标本兼顾,对于延缓肾衰进展的近期效果和长期疗效都明显优于单一治法。(2)药膳、饮食疗法:饮食疗法对所有肾脏疾病都很重要,但对于慢性肾衰来讲,强调得最多。饮食疗法是慢性肾衰的最基本治疗措施。主张"三低二高二适当"(指低蛋白、低脂肪、低磷,高热量、高必需氨基酸,适当的维生素、矿物质以及微量元素)。中医很重视慢性肾衰病人的药膳疗法,如常用的冬虫夏草煲老鸭,就有很好的疗效。

总之,传统中医药在肾脏病的治疗中有自身的特色和优势,随着现代科技、分子生物学等积极引入中医药的研究,相信中医药在防治肾脏病方面,尤其是疑难病症肾炎和肾衰方面将起到更大的作用。

第三节　心血管病中医药治疗进展

世界中医药学会联合会心血管病专业委员会介绍了中国、美国和日本的专家在多中心随机双盲临床试验,中医药作用机理的深入研究,以及中药防治心血管病的思路与方法等方面均取得了一定的成果,展示了中医药防治心血管病的最新进展。

一、新成果

多中心临床研究表明:中药可预防介入治疗后再狭窄。由中国多家医院共同参与的多中心临床研究表明,给予 335 例冠心病介入治疗成功的患者,用活血化瘀中药制剂芎芍胶囊 6 个月,对于预防冠心病介入治疗后再狭窄安全有效。冠心病介入治疗后再狭窄是限制其远期疗效的主要因素。活血化瘀中药芎芍胶囊由川芎、赤芍的有效部位,采用正交设计方法得出最佳剂量配比方。既往实验研究表明,该药可明显抑制猪冠状动脉球囊损伤后的内膜增殖、和病理性血管重塑,在小规模临床试验中亦显示出一定的减少再狭窄发生的作用。

研究采用多中心、随机、双盲、安慰剂对照的方法,按照循证医学原则,以期进一步评价该药预防冠心病介入治疗后再狭窄的有效性和安全性。研究人员将 335 例冠心病介入治疗成功的患者,随机分为芎芍胶囊治疗组和安慰剂对照组,疗程 6 个月。术后 1 个月、3 个月和 6 个月进行临床随访,术后 6 个月进行冠脉造影随访。主要研究终点为冠脉造影示再狭窄,次要研究终点为临床事件的发生,包括死亡、靶病变引起的非致命性心肌梗死、重复血管成形术和冠脉搭桥手术。并将临床事件的随访持续到术后 1 年。共有 308 例患者(91.9%)完成本研究,其中 145 例(47.1%)进行了冠脉造影随访。治疗组冠脉造影再狭窄发生率明显低于安慰剂对照组(26.03% 和 47.22%,p<0.05),最小管腔直径亦明显高于对照组(2.08±0.89 和 1.73±0.94,p<0.05)。治疗组临床事件的发生率显著性降低(10.4% 和 22.7%,p<0.05)。术后 3 个月和 6 个月的心绞痛复发率,治疗组(7.1% 和 11.0%)亦明显低于安慰剂组(19.5% 和 42.9%)。治疗前、后血瘀证计分差值治疗组明显大于对照组(18.79±8.47 和 13.24±9.04,p<0.01),Logistic 多元逐步回归分析结果表明,术后心绞痛复发与随访时血瘀证计分总分,是冠脉造影所示再狭窄与否的重要影响因素。此外,在 6 个月随访期间,芎芍胶囊组未见明显的副作用,患者依从性好。说明长期服用中药干预冠心病介入治疗后再狭窄安全、有效。

二、新发现

美国加州大学洛杉矶校区 Harbor 医学中心的课题组,在美国国立卫生研究院研究奖金资助下,首次研究证实了一氧化氮(NO)在电针治疗心血管疾病中的作用机制。业内人士认为,这是继发现鸦片样物质针灸镇痛作用机制研究后的又一里程碑式的新发现。以往针灸临床研究表明,针灸可治疗高血压等心血管疾病,但其作用机制不明确。研究人员在动物实验时发现,在电针刺激大鼠足三里等一些下肢特定穴位时,可以诱导 NO 合成酶在延髓背核的核团,NO 在核团里可起到抑制交感神经的作用。说明针灸刺激相当于一种内源性的基因治疗方法,能够降低血压,治疗心血管疾病。而且针灸疗法远比外源性基因治疗方法安全可靠。此外,还将带有 NO 收集液的管道系统设置在人体皮肤经络循行线和非经络线上,这种收集系统设置在皮肤表面,可以测定 NO 浓度,从而研究人体经络系统的功能和物质基础。研究证实,NO 浓度在经穴部位远比在非经络循行线上高。通过动物和人体实验研究认为,延髓背核-丘脑反射环是针灸治疗心血管病的信息传递通路,其递质就是 NO,NO 也是皮肤经络系统的重要化学物质。这一研究成果不但发现了新的针灸治疗疾病作用原理,也为针灸经络基础理论研究提供了新思路。

三、新技术

由日本庆应义塾大学医学部消化内科、北京大学医学部天士力微循环研究中心进行的复方丹参滴丸改善微循环障碍的机理研究,引起了极大关注,其主要亮点在于联合研究人员采用了可视化连续性微循环观察系统。主持此项研究的日本研究员介绍,高血脂、高血压、糖尿病血管合并证、肝肾功能障碍、心脑血管疾患的基本病理环节是微循环障碍。微循环障碍是由血管内皮损伤、白细胞与血管内皮细胞的黏附、白蛋白外漏、血管外肥大细胞脱颗粒等一系列变化构成的复杂过程。以单一治疗靶点为治疗基础的改善微循环障碍西药,如血管扩张剂、血小板凝聚抑制剂等,虽然已经在临床应用多年,但并未收到满意的远期疗效。复方丹参滴丸已经在中国、韩国、俄罗斯、越南等国用于心脑血管疾病,糖尿病血管合并证等,与微循环障碍相关疾病的预防和治疗,并取得了较好的临床疗效。但是,究竟是哪种中药,或哪个有效成分作用于微循环障碍的哪个环节,或复合中药,或中药的复合成分对微循环障碍是否有综合的改善作用等,尚未搞清。可视化连续性微循环观察系统是应用可视化、连续性、动态的微循环研究方法结合组织学、组织化学、电镜、扫描电镜、分子生物学的研究方法,对不同原因引起的微循环障碍的过程,以及中药成方、单味中药、中药有效成分,对微循环障碍的作用靶点进行系统的研究。

　　研究人员建立微循环障碍模型,用连接于倒立生物显微镜的 CCD 摄像系统 SIT 荧光摄影机、超高速摄影机(10000 次/s),活体观察和记录动物的脑、肝、肠系膜等脏器的微血管的血管径,血流速度,白细胞黏附,血小板凝聚,血管内皮损伤,过氧化物产生动态,血浆白蛋白外漏,血管外肥大细胞脱颗粒。研究人员发现,缺血再灌注后大鼠肠系膜血管径没有显著变化,而黏附在细静脉管壁上的白细胞数、细静脉血管壁荧光强度、血管外间质组织中的肥大细胞,脱颗粒率显著增加。丹参预给药可以抑制白细胞的黏附、抑制细静脉血管壁过氧化物,但是对肥大细胞脱颗粒没有抑制作用。三七预给药可以抑制白细胞的黏附、肥大细胞脱颗粒,而对细静脉血管壁过氧化物没有抑制作用。复方丹参滴丸既可以通过抑制过氧化物,抑制和解离白细胞与血管内皮黏附,益于血管内保护和恢复血管损伤,又可以通过抑制肥大细胞脱颗粒,保护血管免受外来的攻击。

　　从研究可以看出,复方丹参滴丸改善微循环障碍的作用,是由丹参和三七共同承担的。丹参素和三七总皂苷在再灌注后给药,对于已经黏附于细静脉壁的白细胞有解离作用,这种作用与丹参素和三七总皂苷抑制粒细胞黏附因子 CD11b、CD18 的表达相关。因此,复方丹参滴丸通过丹参和三七的综合作用,达到了多靶点改善微循环障碍的目的,是临床预防和治疗微循环障碍理想的中药复方制剂。

四、新思路

　　由于一些冠心病患者虽然已接受积极的规范治疗,但仍有显著的心绞痛或运动耐量受限,且重度弥漫性冠状动脉粥样硬化病变者,需要促进其缺血区侧支循环的形成。因此,促血管新生药物的研发成为研究的重点。根据治疗性血管新生的临床研究、和目前中药促血管新生作用的证据,研究人员有可能从中药中找到促血管新生物质。研究人员通过鸡胚实验,分别以生理盐水和碱性成纤维细胞生长因子(bFGF)为阴性和阳性对照,通过鸡胚绒毛尿囊膜(CAM)模型上一级、二级血管计数,对 22 种常用抗心肌缺血单味中药、及麝香保心丸的促血管生成活性进行评价。观察到红景天、降香、前胡、赤芍、白芍、麝香保心丸、山楂、葛根等(按作用由强到弱排列),对血管生成均有明显的促进作用,其中红景天、降香的作用甚至与 bFGF 相当。在内皮细胞实验中研究人员发现，红景天、降香及麝香保心丸能促进培养的牛肾上腺微血管内皮细胞增殖，并形成管腔结构，从体外实验角度证实红景天、降香及麝香保心丸的确具有促血管生成活性。在实验性心肌梗死大鼠心脏中，研究人员发现红景天、降香和麝香保心丸使梗死边缘区血管密度增加，促血管新生作用随着干预时间的延长而更明显。通过实验研究发现，红景天、降香两药以及麝香保心丸，可使人脐静脉内皮细胞释放血管内皮细胞生长因子（VEGF）和 bFGF 增加，VEGF 与 bFGF 的 mRNA 表达增高。因此，要进一步研究药物促血管生成的机理，可以考虑从受体和血管生长抑制物这两个途径着手。

尽管传统医学并无冠心病和血管新生的概念，但可从治疗"胸痹"、"心痛"的最常用处方中筛选中药。中药促血管新生的机理复杂，可能涉及血管生长因子及其受体，以及血管抑制因子等多方面。此外，血管新生也可能参与了中药对心梗范围受限、心室重构和心功能的改善作用。

第四节　抗衰老中药概述

随着老年医学的兴起和发展，从七十年代末开始，对抗衰老药物的研究日益受到重视，经收集研究的药物达数百种之多，其作用为：

一、调节机体免疫功能

调节与改善机体的免疫功能，是延缓衰老的重要手段。研究表明，不少中药具有促进、抑制和调节免疫功能的作用，从而有助于祛病增寿。例如，海参、大蒜、沙苑蒺藜、猪苓、黄柏等，可激活包括脾脏和胸腺在内的中枢性免疫器官；黄精、枸杞、百合、香菇、棉花子等，可提高外周淋巴细胞的百分率；黄芪、人参、刺五加、女贞子、旱莲草、白术、桑椹、猕猴桃、蒲公英等，能提高外周血淋巴母细胞的转化率，激活 T 淋巴细胞；西洋参、人乳、柴胡等，能改善 B 淋巴细胞的功能状态，促进抗体产生；灵芝、茯苓、牛黄、仙茅等，可提高巨噬细胞和网状内皮细胞的吞噬能力；黄芪、山药、玉竹、人胞等，可促进体内干扰素生成；冬虫夏草、茶叶、生地、黑木耳等，具有抗放射作用。此外，尚有具抑制免疫应答作用的药物诸如石决明、青蒿、肉桂、桂枝、蒲黄、川芎、大枣等，具有免疫调节效应作用的药物，如大黄、当归、三七、杜仲、棉花子等。

二、提高细胞传代的能力

近年来，重视应用细胞传代的研究方法，细胞传代是生命延续的主要标志。在生存实验中，通过药物对生物体生存过程的影响，特别是对生物（果蝇、家蚕、家蝇、小白鼠、豚鼠、鹌鹑等）平均寿命和最高寿命影响的观察和研究，目前初步认定具有延缓衰老效能的药物有：人参、黄芪、何首乌、党参、银耳、玉竹、黄精、菟丝子、肉苁蓉、补骨脂、珍珠、乌骨鸡、蚂蚁、牛乳、蜂蜜、蜂王浆、人胞、罗布麻、茶叶、麦饭石等。以人参为例，在含有合适浓度的人参提取物的培养介质中，人胚肺二倍体细胞的密度显著高于对照组。它还可以促进入血液淋巴细胞体外的有丝分裂,延长人羊膜细胞的生存期。以银耳、灵芝为例,它们可延长果蝇的生存时限。很多抗衰老药物对细胞 DNA 的合成具有促进作用,对以增殖能力下降为表征之一的衰老现象有一定的延缓衰老作用。

三、改善机体代谢

改善机体的新陈代谢能够有效调节机体内环境,增强机体生理功能。实验研究表明,黄精、漏芦、当归、玉竹、人参、薤白、山茱萸、棉花子等,有降低过氧化脂的效能,对机体相关酶类有积极影响;冬虫夏草、参三七、人参、麦冬等,有改进核酸代谢的作用;蜂王浆、蜂花粉、阿胶、鹿茸、人胞等,能够促进细胞再生;灵芝、参三七、仙茅、枸杞子等,能提高血浆和心肌 cAMP 含量、降低 cGMP 含量;生地、龟板、香附等,能降低血浆 cAMP 含量;人参芦、杜仲等,可使 cAMP 和 cGMP 含量升高。上述药物各从一个侧面,能够对腺苷环化酶系统起到调整作用。研究证明,有些药物对机体氧代谢具有良好影响。例如,灵芝、天麻、冬虫夏草、生地等,具有提高耐缺氧能力的效果;黄芪、参三七、当归、鹿茸、五味子、白术、苡仁、茶叶、牛黄、大黄等,具有改善因组织低氧与代谢障碍所引起的疲劳;人参、蜂制剂(蜂蜜、蜂乳、蜂花粉)、女贞子等,具有提高耐缺氧、抗疲劳能力的双重作用,可使老年人易疲劳的症状显著改善。在传统抗衰老的药物中,有些药物对脂质、糖、蛋白质代谢具有明显效果。例如,何首乌、女贞子、金樱子、胡桃、大蒜、蒲黄、香附、泽泻等,均有降脂作用;玉竹、麦冬、石斛、天花粉、细辛等,有调节糖代谢作用;银耳、牛膝、蜂王浆、黑木耳、冬虫夏草等,有促进蛋白质合成代谢作用。以上诸药,其中不少均具有双向调节作用。

四、提高内脏器官生理功能

作用于大脑的药物,可以明显改善人脑的功能,使感觉、运动、思维、记忆、锥体外路功能明显提高。例如,人参、西洋参、参三七、刺五加等,可调节大脑皮层的兴奋抑制过程;苍术、石菖蒲、茯苓、灵芝、香附、冬虫夏草等,具有镇静作用;珍珠、牛黄、羚羊角、天麻等,具有抗惊厥作用。这些药物均能有效地消除神经系统的失衡状态。作用于心血管系统的药物,诸如丹参、赤芍、川芎、瓜蒌、薤白、人参、灵芝、山楂、麝香、生地等,均有扩张冠状动脉、降低外周血管阻力、降低心肌耗氧量、增加心搏出量、抑制血小板聚集的显著作用;作用于泌尿系统的药物,如人胞、杜仲、猪苓、人参、车前子等,可有效地改善和调节肾脏功能。内分泌系统的药物其作用表现在不同方面:增强垂体-性腺轴功能的药物,诸如枸杞子、人参果、淫羊藿、蜀椒、冬虫夏草等,具有雄性激素样作用;仙茅、菟丝子、五味子、覆盆子、百合、香附、黑大豆、大黄等,具有雌性激素样作用;海马、蜂乳、蛇床子等,则两性激素作用兼而有之。增加垂体—肾上腺皮质轴功能的药物,如西洋参、人参果、灵芝、猪苓、五味子、巴戟天等,可改善肾上腺皮质激素的分泌;人参、参三七、杜仲、生地、刺五加等,可改善垂体促肾上腺皮质激素的分泌;作用于呼吸系统的药物,诸如补骨脂、冬虫夏草、杏仁、茶叶、细辛、蟾酥、蜂蜜等,对于防治老年慢性支气管炎和肺气肿等疾病有显著效果;作用于消化系统的药物,如白术、龙胆草、麝香、五味子、茵陈、山楂、柴胡等,均有助于老年人消化道和消化腺疾病的缓解及功能康复;作用于造血系统的药物,如鹿茸、阿胶、紫河车、当归、熟地、龙眼肉等,具有促进骨髓代谢、促进红细胞和血红蛋白增生,改善血凝状况的显著功效。

五、抗感染及延缓衰老

预防感染性疾病对延缓衰老有很重要的作用,抗感染的药物种类很多,近年来研究的就有百余种。例如,银花、连翘、大青叶、板蓝根、夏枯草、鱼腥草、丹参、金樱子、黄芩、黄连、黄柏、旱莲草、女贞子、马齿苋、白头翁、虎杖、玄参、穿心莲、五味子等。这些药物分别具有显著的抗细菌、抗病毒、抗真菌等作用,很多古代延寿方剂都采用了这类药物。例如,清代著名养阴抗老方剂"延寿丹",采用了对球菌、杆菌、病毒等作用很强的女贞子、旱莲草、金樱子、忍冬花等,此方对预防老年人感染性疾病、延缓衰老有良好效果。

传统抗衰老药物中含有丰富的对延缓衰老有益的微量元素,如人参、白术、黄连、诃子、山药、牡蛎、羚羊角、牛黄等,均含有多量的锌;当归、肉桂、大黄、白术、山药等,皆含有多量的铜;黄芪、人乳等,含有大量的硒;鹿茸、地黄、细辛、人参、柴胡等,含有丰富的铁;白术、泽泻、肉桂等,含有较丰富的锰;人参根、当归等,含有对老年骨质疏松具有保护作用的锶;蜂蜜中含有47种微量元素,是延年益寿的佳品。上述药物中所含有的微量元素,具有健身、防病,延年益寿之功效。

第五节 带状疱疹中药疗法

带状疱疹是由病毒引起的急性炎症性皮肤病。成群的水疱沿着周围神经呈带状分布,多缠腰而发,故又称"缠腰龙"。其主要症状是灼热疼痛,重者症状可持续1~2月。近年来,临床上用中成药治疗此病取得良好效果。

1. 紫金锭

用该药内服加外用治疗带状疱疹可取得较好疗效。用法:取紫金锭10~20片研碎,加温开水5~10ml,混匀后涂于患处,待疱疹结痂后停用;同时内服紫金锭,每次0.9g,每日2次,服至痛止。涂药2~4次后水疱干涸,糜烂处涂药24h后结痂。一般用药2~6d可止痛。

2. 季德胜蛇药(又名南通蛇药片)

取该药适量,加75%酒精适量搅成糊状,涂于患处,每天5~6次;同时每天内服该药3次,每次10片。一般5d可治愈。

3. 西黄丸

本品由牛黄、麝香、没药、乳香等中药制成。每次服2g,每天2次。一般用药2~3d后,患处疱疹红斑变浅,肤色接近正常,水疱干涸、结痂,疼痛消失。

4. 云南白药

取适量药粉用白酒调成糊状,涂于患处。隔日换药1次。一般用药24h症状好转,1~2次后烧灼感减轻,多在7d内治愈。

5. 京万红烫伤膏

取该药适量涂于患处,每天1次;同时口服西米替丁200mg,每天3次。用药后24h

内疼痛消失,2~3d 皮疹干涸,3~4d 结痂脱落。

6. 六神丸

取该药 30 粒研碎,加入大青叶煎剂 10ml(若无大青叶煎剂,可用等量食醋代替)混匀涂患处,每天 3~4 次。疼痛多在用药后停止或减轻。一般用药 2~6d 可治愈。

第六节　丹参注射液临床拓展

丹参注射液可降低血压,增加冠脉流量,减慢心率,缩短实验性心肌缺血持续时间,具有抑制血小板聚集及抗凝作用,可减轻急性心肌梗死所引起的病变,防治过敏性紫癜,对皮肤真菌有抑制作用。近年来的实践证明,丹参注射液还有下列临床用途:

1. 治疗脑血管意外

丹参注射液可增加脑血流量,改善脑循环,故对脑血栓、脑出血、蛛网膜下腔出血等,属于中医"中风"范畴的疾病有治疗作用。还可防治脑组织因缺血所出现的缺氧性脑损害和脑水肿。一般于发病 7 天内使用丹参注射液。

2. 治病毒性心肌炎

与能量合剂、维生素 C 合用,治疗小儿急性病毒性心肌炎,可明显提高疗效,缩短病程。

3. 治疗冠心病、心绞痛

应用大剂量丹参注射液不仅可改善患者症状、体征,还可使心电图 S-T 段、T 波明显恢复,无过敏及不良反应。用丹参注射液后血流速度明显增加,从而改善心肌组织供血、供氧、缓解心绞痛症状,症状改善率为 81.8%。

4. 治疗慢性肺源性心脏病

在西医常规治疗下,另以丹参注射液静脉点滴,在控制病情、提高血氧分压、降低血粘度等方面均优于单纯西医治疗,且能增加右心每搏输出量,增强右室心肌收缩力,降低右心负荷,且血液流变学均有改善。

5. 治疗慢性肝病

在制定中药处方基础上,加丹参 30~60g,疗效大大高于对照组,且疗效随疗程延长而提高。用丹参注射液静滴具有良好的降低转氨酶、胆红素,及迅速促进肝细胞再生、炎症消退、坏死组织吸收等作用。

6. 治疗慢性肾功能衰竭

有人用丹参注射液静滴治疗 21 例慢性肾功能衰竭,95%以上的患者出现症状改善、食欲和体力增加,恶心呕吐消失,尿量增多,尿素氮等生化指标均改善。

7. 用于传染病治疗

丹参注射液能调节免疫,预防和治疗弥漫性血管内凝血,因而能辅助治疗流行性出血热、伤寒等传染病。临床实践表明,静滴应用丹参注射液可使多数患者顺利度过休克期和少尿期。极少并发症,病死率大大降低。

8.辅助治疗恶性肿瘤

国外学者采用丹参—Cop方案治疗恶性淋巴瘤,患者血浆纤维蛋白原治疗后较治疗前明显下降,揭示丹参的促纤溶作用是其抗肿瘤作用的重要机制之一。对于食管、贲门癌患者根治术后并用丹参注射液,有改善肿瘤术后微循环和阻止术后血粘度上升的作用。

此外,对糖尿病神经病变、血栓闭塞性脉管炎、支气管哮喘、硬皮病、痤疮、慢性附件炎、盆腔炎、子宫内膜异位等,丹参注射液也有治疗作用。

第七节　中成药拓用六则

1.牛黄解毒片

牛黄解毒片(丸)由人工牛黄、雄黄、冰片等组成,具有清热解毒之功能,传统多内服治疗火热内厉的咽喉肿痛、目赤肿痛。改为外用治疗急性咽炎、带状疱疹取得了较好的效果。(1)急性咽炎:取牛黄解毒片2~4片,研为细面,加75%酒精或普通白酒适量调为糊状,敷于喉结一侧,胶布固定,12h后换敷另一侧,或只在夜间敷双侧,一般敷药后约20分钟即感到咽部舒适,一般用药1~2次即可。其效果远优于内服抗生素和输液治疗。(2)治疗带状疱疹:取牛黄解毒丸4丸,加入75%酒精浸泡(约100ml),用玻璃棒搅拌至药物充分溶解,将患处冲洗干净,干燥后涂药,第一天频频涂药,以保持患处湿润为度,第二天用生理盐水洗去疮面上的药物,重新涂上新药物,外以灭菌纱布覆盖,每日换药1次,4d为一疗程,一般一疗程可愈。

2.复方丹参片

可用于治疗急性软组织损伤。复方丹参片由三七、丹参、冰片组成,功能活血化瘀、理气止痛,传统用于胸中憋闷、心绞痛。临床用本品治疗急性软组织损伤,效果较好,具体方法为:取本品适量,研为细面,加黄酒或温水调为糊状敷患处,固定;病情严重者同时加口服此药。

3.跌打丸

跌打丸由三七、乳香、没药、三棱、自然铜等二十味药物组成,功能活血化瘀、消肿止痛,传统用于跌打损伤、筋断骨折、瘀血肿痛、闪腰岔气。近来发现本药可治落枕及肌注引起的硬结。(1)治疗落枕:取本品2~3粒,加白酒适量,温化成膏状,将患处洗净,取上药膏摊于纱布上,外敷患处,胶布固定,以热水袋定时加温,12h换药1次,至愈为止。(2)治疗肌肉注射后引起的局部硬结 取本品2~3丸,用白酒调为稀糊状,敷于患处,外用胶布固定,每日换药1次,连用2~5d即可。

4.冰硼散

硼散出自明·陈实功《外科正宗》,由冰片、硼砂、朱砂、玄明粉组成,原为治疗咽喉炎、牙龈肿痛、口舌生疮的常用药物。近来人们用于治疗宫颈糜烂、阴道炎,效果较好。(1)治疗宫颈糜烂:取市售冰硼散适量,装入"O"号囊中,每日临睡前将胶囊2粒自行纳入阴道深部,每日一次,10次为一疗程,连用2疗程。治疗期间禁止性生活,月经期停用。(2)治疗慢性阴道炎:冰硼散2支,加开水1000ml浸泡使溶解,熏洗阴户,先浸泡15min左右,再反复擦洗 5min 即可,一般 5~7d 可愈。洗后也可取上述胶囊 1 粒,纳入阴道。

5. 六神丸

神丸为清代江南名医雷允上所创,由麝香、冰片、牛黄、珍珠、蟾酥、雄黄等组成,具有清热解毒、消肿止痛之功,为喉科及疮科要药。近人用其治疗带状疱疹及腮腺炎。取本品 30 粒研细,用大青叶煎液调匀,将药膏敷患处,每日 3~4 次,以全部淹浸疱疹及皮损为度,至疱疹干涸、结痂后停用。一般用药当天可见肿痛减轻、郊疹萎缩;对于溃烂流水者,可将研细的药面直接撒于患处,2~3d 左右即可。腮腺炎亦按上述方法外敷患处即可。

6. 清凉油

可用于治疗外痔。清凉油由樟脑、薄荷油、丁香油、桉叶油等组成,该品与皮肤接触有清凉感,具有疏风清热、抗菌消炎之功。本品外涂可治外痔。先将会阴部洗净,用清凉油直接涂擦外痔核肿胀隆起处,涂量以自觉患部有清凉感为度,每日 2~3 次,一周为一疗程,用药期间忌食辛辣、禁酒,一般一个疗程即可显效。

第八节　六神丸临床新用

六神丸是传统的家庭常备良药之一,沿用至今已有 100 多年历史。由于其具有易用、高效、速效等特点,深受人们青睐。六神丸是由牛黄、珍珠粉、麝香、雄黄、冰片、蟾酥等药制成的小米粒大小的丸剂,每支 30 粒,具有清热解毒,消肿止痛等功能。用于烂喉丹痧,咽喉肿痛,单双乳蛾,痈疡疔疮,小儿热疖,乳痈发背等病症。在临床实践中,发现六神丸还可治疗多种疾病。

1. 防治流行性感冒

用六神丸治疗流行性感冒,可加快退热,改善症状。若与治疗感冒药物并用,可增强疗效。用法:内服,每次 10 粒,每日 2~3 次,温开水送服。

2. 防治流行性腮腺炎

用法:取六神丸 6~10 粒,碾碎加食醋少许于掌心处调成糊状,并涂在凡士林纱布上,其范围可略超过肿胀部位 0.5cm,双侧同时敷用,每日换药 1 次。有人报告 25 例,除 1 例并发睾丸炎者加服六神丸及少量强的松外,其余 24 例未用任何其他药物。3 天后,痊愈 19 例,好转 6 例,总有效率为 100%。另有人用六神丸治疗流行性腮腺炎 58 例,均在用药 2~5d 内获得治愈。用法:内服六神丸,每次 4~6 粒,每日 3 次。同时,将六神丸 10 粒研为细末,以食醋调后外敷患处,每日换药 1 次。

3. 防治流行性乙型脑炎

有人报告用六神丸治疗流行性乙型脑炎(暴发性并呼吸衰竭)患者 12 例,治愈率达 91.6%,而对照组治愈率仅为 66.6%。用法:内服六神丸,每次 20 粒,每日 3 次,温开水送服,连续服至症状消失止。

4. 防治慢性活动性乙型肝炎

有人报告用六神丸内服治疗慢性活动性乙肝患者,取得较好效果。用法:每次 10 粒,每日 3 次。经 4 周的治疗,肝功能多有明显改善,乙肝病毒表面抗体、e 抗体阴转较快,对无并发症的患者,疗效可达70%以上,且复发率甚低。

5. 防治活动性慢性肝炎、迁延性肝炎

有报道说用六神丸内服治疗活动性慢性肝炎、迁延性肝炎患者71例,经用药2~4周后,治愈65例,好转4例,无效2例,总有效率为97.18%。用法:内服,每次10粒,每日3次,7d为1疗程,连续服至症状消失止。治愈的65例患者,经随访1~2年,均未见复发。

6. 防治食管、贲门癌

据报道,用六神丸治疗食管、贲门癌患者20例,可明显改善病情,肿瘤亦有所缩小。用法:口服,每次10~15粒,空腹时以温开水送服,服后卧床休息1h,每日4次,7d为1个疗程,连用4个疗程观察效果。结果:临床症状消失19例,缓解1例,能进普食者15例,进流食者5例;肿块缩小2例。

7. 治疗荨麻疹

有报道应用六神丸外搽治疗荨麻疹患者4例,效果极佳。一般轻者仅用1次,重者3次即可获得痊愈。另有人用六神丸治疗丘疹性荨麻疹患者60例,效果显著。用法:以六神丸配合扑尔敏内服,剂量随年龄增加而增加。每日服六神丸3次,扑尔敏早晚各服1次,温开水送服。

8. 治疗带状疱疹

有报道应用六神丸外涂患处治疗带状疱疹患者54例,效果颇佳。用法:将六神丸以米醋研化,涂于患处皮肤,每日3次,连续用药至痊愈止。结果:54例中,经用药1d痊愈者31例,2d痊愈者18例,3d痊愈者4例,4d痊愈者1例,治愈率为100%。未见局部遗留神经痛或色素沉着,也未见任何不良反应。

9. 治疗皮肤溃疡

有人报告,一患者下肢皮肤被石头碰伤,形成溃疡,经抗菌素肌注、内服、外敷治疗2日无效。后改用六神丸3支,加枯矾、冰片研成细粉,撒于溃疡面上,包扎,每日换药1次,换药5次后伤口愈合。另有人用六神丸治疗皮肤溃疡患者,治愈率为70%,总有效率为100%。用法:取六神丸适量,研为极细末,以无菌注射用水适量调匀,在患处均匀敷上,每日1次,连续用药14d。除外用外,若配合口服每次3~10丸,每日3次,效果好。

10. 治疗寻常疣

有人报告外用六神丸治疗寻常疣,一般用1~2次疣体即结痂脱落而获治愈。用法:取六神丸数粒,研为碎末,在局部消毒后,用消毒过的镊子将花蕊状乳头样小棘拔除,或用手术刀将表面角质层刮破后,敷药粉于患处,再用胶布固定即可。

11. 治疗疱疹性口腔炎

取六神丸适量,研碎后加入食醋少许,调匀后涂敷患处,每日1~2次。

12. 治疗急性牙周炎

取小量消毒药棉摊成长形薄片,将六神丸10~20粒列行置于药棉上,并把药棉捻成条状裹住药丸,每餐后用温淡盐水将口腔漱洗干净,把条状药棉嵌置于患处牙颊间,每日更换3次,直至症状消失止。对于慢性牙周炎急性发作者,在急性炎症控制后,宜继服知柏地黄丸1~2个月。

13. 治疗急性冠周炎

有报道称,用六神丸治疗急性冠周炎患者,一般用药 2~4d 后,症状明显减轻,总有效率为 95%。用法:先用 3%过氧化氢溶液、生理盐水冲洗牙周袋,然后视牙周袋深浅,将六神丸 0.5~2 粒,用镊子直接送入患牙牙周袋内,每日 2 次,症状严重者,加服六神丸 8 粒,每日 3 次。

14. 治疗口腔溃疡

先用黄连甘草各等份,煎汤代茶漱口后,视溃疡面大小,取六神丸 30~60 粒,研极细末,吹在溃疡面上,每日 2 次,一般用药 5~6 次溃疡即可收敛。治疗鹅口疮患者,先用天竺叶浸泡 12h 后绞汁,以手缠纱布蘸汁拭去口中白膜,再吹上六神丸粉(用法同前)。一般用药 3~4 次,即获治愈。

15. 治疗牙痛

有人报告,用六神丸治疗牙髓炎、龋齿合并感染等引起的牙痛有良效。用法:取六神丸 1~2 粒,溶化后涂于痛牙的牙龈上,每日 1 次,一般 3d 内见效。

第九节　防风通圣丸临床拓展

防风通圣丸是金元时期刘河间制定的一个效方,原为散剂,现市售改为丸剂,处方由防风、荆芥穗、薄荷、麻黄、大黄、芒硝、栀子、滑石、桔梗、石膏、川芎、当归、白芍、黄芩、连翘、甘草、白术等 18 味中药组成的复方。方中以防风、荆芥穗、薄荷、麻黄疏风解表,使风邪从汗而解;以大黄、芒硝泻热通便,使里热积滞从大便而解;配滑石、栀子清湿利尿,引邪热从小便排出;用黄芩、石膏、连翘、桔梗清泻肺胃积热;加入川芎、白芍、当归养血和血,白术健脾燥湿,甘草调和诸药。各药配合发挥发汗解表,清热除湿,攻下除滞,养血和血的作用,对风热壅盛,表里俱实所致的各种病症均有很好疗效。历代医家对此方推崇备至,在临床实践中发现其有以下新用途。

1. 减肥

近年来日本对本品治疗肥胖症进行了大量的研究,表明本品对妇女肥胖确有疗效,尤其是对 20~30 岁妇女肥胖效果最为显著。方法是服用防风通圣丸,每次 6g,每日 6 次,连服 3~6 个月,一般体重均有明显减轻。

2. 治疗脑部疾患

诸如脑病后遗症、头痛、流行性脑脊髓膜炎、乙型脑炎、结核性脑膜炎及脑血栓等脑病。其急性脑症状经对症治疗缓解后,大多会留下前额或脑的某一部位疼痛,在各种治疗不获显效时,可用此丸。每次 6g。每日口服 3 次,温开水送服,一般可在用药 3~4d 后明显好转。

3. 治疗多发性疖病

临床上可用防风通圣丸 9g,吞服,每日 3 次。体质强壮或疖头较多者,可改为汤剂,每日 1 剂,5d 为一疗程,停药 5d 再服下一疗程,3~5 个疗程后可控制疖病续发。

4. 治疗胆囊疾病

诸如胆囊炎疼痛、慢性胆囊炎急性发作疼痛。因胆石所致的疼痛就尤为剧烈,此时可急服防风通圣丸 15g,以后每日 2 次,每次 10g,常在出现轻微腹泻后疼痛缓解,而且因胆囊炎所致的发寒、作热、胸闷、呃逆亦随之消除。但是,对胆石嵌顿所致的化脓性胆系疾病,丸剂无效时可改汤剂试之。

5. 治疗荨麻疹

该病是一种常见的过敏性皮肤病,防风通圣丸对于风热犯表,如疹块色红、灼热、瘙痒,伴有发热、恶寒,遇热则皮疹加重,大便干燥,小便短赤,舌红、苔黄者,有很好的疗效。每次口服 6g,日服 2 次,温开水送服。

6. 治疗急性化脓性中耳炎

本病多属外感风热,郁而化火,邪毒循经窜络于耳所致,可选用防风通圣丸治疗。用法是取本品内服,每次 6g,每日 2 次。

7. 治疗脑病后遗症

对流脑、乙脑、结核性脑膜炎及脑血栓等病,经对症治疗缓解后,多数留有前额或某一部位疼痛的后遗症,在各种药物治疗不见效时,可服防风通圣丸治疗。每次 6g,每日 1 次,一般在 3~4d 即可见效。

8. 治疗慢性阑尾炎

先以防风通圣丸原方水煎服,每日 1 剂,分 2 次服用,以急取效。待症状缓解后,用本品丸剂内服,每次 6g,每日 2 次,具有较好疗效。

9. 治疗高血压

防风通圣丸内服,每次 6g,每日 2 次,治疗高血压有较好疗效。若是病情较重,可用本品原方改为汤剂水煎服,一般连服 15d 以上即可见效。

10. 治疗斑秃

将防风通圣散原方加少量白酒浸 1 夜,焙干研为细末,每次 6g,每日 2 次,开水冲服。另以白酒 500g,浸半夏 60g,浸液涂搽患处,每日早晚各 1 次。

11. 治疗扁平疣

取本品每次服 10g,每日 2 次,温开水送服,1 周为一疗程,一般 1~3 疗程见效。通常服用 3~7d 后自觉皮损部位有紧张感和微痒痛,丘疹增大发红,继而脱落消失。治疗此病剂量可视患者体质而酌情增减,体质较差,食少便溏者,每次可服 3~6g,服用时可能出现轻微腹泻,此属正常现象,一周内自止。

12. 治疗春季结膜炎

成人每次服用 9g,每日 2 次;不足 16 岁者,每次服用 6g;不足 10 岁者,每次服用 3~5g。同样是每日 2 次,一般 7d 后自觉症状消失,20d 基本痊愈。

注意事项:孕妇禁用;本品攻下力较强,不宜久服,以免损伤中气;体弱便溏者慎用;应用本品治疗期间,饮食宜清淡,忌食辛辣油腻食品。

第十节　七厘散临床新用

七厘散出自《良方集腋》,又名"伤科七厘散",是医家常用和群众熟知的著名中成药。该散由血竭、乳香、朱砂、冰片、当归、红花、没药、麝香等药物组成,有活血化瘀、消肿止痛之功,是治疗跌打损伤的伤科要药。近年将其应用于其他疾病,亦取得较好的效果,兹介绍如下:

1. 内外痔疮

先把高锰酸钾 1g 加入约 3000ml 温开水中,洗浴肛门半小时,然后以七厘散 3g 加入疮药膏少许,调成糊状物,涂于患处,每晚 1 次,连用 20~30d。用药时忌烟酒和辛辣,避免重体力劳动。

2. 褥疮

先对患部清创,除去坏死组织,然后把七厘散均匀撒布于疮面上,粉的厚度以隐约见基底组织为佳;再盖上凡士林纱布,以消毒敷料包扎。初期疮面渗液较多,若敷料被渗液浸透,即予换。约 3d 后渗液即明显减少,此后每天换药 1 次,直到疮面长平愈合。

3. 带状疱疹

每天以七厘散 1.2g,用温开水或蜜糖水冲服。一般服药 3d 疼痛减轻、水泡不再增加,4d 水泡干瘪,6d 后结痂痊愈。愈后不留疤痕。若疱疹后遗神经痛,可取七厘散 2 份,凡士林 8 份,调匀成膏备用。局部皮肤常规消毒后,用七星皮肤针叩刺,以隐隐出血为度,然后将七厘膏均匀涂抹叩刺处,外敷消毒纱布,胶布固定,每 3~5d 治疗 1 次,一般连续治疗 7~14 次即可获愈。

4. 慢性咽炎

七厘散每次 0.3g,每日 2 次,口服;另取半支药粉喷吹咽后壁,每日 2~4 次,一般用药 2~3 次即可见效。对慢性咽炎日久,咽部黏膜瘀血肥厚,咽后壁滤泡累累者,疗效尤佳。

5. 产后缺乳

将整鸡蛋去壳后放在豆油上煎,等蛋黄稍凝固后,将七厘散 1.5g,撒在蛋黄上,药变色后即取出,连同鸡蛋一起服下。自产后第二天开始服用,每日 1 次,连服 3~5d,奶汁会不断增多。

6. 注射后红肿发炎

肌肉注射后局部红肿硬结,可用七厘散(剂量视患处大小而定)加白酒适量调为糊状,外敷患处,每日换药 1 次,连用 5~7d。治输液后静脉炎,应立即停止在局部输液,然后取七厘散 3g,加凡士林适量,调为软膏,按患处面积大小涂敷患处,外用无菌纱布敷盖,胶布固定,每日换药 1 次,连用 5~7d。

此外,七厘散还可用于治疗以下诸病:

(1)冠心病:证见疼痛较剧,持续时间长,伴面白紫绀者,用血府逐瘀汤送服,有显著效果。

(2)秋季腹泻:每次内服七厘散 0.2g,每日 1~2 次。

(3)血尿:七厘散每次 1.5g,内服,每日 2 次,约 10d 为一疗程。

（4）子宫内膜异位症：在月经第一日起用七厘散外敷脐孔或痛区，外贴香桂活血膏，有显效。

（5）外科疮疡：将七厘散 5g，大黄粉 50g 混合均匀，加凡士林适量调为软膏备用。按患处面积大小，将药膏外敷患处，每日换药 1 次，严重者每日换药 2 次，连用 5~7d。适用于各种疮疡、化脓性指头炎、腱鞘炎、乳痈、跌打损伤等。

第十一节　归脾丸功用拓展

归脾丸方由党参、白术、黄芪、龙眼肉、酸枣仁、木香、当归、远志、甘草、茯苓、大枣、生姜 12 味中药组成。具有健脾养心、益气补血的功效。适用于食少体倦、面色萎黄、健忘失眠、心悸及各种出血等症。近年来，经临床实践与研究证实有新的用途。

1. 治疗小儿慢性特发性血小板减少性紫癜

有临床报道，本方用于治疗气血两虚型、小儿慢性特发性血小板减少性紫癜，获得显著效果。用法：每日 3 次，每次 9g，1 月为一个疗程，一般 1~2 个疗程即可痊愈或好转。

2. 治疗神经衰弱

据报道，有人用归脾丸治疗气血两虚型神经衰弱患者多例，均获佳效。用法：每日服药 2 次，每次 9g，1 周为一个疗程，一般两个疗程即可好转或痊愈。经服药 1~2 周后，耳鸣、失眠及精神倦怠等症状明显得到改善。据观察，病程较短的疗效优于病程较长者。

3. 治疗窦性心动过缓及阵发性心动过速

用归脾丸治疗气血两虚窦性心动过缓、及阵发性心动过速患者多例，获得满意效果。用法：每日 3 次，每次 9g，1 周为一个疗程，一般两个疗程即可好转或痊愈。多位患者服药 10~15d 后，诸症显著减轻，其抗心律失常的作用，具有明显的双向调节效应。

4. 治疗更年期综合征

据报道，有人采用归脾丸治疗气血两虚型妇女更年期综合征 25 例，其中治愈者 20 例（症状全部消失），占 80%，好转者 5 例（症状体征明显减轻或部分消失），占 20%。服药时间最少者 12d，最多者 31d，平均 18.5d。用法：每日服归脾丸 3 次，每次 9g，半个月为一疗程，一般 1~2 个疗程即可痊愈。

5. 治疗脑外伤综合征

以归脾丸为主，辅以西药治疗脑外伤综合征患者 93 例，经用药 30~45d 后，痊愈者 58 例，占 62.4%；显效者 32 例，占 34.4%；无效者 3 例，占 3.2%，总有效率为 96.8%。用法：每日 3 次，每次 9g，半个月为一个疗程，一般 1~2 个疗程即可好转或痊愈。

6. 治疗冠心病

据报道，有人用归脾丸治疗气血两虚型冠心病患者 31 例，经服药 20~30d 后，心慌、胸闷、胸痛等自觉症状消失，食欲明显增加，舌上瘀点消失，心电图显著改善，患者日常生活完全可以自理。用法：每日 2 次，每次 9g，半个月为一个疗程，一般 1~2 个疗程即可好转或痊愈。

7. 治疗高血压

有人用归脾丸治疗心血不足、气血两虚型高血压患者 18 例，经用 15~24d 后，诸症消失,血压稳定在正常水平,随访 6 个月至 1 年,患者均感觉良好,血压稳定。用法:每日 3 次,每次 9g,半个月为一个疗程,一般 1~2 个疗程即可好转。

8. 治疗缺铁性贫血

有人用归脾丸治疗缺铁性贫血 26 例,用药 30d 后,以血象检查评定疗效。其中,显效者 18 例,有效者 6 例,无效者 2 例,总有效率为 92.3%。用法:每日 3 次,每次 9g,半个月为一个疗程,一般 1~2 个疗程即可好转或痊愈。

9. 治疗甲状腺机能亢进

有人应用加味归脾丸加昆布、海藻,治疗甲状腺机能亢进患者 7 例,该组病例均经多种检查,确诊为甲状腺机能亢进合并贫血。连续服用加味归脾丸 3 个月后,治愈(临床症状、体征消失,基础代谢、吸碘试验及血清 T3、T4 含量恢复正常,随访 2 年未见复发)4 例;好转(服药期间症状、体征及各项检查均有明显改善,但停药后效果不稳定)1 例;无效(治疗前后未见明显变化)2 例,总有效率为 71.4%。用法:每日 2 次,每次 9g,3 个月为一个疗程。

10. 治疗慢性苯中毒

有人用归脾丸加味治疗气血两虚型慢性苯中毒患者 27 例,其中痊愈(临床症状消失达半年以上,血象恢复正常 2 个有以上)6 例;好转者(临床症状基本消失 3 个月以上,血象接近正常 1 个月以上)21 例。用法:归脾丸每日 2 次,每次 9g,3 个月为一个疗程,一般 1~2 个疗程即可好转或痊愈。

11. 治疗胃十二指肠溃疡

有人用归脾丸治疗胃十二指肠溃疡 39 例,经用药 3~5 个疗程后,其中治愈者 24 例,占 87.1%;好转者 3 例,占 7.7%;无效者 2 例,占 5.2%,总有效率为 94.8%。用法:每日 3 次,每次 15g,开水冲服,15d 为一个疗程。

12. 治疗顽固性失眠

有人应用归脾丸加味,治疗气血两虚型顽固性失眠患者 39 例,结果治愈 32 例,好转 6 例,无效 1 例,总有效率为 97%。用法:每日 3 次,每次 9g,半个月为一个疗程,一般 1~2 个疗程即可痊愈。

13. 治疗氯氮平引起的白细胞减少症

有人报告 40 例,结果痊愈 30 例,显效 6 例,进步 2 例,无效 2 例,总有效率为 95%。用法:每日 3 次,每次 9g,1 个月为一个疗程,白细胞上升至正常后,即可停服。

第十二节　六味地黄丸药用拓展

六味地黄丸是由熟地、山茱萸、山药、泽泻、丹皮、茯苓 6 味中药组成,具有滋补肾阴之功效,是治疗肾阴不足的基本方。近年来研究发现六味地黄丸还有许多新功效。

1. 调节免疫功能

观察醋酸可的松对大鼠免疫功能的抑制作用及补肾中药的调节作用。结果表明,六味地黄丸能提高实验动物降低的脾脏白细胞介素 2 活性,拮抗使用醋酸可的松造成的脾脏重量减轻。研究发现,六味地黄丸对多形核白细胞的免疫功能有明显的双向调节作用,且具有一定的防癌作用。对肾功能的影响研究发现,服用六味地黄丸的大鼠其细胞生成溶酶体的速度明显加快,从而提高了细胞的解毒能力而改善肾功能。有人报道,六味地黄丸合用糖皮质激素治疗肾病综合征患儿比单用糖皮质激素治疗者疗效明显提高。所以,中老年人常服六味地黄丸对肾功能有一定的保护作用。

2. 延缓衰老

六味地黄丸能明显增加阴虚动物体重,增强其抗疲劳、耐低温和耐缺氧能力。

3. 治疗老年性痴呆

六味地黄丸有明显的抗氧化作用,对老年性痴呆有一定治疗作用。动物实验表明,六味地黄丸可诱发动物改善学习记忆障碍,有助于增强记忆力。临床试验证实,六味地黄丸对改善健忘及老年性痴呆有一定疗效。

4. 治疗轻中度高血压

有人将38例轻、中度高血压随机治疗组及对照组进行治疗观察。治疗组22例用六味地黄丸和复方丹参治疗,对照组16例用心痛定加维生素E治疗。结果,中药组降压率为90.9%,西药组降压率为87.5%。

5. 治疗Ⅱ型糖尿病

有人用随机对照开放试验方法,以加减六味地黄丸治疗2型糖尿病30例,另设15例以达美康治疗作对照。结果显示在改善症状方面加减六味地黄丸明显优于达美康,加减六味地黄丸还有降低胆固醇、甘油三酯的作用。

6. 治疗绝经后骨质疏松症

采用六味地黄丸和骨吸收抑制剂尼尔雌醇为主的中西医结合方法,对98例绝经后骨质疏松患者进行治疗,经3疗程的治疗,患者骨痛及骨密度均有改善。对60例典型年期综合征患者采用六味地黄丸和西药维尼安治疗,患者的潮热、失眠、焦躁、情绪不稳、性欲减低等症状有显著改善。

7. 治疗矽肺病

据报道,用汉防己甲素(100mg3 次/d)和六味地黄丸每周同服6d,连用2个月,可使矽肺患者咳嗽、咯痰、胸痛及呼吸困难明显改善,感冒和支气管肺部感染率下降52.94%。

第十三节　丹栀逍遥丸临床拓用

丹栀逍遥丸是在《太平惠民和剂局方》所载"逍遥散"基础上加丹皮、栀子二药组成。方药组成为丹皮、栀子、柴胡、芍药、当归、茯苓、白术、甘草,用于月经不调、潮热自汗或盗汗等症的治疗。多年临床实践发现,该药用于年期综合征、抑郁症、慢性乙型肝炎等多种疾病的治疗,具有良好的临床疗效。

1. 更年期综合征

多由肝肾亏虚、阴阳失调所致,临床表现为急躁易怒、心烦失眠、潮热汗出。对此病,西医主张使用激素替代疗法,中医多从滋补肝肾入手,但疗效不甚满意。不少病人用药后出现痞满、两胁胀痛等症状,其原因为此证兼有肝郁化火、气滞不舒之病变。丹栀逍遥丸中丹皮、栀子清热除烦,柴胡疏肝理气,一般使用两周后即可明显见效。巩固治疗 1 月后可愈。

2. 抑郁症

当今社会竞争激烈,生活压力加大,抑郁病人日渐增多。此类病人常见症状为闷闷不乐,对日常事情丧失兴趣,自感头晕乏力,胃脘不舒,胸闷气短等,甚至坚信自己患了某种疾病,到各医院求医,但各项检查指标均为正常。应用丹栀逍遥丸清心除烦,舒肝解郁,方中当归、白芍有助肝之条达功能,故具有稳定病人情绪,减轻症状之作用。与抗抑郁剂相比,该方没有依赖性及副作用。

3. 慢性乙型肝炎

慢性乙肝病人常感情绪不畅,并伴有肝区疼痛、面色萎黄、失眠多梦等症,或有轻度肝功异常。中医认为,肝为"刚脏",性喜柔润。方中当归、白芍养血柔肝,舒肝理气而不燥;丹皮、栀子清热凉血,且有健脾化湿功能。全方调理气血,舒肝健脾,对肝郁脾虚型乙肝疗效满意。有关研究表明,此方能减轻肝细胞变性、坏死,降低转氨酶,对试验性肝损伤有保护性作用。

异病同治是中医的优势所在,以上三病虽病种不同,但同属肝郁脾虚兼有郁热之证,故用舒肝理脾清热法治疗,均能取效。丹栀逍遥丸是在古方基础上加减而成的著名的舒肝理脾常用方剂,可广泛用于临床各科疾病的治疗。如治疗乳腺小叶增生,可加丹参、郁金、川芎、夏枯草等;治疗肝脾肿大,加鳖甲、牡蛎、丹参等,只要符合肝郁脾虚、血亏郁热证,应用本方加减,均能收到很好疗效。

第十四节　金匮肾气丸功能拓展

1. 晚期血吸虫病腹水

用本品内服,每次 9g,每日 3 次以治本,并配以肌注汞撒利治标,观察治疗 22 例经多种中西药治疗无效的疑难顽固性血吸虫病腹水病例,结果全部病例腹水均消除。

2. 顽固性遗尿

本症的主要病机是肾气不足,而金匮肾气丸能温补肾阳,故在临床上凡有小儿遗尿属虚证者,可用本品治疗。用法是每服 1 丸,每日 2 次。曾观察治疗 1 例经多种方法治疗无效、患病达 5 年之久的顽固性遗尿症。服药 80 丸,5 年痼疾痊愈,至今 2 年未见复发。

3. 强的松引起的并发症

强的松为临床常用的激素类药,有较好的抗炎作用,但长期应用能产生一些不良的并发症。用本品治疗因强的松引起的精神异常、眩晕、肥胖及多汗等并发症获得一定疗效。用法是取金匮肾气丸内服,每次 9g,每日 2 次,亦可用本品原方水煎服。

4. 过敏性鼻炎

用本品内服,每服 9g,每日 2 次, 并服气管炎咳嗽痰喘丸每日 2 次,每次 30 粒。

5. 不育症

日本有人对 52 例男性精子缺乏症投以本品内服,连服 3 月, 其中女方妊娠 11 例,占

21.2%。还有人把 121 例确诊为特发性造精功能低下的男性不育症者随机中药组和西药组,中药组一律用本品内服,3 个月为一疗程。结果中药组造精功能显著改善以女方妊娠者占 34.6%。疗效明显优于西药组。

6. 白内障

据研究金匮肾气丸能使眼晶状 GSH 和 GSSG 升高,故有预防白内障作用。据临床统计老年性白内障服用本品有 60% 的患者视力得到提高,20% 的患者能保持原来的视力不变。

7. 骨痨(骨结核)

用本品内服,每次 9g,口服 2 次或用本品原方水煎服治疗骨痨能取得较好疗效,其中一例患病 3 年,经抗痨、镇痛、封闭及中药治疗半年多未见好转的骨结核病人,服药 40d 诸症减轻,服药 3 个月诸症悉除,能自理生活,X 线复查原病灶修复有骨桥形成,未见新的骨质破坏,随访多年未复发。

8. 急慢性荨麻疹

用本品内服,并用自制风疹酒(面碱 15g、冰片 5g、白酒 50ml)外用治疗荨麻疹 10 例,其中慢性 4 例,急性 6 例,结果均获痊愈。此外,金匮肾气丸还被用于治疗胃癌、席汉氏综合征、老慢支气管炎、口咸症、足跟痛等均取得较好的效果。

第十五节 藿香正气临证拓用

藿香正气水效果虽好,价钱也便宜,但这种药确实比农药还难喝。不少喝过这类药水的患者都会皱着眉头抱怨说。的确,良药苦口用在藿香正气水上面最适合,它基本上是中药里面最难喝的一种,喝下去从食道到胃里都觉得像着火了一样热辣辣的怪难受。但原来藿香正气水不一定要用来喝,以下一些特别的用法可能会取得意想不到的效果。

1. 点脐疗脾疾

首先清洁病人脐部,取一块干净的纱布折叠成 4~6 层,将藿香正气水置于水中预热,待药温适宜时倒在纱布上,以充盈不溢为度,用塑料布覆盖纱布后,再用医用胶布固定,2~3h 后取下,每日 2~3 次。这种做法有利于燥湿和理气和中,对中风后因气滞、或寒湿阻滞而形成的便秘的病人,或是腹部术后气胀、产后尿潴留乃至腹泻的小儿都有明显的疗效。

2. 治湿疹

每日用温水清洗患处后,直接用藿香正气水外涂患处,每天 3~5 次,连用 3~5d。

3. 预防蚊咬

夏日若不慎被蚊虫"侵袭",可用藿香正气水外涂患处,半小时左右可减轻或消除瘙痒感。

4. 治头癣、手足癣和灰指甲

藿香正气水中的藿香、紫苏、白芷、桔梗分别对多种致病真菌有较强的抑制作用,故而对头癣、手足癣、灰指甲有较好的疗效。用藿香正气水涂擦患处,每日 1~2 次,亦可多搽几次。5d 为 1 疗程,一般 1~2 个疗程即可见效。

5. 预防痱子

中医认为痱子由表热夹湿引起,而藿香正气水有解表祛热除湿的功效,所以对痱子有良效,配合止汗爽身粉疗效更佳。

6. 预防晕车晕船

乘坐车、船前,可用药棉蘸取藿香正气水敷于肚脐内以预防晕车晕船。

7. 解酒醉

醉酒的人往往易出现嗜睡、呕吐、头晕等症状,及时喝 1 支藿香正气水可止吐顺气和醒酒。

藿香正气水因不易保存,生产和加工过程中加入了不少防腐剂和酒精等辅料,一些病人可能会对其中的一些物质产生过敏,严重的患者服用本品后出现过敏性休克、过敏性紫癜以及心动过速等不良反应。因此患者使用时要特别注意,有过敏体质者最好在医生的指导下服用。7 岁以内的小孩最好不要擅自服用,而外用时 3 岁以内的儿童也不太适宜。

第十六节　安宫牛黄丸药用拓展

安宫牛黄丸出自清·吴瑭《温病条辨》一书,由牛黄、犀角、黄连、黄芩、生栀子、朱砂、珍珠、麝香、冰片、明雄黄、郁金组成。功能清热开窍、镇心安神,主治热邪内陷、传入心包引起的高烧不退、烦躁不安、神昏谵语、浊痰壅盛以及小儿惊风等症。近年来临床拓展出许多新的用途。

1. 流脑疫苗所致精神分裂症

本病是临床罕见的药源性疾病,一般无器质性病变,临床上往往用镇静、营养、神经药品治疗,效果不理想。用安宫牛黄丸内服,每日 2 次,每次 1 丸(3g),白糖水送服,治疗本病有显著效果,一般服药 4~7d 即可痊愈,且不复发。

2. 脑外伤综合征

本病系指脑部外伤后遗留头晕头痛、目眩等症状,并持续在 3 月以上,用安宫牛黄丸治疗效果满意,用法是每天 2 次,每次 1 丸,一般服药一周可见效,2 周可痊愈。

3. 脑膜炎后遗症

本症系患急性脑膜炎经治疗后遗下手足震颤、反应迟钝、记忆力减退等症,用安宫牛黄丸每日 1 丸,分 2 次服,治疗本病效果较好,一般服药 5d 可见效,10d 诸症减轻,一个月可痊愈。

4. 大脑发育不全(白痴)

用安宫牛黄丸治疗可改善经多种中西药及针灸治疗无效的大脑发育不全患儿,效果显著。具体方法是用安宫牛黄丸内服,每天 1 丸,一般服 20d 可见效,3 个月病情稳定,改为每日服半丸(1.5g),并配服补肝肾药调理,以巩固疗效。

5. 婴幼儿重症肺炎

用安宫牛黄丸口服,一般 3 个月以下婴幼儿每次 1/6 丸,3 个月以上者每次 1/3 丸,1 日

3 次,昏迷或呼吸困难者插胃管注入,并配合西药常规抗感染及对症治疗本病,有较理想的效果。有人用上法治疗 50 例婴幼儿重症肺炎,结果痊愈 48 例,好转 1 例,有效率达 98%。

6.糖尿病(消渴病)

西医多用胰岛素、降糖药治疗,但有时效果不佳,若加服安宫牛丸则能达到较为满意的疗效,用法是在使用胰岛素的同时内服安宫牛黄丸,每天 1 次,每次 1 丸,一般服半个月可使空腹血糖下降 50%左右,其他各种症状也均有好转。

7.肝性昏迷

本病是肝脏疾病的严重并发症,用安宫牛黄丸防治肝性昏迷取得了较好的效果。方法是用安宫牛黄丸每天 2 次,每次 1 丸,水溶服,并同时施以西药对症治疗,服药当天即可控制肝性昏迷的发生。

第十七节　板蓝根注射液功用拓展

板蓝根注射液为中药板蓝根经提取制成的灭菌水溶液,为临床常用中药制剂之一,主要用于治疗感冒发热、咽喉肿痛、流行性腮腺炎、扁桃体炎、丹毒、各种肝炎、乙型脑炎等。近年来医学临床工作者在板蓝根注射液传统药用基础上,又有了新的临床发现,据介绍,板蓝根注射液对于下列几种疾病,也有较好的疗效。

1.治疗红眼病

用板蓝根注射液(每支 2ml,相当于生药 1g)点眼,每日 4 次,每次 2~4 滴,治疗 73 例,平均用药 3d,均全部治愈,其疗效优于 0.25%氯霉素眼药水。

2.治疗单纯疱疹病毒性眼病

用板蓝根注射液 2ml 加入 6ml 生理盐水中配成 1∶3 的点眼液,每日点 6 次,每次 2 滴,共治疗 83 例,结果对树枝状结膜炎,平均用药 18.5d,治愈率达 100%;地图状角膜炎除点眼外,于穹窿部结膜处注入板蓝根注射液 0.5ml,隔天 1 次,重者每天 1 次(0.6~0.8ml),平均用药 29.26d,治愈率 95.25%;深部溃疡(包括葡萄膜炎),平均用药 33.15d,治愈率 92.68%,治疗中无病情恶化,表明该药治疗单纯疱疹病毒性角膜炎,疗效好,无副反应。

3.治疗带状疱疹

用板蓝根注射液 1 支(2ml),病毒灵片 0.3~0.5g(研细末),搅匀成稀糊状,用时将此糊涂患处,每日 3 次;患处面积大,痛剧者,日涂 5~7 次,以保持患处湿润。

4.治疗玫瑰糠疹

取 50%板蓝根注射液肌注,每日 1 次,每次 4ml,7d 为一疗程,共治疗 46 例,其中痊愈 30 例,多数在 1~3 周痊愈,治疗时间最短 5d,最长者 45d。

5.治疗扁平疣

(1)取板蓝根注射液 4ml,每日肌注 1 次,连用 30 次为一疗程,未愈者再加 10 次,共治疗扁平疣 30 例,痊愈 11 人,占 36.7%;好转 12 人,占 40%;无效 7 人,占 23.3%,未发现明显副反应。

（2）取板蓝根注射液 8ml（2ml 相当于生药 1g），加入 50％葡萄糖注射液 20ml 中静脉缓慢推注（20min 完），每日 1 次，5 次为一疗程，连续用药。共治疗 22 例，痊愈 17 例，好转 3 例，无效 2 例。少数病例分别出现轻度晕厥、颤动、困乏感及嗜睡等，疗程虽比肌注短，但副反应值得重视。

6.治疗单纯疱疹

用板蓝根注射液外涂患处，涂药前先用 75％的酒精棉球清洁局部，再用消毒棉签蘸取涂患处，每日 7～8 次。共治疗单纯疱疹 50 例，结果 1d 痊愈 20 例，5～6d 痊愈 30 例。

7.治疗痛风

用板蓝根注射液 4ml（2 支），每日 1 次，肌肉注射，30 次为一疗程，共治疗 40 例，同时设对照组 40 例，以常规药物治疗。结果板蓝根注射液治疗组总有效率为 87.5％，而对照组总有效率仅为 55％。

8.治疗肋软骨炎

以板蓝根注射液 2ml，加 2％利多卡因 5ml，选用 6～7 号针头直接刺入肋软骨压痛最明显、隆起最突出的患处骨膜上，抽吸无回血后，缓慢推入全部药液。局部疼痛至第 4d 不消失者，第 5d 重复注药 1 次。注射 1～3 次不等。对照组用药是利多卡因注射液，用法同上。其结果为板蓝根组共 18 例，疼痛消失者 16 例；对照组共 17 例，疼痛消失者 10 例，其余均为减轻。半年内肿胀完全消退者板蓝根组 16 例，而对照组仅 4 例，板蓝根组效果明显优于对照组。

第十八节　风油精临证发挥

风油精的组成成分为薄荷脑、香精油和水杨酸甲酯，其功效为提神、醒脑、解暑、驱秽，有良好的消炎、镇痛、止痒作用，是人们在夏季喜欢用的防暑保健佳药。随着它的广泛应用，人们又认识了它的不少新用途。

1.防治痱子

夏天洗澡时，在洗澡水中倒几滴风油精，洗时顿使人感到凉爽舒适，用几次后就会使身上的痱子渐渐退去。

2.治咽喉疼痛

口服风油精三四滴，老人儿童酌减。口服时用舌尖堵住瓶口，慢慢地吸入，顺咽喉道流入，不可用水送服。每日口服 5 次，两周为一疗程。治足癣：睡前洗净足趾后搽上风油精，每日 1 次，连用 3～5d，对足癣引起的奇痒十分有效。

3.治疗烫伤

开水烫伤皮肤，可每隔 2～3h 抹 1 次风油精。若水疱破裂，可先涂上风油精，再上眼药膏，三四天内即可痊愈，疗效甚佳。

4.治疗鼻炎

慢性鼻炎可滴风油精一两滴于脱脂棉上，捻成棉球塞入鼻孔，头部顿感凉爽舒适。每日数次，每次所用风油精不要超过两滴，以免有烧灼感。

5. 治疗冻疮

冻疮示未破、肿痛时,将风油精适量均匀涂于患处,轻轻按摩至发热,能起止痛、消肿用用。已破溃的冻疮不适宜此方法。

6. 治疗晕车晕船

滴两滴风油精于肚脐眼,并用伤湿止痛膏敷盖,可防治晕车及晕船。

7. 防蚊蝇杀虫

将风油精洒于房内,蚊蝇嗅之即避,对于趋光性昆虫,用风油精滴二三滴于蚊香上,即可杀死小虫。

8. 其他功用

风油精抹于肛门周围,能刺激肛门收缩,减少排便次数,促进肠道水分吸收,对止泻也有一定的作用;滴 2、3 滴于肚脐眼可开窍醒神。因脐部常被视为生命之根蒂,所以也是四肢厥冷的急救方法之一。在脐上 4 寸处涂抹,可醒酒健胃;擦足心。能改善中暑诸症;擦肺部俞穴,治单纯咳嗽有效;眼干涩,抹于风池穴或太阳穴,即可使症状大为缓解。

第十九节　跌打丸功能拓展

跌打丸为骨伤科常用中成药,有活血化瘀,舒筋活络,行气止痛之功,用于跌打损伤,瘀血肿痛等症,一般多用于内服,临床观察发现,其外治又有许多新用途。

1. 急性乳腺炎

取跌打丸 3~5 粒,研细,加白酒适量调为稀糊状,将药糊均匀冷敷于患处,直径以超过肿块 3~5cm 为宜,然后覆盖消毒纱布,胶布固定,每日换药 2 次,每次维持 4~6h,两次敷药间隔 2~3h。外敷时适时在敷料上滴洒白酒,以保持局部湿润,借以增强药效,连续 5~10d。

2. 药物性静脉炎

根据患处大小,取跌打丸 3~7 粒,如上法外敷患处,不断洒酒以保持药物湿润,以免干后影响药效,每日换药 1 次。敷后病人可感局部松活,疼痛减轻,有轻微瘙痒感,一般用药 2~3 次即可治愈。

3. 肌肉注射后局部硬结

根据患处大小,取本品 2~3 粒如上法外敷患处,每日换药 2 次,连续 2~5d 即可。

4. 腮腺炎

取本品 2 粒,六神丸 10 粒,共研为细末,加米醋适量调为稀糊状,外敷患处,每日 1 换,经过 3~5d,便可肿消热退。

5. 冻疮

根据患处大小,取本品 5~7 粒,研细,加白酒适量调为稀糊状,置于黑膏药上,外敷患处,包扎固定,每日 1 换,连续 3~7d。此法适用于青紫瘀斑型冻疮,冻疮破溃者不宜。

6. 肋软骨炎

取本品 2~3 粒,加白酒或 75% 酒精适量,加热成不流动的糊状汤,外敷患处,用胶布固定,每日 1 换,连续 1~2 周。

7. 急性软组织损伤

以 75%酒精 30ml,浸泡本品 1 粒的比例调制膏剂,用小火煎至 150mg 时,加 2%利多卡因 10ml 于药糊中,用纱布制成口袋,将药物放于袋中,外敷患处(为防止药物蒸发和保持药物的渗透性,可外盖薄塑料纸),包扎固定。外敷膏药可贴敷 24~48h,指关节可贴敷 6~12h,一般贴敷 1~2 次即可(贴敷时若需皮肤透气,可自行决定透气时间)。

8. 落枕

取本品 2 粒,加白酒适量蒸发成膏状,洗净患处,将药膏摊于纱布上外敷患处,并以热水袋定时加热,12h 换药 1 次,连续 2~3d。

9. 急性腰扭伤

取本品 2 粒如上法外敷患处。

10. 足根痛

取本品 1~2 粒如上法外敷患处。

11. 腰椎病

取本品 6 粒,压碎,加水及 75%酒精各 15ml 搅拌成糊状备用。令俯卧或趴卧在床上,以腰椎压痛点或病变部中心,涂药面积约 10×10cm² 米大小,厚约 1mm 的跌打丸糊,随后将按操作规程提前预热(高温功率档)5~10min 的电灸头,置于距离药糊面高约 5~8cm 处,20min 后,可随患者对热刺激的耐受程度调节距离,每日 1 次,每次 20~50min,5 次为 1 疗程,每疗程间隔 2~3d,连续 3~5 个疗程。治疗期间,避免重体力劳动和较大活动量的体育锻炼。

第二十节 补骨脂临床拓用

补骨脂为临床常用的补阳药,主要用于阳痿、滑精、遗尿、尿频、腰膝酸软等。现补骨脂的临床应用范围正不断扩大。

一、心血管疾病

1. 病窦综合征

该病属于中医"心悸"、"胸痹"、"眩晕"等范畴。常见胸闷气短,心悸或心前区疼痛,头晕乏力,畏寒肢冷,面色少华,舌质淡苔白,脉见迟脉、结代脉、乍迟乍数脉等。中医辨证为阳气不足,阴寒内结。应温通心阳,补气养心,常用方药:补骨脂 15g,桂枝 12g,制附子 9g,人参 10g,黄芪、炙麻黄各 12g。兼血瘀者加丹参、川芎、红花等;兼阴虚者加麦冬、五味子、黄精等;痰湿者加半夏、薤白等。肾内藏元阴、元阳,五脏之机能活动全赖元阳的温煦、推动。心肾阳虚,温煦无权,推动无力,气血运行不畅,故见诸症;若阳气充足,气血畅通,则诸症皆无。现代药理学认为,补骨脂含补骨脂乙素等,具有扩张冠状动脉、兴奋心脏的作用,故可用于本病的治疗。

2. 肺心病

补骨脂性味辛、大温,入肾温阳,上可纳气归根,下可促肾化气,开合肾关。其贯通心脉,助心行血,调畅经络,为调治肾、心、肺之主药。对慢性肺源性心脏病的心肾阳虚、肺气浮越、水泛血瘀之病机,恰为要药。常用方药:补骨脂15g,人参10g,丹参10g,附子6g,泽泻15g,白术12g,炙麻黄9g,杏仁12g。诸药温阳化气,活血化瘀。

二、妇科病

1. 功能失调性子宫出血

功能失调性子宫出血责之于冲、任失调,病本在肾。临床以肾阳虚、肾阴虚、气滞血瘀及血热为常见,而以肾阳虚者为多。补骨脂补肾壮阳,兼有收涩之性,单用补骨脂即可有效,加味疗效佳。对于肾阴虚、气滞血瘀、血热等,在辨证基础上加用补骨脂于方中,有协同作用。常用方药:补骨脂15g,乌贼骨40g,阿胶15g。阳气虚者选加艾叶、炮姜、淫羊藿、山药、升麻、菟丝子等;气滞血瘀者,选加三七、川芎、枳实、蒲黄、当归等;血热者,加大小蓟、茜草、黄柏、马齿苋、金银花等。现代药理学研究表明,补骨脂有效成分为补骨脂素、补骨脂乙素及补骨脂黄酮等,具有雌激素样作用,可兴奋子宫平滑肌,使子宫收缩,缩短出血时间,减少出血。

2. 宫外孕

中医认为宫外孕为少腹血瘀之实证,常以活血化瘀为主。近年来,有医家对未破损型宫外孕,在辨证施治的基础上加用补骨脂,有一定疗效。可用补骨脂15g,益母草30g,藏红花10g,桃仁12g,鸡血藤15g,三棱、莪术各9g,赤芍10g,生蒲黄10g,急性子15g,丹参30g。其在活血化瘀的基础上,加用补骨脂可消癥杀胚,故对于保胎而有肾虚之症时应禁用本品。

三、其他病症

1. 小儿神经性尿频

神经性尿频的小儿,脏腑娇嫩,形气未充,脾肾不足。肾虚则下元不固,气不化水;脾虚则中气不足,气虚下陷,致小便频数,尿量不多,甚则淋漓不畅。治宜温补肾阳,健脾益气:补骨脂12g,黄芪15g,益智仁、菟丝子、乌药各9g,五味子、桑螵蛸、山药各6g。

2. 足跟痛

中医认为,足跟痛为肾虚寒凝所致。《灵枢·经脉篇》:"肾足少阴之脉,起于小趾之下,斜走足心,出于然谷之下,循内踝之后,别入跟中。"其发病与足少阴肾经有关。治宜补肾散寒:补骨脂10g、吴茱萸、五味子各15g。补骨脂补肾阳祛寒湿,吴茱萸暖肝散寒,五味子益肾软坚。如此组方,使寒湿去,骨刺软而痛自止,方法简便,疗效确切。

3. 便秘

肾司二阴,肾气虚无力固涩前阴则尿频不利,肾阳衰,寒凝气滞则糟粕难解。老年病程长,伴尿频或余淋不尽,或颜面及足跗浮肿,或腹部肥胖等表现的便秘患者,应用温润治法:补骨脂15g,肉豆蔻10g,肉苁蓉12g。

4. 白细胞减少症

现代药理学研究证实,补骨脂有升白细胞和抗癌的作用,为常用的抗癌扶正药,临床用于治疗恶性肿瘤化疗后的白细胞减少症有独特疗效。补骨脂、女贞子各 12g,杜仲、菟丝子、炒白术各 10g,党参、黄芪各 30g,茯苓、鸡血藤各 15g,当归、川芎、何首乌各 10g,炮山甲 9g(先煎)。

梁　真　李文萍　撰

第五章 中医四诊概论

第一节 望 诊

望诊是医生运用自己的视觉,观察患者全身和局部情况,以获得与疾病有关的资料,作为分析内脏病变的依据。其中,包括精神、气色、形态的望诊,舌的望诊及排出物的望诊。望精神包括精神意识活动和人体生命活动的外在表现,通过神志状况、面目表情以及语言气息等,观察病人精神状况是否正常?意识是否清楚?反应是否灵敏?动作是否协调等?以判断机体气血阴阳的盛衰和疾病的轻重。病人神志不乱,双眼灵活明亮有神,语言清楚,声音洪亮,为有神或得神,表示正气未伤,脏腑功能未衰,疾病轻浅,预后佳。此多属实证、热证、阳证;若病人精神萎靡,目光晦暗,反应迟钝,语言无力,声音低微,表示正气已伤,病势较重。其多属虚证、寒证、阴证,见于重病及慢性病;如神志昏迷、谵语、手足躁动,虽表现为阳证、热证、实证,但正气已伤,邪气过盛,病邪深入,预后不良。

一、望气色

即观察病人皮肤的颜色光泽,它是脏腑气血的外荣,颜色的变化可反映不同脏腑的病证和疾病的不同性质,光泽的变化即肤色的荣润或枯槁,可反映脏腑精气的盛衰。十二经脉及三百六十五络,其气皆上注于面,由于面部气血充盛,且皮肤薄嫩,色泽变化易于显露,故望气色主要指面部的色泽。通过面部色泽的变化,可以帮助了解气血的盛衰和疾病的发展变化。

(1).正常人面色微黄,红润且有光泽。

(2)若面色红者,为热证。血液充盈皮肤脉络则显红色,血得热则行,脉络充盈,所以热证多见红色。如满面通红者,多为实热;若两颧绯红者,多为阴虚火旺之虚热。

(3)若面色白者,为虚寒证或亡血家,血脉空虚,则面色多白。若面色苍白而虚浮者,多为气虚;面色苍白而枯槁者,多为血虚。

(4)面色黄者,多为脾虚而水湿不化,或皮肤缺少气血之充养。若面目鲜黄为阳黄,多属湿热;面目暗黄为阴黄,多属寒湿;面色淡黄、枯槁无泽为萎黄,多为脾胃虚弱,营血不足;面色黄胖者,多为气血虚而内有湿。

(5)面色黑者,多属寒证。虚证,常为久病、重病、阳气虚。阳虚则寒,水湿不化,气血凝滞,故多见于肾虚及血瘀证。

(6)面色青者,多为寒证、痛证和肝病。此为气血不通,脉络阻滞所致。

二、望形态外形与五脏相应

（1）五脏充盈者，外形亦强壮；五脏衰弱者，外形也衰弱。体形结实，肌肉充实，皮肤润泽，表示体格强壮，正气充盛；形体瘦弱，肌肉瘦削，皮肤枯燥，表示衰弱，正气亦不足。

（2）形体肥胖、气短无力者，多为脾虚有痰湿。

（3）形体消瘦者，多为阴虚火旺。

（4）手足屈伸困难或肿胀者，多为风寒湿痹。

（5）抽搐、痉挛者，多为肝风。

（6）足膝软弱无力，行动不灵者，多为痿证。

（7）一侧手足举动不遂者，多为中风偏瘫。

三、舌诊

舌诊是中医诊断疾病的重要方法，舌通过经络与五脏相连，因此人体脏腑、气血、津液的虚实，疾病的深浅轻重变化，都有可能客观地反映于舌象，通过舌诊可以了解脏腑的虚实、病邪的性质及轻重与变化。其中，舌质的变化主要反映脏腑的虚实和气血的盛衰，而舌苔的变化主要用以判断感受外邪的深浅、轻重，以及胃气的盛衰。

中医将舌划分为舌尖、舌中、舌根和舌侧四部分，认为舌尖属心肺，舌中属脾胃，舌根属肾，舌两侧属肝胆。根据舌的不同部位反映不同的脏腑病变，其在临床上具有一定的参考价值，然不能机械地看，需与其他症状和体征综合加以考虑。

舌质是指舌的本体，主要观察其色、形、态三方面。正常舌质为色泽淡红，含蓄荣润，胖瘦老嫩适中，运动灵活自如。此表示气血充足，可见于健康人，亦见于外感初起或内伤病情轻浅者。

1. 舌色

（1）淡舌：舌色较正常浅淡，主虚证、寒证。多见于血虚，为阳气衰弱、气血不足之象。色淡而胖嫩为虚寒，胖嫩而边有齿痕者为气虚、阳虚。

（2）红舌：舌色较正常深，呈鲜红色，主热证，多为里热实证。舌尖红是心火上炎，舌边红为肝胆有热，红而干为热伤津液或阴虚火旺。

（3）绛舌：舌色深红，为热盛，多为邪热深入营分、血分或阴虚火旺。红绛舌颜色越深，则表明热邪越重。

（4）瘀斑舌：舌上有青紫色之瘀点或斑点，多为内有瘀血蓄积。

（5）青紫舌：舌质呈现青紫，此或为热极、或为寒证。舌质绛紫而干燥为热极，温热病者为病邪传入营分或血分；舌质淡黄紫或青紫、滑润者，为阴寒证。

2. 舌形

即观察舌质的老嫩、胖瘦、芒刺及裂纹等。

（1）老嫩："老"即指舌质纹理粗糙，形色坚敛，多属实证、热证："嫩"指舌质纹理细腻，形色浮嫩，多属虚证或虚寒证。

（2）胖瘦："胖"指舌体胖大、肿胀，多与水湿停留有关。舌质淡而胖，舌边有齿痕者，多属脾虚或肾阳虚及水湿停留;舌质红而肿胀,多属湿热内蕴或热毒亢盛。"瘦"指舌体瘦小而薄,多属虚证。舌质淡而舌形瘦者,多为气血不足;舌质红绛而舌形瘦者,多属阴虚内热。

(3)芒刺:舌乳头增生、肥大、突起如刺,多属热邪亢盛。热邪越重、芒刺则越大和越多。临床上芒刺多见于舌尖与舌边,舌尖芒刺多属肝胆热盛。

(4)裂纹:舌体上有多种纵行或横行的裂沟或皱纹,多由于黏膜萎缩而形成。裂纹舌亦可见于少数正常人。若舌质红绛而有裂纹者,多属热盛;舌质淡而有裂纹者,多属气阴不足。

3.舌态

观察舌体有无震颤、歪斜、痿软、强硬等。

(1)震颤:舌体不自主地颤抖,多属气血两虚或肝风内动。

(2)歪斜:舌体偏歪于一侧,多为中风偏瘫或中风先兆。

(3)痿软:舌体伸卷无力,多因气血俱虚、筋脉失养所致。

(4)强硬:舌体不柔和,屈伸不利,甚或不能转动,多属高热伤津,邪热炽盛,或为中风之征兆。

4.舌苔

舌苔是胃之生气所现,章虚谷曰:舌苔由胃中生气以现,而胃气由心脾发生,故无病之人,常有薄苔,是胃中之生气,如地上之微草也,若不毛之地,则土无生气矣。吴坤安云:舌之有苔,犹地之有苔。地之苔,湿气上泛而生;舌之苔,胃蒸脾湿上潮而生,故曰苔。现代医家认为,舌苔的形成主要为丝状乳头之分化,丝状乳头之末梢分化成角化树,在角化树分枝的空隙中,常填有脱落的角化上皮、唾液、细菌、食物碎屑及渗出的白细胞等,从而形成正常的舌苔。正常的舌苔为薄白一层,白苔嫩而不厚,干湿适中,不滑不燥。

(1)苔色:有白苔、黄苔、灰苔、黑苔等。白苔临床最为常见,其他颜色的苔可以认为是白苔基础上转化而形成。白苔一般属肺,主表证、寒证,但临床上亦有里证、热证而见白苔者。例如,薄白而润为风寒,薄白而燥为风热,寒湿里证可见白而厚腻之苔,黄苔有淡黄、嫩黄、深黄、焦黄等不同。一般说,黄苔的颜色越深,则热邪越重。淡黄为微热,嫩黄热较重,深黄则热更重,焦黄则为热结,黄而干为热伤津,黄而腻为湿热,灰黑苔多主热证、亦有寒湿或虚寒证者。舌苔灰黑而干者,为热盛伤津;舌苔灰黑而湿润者,多属阳虚寒盛。其中,灰黑苔多见于疾病比较严重的阶段。

(2)厚薄:苔分薄苔、厚苔、少苔、无苔。薄苔多为疾病初起,病邪在表,病情较轻;厚苔多示病邪较盛,且已传里,或为胃肠积滞、或为痰湿。苔愈厚表示邪越盛,病情愈重。然舌苔的形成反映了胃气的有无,舌苔虽厚亦有胃气尚存的一面,而少苔则表示机体正气不足,若无苔则示胃气大虚、缺乏生发之机。舌面上有不规则的舌苔剥脱,剥脱处光滑无苔,称之为花剥苔,多属胃的气阴不足。若兼有腻苔,则表示痰湿未化而正气已伤。

(3)润燥:此反映体内津液的情况,正常舌苔不干、不湿。无苔干燥为体内津液已耗,外感病多为燥热伤津,内伤病则多为阴虚津液不足;舌苔湿润表明津液未伤,而苔面水分过多伸舌欲下滴者,称之为滑苔,表示体内有湿停留。腻苔指苔质致密细腻,如一层混浊光滑的黏液覆盖于舌面,不易擦去,多属痰湿内盛;腐苔指苔质疏松如豆腐渣,堆积于舌面,易于擦去,多为实热蒸化胃中食浊,为胃中宿食化腐的表现。

5. 舌诊的注意事项

(1)患者将舌自然伸出口外,充分暴露,呈扁平形,使舌体放松,不要卷缩,也不要过分用力,以免引起颜色的改变。望舌时尽量迅速敏捷地看清舌质、舌体、舌苔,避免病人伸舌过久,必要时可稍休息后再重复观察。

(2)病人面对光线,使光线直射入口,光线要充足,否则舌质及舌苔的颜色不易分辨。

(3)注意饮食对舌诊的影响。例如,食后因食物的摩擦使舌苔变薄,饮后使舌苔变润,食温热或刺激性食物后舌质变红或绛。所以,一般不宜在病人进饮食、或漱口后立即进行舌诊。

(4)注意染苔。例如,饮用牛奶后苔呈白色,食乌梅、杨梅、咖啡、陈皮梅、橄榄等可将舌苔染为黑色或褐色,吃蚕豆、橘子、柿子及黄连、核黄素等可使舌苔染成黄色。此类暂时的外物沾染,不可误认为病理性舌苔。

6. 舌诊研究

舌为口腔中主要器官之一,是由很多横纹肌组成的肌性器官,外表被有特殊的黏膜,尤其舌背黏膜是组成舌苔的主要部分。舌的血管和神经分布极其丰富,其黏膜上皮薄而透明,故能十分灵敏地反映机体、消化系统和体液的变化。近年来,运用现代知识和方法研究中医舌诊颇有建树,兹简介如下:

(1)正常舌象:正常舌象为淡红色舌质,由于黏膜下层及肌层中血管及血运十分丰富,使舌肌呈红色,透过一层白色且带有角化的黏膜面,从而形成正常的淡红色舌质。

(2)薄白苔:由舌的丝状乳头末端角化树,及其空隙中的脱落角化上皮、唾液、细菌、食物碎屑和渗出细胞等形成。

(3)舌象的变化:舌质的变化与血液循环、体液状况,机体生理失调及组织细胞代谢障碍等有密切关系。例如,全身机体代偿机能失调或机能不足时,就可能出现气虚的舌象;机体消耗过甚、某些重要物质匮乏时,就出现阴虚的舌象。

淡白舌多与组织水肿、毛细血管收缩、血液减少以及血流缓慢等因素有关,常见于贫血或蛋白质缺乏,尤其是白蛋白缺乏者。亦可见于消化系统功能紊乱,或内分泌机能不全,如肾上腺皮质机能不全等疾患;红绛舌与毛细管扩张,血液量增加,血液浓缩等因素有关。多见于发热,尤其是急性感染性疾病、脱水、维生素缺乏、外科手术后、水液平衡失调以及昏迷病人等;青紫舌可能与静脉瘀血,或缺氧所致还原血红蛋白增加等因素有密切关系。多见于肝脏病、心脏病及癌肿患者。

此外,舌体胖嫩则主要由于血浆蛋白减少,舌组织水肿,且可因水肿、舌体增大或肌张力降低或松弛,而在舌边出现齿痕。舌裂纹为舌乳头融合及分离而造成的裂隙,可能与舌黏膜萎缩有关。芒刺舌系由丝状乳头向蕈状乳头转化,同时由于黏膜固有层中血管充血扩张,致蕈状乳头肿胀,充血而成。舌质干燥,是由于唾液分泌减少或伴有唾液含水量降低所致。脱水患者,血液黏稠度增高,唾液水样分泌减少,故舌面干燥。所以,舌面干燥是临床失水的重要指标,是任何原因引起失水的最早表现。

舌苔的变化与丝状乳头增生,角化增剧,细菌的作用,口腔中存在水分多少,以及全身营养状况,脏器疾病等有关。白苔多为氧气交换减少,或贫血,携氧降低导致组织缺氧,引起舌黏膜代谢障碍和代谢产物增多而形成;黄苔是由于感染等致炎因子和代谢产物的刺激,使丝状乳头增生,黏膜表层弥漫的角化不全和角化过度,加上角质碎片以及舌的局部炎性渗出物等而形成。故多见于感染性疾病、传染病、发热及某些恶性肿瘤;黑苔的形成是因丝状乳头增生更剧,出现棕色角化细胞及黑色霉菌滋生,或腐败细菌作用于舌黏膜上之坏死物质,或与含铁微生物结合形成硫化铁所致。故认为慢性感染、毒素刺激、胃肠功能紊乱、霉菌感染、长期应用抗生素和恶性疾病引起口腔健康情况恶化等,是造成黑苔的原因。此亦可见于吸烟过量,口腔卫生差者。舌苔变厚、变腻,多由于病后食欲减退或进软食、流质、舌的机械摩擦作用减少,或因发热脱水、唾液分泌减少,清洗作用降低,影响舌的自洁作用,而使丝状乳头延长,加上角质碎片及渗出物等堆积所致。

综合舌诊研究资料,舌象变化具有下列几点相关因素:

(1)与营养缺乏有关。慢性胃病或慢性腹泻的患者,由于消化吸收不良,在临床上可见到黄色或灰色的舌苔。体内消耗过多及代谢紊乱,也可见到舌苔的显著变化,如各种发热病人开始多薄白苔,中期多干黄苔,糖尿病人可见到干红苔等。

(2)与循环系统及血液的质和量有关。高度贫血者,舌质淡白,舌乳头萎缩。失水、酸中毒、血液浓缩、缺氧者,舌质均呈鲜红或紫色。血小板减少者,舌上可出现紫斑。恶性贫血者,出现光滑舌。

(3)与细菌病毒感染及机体抵抗力有关。流行病初起多白腻苔,病势较重或严重时出现红绛舌。绿脓杆菌所致的败血症,以光剥舌较多。链球菌、葡萄球菌所致的败血症,则多见黄苔。一般绿脓杆菌所致的败血症,多在人体抵抗力极差的情况下发生,正气不足,故舌见光剥。而链球菌及葡萄球菌感染的败血症,以实热证居多,故多表现为黄苔。

(4)与唾液有关。高热病人如中毒性肺炎和急性肠炎失水患者,均有舌面干燥,口腔内失润现象。这是由于血液黏稠度增高,唾液水样分泌物减少所致。又如,阴虚患者常有交感神经紧张性增高、副交感神经紧张性降低,使唾液浆液性分泌减少,代之以黏液性分泌,唾液的质量发生改变而见舌面干燥。

(5)与内分泌有关。内分泌失调者,舌象有异常反应。例如,肾上腺机能不全者,舌面上可能有褐色隆起或陷下的色素斑。

7.舌象变化的临床意义

(1)舌象的变化能够反映疾病的轻重和进退。例如,舌质淡红,舌苔白、薄、润,均为病情较轻。舌质红绛、青紫、灰黑,舌苔黄厚或光滑无苔,均为病情较严重。淡白舌多属于慢性疾病,病情变化慢,病程较长,如贫血、蛋白质缺乏或肾上腺皮质机能不全等均可见之。红绛舌多见于发热、脱水、水液平衡失调等,如烧伤患者,创面越大、伤热越重,则舌质变红越快越明显。如果并发败血症,则舌质多红绛干枯。肝硬化病人若原为淡红舌,薄白苔或薄黄苔,一旦转为红绛光剥,则常表示肝功能恶化。急性阑尾炎多见腻苔,在治疗过程中厚腻苔转为薄白苔,多是病情好转;然疼痛减轻而腻苔不退,则表示病情未减,甚至可能加剧。

(2)舌象的变化对某些疾病的诊断具有一定意义。绿脓杆菌性败血症,多见舌光剥无苔;而链球菌、葡萄球菌性败血症,则多黄苔。重症感染性疾病,恶性肿瘤,甲状腺机能亢进,严重的肺、肝、肾等实质脏器疾病,常见舌质红绛,舌体瘦小,舌干而有裂纹等阴虚舌象;某些患者舌苔光剥、舌边尖有红刺,后期则舌面光滑如镜。重症肝炎患者,舌质多红绛,干枯少津,病情恶化时更明显,舌苔多厚腻或燥,色黄或黑,有时也可见光剥无苔。另外,肿瘤患者晚期可出现红而光亮的舌象。

除此而外,尚有望少儿指纹,系指浮露于食指桡侧可见的脉络(即食指掌侧的浅静脉),此由手太阴肺脉分支而来,所以望小儿指纹与诊寸口脉具有近似的临床意义,适用于三岁以下的幼儿。

(1)三关:小儿指纹分风、气、命三关,食指第一节为风关,第二节为气关,第三节为命关。

(2)望指纹的方法:医生用左手把持小儿食指,以右手大拇指用力适中地从命关向气关、风关推数次,使指纹明显,以便于观察。

(3)望三关辨别疾病轻重:指纹若仅见于风关,则表示邪浅病轻易治;至气关则病势较重,病邪较深;如由风关、气关透至命关,即指纹延伸到指端,所谓透关射甲,则病深而危重。

(4)望指纹的色与形:正常的指纹黄、红相兼,隐现于风关之内。纹色鲜红多属外感风寒表证,紫红色为热证,色青主惊、主风、主痛,色淡为虚证。纹色深浓粗大为邪盛病重,指纹极细、色淡多为正虚,纹浮为病在表、纹沉为病在里。一般认为,指纹充盈度的变化主要与静脉压有关,心力衰竭、肺炎等患儿大多数向命关延伸,这是由于静脉压升高所致,静脉压越高、指纹的充盈度就越大,也就是越向指尖方向伸展。指纹的色泽在某种程度上可反映体内的缺氧程度,缺氧越甚、血中还原血红蛋白量就越多,指纹就更显青紫。故肺炎及心力衰竭的患儿,多出现青紫色或紫色的指纹。贫血的患儿,则由于红细胞及血红蛋白的减少,其指纹色亦变淡。

四、望排出物

排出物包括痰涎、呕吐物、涕、泪、汗、脓液、二便以及经带等。观察排出物的形、色质量的变化,可为辨证分析提供必要的参考资料。然而,往往大部分内容物由患者观察叙述,而成为问诊的内容。一般而言,排出物色淡、清稀者,多为寒证;色深黏稠者,多属热证。

第二节　闻　　诊

闻诊系听取患者发生的各种声音,从其音调的高低、缓急、强弱以及清浊等,用以测知病因的方法。

(1)声音高亢:系正气未虚,属于热证、实证。

(2)语声重浊:乃外感风寒,肺气不宣,肺津不布,气郁津凝,湿阻肺系会厌,声带变厚,以致声音重浊。

(3)声音嘶哑:新病暴哑,为风寒束表,肺系会厌受其寒侵,经隧收引,津凝会厌,以致不能发音。即《灵枢·忧恚无言》所曰:"卒然无音者,寒气客于厌则厌不能发,发不能下,至其开阖不致,故无音。"因其证属寒、属实,前人称为"金实不鸣。"久病声音嘶哑,为肺肾阴虚,水不制火,火灼肺金所致。因其证属虚,前人称之为"金破不鸣"。若久病、重病突然声哑,是脏气将绝之危证。

(4)声低息短,少气懒言:是中气虚损象征。故《素问·脉要精微论》云:"言而微,终日乃复言者,此气夺也。"

(5)神昏谵语:系指病人神志不清,语无伦次。急性热病,热人心包,热扰神明则多为此证。

(6)郑声:疾病末期,出现神志不清,语声低微,内容重复。此乃久病正衰,心气虚损,精神散乱所致。

(7)咳声高低缓急,可辨寒热虚实:咳声清高,无痰,舌红、乏津,是燥热犯肺,或水不涵木,木火刑金之证。咳声重浊,痰多清稀,系外感风寒、内停水饮,或少阴阳虚、水饮内停之疾。咳声急迫,连声不止,乃寒邪束表,气道挛急所致。吐出痰液其咳即止,是痰阻气道之证。

(8)呃逆:此乃隔肌痉挛病变,其声高亢,连声不止者,为肺气不宣,脾气不运,肝气不舒,导致膈膜痉挛,病证属实。若呃声低微,时呃一声,病证属虚。此外,脾肾阳虚,膜失其温而呃者有之;肝肾阴虚,膜失其濡而呃者间亦有之。

第三节　问　诊

"问诊"是医生对病人或其家属、亲友等,具有目的进行询问病情的过程。例如,病人的自觉症状、起病过程、治疗经过、生活起居、平素体质及既往病史和家族病史等,只有通过问诊才能了解。所以,问诊是中医诊法的重要一环,它对分辨疾病的阴阳、表里、寒热、虚实能提供重要的参考依据。自觉症状主要靠问诊,问诊并有助于他觉症状的发现。问诊的一般内容及主诉大致与西医问诊相同,首先抓住主诉,即病人就诊时自觉最痛苦的一个或几个主要症状,然后围绕主诉的症状深入询问现病史,根据中医的基本理论从整体出发进行辨证论治。

一、常规问诊

包括姓名、性别、年龄、婚姻、职业、籍贯、住址等,了解一般情况,可取得与疾病相关的资料,不同的年龄、性别、职业、籍贯等可能有着不同的生理状态和病证。例如,麻疹、水痘、百日咳等多见于小儿;青壮年患者,则以实证居多;老年体弱久病者,则以虚证多见;妇女除一般疾病外,尚有经、带、胎、产等妇科疾患;长江以南的江湖岸区,则多血吸虫病;蚕桑地区,往往多见钩虫病。此外,矽肺、铅中毒、汞中毒等,则与职业病有关。

二、问现病史

（1）问起病：起病的原因、过程及症状，发生症状的部位及性质，病情缓急以及发病的诱因等，并了解疾病的经过和主要症状的特点及变化规律。例如，是持续性还是间歇性，加重还是减轻，性质有无变化，病程中是否经过治疗，曾服何药、有何反应等。了解起病的过程，对于掌握疾病发生、发展和变化规律，指导辨证论治有着重要的临床意义。

（2）问现在症状：恶寒、发热为某些疾病的主要表现，故应注意有无恶寒、发热、时间、发作特点和恶寒发热的关系及轻重。恶寒发热同时并见者，多为表证或半表半里证；恶寒重、发热轻，多为表寒证；发热重、恶寒轻，多为表热证；恶寒与发热交替出现者，为寒热往来，多为半表半里证。发热不恶寒者，多为里热证。高热、口渴、尿赤、便秘者，为里实热证；久病潮热，五心烦热，骨蒸劳热者，多为阴虚内热证；畏寒不发热，怕冷，手足发凉，体温低者，则为阳虚里寒证。

（3）问汗：注意有汗、无汗、出汗时间、部位，出汗多少及特点。外感病发热恶寒而有汗者，为表虚证；发热恶寒而无汗者，为表实证。高热大汗出而不恶寒者，为里热盛；日间经常出汗，活动后更甚，汗后自觉发凉，气短乏力者，称之为自汗，多为气虚阳虚；入睡后出汗、醒来汗止者，称之为盗汗，多属阴虚；出汗局限于头部，可见于热不得外泄，郁蒸于上的湿热证；半身出汗者，多属气血运行不周；全身汗出，大汗淋漓不止并见身凉肢冷者，属阳气欲绝之亡阳证。

（4）问饮食：注意询问是否口渴，饮水多少，食欲食量，喜冷喜热，以及口中异常味觉及气味等。口渴多饮，且喜冷饮者，属实热；口不渴不喜饮，或喜热饮者，多属虚寒证；口渴不喜饮者，多为湿热证；口干咽燥且饮水不多者，多属阴虚内热。食欲减退久病者，多为脾胃虚弱。食欲减退新病者，多为伤食、食滞，或外感夹湿而致脾胃气滞；食欲亢进，多食善饥者，属胃火亢盛；饥而不食者，多属胃阴不足；病中能食者，是胃气未伤，其预后较好；病中食量渐增者，为胃气渐复，病虽重亦有转机。口苦者，多见于热证，尤其为肝胆郁热；口酸腐者，多属胃肠积滞；口淡无味者，为脾虚湿盛；口咸者，多属肾虚；口臭者，多属胃火炽盛。

（5）问大便：注意排便次数、时间，粪便性状及伴随症状。新病便秘，腹满胀痛者，多属实证、热证；久病、老人或产妇便秘，大便难解者，多属津亏血少或气阴两虚；便次多，粪便稀软不成形者，多为脾胃虚寒；黎明泄泻者，多属脾肾阳虚；泄泻如水者，为水湿下注；泄下如喷射状，肛门灼热者，为湿热泻；大便脓血，里急后重者，为痢疾，多属大肠湿热；大便色黑者，为内有瘀血；便血鲜红，肛门肿痛者，为血热；便色暗红，面黄乏力者，为脾不统血。

（6）问小便：注意小便色、量、次数和伴随症状。小便短赤，小便量少，色黄而热者，多属热证；小便短少而不热者，见于汗吐、下后或其他原因所致津液耗伤证；小便清长、量多而色清者，多属虚寒证，亦可见于消渴证；小便频数不禁或遗尿者，多属气虚或肾气不固；尿痛或尿频、尿急者，多属膀胱湿热。或伴尿血、砂石则为淋症；排尿困难，点滴而出者，称之为癃证。小便闭塞不通无尿者，名曰闭证；突然发生癃闭，点滴外流，尿味臭，兼有小腹胀痛或发热者，属实证；尿量逐渐减少，甚至无尿，伴腰酸肢冷，面色㿠白者，属虚证。

（7）问疼痛及不适：头痛，以后头部、枕部为重，连及项背者，为太阳经病；前额疼痛，连及眉棱骨者,为阳明经病;头颞侧痛及偏头痛者,为少阳经病;巅顶痛牵引头角者,为厥阴经病。身痛、全身酸痛,发热恶寒者,多属外感证;久病身痛者,多属气血不足;胸痛,伴发热痰喘者,多为肺热证;久病胸痛,反复发作者,多为胸阳不振,夹有气血痰饮瘀阻;胁痛者,属少阳证,或为肝气郁结;上腹(胃脘)疼痛者,多为脾胃病或食滞证;腹痛者,多为肠病、虫积,或大便秘结证;少腹疼痛者,多为肝脉郁滞,或为疝气、肠痈、妇科疾病;腰痛者,多属肾虚证;关节疼痛者,多为病邪阻于经脉;关节沉重、酸困、肿胀者,多为湿证;关节冷痛、怕凉、痛剧者,多为寒证;关节发热、红肿者,多为热痹。疼痛胀满,持续不解者,多为实证;隐痛、绵绵痛,时痛时止者,多为虚证;窜痛、胀痛,时重时轻者,多属气滞;刺痛、剧痛,痛有定处者,多属气滞血瘀证;暴痛者,多实证。久痛者,多虚证;疼痛拒按者,为实证。疼痛喜按者,为虚证;喜温者,为寒证。喜凉者,为热证;食后胀痛加重者,为实证。食后疼痛缓解者,为虚证。

(8)问耳目:暴聋者,多为肝胆实火。久聋者,多为肾虚证;耳鸣伴头晕、腰酸者,为肾虚;耳鸣伴口苦、胁痛者,为肝胆火旺;视力模糊,夜盲者,为肝阴虚;目赤肿痛者,为肝火旺。

(9)问睡眠:难以入睡,睡而易醒,多梦者,属心肾不交;夜睡不安,心烦而易醒,口舌生疮,舌尖红赤者,为心火亢盛;梦中惊呼者,多为胆气虚或胃热证;睡意渐浓,常不自主入睡者,称之为嗜睡。多为气虚、阳虚,或湿困于脾,清阳不升证;重病患者嗜睡,多为危象;热性病患者昏睡,多为热入心包。

(10)问妇女经带胎产:月经推迟,经血色暗,有血块,伴痛经者,多属血瘀或寒证;经量少,色淡者,多为血虚;经量多而色淡者,多为气虚。月经先后无定期,多伴有痛经、或经前乳房发胀者,属肝郁气滞证;月经不来潮,须分辨是有孕、还是闭经。闭经者,多见于血枯、血瘀、血痨及肝气郁结证;行经戛然而止,多属受寒或郁怒太过;白带量多,清稀、色白、少臭或有腥味者,多属虚寒证;白带量多,黏稠、色黄,臭秽者,多属湿热证。

(11)哑科问诊:小儿患者病史需询问家属及陪员,除一般内容外,还应询问出生前后生长发育状况,父母、兄妹等健康情况,预防接种史,传染病史等。

三、问既往病史

主要了解患者过去病史及家族病史。了解其既往健康状况,曾患过何病、作过何种治疗?素有肝阳上亢者,可引起中风证。既往有胃病、癫痫、哮喘、疟疾等疾患者,均易于复发。个人和生活起居习惯,饮食嗜好,以及妇女孕产情况等,均对病情有一定影响。对患传染性和遗传性疾病者,应询问患者的家族病史,此有助于明确诊断。

十问歌

一问寒热二问汗,三问头身四问便;
五问饮食六胸腹,七聋八渴俱当辨;
九问旧病十问因,再兼服药参机变。
妇女尤必问经期,迟速闭崩皆可见。
再添片语告儿科,天花麻疹全占验。

第四节 切 诊

切脉又称之为诊脉,是医者用手指按患者腕后桡动脉搏动处,以体察脉象变化,辨别脏腑功能盛衰,气血精液虚实的一种中医诊断方法。正常脉象是寸、关、尺三部均有脉在搏动,不浮不沉,不迟不数,从容和缓,柔和有力,流利均匀,节律一致,一息搏动四至五次,此谓之"平脉"。平脉者,不病也。

切脉辨证,早在《内经》、《难经》中就有记载,经历三千余年的不断总结,对于何证出现何脉,已有详细论述。但是,对证象与脉象间的内在联系,却无明析的概念,不能令人一目了然,以致学者只知其然而不知其所以然。脉证间的内在联系,如用一句话来概括,就是气血津液呈现虚、实,五脏功能出现盛、衰时,才会出现不同之脉证。只有清楚气血津液的生化输泄与五脏间的关系,才能将气血津液虚实、和五脏功能盛衰时所出现的证象与脉象联系起来,也才明白切脉能够察其五脏病变的道理所在。不同脉象的形成,与心脏、脉络及气血津液等有着密不可分的关系。脉象的不同变化反映了心力强弱、脉络弛张、气血津液虚实三个方面的变化。由于气血津液都需五脏协同合作才能完成其生化输泄,故气血津液的虚实也就反映了五脏功能的盛衰,从而反映于脉搏形成不同的脉象。

心脏搏动的强弱,脉络的弛张,是引起脉象变化的根源。脉象随其病因证象不同而呈洪大滑数等脉,无力则脉象常呈迟细微弱。心脏搏动与脉象起伏,都是肝系膜络交替收缩与舒张的反映。如果血络松弛则呈濡缓,血络紧张则呈弦紧,血络痉挛则呈结代等。因此,只有将固定的心脏和脉络、与流动的气、血、津液联系在一起分析,这样才能揭示脉象变化的本质。

气血津液虚实变化,可以反映不同的脉象。先从气的虚实言之,气是心脏搏动的动力,心气是由肾脏生化的元气,脾气系生化的谷气,肺气系吸入之清气,诸气注入心脏,即为心脏活动的能源。如果脾肾功能衰退,心气也就随之衰弱,脉象与心相应也就呈现缓慢或虚数无力。若将这一连锁反应进行逆向推理,脉象无力是因心气不足,心气不足则是脾肾化气功能衰退所致。气行脉外,营卫和调,则脉不浮、不沉、不迟、不数。如若风寒束表,毛窍收缩,脉络紧张,卫气充盛于表,则脉随气浮,则呈现为轻按即得的浮紧脉;若卫气因寒内引脏腑,则呈重按始得的沉紧脉;若久病气虚,脉伏于里,则呈重按始得的沉弱脉;如阳气虚衰,无力助心行血,则脉呈迟缓微弱之象;若风寒束表或风热犯肺,气郁化热,心阳亢进,则脉应指呈现洪大有力而数;若因气郁引起脉的传导阻滞,则脉应指而涩;如因气郁引起之脉络不舒,则脉应指而弦。由此可见,脉的浮沉迟数,有力无力,均与"气"密不可分关。

次从血的虚实言之,血行脉中,充盈流畅,方呈正常脉象。若因血的化源不足导致血虚,乃是由实变虚,逐渐减少,脉与其相应而逐渐变细,因之脉呈细弱。例如,突然大量失血,脉管仍呈原状却脉无血充,遂致形如葱管,按之中空,此为芤脉;如果血滞、血瘀,脉的传导受阻,微呈挛急,即按之犹如轻刀刮竹,大波之内又有细密微波应于指下,此为涩脉。

再从津的虚实言之,脉的形态改变亦与津液有关。血中津少,脉失液充,其脉也就应指而细。由于津虚是因营阴暗耗或为热病后期伤津所致,往往兼有热象,是故营阴亏损之脉多呈细数且与舌红少苔并见。若脉外津虚与脉内津虚并存,脉失津濡而呈脉络紧张,即现指下如按琴弦之弦脉。若因脾肾阳虚,气化失常,水饮内停,血中津多而兼舌体淡胖,水停脉管夹层而使脉络紧张,亦可显现弦脉。虽然同属弦脉,却有寒、热、虚、实之异。

综上所述,一切脉象都是心力强弱,脉络弛张,气血津液虚实的综合反映。心脏、脉络之气血津液发生病变,又与五脏发生病理改变有关,因此切脉能察五脏之盛衰。切脉仅为四诊之一,某些病变不是单凭切脉就能做出诊断的,只有四诊合参,并结合现代理化手段,才能全面认识疾病。如果片面强调切脉能知疾、辨病,就会将后学者引入歧途。兹将常见脉象之病理简述如下:

(1)浮脉:多为风寒束表。卫气为御邪侵,充于肌表,脉随气浮于外,轻按即得,谓之浮脉。

(2)沉脉:疾在脏腑,脉位深藏,举之不足,按之有余,谓之沉脉。有力者为实,无力者为虚。

(3)迟脉:多见于阴盛阳衰,心功能减退。脉象搏动迟缓,一息三至,去来极慢,谓之迟脉。阴盛者为寒,阳衰者为虚。

(4)数脉:多系表卫闭郁,气郁化热,或由气入血,气血两播。其心搏亢进,一息六至,多于常脉,谓之数脉;亦有心气虚衰,搏动无力者,每次输出血量不足,心动加速以求代偿,此为虚数脉。

(5)细脉:多为气血两虚,气虚则输出量少,加之血虚脉失血充,则脉如细线,故谓细脉。

(6)微脉:多为阳气衰微,气血俱虚之证。其脉细而软,按之欲绝,若有若无,谓之微脉。

(7)弱脉:多系气血两虚,气虚无以鼓动血行,血虚无以充盈于脉之证。其脉象极软沉细,按之乃得,轻取难寻,谓之弱脉。

(8)实脉:三焦实热或腑气不通,心动亢进之脉象。其搏指有力,谓之实脉。

(9)洪脉:气郁化热,气分热盛,心功能亢进之脉象。其按之洪大有力,谓之洪脉;若大而虚,按之无力者,是壮火食气,心气已虚。

(10)弦脉:多为肝肾阴虚,水津亏损,脉失津濡之证。其脉络紧张,脉象端直而长,如按琴弦,谓之弦脉;若少阴阳虚,气化失常,水停三焦,充于脉内及其夹层,脉络为之紧张,触之如按琴弦,亦呈弦脉;肝胆气郁,脉为气束,不能舒张,如按琴弦,也可现为弦脉。

(11)紧脉:风寒束表,脉络收引,脉形如索,轻按即得,谓之浮紧;寒中三阴,脉络收引,其形如索,重按始得,谓之沉紧。

(12)滑脉:痰、食及妊娠,致经隧阻滞,所阻部位脉络紧张,血流受阻,聚集如珠,流于脉内,往来流利,如盘走珠,应指圆滑,谓之滑脉。

(13)涩脉:气滞、血瘀、痰凝导致脉络传导受阻,微挛,血流不畅,按脉犹如轻刀刮竹,此谓之涩脉。

(14)濡脉:水湿阻滞,脉因受湿而弛,按之无力,如帛在水中,轻手相得,按之无有,谓之濡脉;气血阴阳亏损,生化无源,脉无血充,亦呈濡脉。

(15)芤脉:突然大量失血,脉失血充,形如葱管,按之中空,此谓芤脉。

(16)结脉:心之阴阳亏损,脉络痉挛,传导阻滞,脉律不匀,时有止歇,谓之结脉;迟止定期,则命曰代脉。

梁真撰

第六章　辨证论治

第一节　验案撷粹

一、水肿

案例一、黄某,女,37 岁。每至经期前 3d 开始出现小便频数,颜面浮肿,夜间 10～20 min 小便一次,头痛、头晕,寒热往来,口干、口苦,周身疼痛,舌苔白润,脉细。考虑患者每次发病均在经期及经期前后,其证为邪入少阳、太阳,膀胱气化不利。治以和解少阳,通阳化气为主。方用柴胡五苓散加减:柴胡 10g、黄芩 10g、党参 10g、半夏 10g、白术 10g、泽泻 10g、茯苓 10g、益智仁 10g、桂枝 10g、甘草 6g。服完 3 剂后寒热已除,小便约 2h 一次,浮肿已减轻。前方加黄芪 15g、当归 10g,3 剂。二诊:月经已净,小便次数已正常,嘱其平时早晨服用十全大补丸、晚服金匮肾气丸,下次月经来潮前 5d 开始服用下方:柴胡 10g、半夏 10g、党参 10g、黄芩 10g、白术 10g、泽泻 10g、猪苓 10g、茯苓 10g、黄芪 15g、桂枝 10g、山药 15g、益智仁 10g。三诊:月经已过,此次月经期间及经前未出现小便频数,感冒及浮肿诸症。嘱其早服补中益气丸、归脾丸各 4 粒,晚服金匮肾气丸 8 粒,坚持服用 2 个月,随访 1 年未见复发。

按:此例患者平素气血双亏,肾气不固。而经前及月经期患外感,既有小便频数,又有浮肿,寒热往来,头痛、口苦、口干,舌苔白润。证属邪入少阳,太阳膀胱气化不利,与柴胡五苓散病机一致,根据病情加益智仁而获效。二诊加黄芪、当归补益气血,诸症除。平时服用十全大补丸、金匮肾气丸益气血,固肾气以善后。

案例二、张某,男,72 岁。代诉:患者 3 年前感冒后颜面及下肢出现水肿,经治疗无效且逐渐加重。诊见:双下肢及颜面部水肿、下肢尤甚,呼吸困难,行走时加重,休息后缓解,一日大便 2～3 次、且稀溏,小便短少,精神较差,舌质淡、苔白腻,脉沉细。此为阳虚水肿,水邪上泛心肺所致。治宜:益气温阳,利水消肿。处方:制附片 10g、白芍 15g、白术 10g、茯苓 10g、猪苓 10g、车前子 10g、泽泻 10g、桂枝 10g、炙甘草 6g、生姜 10g、泽兰 10g、益母草 24g、人参 10g、黄芪 30g。取 7 剂,每日 1 剂,开水煎,分 3 次服。二诊:家人代诉药后病情平稳,颜面肿势已消,精神好转,大便 1 日一行,但下肢水肿仍然较明显。原方加桃仁 10g、红花 6g,取 7 剂,每日 1 剂,开水煎,分 3 次服。三诊:患者已能自己表达病情,下肢水肿已明显减轻,原方继服 7 剂。四诊:患者呼吸均匀,能连续行走 500m 左右,下肢水肿消失,调整方药,继服 5 剂以巩固疗效。处方:制附片 10g、白芍 15g、白术 10g、茯苓 10g、黄芪 15g、丹参 10g、当归 10g、桂枝 10g、生姜 10g、川芎 6g。每日 1 剂,开水煎,分 3 次服。

按:肾主水,为胃之关。肾气从阳则开,从阴则阖。阳过盛则关门大开,水直下而为消;阴过盛则关门常阖,水不通而为肿。盖火能生土,土能制水,故温阳化气实乃治阴水浮肿之要法。此案下肢水肿,病久不愈,又见便溏,舌质淡、苔白腻,脉沉细等阴盛阳衰、土不制水之象,故治以真武汤益火回阳,化气行水。诸药合用,使阳复寒蠲,水肿消失。

二、不孕证

崔某,女,29 岁。现病史:婚后 3 年未孕。15 岁月经初潮,经期常错后 1~2 周,经行 2~3d,量少、色黯、有血块,无定时小腹疼痛。检查:子宫后倾、大小正常,双侧附件(-),输卵管通畅,配偶精液无异常,舌淡黯、苔薄白,脉弦滑,诊为原发性不孕症。证属冲任虚损;治当补肾助阳、温经散寒,调补冲任。方予温经汤加减:当归 10g、芍药 15g、川芎 10g、桂枝 10g、炙甘草 10g、生姜 10g、吴茱萸 10g、党参 10g、牡丹皮 10g、麦冬 12g、半夏 10g、香附 10g、益母草 15g、鹿角胶 10g(烊化)、小茴香 10g、台乌 10g。水煎、分 2 次服,月经净后第一天开始用药。二诊:连服前方 3 个月经周期,其月经准期来临,经期 6d,经量较多,感觉舒畅,继原方乌药易桃仁 10g 治疗月余。三诊:自诉月经基本正常,经后继服前方 4 剂,后月经推迟 2 周未行,尿早孕试验呈(+),次年顺娩一男婴。

按:治疗女子不孕当先调经,而补肾气、调冲任即能调经,经调则受孕,方用温经汤加减。方药加减:卵巢功能失调致不孕者,加熟地黄 15g、枸杞子 12g、菟丝子 10g、肉桂 10g;输卵管不通致不孕者,加干姜 10g、桃仁 10g、红花 10g、路路通 10g;输卵管炎症致不孕者,加蒲公英 20g、白花蛇舌草 30g、赤芍 30g、丹参 30g;小腹冷痛者,加小茴香 10g、乌药 10g、蜀椒 6g;肝郁气滞者,加柴胡 15g、枳实 10g、香附子 10g;白带较多、少腹疼痛者,加薏苡仁 30g、败酱草 15g、橘核 10g、白芷 12g;大便干结者,加枳实 10g、玉片 10g。

三、痹证

案例一:白某,女,53 岁。主诉:颈、肩、背疼痛伴左上肢麻木 6 月,加重半月。检查:颈部肌肉发硬,向右旋转时左肩及上肢痛剧,颈 4 至颈 5 椎体棘突旁 1.0cm 处有压痛,肩胛冈下缘中点有压痛点,叩顶、压顶试验(+),臂丛牵拉试验(+)。颈椎正侧位 X 线片报告:颈椎后弓、生理弧度消失。舌质淡、薄白苔,脉弦细。证属病久正虚,风寒湿邪袭络。法当培本扶正,疏风散寒,活血通络。治疗方法:针刺左颈臂穴,使感触电样感觉从肩部传至于手指,轻提插数次立即出针。辅以臂外关、三间,用泻法留针 30 分钟。经针灸治疗 3 次,诉剧痛消失,放射感亦减。治疗一疗程活动基本正常,叩顶、压顶试验(-)。又针刺 5 次,臂丛牵拉试验(-),告愈。

按:颈椎病属祖国医学"痹证"之范畴。该患者近六旬妇人,长年操劳辛苦,造成正气虚弱,脉络空虚,不慎外感风寒湿邪,邪气乘虚侵袭肢体和经络、肌肉、关节,气血受阻运行不畅,出现肩、颈、上肢及指麻木。风邪善行数变,寒邪凝滞气机进而血瘀,湿邪重浊黏腻故出现放射感、局部压痛、颈部发硬等症,正如经曰:"邪之所凑,其气必虚。"四穴组合,奏其通则不痛之效。

案例二:王某,男,56 岁。主诉:颈项疼痛、活动不灵活,伴右手臂及右手拇、食、中指麻木无力 4 个月。查体:BP18.7/13.3kPa,颈强直略向右侧屈。C5~C6 椎旁压痛明显,压顶试验及臂丛牵拉试验均为阳性,右侧上肢 C5~C7 神经分布区痛觉减退,右侧肩臂肌肉轻度萎缩,脑二头肌反射减弱,颈椎 X 线拍片检查 C5~C6 间隙狭窄,侧后缘呈骨质增生改变。西医诊断:根性颈椎病;中医诊断:痹症。处方:炙黄芪 30g、桂枝 9g、赤芍 9g、姜黄12 g、细辛 6g、地龙 9g、蜈蚣 2 条、桃仁 10g、黑木耳 15g、三七 4g(冲服)、当归 10g、甘草6g。用法:水煮 2 次兑匀,分三次温服之,每日服 1 剂。二诊:服上方 1 周后自觉颈项部及肩臂疼痛明显减轻,手指呈阵发性麻木,续服原方 10 剂。三诊:诸证悉减,唯项背仍强硬不舒。原方加葛根 30g、狗脊 15 g 续服 7 d。四诊:颈项部活动自如,诸症基本消除,随访未复发。临证加减:若恶心,去蜈蚣、地龙,加半夏 9 g、竹茹 7 g;若头痛眩晕,加天麻 10 g、菊花 9 g;若身体虚弱,加党参 15 g;若为妇女在月经期诱发、伴月经色暗,加丹参 30g、红花 6g。

案例三:刘某,男,43 岁。自诉:患病已有 3 年,近来有所加重,初病时双下肢出现散在的红斑,逐渐发展,泛发于四肢及胸腹部,红肿疼痛,局部发热,活动时两腿酸痛。曾去外地医院检查治疗,确诊为风湿节结性红斑。口服"强的松"及抗风湿等药月余,红斑节结大部分消退。近日来因劳累,加之感受风寒而发病,此次复发红斑继出不止。体温37℃~38℃之间,持续不降,白细胞 18000~20000/mm³,抗"O":1.500,血沉:36mm 第一小时。经用青霉素每日 640 万单位,静脉点滴,口服抗风湿药始终未愈。观患者呈痛苦面容,精神不佳,食欲不振,皮肤灼热疼痛,大便干燥,小便短赤,舌质红、苔黄腻,脉滑数。此乃湿热内阻所致之热痹。治则:清热利湿,方用三仁汤加味。处方:薏苡仁 15g、半夏 10g、杏仁 10g、厚朴 10g、紫豆蔻 10g、竹叶 3g、滑石 15g、甘草 3g、蚕沙 10g、连翘 10g、节菖蒲10g。凉水煎汤,二遍混合一起,分服。服药十剂红斑渐退,肢体疼痛减轻,食欲增加,舌苔已退,脉仍滑数。嘱其休息 1 周后再服五剂,告愈。

按:患者脏腑内有蓄热,加之感受寒湿之邪,郁久化热,导致痼疾逐发。因热为阳邪,其性属火,故见局部灼热红肿;热邪瘀阻经脉,气血不能畅通,故见疼痛较重;湿为阴邪,其性重浊黏滞,则缠绵难愈;湿邪内壅导致脾阳运化无权,故见食欲不振。脉滑数,苔黄腻亦为热胜之症。故方用薏苡仁健脾渗湿、白蔻仁芳香化湿而醒脾、杏仁苦平宜通上焦之肺气,半夏、厚朴除湿消痞、行气散满,通草、滑石、竹叶清热利湿,配以祛风燥湿、清热活血的蚕沙其效更佳,连翘清热解毒、消肿散结;甘草调和诸药。安老认为:该病相当于现代医学的风湿性关节炎,但也有轻重缓急之分,故在治疗时应"因人而异"。

案例四、顾某,男,47 岁。主诉:左胸乳膺部隐痛二年余,加重半月。两年前感左胸乳膺部隐痛,经心电图及超声多普勒检查提示:"左心室肥厚,冠状动脉供血不足","肥厚性心肌病","房性早搏"。服药休息后可暂缓,每于劳累而犯病。症见:胸痛次数频繁,每次疼痛持续时间 3~15min 不等,伴心悸气短,夜难入寐,手心发热,头皮麻胀窜痛,舌红、苔白糙根厚,脉涩细结代。证属心气不足而无力运血,阴血亏虚不能濡养心神之胸痹。法当补气益阴,宣痹通阳。药用:白人参 9g、麦冬 9g、炙五味 6g、远志 9g、降香 6g、枣仁 12g、柏子仁 9g、瓜蒌 15g、薤白 6g、桂心 3g、石菖蒲 6g、炙甘草 6g、酒黄连 3g,5 剂。二诊:以上方稍予加减服 6 剂,药后心痛程度及次数明显减轻(少),仍觉胸闷气短,时有心悸,夜寐易醒,舌略红、苔薄白,脉缓已无结代。继守前方加减:白人参6g、麦冬9g、炙五味6g、远志6g、柏子仁12g、茯神9g、橘红5g、降香6g、郁金3g、石菖蒲6g、酒黄连3g、桂心3g、炙甘草3g。服药3剂诸症基本消失而停药,后又感左胸隐痛,按初诊方略加减,服9剂告愈。

按:1.痹之辨证:痹之为病含义有四:一曰病名,凡具有经脉气血不通、或脏腑气机闭塞病理特征者,皆可名痹。例如:风寒湿痹之行痹为风甚,着痹为湿甚,痛痹为寒甚。尚有五体痹(皮肌脉筋骨痹)、五脏痹(心肝脾肺肾痹)等。二曰体质,是指不同体质之人易患不同类型之痹证,如阳气少阴气盛的寒盛体质者,易患寒痹。素体阳气偏盛、内有蕴热或痹证日久缠绵不愈,湿郁化热者,易患热痹。三曰症状或感觉,如机体经络、筋骨、肌肉、关节等处的疼痛、酸楚,重者麻木、关节肿大变形,屈伸不利。例如:五体痹之喉痹的声音不出、耳痹之声音听不清等。四曰病因、病机,痹之病机,标明脏腑气机郁闭或经络气血阻塞,以不通为主要病机。

此外,痿证之体征和症状与痹证有相似之处,但却是两种病因、病机截然不同之病。痿证主要表现为肢体软弱无力或肌肉萎缩,甚至功能丧失,筋脉弛缓,不能随意运动等。广义之痿病包括肢体痿、阳痿、肺痿等,狭义之痿病即指肢体痿而言。该病类似现代医学之重症肌无力,肌营养不良,急性脊髓炎,周期性麻痹,多发性神经炎,小儿麻痹等。

2.痹症之治疗:(1)内治法:治痹要坚持以辨证施治为纲,整体观念为径。不同年龄、不同性别、不同体质、不同病史、不同区域之人要区别对待,不可一律。例如,行痹当祛风通络,散寒除湿,用防风汤加减;痛痹以散寒止痛,祛风除湿,用乌头汤加减;着痹以除湿通络,祛风散寒,用薏苡仁汤加减;热痹以清热通络,疏风胜湿,用白虎加桂枝汤加减。诸痹迁延不愈,影响肝肾,出现关节肿大变形,顽固疼痛,活动受限,转为痿者,可选用搜剔络道的成药如尪痹冲剂、大活络丹、小活络丹等。尚可在辨证方中加入血肉有情之品如:蛇、蜂、蝎、蜈、山甲、地龙之类。马钱子为治痹要药,寒、热皆可,用之得法即现奇效。但是,该药有毒,用时须以法炮制,药量不能过克,当以半克开始、逐步增量,出现效果后即可减量或停用,以防发生蓄积性中毒.(2)外治法:钻锦特号方:毛姜、桑寄生、田七、钻地风、朝脑(用量略)等,加入麦麸适量,合研为细末。另取鲜棉0.5kg、白绵布1米作为褥状,每晚垫于腰部。适用症:肾虚及腰椎骨刺所致之腰痛乏力,男子不育等;伸姜散方:大血藤、伸筋草、麒血竭、乳香、没药、骨碎补、红花、田七、朝脑(量略)。取麦麸适量,共为细末,作药褥睡觉时使用。适用症:综合型骨刺,左骨神经疼等,连用三月为宜;外用药酒方:毛姜10g、伸筋草9g、三七10g(打碎)、大血藤15g、蜈蚣3条、海蛇3条、乳香、没药各10g、朝脑1块、小白花蛇1条、普酒1斤。浸泡3~5日即可外擦患处(忌内服)。适用症:腰腿痛、前列腺炎、肾结石腰痛等。注意:有些患者病位在左反应在右、病位在下反应在上,临证时应当细察。

四、猫眼疮

许某,女,27岁。主诉:双手紫红色圆形红斑近3年。近三年每年冬春季双手及膝部出现红斑,遇冷加重。伴腕、膝、踝关节疼痛,下肢沉重感,手足发凉,曾诊断为多形性红斑。诊查:双手背、手指可见紫红色圆形红斑,中心可见暗紫色水疱,双胫前有类似皮损,舌质淡、苔白,脉沉细。辨证:脾湿内蕴,复感寒邪。诊断:猫眼疮、瓜藤缠(多形性红斑)。证型:寒湿入络。治则:健脾、温散寒邪。方予自拟鸡血藤除湿汤加减:鸡血藤 30g、黄芪 10g、党参 10g、白术 10g、干姜 6g、当归 10g、白芍 15g、茯苓 10g、陈皮 10g、姜黄 10g、秦艽 15g、木瓜 10g、桂枝 10g。每日一剂,水煎 2 次兑匀,分 3 次服。外用紫色消肿膏。二诊:红斑明显消退,未起新疹,仍有关节疼痛和下肢沉重感。舌质淡、苔白,脉细。予自拟鸡血藤除湿汤加减:鸡血藤 30g、黄芪 10g、党参 10g、白术 10g、当归 10g、白芍 15g、茯苓 10g、首乌藤 30g、陈皮 10g、纯姜黄 10g、秦艽 15g、丝瓜藤 10g、桂枝 10g、仙鹤草 10g、天仙藤 10g。三诊:红斑消退仅遗有少量色素沉着斑,关节疼痛缓解。舌质淡、苔白,脉细。效不更法,上方去姜黄 10g。继服 10 剂,红斑消退,未起新疹,关节疼痛和下肢沉重感消失,告愈。

按:该病典型皮疹为虹膜样红斑,其形态类似中医文献记述的"猫眼疮"、又称"雁疮",后者以其发病季节多于每年冬春季,正值雁来雁去之时而得名。此病发生多因血热挟湿,外感毒邪,或脾经久蕴湿热,复感寒邪,以致营卫不和、气血凝滞,郁于肌肤而成。

五、颈椎病

吴某,女,56 岁。主诉:偏头痛反复发作 10 余年。头痛发作时项背强困,颅内痛如针刺,有时左手指发麻,睡眠不安,胸闷憋气,舌质红、苔薄白、舌边有瘀点。血压 100/70mmHg;颈椎拍片:颈椎曲度消失,骨质增生,韧带钙化。辨证:气滞血瘀型颈椎病、头痛。给予颈椎方加减:葛根、鸡血藤、炒枣仁各 30g、首乌藤 20g、柴胡、郁金、细辛、片姜黄、川芎、石菖蒲、远志各 10g、赤芍 15g、蜈蚣 4 条、蔓荆子 12g。水煎服 4 副二诊,服药后头痛诸症已解,食、眠尚可,舌红、脉细,以前方略作调整巩固疗效。处方:葛根 30g、川芎 20g、白芍 15g、鸡血藤 30g、夜交藤 24g、细辛 10g、白芷 10g、蔓荆子 12g、石菖蒲 10g、制半夏 12g、蜈蚣 3 条(冲)。服药 6 剂,告愈。

按:颈椎病药物治疗以通经络、补气血、祛瘀血、除痰湿、益肝肾为主。颈椎方基本方药为葛根、鸡血藤、首乌藤、桂枝、片姜黄、川芎、丹参、赤芍、蜈蚣。方中葛根升阳解肌、止痛散寒,现代药理研究表明葛根可明显改善脑血流,对头痛、项强、耳鸣、肢麻具较好疗效;桂枝温经、通络、散寒,片姜黄活血、行气、止痛善治肩背痹痛;蜈蚣通络止痛、熄风止痉,对顽固性头部抽掣疼痛有特效;鸡血藤补血行血、舒筋活络,治气血虚弱所致手足麻木、血不养筋、经络不通者尤宜;丹参、赤芍、川芎活血行气,祛瘀止痛,除烦安神;首乌藤养心安神,通络祛风。其中川芎、丹参、赤芍、鸡血藤、姜黄活血化瘀、通络各显其长,葛根、桂枝、蜈蚣通络止痛功效彰显。

六、消渴

金某,男,43 岁。主诉:3 年来口干多饮、多尿,腰膝酸软,消瘦,近 1 周加重。症见:口干,多饮,消瘦,腰膝酸软,小便频数,疲乏无力,夜寐差,大便干结,舌质淡红、苔薄白,脉沉细。查:空腹血糖 14.3mmol/L,餐后 2h 血糖 16.4 mmol/L,尿常规 GLU(++),糖化血红蛋白 8.0%。西医诊断:2 型糖尿病;中医诊断:脾肾亏虚,气阴双损之消渴病。治则:补肾健脾,益气养阴。处方:党参 15g、生黄芪 15g、生熟地各 15g、山药 30g、何首乌 12g、苍术

12g、白术 12g、南沙参 15g、天门冬 10g、麦门麦 10g、菟丝子 9g、葛根 20g、茯苓 12g、谷麦芽各 12g 益智仁 9g。服药 20 剂后口干、多饮、小便频数明显好转。遂去天门冬、益智仁,加肉苁蓉以润肠通便,续服 15 剂后口干、多饮、乏力、腰酸基本缓解。查:空腹血糖 6.5 mmol/L,餐后 2 小时血糖 10.4 mmol/L。

七、发热证

病案一:程某,女,23 岁。主诉:半年来经常身发热,测体温轻则 38℃ 上下、重则达 40℃ 以上,伴乏力、气短、时感头晕,纳食尚可,二便无异。诊:舌淡红、苔薄白,脉虚数。予补中益气汤合桂枝汤加减:黄芪 20g、党参 10 g、白术 10g、当归 10g、陈皮 10g、升麻 6g、柴胡 6g、桂枝 10g、白芍 10g、生姜 6g、大枣 4 枚、炙草 6g。水煎服,一日 1 剂,连服 10 余剂告愈。

病案二:边某,男,38 岁。发病前一天夜晚与朋友饮用大量啤酒,嗣后即身发高烧,头痛身困,不欲饮水,体温 39℃,舌淡红、苔白滑,脉浮数。予桂枝人参汤加减:桂枝 15 g、党参 10 g、白术 10 g、干姜 10g、炙草 6 g。水煎服一剂未尽,即热退、脉静、身凉而愈。

病案三:海某,男,14 岁。两天前与同学聚餐、进食过量,脘腹饱胀不舒,继而周身发热,测体温 39℃ 左右,舌淡红、苔白腻,脉滑。予藿香正气散加味:藿香 10g、大腹皮 10g、白术 10g、厚朴 10g、紫苏 10 g、茯苓 10 g、陈皮 10g、桔梗 6g、豆豉 10 g、连翘 10g、神曲 10g、甘草 6 g。水煎服,一剂而愈。

按:上述三例发热病案从外表看均为发热,若见热徒治其热,施以清凉泄热,则正好违反了"治其旺气,是以反也"这一训诫。案一是由于中气不足、肝脾不升、清阳下陷、郁而发热。故治以补中益气,升阳举陷。方以参、芪、术、草益气,佐以升、柴升举,使下陷内郁之阳气上升外达而散,其热自解。案二系隆冬暴饮寒凉,胃阳被伤而热郁于表所致,故用桂枝人参汤以理中汤温暖胃阳。桂枝温通解肌,使胃阳复而表郁得解。本为发热证、反以姜、桂辛热之品治之而热除,此热因热用之施。案三为暴食食阻于胃而发热,治以藿香正气散化湿行气透发,加豆豉以发胃中陈腐之气、连翘透散结滞、神曲消食升发,共助通里达外之功则热自息矣!三例发热,表现在整体,病因在局部,均在中焦。三者同中有异,一为气虚、二为内寒、三为食阻之过。大凡内有痰食气湿阻滞而外见发热之证者,当以治里为重。

八、月经不调

赵某,女,45 岁。主诉:经期不准 2 月,此次经行 1 周,伴小腹部胀痛、头晕,经量多、色暗、有血块,口干不欲饮。查:面色萎黄,精神尚可,舌淡、苔薄白,脉弦滑。证属冲任失调,瘀血阻滞,治宜调理冲任,活血祛瘀。处以温经汤加减:吴茱萸 10g、当归 20g、白芍 15g、川芎 10g、牡丹皮 10g、党参 30g、桂枝 10g、阿胶 6g(烊化)、甘草 10g、半夏 10g、麦冬 10g、熟地 15g、大枣 4 枚、生姜 3 片。水煎分 2 服,每日 1 剂,连服 5 剂。二诊:服药后月经已停,小腹部胀痛基本消失,感头晕、疲乏、腰背疫困、不思饮食,舌淡、苔薄白,脉弦。原方中加柴胡、砂仁再服 5 剂,告愈。

按:该证为更年期月经不调,《金匮要略》直指为妇人年五十所患此病,而主治以温经汤。温经汤以温养气血,调摄冲任为主,佐以活血化瘀。方中吴茱萸、当归、白芍、川芎、熟地以温通厥阴气血;桂枝、人参、阿胶、麦冬以补益气阴;半夏、生姜温胃和中;白芍、甘草缓急止痛;吴茱萸、丹皮温凉并用。全方温而不燥,补而不腻,滋而能泄,降而能和。

九、呃逆

案例一:张某,63 岁。2d 前吃饭时因与家人生气而出现胃中不适,胁肋胀痛继而不分昼夜,呃逆不止。常自觉有一股气从腹中上逆,致喉间呃呃有声,时响声雷动而不能自主。此呃逆为胃气上逆之症,因该病例由生气而发,并兼胁肋胀痛,证属肝胃不和。治当以疏肝和胃,平冲降逆为法。针法:取公孙、天突、膻中、合谷、太冲。合谷、太冲用泻法,其余平补平泻。留针 30min,嘱其少生气,忌烟酒,隔日一针。复诊时病人呃逆明显好转,夜晚已经能安然入睡。继前法治疗,前后共针治 3 次而愈。

按:此病例属明显肝胃不和之呃逆,治当疏肝和胃,平冲降逆。公孙为八脉交会穴而通冲脉,又为脾经络穴,故既可以健脾和胃,又可以平冲降逆。合谷为大肠经原穴,肠胃相连,配合肝经的原穴太冲并用泻法,可以疏肝解郁、和胃止呃。膻中为任脉经穴、气会,可以理气和中,至于天突穴更是治疗呃逆的经验要穴。

案例二:庄某,女,36 岁。因婆媳不和大吵后诱发呃逆,之后频繁发作持续 7 年之久。现喉如物梗,呃逆频作,冲逆而出不能自制,晨起轻、午后加重。伴心烦不眠,胸中痞满纳呆,两肋胀痛,大便两日一行。望其面色青黄,形体消瘦,舌质淡、苔薄黄,其呃声粗较有力,切脉寸关弦、两尺沉细。脉证合参属肝郁气滞,胃气上逆。治宜疏肝理气,和胃降逆。予丁香柿蒂郁金汤合四逆散化裁:丁香 6 g、郁金 15g、柿蒂 6g、醋柴胡 10g、白芍 12g、枳实 10g、香附 10g、清半夏 15 g、茯神 15g、陈皮 10g、合欢皮 20g、生麦芽 20g、玉蝴蝶 10g、生草 6g,四剂。二诊:服上方后呃逆发作间隔延长,睡眠改善不明显。上方以夜交藤 20g、炒枣仁 30g,易玉蝴蝶、生甘草,继服六剂。三诊:服六剂后呃逆发作次数显减,胸满胁胀、心烦、睡眠不佳等症明显改善,饮食增加。守二诊方再服 6 剂,并予心理调适,精神、饮食转佳。处以原方 10 剂间日服之,以巩固疗效。

按:顽呃多为本虚标实之证,投以"丁香郁金柿蒂汤"化裁,则标本兼顾。方中丁香温中降呃逆止,可行滞气,郁金化瘀清心,行气开郁,两药配伍温中降呃逆,行气解郁。柿蒂苦温降气,人参入胃守中补正以祛邪,生姜散逆疏邪。该案属肝脾不和之呃逆,合四逆散疏肝解郁,透解邪气,健脾化痰。

十、痿证

柴某,男,43 岁。主诉:周身肌肉痿软,上下肢尤甚。三月前曾感冒发烧,头身痛数日,后转肌肉有触痛,偶有低热,伴关节痛,浑身疲乏无力,食欲减退,体重减轻,全身肌肉痿软无力。诊见:面黄体弱,行走无力,上肢不能提物,疲乏气短,纳差,身高 183cm、体重 54kg,上、下肢肌肉松软,下肢最粗处外周 45cm。舌淡、苔白,脉沉无力。四诊合参,当系气血双虚之痿证。治宜补中气,健脾胃。方用补中益气汤加味:党参12g、黄芪15g、白术10g、陈皮6g、升麻3g、柴胡3g、当归10g、甘草6g、黄精30g,酌配地龙、鸡血藤、木瓜、乌蛇、海风藤、吴茱萸、桂枝、细辛等。水煎服,每日1剂,连服1月已能骑自行车活动。继服前方,并配合功能锻炼,2月后体力基本恢复,体重由病时54kg增至76kg。半年后因感冒、劳累又全身疲乏无力,似有旧病复发之势,再用前方药经月余调理,一切恢复正常。一年后随访,未复发。

按:该证用补中益气汤加黄精益胃生津。合参、芪健脾益气,阴生阳长,相得益彰。参、芪、术、陈补气行气,使补而不滞。因此,病以虚证为多见,而治风之药多温热辛苦,易燥化伤阴,犯"虚虚"之戒,故对痿证不可误用风药以治之。

十一、咳嗽

瞿某,男,8岁。其母代诉:该患儿一周前发热咳嗽,流清涕,曾去某医院诊为上呼吸道感染,给枇杷露糖浆、并肌注病毒唑等药,治疗五天病情仍未减轻。检查:身热,呼吸气粗,咳痰不利,痰色黄稠,神疲纳呆,小便色黄,大便少,舌苔微黄,脉浮数等。诊断:外感风寒之邪日久未解,内壅化热,致肺气不宣的风热咳嗽之症。治法:疏风清热,润肺止咳,方用自制清肺饮。方药:荆芥9g、前胡6g、黄芩10g、炙百部10g、板蓝根10g、连翘10g、炙桑皮10g、浙贝10g、陈皮10g、半夏6g、甘草3g、知母10g、生大黄3g。凉水煎汤分服,日分多次服。二诊:咳嗽减轻,热邪已退,痰清而量少,大便次数多,食欲不佳,精神仍差。此乃病情好转,但因前方药多苦寒攻伐脾胃,加之患儿素体脾虚,故现此症。原方减板蓝根、大黄,加生姜3g。再服三剂,一周后家访告愈。

按:方中荆芥、前胡、连翘散风热,其中荆芥性温,但温而不燥;板蓝根、炙百部、黄芩合连翘专于清热解毒;半夏、陈皮,理气化痰,合贝母、知母、桑白皮润肺止咳;生大黄通泻腑气,配甘草合众药而缓中。

十二、眩晕

案例一:患者瞿某,男,39岁。自诉头痛、头晕3年,近日头痛进行性加重。现头痛、头晕、口苦、口干、夜寐不安,两目干涩,视物昏花,舌暗红,苔薄黄,脉涩。患者因素日劳累,工作压力大,于5年前出现头痛、头晕,且症状在劳累或精神紧张时加重,查头颅TCD示:血管痉挛,脑供血不足。处方:太子参15g、柴胡15g、黄芩15g、半夏10g、焦酸枣仁15g、川芎10g、赤芍10g、桃仁10g、红花10g、生牡蛎(先煎)30g、天麻10g、柏子仁15g、生龙骨(先煎)30g、羚羊角粉1.5g(冲服)、何首乌15g。3剂,冷水煎500ml,分2次服,1剂/d。二诊:自述服上药后诸症好转,现偶觉头痛、出汗,余无不适,舌脉如前。故前方去天麻、羚羊粉、何首乌,加五味子12g、枸杞子15g。5剂,冷水煎500ml,分两次服,1剂/d。三诊:自述服上药后诸症悉平,舌淡红、苔薄黄,脉弦。为巩固疗效,嘱续服上方4剂。

按:生活、工作及各方面带来的压力,可使人终日忧思恼怒,思则气结,气结则血行不畅以至血瘀,瘀则不通,不通则痛,故治疗多用活血化瘀之法。肝主舒泄,调畅气机,气机调畅,血气调和,则脑清神聪。故治疗以小柴胡汤和解少阳,调和气血;思虑过度,暗耗心血,血不养神,则有头晕、失眠、多梦等症状,故治疗时多加酸枣仁、柏子仁、生龙骨、生牡蛎等。此类病经2~3周治疗后,绝大部分患者可以痊愈或症状基本消除。

案例二:李某,男,23岁。发热、痛3d,眩晕呕吐1d。症见:眩晕,睁眼则房屋转动,不敢翻身起床,头目胀痛,心烦燥热,口干欲饮,咽喉红肿,舌质红,苔薄黄,脉浮数。诊断:眩晕,证属风热侵袭肝经,阳郁风动。治以疏散风热,清泻肝经。处方:金银花、连翘、柴胡、生地黄、玄参各10g,龙胆草15g,黄芩、薄荷、菊花各6g,甘草8g。服3剂后,眩晕减轻,燥热咽痛已除。去连翘,加川芎、天麻各6g,服3剂告愈。

按:该例系上呼吸道感染引起的前庭神经元的非特异性炎症,症状表现为外感风热证候,但以眩晕为主症,病机为外感风热之邪,侵袭肺卫,邪郁肝经,阳郁化风,风阳内动,而发眩晕。治以疏散风热,清泻肝经之热而愈。

十三、胃脘痛

廖某,男,45岁。胃脘痛6年,近月余症状加重并伴上腹胀满、嗳气、嘈杂、纳呆,生气后疼痛加重,大便干、时有黑便。查体:慢性痛苦病容,上腹压痛明显,舌有瘀点、苔薄微黄,脉沉弦。胃镜示:慢性萎缩性胃炎。证属:脾胃气虚,血瘀络阻,肝胃郁热。治宜:益气健脾,活血祛瘀,清热解毒。方用:益气安胃汤加味:黄芪15g、太子参10g、丹参12g、乌贼骨15g、白术10g、白芍10g、延胡索8g、干姜5g、半夏6g、蒲公英15g、白花蛇舌草12g、黄连5g、黄芩6g、柴胡6g、焦三仙各8g、炙甘草3g。每日1剂,水煎分3次服。连服6剂后复诊:胃脘胀痛大减,食欲增加,精神好转,大便通畅。继原方加减调治2月余,胃镜复查未见异常,随访1年未复发。

按:慢性萎缩性胃炎属本虚标实之证。虚者,脾胃气虚。实者,气滞、湿阻、郁热、血瘀。故该病虚实夹杂,寒热互结,上下阻滞,阴阳失调。治以补虚培本为主,兼顾理气、化湿、清热、祛瘀。同时要将杀灭幽门螺杆菌作为关键治疗措施。方中首重益气健脾补虚,如黄芪、太子参、白术、白芍,又以柴胡、延胡索疏肝理气止痛,半夏、干姜辛温化湿降逆,丹参活血祛瘀,乌贼骨收敛止血,尤其是蒲公英、白花蛇舌草、黄连、黄芩既能苦降泄热、又可杀菌消炎。全方寒热并用,标本兼治。

十四、痞证

韩某,女,59岁。诉有慢性萎缩性胃炎病史6余年。诊见:胃脘胀满、食后尤甚,时痛,嗳气反酸,纳呆、便溏,神疲,舌质红、苔腻微黄,脉细弱。胃镜检查示:糜烂性胃炎(轻度)、伴胃窦部胃黏膜萎缩性改变(中度),十二指肠球部炎症、溃疡,HP(++)。中医诊断为痞满,证属阴虚瘀热。治以养胃益阴,补气生肌,祛瘀消滞,佐以苦寒清胃。处方:党参20g、黄芪20g、陈皮9g、半夏9g、枳实20g、沙参20g、玉竹15g、麦冬9g、鸡内金9g、炒白芍20g、元胡20g、丹参20g、莪术20g、三七粉5g、黄连20g、海螵蛸20g、贝母9g、甘草6g。水煎分服,日一剂,禁酒及辛辣刺激之品。药服10剂诸症均见好转,精神渐佳。于原方稍加调整,继服10剂。后病症继续好转,于原方随症加减继续服用。复诊:诉诸症悉除,食量增加,胃镜示浅表性胃炎(轻度)、十二指肠球部炎症。嘱其继续服药治疗。

按:脾胃虚弱是慢性萎缩性胃炎基本病理改变。患者有较长的胃病病史,不但出现纳差、神疲等虚证的表现,同时又有胀满、疼痛等实证。脾胃虚弱不能驱邪外出,正邪相持导致疾病久延不愈,进一步损伤脾胃,使虚者更虚,此是发病之本。此外,虚又可以致实,脾胃虚弱,一方面清气不升、浊阴不降、中焦痞塞;另一方面脾胃运化及腐熟失职,水反为湿、谷反为滞,致食、湿、痰、热等积滞内生,积滞和湿痰均可阻滞中焦,影响气机的升降,日久则气滞血瘀。血瘀、食滞、湿痰、气滞反过来又会损伤脾胃,加重脾胃虚弱,从而形成恶性循环,渐致变生坏证而致肠化、异型增生、癌变等。故治宜复方多法综合运用、整体调节,标本兼顾、攻补兼施,重点在于健脾益气,活血理气。

十五、紫癜性肾炎

张某,女、16岁。患紫癜性肾炎2月余。尿检:蛋白(+),红细胞20个。手心热,尿黄赤、舌尖红、苔白,脉滑有力。证属湿热蕴结,伤及血络,宜泄热凉血止血法。处方:大黄7.5g、桃仁10g、丹皮10g、茜草10g、小蓟30g、藕节10g、白茅根30g、阿胶10g(烊化)、生地30g、侧柏叶10g、甘草6g,水煎服。服上方20余剂后,加参、芪益脾气,熟地、枸杞滋肾阴,增强收摄精微之力而告愈。

按:若出现关节痛,加淮牛膝、赤芍、地龙、寄生等;腹疼者,加白芍、甘草等;久服激素而出现明显副作用者,可酌加解毒活血之品。该病后期多现气虚或脾肾不足症,宜根据辨证用益气补脾肾、兼收摄止血标本兼顾。但要注意补而不凝,即在益气摄血或止血药中加少量活血之品,往往可提高疗效。

十六、痤疮

白某,女,25岁。颜面部出丘疹、白头粉刺1月余,微痒,月经每两月一次。检查:前额、两颊散在数个炎性丘疹及白头粉刺,舌淡红、苔薄白,脉缓。诊断:寻常性痤疮。治则:以活血化瘀为主,兼以清热解毒。方药:当归10g、首乌10g、蒺藜10g、川芎10g、黄芪15g、丹参10g、银花10g、牛膝10g、泽兰10g、青皮10g、白藓皮10g、党参10g、公英15g。7剂,水煎服 每日1剂。服药后炎性丘疹颜色变淡,新出皮疹减少。以此治疗原则用药,服药2月余,基本痊愈。

按:治疗痤疮何老不单使用中药,且将现代医学的知识运用其中,配合使用四环素、维生素A、锌制剂等。四环素用0.25,bid,剂量小、副作用少。此外,在痤疮的治疗中亦重视饮食的调节,终生保持良好的饮食习惯是治痤疮最重要的方法。

十七、中耳炎

李某,女,41岁。受凉后出现左耳疼痛2天,经服双黄连口服液、阿莫西林等药疼痛不减。证见:左耳内疼痛,耳内有堵塞感,听力轻度减退,伴胸胁苦满,口苦作呕,舌边尖红、苔薄黄,脉弦。证属:风热郁于少阳。西医诊为中耳炎。药用:柴胡10g、黄芩10g、半夏10g、金银花10g、连翘15g、蝉衣10g、射干15g、赤芍15g、车前子10g、生草6g、生姜3片。服药1剂即耳疼、耳塞明显减轻,服3剂诸症消失。继服2剂以固疗效。

按:该患者以耳痛为主,柯韵伯云:"两耳为少阳经络出入之地,苦、干、眩者皆相火走空窍而为病也。"张仲景云:"少阳中风两耳无所闻,胸中满而烦……"因之,以小柴胡汤疏解少阳,加银花、连翘、射干是遵"火郁发之"之法,赤芍凉血活血。全方清泄少阳,疏风散火而奏效。

十八、肠痈

案例一:张某,女,67岁。其子代诉:5月端午因饮食不节下午感觉胃脘胀痛,头晕,恶心、呕吐,当晚阵发性腹痛加剧,并现呕吐,腹泻等症。查 T:39oc,P:120 次/min,R:24 次/min,BP:70/40mmHg,心肺(-)。血常规:WBC1.6x109/L。诊见:患者面色萎黄虚浮,发烧,畏寒蜷缩,神志不清,全身浮肿,下肢按之凹陷不起,肌肤甲错,腹部濡软而有拒按之感,无包块,腹皮绷紧,伤口处流脓清稀而无臭味,舌质红、苔微黄、厚腻而干,脉细涩无力。根据所询之病史,细思其病情,证属正虚邪恋,邪热横虐所致。故用益气健脾,解毒排脓之法。方予薏苡附子败酱散:生薏仁、生黄芪、茯苓、败酱草各 30g,冬瓜仁 20g,党参、苍白术、当归、菖蒲各 15g,附子、桃仁各 10g,竹茹、甘草、生姜各 6g。先煎 3 剂,少量多次频服。服至第 3 剂时肠内蠕动,泻下稀秽污浊之物甚多,随后腹软、体温下降,神志转清。效不更方,守方再服 6 剂伤口流脓逐渐减少,神志清晰,语言低微。前方去竹茹、菖蒲、苍术、桃仁,生芪易灸芪,败酱草减为 10g,加炒山楂、炒山药各 30g。前后加减服药 2 月余,脓液消失,伤口愈合,患者能够自行起床,生活可自理。

按:该患者现畏寒蜷缩、神疲懒言、语言低微、脓液清稀以及脉细涩无力等症,此为正虚邪恋,不能抵邪外出的里虚之症。所以,治疗时以扶正为先,兼以祛邪,这样使正气渐复,邪秽之物才能被祛除,从而得以康复。方予薏苡附子败酱散是据《金匮》所云:"肠痈之为病,其身甲错,腹皮急,按之濡,如肿状,腹无积聚,身无热,脉数。此为肠内有痈脓,薏苡附子败酱散主之。"

案例二:刘某,女 26 岁。患慢性非特异性溃疡性结肠炎 2 年。大便下脓血,日 7~10 次,便时里急后重,腹痛不爽。行乙状结肠镜检查,结肠部充血水肿,有出血点和溃疡灶。患者面色㿠白,形体消瘦,四肢不温,舌质淡、苔薄黄腻,脉沉滑。拟方:赤石脂 30g(20g 煎,10g 冲服)、干姜 6g、生薏仁 30g、冬瓜子 9g。水煎服,日 2 次。服药五剂,脓血便锐减,大便次数减少,日 2~3 次,腹痛、里急后重随之减轻。原方继进五剂,脓血便消失,大便色量正常、成形,日 1 次。继以四君子汤善后,随访一年未复发。

按:桃花汤方制奥秘多认为是温摄、治滑脱。痢疾区域在大肠下行部,轻则发炎、重则溃烂,是热不是寒,何来寒证须温化、何来虚症须补涩?《金匮》曰:"赤痢后重者,白头翁同汤主之。"明系大肠发炎;"下痢便脓血者,桃花汤主之。"明系大肠溃烂。病延至此,多正气大伤,脉搏低微,皮肤冷,容易认为寒、认为虚。赤石脂排脓血、疗溃伤、生肌。干姜既可斡旋已败中气,又可杀灭残余的病原。原方粳米作甘,不补之补,方易以苡仁,平养力较厚。苡仁伍冬瓜,可排脓生肌,消肠部已消未消之臃肿。此关不透只能疗发炎之轻痢疾,不能疗溃烂之重痢疾。

十九、慢性结肠炎

闵某,男,47 岁。腹泻已 3 年,腹痛即泻,便不畅爽,有后重感,日 5~6 行。乙状结肠镜检:见肠黏膜充血水肿,诊为慢性结肠炎。大便常规:黏液便,见少量红细胞及不消化食物残渣,大便培养未找到细菌。近几月来纳少,疲倦乏力,面色萎黄,形瘦,有时脐腹冷痛,舌淡、苔薄、根腻,脉细弦。此系脾阳不运,中焦虚寒,湿热留于肠中,气聚则痛,下注为泻。治宜:健脾温中,理气化湿。方药:党参 12g、白术 12g、木香 10g、白芍 10g、防风 10g、焦三仙各 10g、秦皮 10g、炮姜 3g、陈皮 6g、甘草 6g。6 剂,水煎服,每日一剂,分两次服。二诊:药后大便日行 2~3 次,腹痛减轻。方药加减:脐腹冷痛,加肉桂 5g,舌苔根黄腻未化,加苍术 10g,里急后重,加升麻 5g,六剂。三诊:药后大便日 1~2 次,黏液减少,舌苔根腻已退,精神渐振。继服 12 剂。四诊:诸症余已除,大便日 1~2 次,未见黏液,调理脾胃以巩固疗效。处方:党参 12g、白术 12g、焦三仙各 15g、炒扁豆 10g、陈皮 10g、茯苓 10g、砂仁 5g(后下)炮姜 3g。先后服用 20 余剂,痊愈。

按:慢性结肠炎调理脾胃是治疗之关键,同时也强调饮食调养。泄泻初起,多由饮食所伤,以及寒凉疲劳所致,病在肠胃较易治之;慢性腹泻多属于脾不健运,湿从内生,久则清气下陷,肾阳渐衰,下关不固,以致久泻不止,此属脾肾两虚,治之较难;又有脾胃虚寒,肠有湿热或肝旺脾虚,病情复杂往往反复难愈。凡脾虚者,切忌峻下猛攻及破气耗散之品,过用则导致脾气下陷。

二十、荨麻疹

史某,女,36 岁。3 年前开始出现皮下瘙痒,经搔抓后躯干、四肢起白色风团,1~2d 后风团消失。开始发作时间间隔较长,约 10d 左右出现,近半年来呈加重趋势,发作间隔时间缩短,有时甚至 1 日数发。伴疲乏,精神不集中,食欲下降等症。期间曾口服扑尔敏、肌注葡萄糖酸钙及中药治疗,症状偶有减轻,但停药后病症如初。近一月来,全身泛发风团,来势凶猛,瘙痒难忍,苦恼不堪。证见:疲乏、纳呆、怕冷、小便清、大便自调。查:体瘦,神疲,躯干、四肢见片状不规则白色风团,立见抓痕及色素沉着斑,同形反应阳性,皮肤划痕试验阳性,舌质淡、微胖、边有齿痕,脉浮缓。辩证:卫阳不足,营卫不和。拟调和营卫,固表祛风法。方选桂枝汤加味:桂枝 10g、杭白芍 10g、甘草 6g、生姜 10g、大枣 5 枚、黄芪 30g、白术 20g、防风 10g、白蒺藜 20g、当归 10g、桑枝 10g。水煎服,日 1 剂。服上方 4 剂风团基本消退,精神好转,食纳改善,但舌体边缘仍有齿痕。原方中加党参 15g,继服 5 剂,风团再未出现,皮肤瘙痒症消失,诸症缓解,继服 7 剂后停药。观察 1 年,未见复发。

按:荨麻疹是一种比较常见的过敏性皮肤病,中医称之为"瘾疹"。该案系卫阳不足,腠理空疏,营卫失其固表之职所致。桂枝汤辛甘化阳,合玉屏风散以助卫气,酸甘化阴。用当归以养阴血,营卫既充,卫气渐壮,营卫兼和。并桑枝以搜刮经气之除,营卫周密,从外而达于内,使中气不外泄,邪风不入内,素有之顽疾退而身安。

二十一、中风

于某,女,66 岁。自诉:一年前因右侧肢体麻木,去医院检查诊断为脑栓塞,治疗后稍有好转。近日突然跌仆后,半身不遂,言语不利,口角流涎,头晕等症。诊见患者精神尚可,面色萎黄,半身不遂,肢体软而无力,语言不利,口角流涎,头晕,舌质淡紫、苔薄白,脉沉涩无力。依据以上诸症,当为气虚血运迟滞,进而瘀血阻塞经络所致肢体痿废不用,属中风后遗症。治宜益气活血通络,药用补阳还五汤加减。方药:黄芪 30g、当归 10g、赤芍10g、桃仁 10g、川牛膝 10g、天麻 10g、丹参 30g、制首乌 15g、桑枝 15g、海藻 30g 地龙 10g、益母草 15g、鸡血藤 30g、栀子 10g、蜈蚣三条(研冲)、桑寄生 15g。六剂,水煎服。治疗三个月并配合针灸,病情基本痊愈。

按:中风在运用药物治疗的同时,配合针灸、按摩、推拿、气功等以提高疗效。血压过高者,黄芪用量不宜过大;有风痰见症者,均配合相应药物予以治疗,尚应注意从心肾论治和活血化痰法的运用。因"心主神明"、"肾主髓"、"脑为髓海",该症属脑部病变,且"心主血脉"故重视从心肾论治。

二十二、肝硬化

孟某,男,47 岁。因肝大质硬、脾大入院。体查:胸部有蜘蛛痣,肝大肋下 1 厘米、质硬,脾Ⅱ°肿大,B 型超声波检查示肝硬化回声。化验 A:G = 4.02:3.46,SGPT230μ。舌暗红,舌下静脉怒张,脉弦细弱。方予:太子参 30g、茯苓 15g、白术 15g、菟丝子 12g、楮实子12g、川革薢 10g、丹参 18g、甘草 3g。日 1 剂,治疗一月,病情明显好转。继用前方,巩固治疗。

按:肝硬化西医诊断手段用生化、B 型超声、CT 及 X 线等检查值得借鉴,给中医药的治疗提供了有利条件。而中医舌诊发现,患者舌底静脉充盈曲张常与 X 线检查之食道静脉曲张相吻合。对于白蛋白低或 A/G 比值倒置的患者,可用鳖或龟(约 500g 左右)加淮山药 30g、苡仁 12g 炖汤,每周、或 10d 服一次,有较好的升高白蛋白作用,但服用时避免出现食滞。

第二节　炮制中药多途径疗法刍议

炮制中药多途径疗法,是传统神奇的中药组方、与现代科学技术相结合的产物,其具有用药简单、即用即效、治病而不伤正的临床特点,完全实现了体外用药,并可达到深度治疗体内慢性肾脏病生理病理损伤的临床效果,体现了即用治症、久用治病的独特药理特性。炮制中药多途径疗法主要有活血通络、祛瘀清毒、修复生新三大药理特点。它可以治疗各类肾脏内部的不同病理损伤、抑制肾脏内异常的免疫反应,并可以持久阻断各种病因导致的慢性肾脏组织的纤维化、硬化,可以说,该疗法是 21 世纪国粹中医治肾炎的典范。那么,炮制中药多途径疗法又是如何治疗肾病综合征的?

炮制中药多途径疗法初用时,不直接对蛋白尿起控制作用。很多肾病综合征病人来求治都有非常明确的就医目的,即是减少和消除蛋白尿,此心情常常很迫切。当然,病人得病后,肾脏会漏出蛋白,多者一天丢几十克,造成患者严重水肿和尿少,更严重的则出现肾功能不全。然而,我们首先要掌握的是漏蛋白的病因是什么,这样才可以根据病因而施治。漏蛋白在病理上是肾脏内免疫反应引起慢性肾小球内黏膜屏障严重破坏、甚至消失。西医常规是应用激素或免疫抑制剂如强的松和环磷酰胺等起到缓解作用,一过性减轻肾内变态反应强度,暂时减少蛋白尿,这类似于堵漏的办法。但是,西药也有很多副作用,诸如引起满月脸、血糖升高、恶心呕吐、白细胞减少、肝功损伤等副作用,这就造成了旧病未愈又添新疾。

相关人士指出,不主张大剂量长期用西药激素和免疫抑制剂,而是利用炮制中药多途径疗法的特性,通过活血、扩张血管,改善由低蛋白血症引起的患者血粘度过高的状况,并有效降低甘油三酯和胆固醇,从而保证肾脏的供氧供血,改善微循环。中药生物活性成分还可以显著增加巨噬细胞的吞噬功能,抑制肾内的免疫反应,使得沉积在慢性肾小球内膜上的免疫复合物逐渐崩解,并随增加的血流到肝脏清除或随尿液排出体外。所以,应用炮制中药多途径疗法的患者,在用药后常可看到尿液变浑浊现象,而浑浊的尿液中便含有免疫复合物成分、和沉积在肾小管中的蛋白成分。因此,在这个时候会表现为尿常规检查蛋白尿轻度增加,这就是炮制中药多途径疗法的祛瘀清除效果在发挥作用。这一现象恰恰是反映治疗疾病的根本现象,希望临床医生和患者不要错误判断为病情加重而停止用药。另外,在用药过程中有时还会出现小便中浑浊物时多、时少或时无现象,这也是非常正常的。因为,由于病变存在,肾内亦不断产生新的免疫反应,经过药物和自身的不断清除就会产生此现象,且每个患者小便的表现不完全一致。

此外,炮制中药多途径疗法还有进一步修复生新的作用,并可以从根本上清除蛋白尿。肾脏病理损伤后的修复实际上是一个缓慢的过程,修复生新固然重要,然前期的活血和祛瘀清除也同等重要,因为任何肾炎的修复必须是建立在祛除病灶的基础上。只有真正经过了活血通络、祛瘀清除两个过程之后,仍继续坚持用药,方可出现受损肾脏的全面修复,而只有在受损肾脏被修复后,尿中混浊逐渐消失,蛋白尿才会逐渐减少,直到转为阴性、消失、不复发。之后继续巩固2~3个疗程后才可停药,以避免死灰复燃。

炮制中药多途径疗法用药过程中,第一最怕病毒和细菌感染。严重者可让患者前功尽弃。任何病毒和细菌侵犯患者后,其体内肾脏都会产生新的抗体-抗原反应,形成大型免疫复合物沉积在肾脏血管内,这是肾病综合征患者复发最重要的病因。因此,任何上呼吸道、肠道、泌尿系的感染都是大事,需紧急处理。迅速静脉点滴抗生素5~7d,直至感染完全消失。如果未杜绝感染并及时控制感染,应用任何治疗手段则均无康复之希望。第二最怕提前停药。药物治疗是关键,但完全转为阴性的巩固更为关键,暂时的蛋白尿转为阴性、消失有的是西药一过性表现,有的是肾脏病理好转表现,但千万不要看成是肾脏病理完全修复,要想治愈就必须谨遵医嘱,不可擅自停药。

特别值得关注的是,现代医学已经具有中医"肾脏"的大概念,研究范围更广阔。肾为五脏六腑之根本。肾之元阳,维持着全身各脏腑正常的生理功能,而各脏腑活动异常亦会影响到肾脏。中医对肾的认识还包括主水、藏精、主生殖、生长和发育,主骨生髓充脑,与肺、脾、肝、三焦、膀胱、小肠共同完成人体水液代谢。因此,中医的肾不仅指泌尿系统,还包括了免疫系统、内分泌系统、生殖系统、心血管系统及遗传学等诸多方面。由此可见,现代中医肾病学的研究具有更广阔的领域。

第三节　肝脏证候研究进展

肝是人体重要脏器之一,其生理、病理极为复杂。肝病在临床上比其他脏病为多,车氏、危氏统计五脏发病数中以肝病最高。国内对肝脏生理病理研究较为重视,从动物模型复制、诊断标准、临床及实验研究、中西医对肝脏认识的异同等方面进行的大量工作;主要涉及神经、内分泌、免疫等功能活动,多以肝郁证、肝阳上亢证、肝郁脾虚证、肝火证、肝胆湿热证、肝阳化风证、肝气虚证、肝血证等入手。

1. 动物模型复制

(1) 肝郁证动物模型

方法一:选用雄性 Wistar 远交系大鼠,体重 300~400g,3~4 只置于同笼,用纱布包裹尖端的止血钳夹鼠尾巴,令其与其他大鼠撕打,会很快激怒全笼的大鼠。每次刺激30min,每隔 3h 刺激 1 次,每天刺激 4 次。2d 后进行各项指标的观察。结果:①模型行为的观察,通过激怒刺激后,大鼠其暴怒程度可持续数小时乃至整夜,还可出现某些饮食减少、困倦状、体重下降之脾虚证的症状。②模型的血液流变学指标的观察,模型组与对照组比较,血小板凝聚率、扩大型血小板的含量、全血黏度、血浆比黏度、红细胞比容、血沉等均显著性增高。③血小板超微结构的观察,模型组血小板伸出伪足变为树枝状,同时发生黏附聚集。④药物反证,用舒肝理气药后,各项指标均有改变。方法二:选用艾叶(超过人的药用剂量 150 倍),制成注射液注射入小白鼠。以小白鼠雌雄各半,采用随机分组。艾叶组:艾叶注射液 0.6ml(生药 0.3g),腹腔注射,隔日 1 次。对照组:注射 0.6ml 生理盐水。在注射药物第 45d、60d 后,分别取材观察。结果:①模型的特征,动物表现活动增加,兴奋撕打,不易抓到,肝肉眼观察暗红、粗糙(45d 艾叶组),灰黄、粗糙(60d 艾叶组)。②模型的皮层、丘脑、肝脏的 cAMP、cAMP/cGMP,艾叶组高于对照组。方法三:有关人员经摸索,总结出束缚大鼠四肢限制其自由活动的造模方法:放入自由活动大鼠在造模鼠笼内,是借鉴 K. Morton 的实验技术,具有增强致郁的效应。结果模型大鼠表现出类似肝气郁的整体反应,结果:模型大鼠呈现胡须下垂、叫声尖细、贴边、扎堆及活动、饮食减少等情志和行为改变。

(2) 肝郁脾虚证动物模型

方法:选用体重 25~30g 雄性小白鼠,或体重 220~300g 雄性大白鼠。取小鼠,在第 1、6d 皮下注射 10%CCl$_4$ 糖油溶液,每次剂量为 0.1ml/100 克计算,对照组注射生理盐水;于第 8d 处死动物取材。取大鼠,在第 1、6d 皮下注射 10%CCl$_4$ 糖油溶液,每次剂量为 0.5ml/10g 计算,对照组注射生理盐水;于第 8d 处死动物取材。结果:①模型行为的观察,急性中毒的大小白鼠表现相似,均不活泼,易激怒,大鼠尾巴多处咬痕,色浅,死后检查肝脏显著肿大。②模型组的肝、肠、组织学及组化检查,发现肝细胞以中央静脉为中心坏死,有些部分呈灶性或大片坏死,有轻中度的肠胀气。③生化检查,CCl_4 组与对照组比较,GPT 显著增高,血清溴磺酞钠潴留量显著异常,血清白蛋白明显降低,β 球蛋白增高;肝灌流速度稍减慢,随着时间延长肝灌流速度减慢的程度愈明显。④药物反证,用疏肝健脾、行气活血为主的复方柴胡注射液治疗,各项指标均有所好转。

(3)肝火证动物模型方法

用大肠杆菌内毒素复制家兔实验性肝火证模型,于家兔两后脚掌肉垫皮下注入内毒素溶液 0.5ml。结果:①模型组家兔皮肤温度升高,心率和呼吸增快,血清晶体渗透压呈升高趋势。②眼征,模型组家兔在裂隙灯下可见球结膜充血,虹膜血管扩张扭曲,且纹理模糊。③病理形态变化,光镜下见模型组家兔虹膜道尔氏征(+)等病变。④经清肝泻火汤治疗后,模型组动物肝火证的临床表现如皮肤温度、饮水量、呼吸、尿量、易怒、心率等明显缓解;眼部症状显著好转;明显减少房水炎性渗出,降低血液和房水中炎症介质的浓度;减轻眼葡萄膜组织病理损害等。

(4)肝血虚证动物模型

方法:贲氏等于 20 世纪 70 年代中期独自设计创建了用乙酰苯肼造成大鼠溶血性贫血的血虚动物模型,认为多属于肝血虚。结果:①血虚表现,如口、唇、舌、趾甲淡白,耳、尾苍白发凉,精神萎靡,行动迟缓、蜷缩,毛蓬竖立干枯,眼裂变窄(闭目)等。②组织学检查,除了红细胞和血红蛋白降低外,红细胞出现蛋白质变性的海氏小体约占 30%~38%;肝细胞发生肿胀,胞质疏松,出现少量脂滴,肝血窦扩大,巨噬细胞增多变大,严重时肝小叶结构可破坏。收镜下见部分肝细胞内线粒体肿胀、嵴减少、基质空虚,RER 减少,SER 成小囊泡,内有絮状物,溶酶体增多

2. 诊断标准

(1)肝郁证:肝郁证的主症为胸胁胀满疼痛,腹胀,精神抑郁,肝脾大。

(2)肝郁脾虚证:精神抑郁,烦躁;胁肋胀痛或乳房、少腹胀痛;咽部有梗塞感;脉弦或小弦。四肢倦怠、乏力,纳差,腹胀便溏。

(3)肝阳上亢证:金氏等肝阳上亢证诊断标准:眩晕、头痛,面红目赤或面部烘热,烦躁易怒,口苦而渴,脉弦。

(4)肝阳化风证:肝阳上亢:眩晕、头痛,面赤或面部烘热,烦躁易怒,口苦而渴,脉弦;风证:眩晕欲倒,肢麻、震颤,手足抖动,步履不正,语言蹇涩。

(5)肝血虚证:眩晕,视物昏花或视力减退,肢体麻木,面、唇、甲淡白无华,脉弦细或细。

(6)肝气虚证:神疲乏力,气短或懒言,舌体胖或有齿印,脉虚无力;情绪及思维活动的改变,如抑郁不快或烦躁不安、思维迟钝、多梦善恐等;肝经所过部位出现不适,如胸胁满闷,喜引太息,少腹坠胀等;女性可出现月经不调,痛经、闭经等。

3. 实验研究

(1)肝郁证

经实验检测发现西医肝病辨证为肝郁证者,肝功能异常(谷丙转氨酶升高、溴磺酞钠潴留、麝香草酚浊度试验升高),基础代谢率、尿 17—羟类固醇、尿 17—酮类固醇偏低,细

胞免疫功能多数偏高,体液免疫变化不大。有人报道53例中医肝病患者,其中有42例不同程度的植物神经功能失调,经辨证以肝郁居多(37例)。植物神经紊乱类型则以交感神经偏亢较为常见(20例),副交感偏亢13例,双相紊乱9例。肝对情志、气机、脾胃、月经和爪甲的影响,与植物神经功能 有惊人的相似之处。研究报道肝气郁滞证发现,A型性格的人易患肝郁气滞证;肝郁气滞证患者植物神经功能状态,大多数表现障碍,且以交感神经偏亢为主;其血液流变性(全血比黏度、全血还原黏度、血沉方程 K 值)明显高于正常组;其血浆 TXB2、6-K-PGF1α 含量均高于正常组;肝郁化火者尿儿茶酚胺排出量高于正常组。对高血压病、冠心病、胃溃疡病辨证属肝郁证患者进行多指标的实验观察发现,情志异常的肝郁证的主要病因,且多伴有血瘀证的存在;用疏肝理气方药"疏肝 I 号"对上述病例进行治疗,各项指标的测定结果均有不同程度的好转和恢复;肝郁能导致血瘀,气与血是相关的,调肝气可以疏通血脉,改善血瘀;"肝郁"是高级神经活动紊乱而表现出的一组症候群。情志异常(伴 5—HT 增高)是主要病因;肝郁证患者免疫功能明显降低;"肝郁"动物模型神经体液调节系统的异常状态,最明显的表现为体内儿茶酚胺分泌异常,血内多巴胺、肾上腺素和去甲肾上腺素含量均明显升高。为了阐明肝郁证免疫功能改变的机理,有人研究观察了 50 例肝郁证患者及实验性肝郁证大鼠的免疫机能、尿木糖排泄率、血浆 cAMP、cGMP 以及血浆皮质酮等的变化,结果表明:肝郁证患者及大鼠的细胞免疫功能低下,患者尿木糖排泄率下降,血浆 cAMP 下降,cGMP 升高,cAMP/cGMP 下降,大鼠血浆皮质酮水平升高。研究提示:肝郁证患者免疫机能的改变与环核苷酸的代谢紊乱,尿木糖排泄率下降以及血浆皮质酮水平升高有关。

(2)肝郁脾虚证

相关研究对 300 例肝郁脾虚患者,进行多指标检测发现,植物神经功能紊乱,其特征主要是交感、副交感均亢进,其次是副交感偏亢。用舒肝健脾汤治疗后有显著改善;血液流变学,出现血液黏度增高,红细胞电泳时间延长;血浆环核苷酸水平平衡失调,cAMP 降低、cGMP 升高,cAMP/cGMP 下降;脉图特征以小弦脉为主,其次为弦脉;尿木糖排泄率降低,表示其小肠吸收功能减弱。对肝郁证、肝郁脾虚证、脾虚证、健康人进行了尿 MHPG—SO4 测定,结果发现肝郁组、肝郁脾虚组中含量均低于健康人组,脾虚组与健康人组无显著性差异。支持情感精神异常是肝郁脾虚证的重要发病学环节的论点。

(3)肝阳上亢证

报道对肝阳上亢证患者进行多项指标实验研究,结果支持此类证候的病理生理基础是外周交感—肾上腺髓质功能偏亢。表现为植物神经功能紊乱,交感亢进占 69.8%;反映外周交感—肾上腺髓质功能的尿 CA、NE、TMN 含量均增高;血浆 cAMP、cGMP 升高;血浆 TXB2、6—K—PGF1α 含量增高;红细胞内 ATP、ADP、NADP 含量增高。朱氏等的研究结果亦支持这一观点。

(4)肝阳化风证

对临床脑梗塞、颈椎病等急性缺血和脑出血急性期而无昏迷,中医辨证属肝阳化风证的患者,通过不同层次多指标的实验研究,发现此证有以下三方面严重病理变化:脑供血障碍和脑组织损伤,能较客观反映颅内微循环状态的环结膜微循环显著异常,血黏度增加,颈动脉多普勒超声异常率 90%,脑干听觉传导和视觉传导通导功能的显著异常,记忆障碍,氧自由基损伤,脑组织损伤后的血清 Zn、Cu、K、Mg 含量显著异常;机体处于应激状态,血浆皮质醇增高,血清 T3 降低,血浆去甲肾上腺素、肾上腺素增高;交感植物神经相对亢进;表现为肾上腺皮质、外周交感—肾上腺髓质机能亢进;调节血管平滑肌舒缩功能活性物质水平显著变化,具有收缩血管作用的血浆 TXB2、TXB2/6—K—PGF1α 比值升高,血浆及血小板 CaM 增高;具有舒张血管作用的血浆 6—K—PGF1α、SP、ANP、cGRP 含量下降。

(5)肝火证、肝胆湿热证

有人发现两证的共同病理生理基础是机体处于应激状态,肾上腺皮质、髓质机能增强;炎症介质增加,血管内质细胞损伤,调节血管舒缩的活性物质变化,呈血管扩张,毛细血管通透性增加。此外,肝火证还存在过敏反应、代谢旺盛、能量消耗增加和贮备减少;肝胆湿热证炎症损伤较重,脂质过氧化自由基损伤明显的特点。黄氏则发现肝火证时血清 T3 上升。

(6)肝血虚证

用放射免疫法对辨证属肝血虚证的缺血性贫血(IDA)和慢性再生障碍性贫血(CAA)进行了血清铁蛋白的测定。结果发现,与正常对照组比较 IDA 组极显著降低,而 CAA 组却极显著增高,且 CAA 组极显著高于 IDA 组。从而提示,血清铁蛋白含量水平不能作为肝血虚证病理生化改变的特异性指标。对辨证属肝血虚证的缺铁性贫血和慢性再生障碍性贫血患者分别进行红细胞膜 ATP 酶活性及耗氧率的检测。结果表明,肝血虚证患者红细胞膜 Mg^{2+}-ATP、Na^+、K^+、ATP-Ca^{2+} 酶活性均显著低于健康对照组,红细胞耗氧率亦较健康对照组降低。提示肝血虚证患者红细胞膜 ATP 酶活性与红细胞耗氧率低下,以致能量代谢减退。

(7)肝气虚证

有人认为肝气虚血滞患者红细胞数量、比积及血红蛋白值减少,血浆蛋白总量减轻;凝血酶原、部分凝血酶时间延长,纤维蛋白原及纤维蛋白原降解产物含量升高,同时,具有白细胞介素Ⅰ受体淋巴细胞阳性率明显低下即细胞免疫反应低下的特点。从理论与临床角度探讨了肝气虚证患者病理生理学的改变,临床病例调查表明,本证作为疾病的隐性阶段或外在表现,在临床上广泛存在,占气虚证的 18.85%。发现肝气虚证患者血清乳酸脱氢酶及其同工酶、多巴胺 β 羟化酶等活性异常,并得出肝病肝气虚证与非肝病肝气虚证上述指标变化的不一致性。肝气虚证主要分布于慢性肝病及植物神经功能紊乱性疾病之中;肝病肝气虚主要兼挟脾气虚,反映肝脏器质性病变;非肝病肝气虚主要兼挟原发病见证,反映肝脏功能性病变;认为在深入研究肝气虚证时,可考虑从上述病种入手,并区分肝病与非肝病肝气虚证,以排除混杂与干扰。肝气虚证具有的临床特征是:女性、中年、情绪不稳定者与其有密切联系。通过对肝气虚证者进行医院焦虑抑郁情绪表、艾森克人格问卷(成人)的测定,发现本证的情绪异常以焦虑抑郁的混合状态为主,其人格特征以不稳定、倾向内向或内向者居多。从肝脏生理,性喜条达;肝病病理,易郁易亢;肝病治疗,多泻少补;以及肝气虚证易与肝气郁证、肝阳虚证、脾气虚证及肝郁脾虚证等相混淆,探讨了忽视肝气虚证的若干原因。

4. 中西医对肝脏的认识

中医对肝脏的形态位置早有记载,《难经》云:"肝独有两叶","肝位于右胁,居膈下,胆附于中。"这与现代解剖学所述相似。在功能上,中医从整体观念来认识肝脏的生理功能和病理变化,故中医肝脏具有比西医更广泛的作用,它包括了西医的神经系统、内分泌系统、血液系统等。

(1)肝主疏泄

肝体阴用阳,主血又主气;用阳者肝主疏泄,疏通血脉,宣泄气机;此是指肝具有疏通、畅达之功能,是肝脏生理功能的高度概括,是肝气条达的具体体现。①肝主疏泄与肝脏在物质代谢中的作用:肝属木,且"土得木而达","食气入胃,散精于肝",说明消化吸收需要肝气的资助,食物入胃,经过消化吸收后产生的精微,通过肝脏的疏泄作用而敷布它脏。同时,"肝之余气泄于胆,聚而成精,借肝之余气,从入于胆"。若肝疏泄失常,则易导致脾胃病;如临床每见肝疏泄失常的患者,既可出现胃气不降的嗳气脘痞、呕恶纳减的肝胃不和症状,又可出现脾运不健的脘胀、便溏腹满等肝脾不调症状,也可出现胆汁郁遏的目黄、口苦、胁痛的黄疸病症。这与现代医学所说"肝脏是机体的化学工厂,肝从胃肠道吸收许多物质后,需经肝内代谢、合成或分解成所需营养物,敷布于全身,供机体所用,以及肝分泌胆汁,促进食物消化的功能"是相符的。②肝主疏泄与神经内分泌的关系:陈氏等从中医肝脏的生理病理及对肝病证的治疗分析,认为可从肝的角度探讨神经内分泌免疫网络。临床上,若肝疏泄失常,则神经内分泌受影响,导致机体内环境紊乱,临床表现有肝郁、阴虚阳亢等,如更年期综合征、女性月经病;若肝疏太过,内分泌机能亢进,临床表现有肝阳肝火证,如甲状腺机能亢进;肝疏不及,内分泌机能减退,临床表现有肝气肝阳不足之候,如黏液性水肿等。

(2)肝主藏血

肝体阴者为藏血之脏,血为阴故其体为阴。《素问·五脏生成篇》曰:"人卧血归于肝"。王冰注释说:"肝藏血,心行之,人动则血运于诸经,人静则血归于肝脏。"说明肝脏有贮存血液之功,更具有调节血量之能。血液或行或藏,由肝气所为;若肝虚血失所藏,肝火迫血妄行,临床所见呕血衄血之血失归藏,肝掌、紫斑舌之充血瘀血的血失调节,皆为肝失藏血的病理反映,亦提示肝藏血的另一涵义是肝与出血、凝血有关。从现代医学研究可知肝脏为门静脉汇聚处,含血量可达300ml,每小时流经肝脏的血量有100ml之多;此外,肝脏还有合成和贮存与凝血有关的因子,如合成凝血因子 I、II、V、VII、IX 及 X,其中 II、VII、IX、X 的合成需要维生素 K 参与,肝脏能吸收此维生素。说明中医学对肝与血液的密切关系与现代医学有相似之处。

(3)肝主筋

中医的筋,概指肌肉、韧带、肌腱等;与脾主肌肉、四肢相比,肝与运动的关系更密切。运动能力的大小与经筋、肌肉、骨骼的强壮有关。《素问·宣明五气篇》云:"肝主筋",《素问·痿论》云:"肝主身之筋膜"。《素问·五藏生成篇》云:"诸筋者,皆属于节",即周身关节的活动,都在于筋。《说文》中对筋的解释是:"肉之力也。从月从力,所以明其义也。

从竹者,以竹之为物多节,所以明其形也",即肌肉的活动能力在于筋。发达的肌肉往往凸起,外形不规律,与竹节有些相似;至于四肢的关节,更与竹节酷似,所以在造"筋"字时,用了竹字头。《说文》对腱的解释是:"筋之本也。徐铉曰,筋之根结也。筋或从月建,即腱也",认为腱的作用甚至比筋还更重要。《上古天真论》中的老年男子由于肝气衰而活动困难,明确地指出肝与运动能力密切有关。后世医家如李挺提到"肝虚则关节不利,腰连脚弱"、章潢提出"人之肝亏则筋急",都是强调肝与运动能力的联系。可见,疲劳产生的根本在肝。《素问·六节藏象论》中云:"肝者,罢极之本。"学者们对此的解释有:①罢:同疲。至于"极",据《说文》:"燕人谓劳曰极"。吴崑注:"动作劳甚,谓之罢。肝主筋,人之运动皆由于筋力,故为罢极之本"。这就是说,早在战国秦汉的《内经》时代,人们已经认识到肝与运动、疲劳的联系。②罢指安静或抑制,极指兴奋或紧张。罢极之本就是肝具有调整动与静、兴奋与抑制的正常生理功能。③罢:为熊省字。高云宗云:"肝者,将军之官,如熊罴之任劳,故为罢极之本。"罢极,指任劳而言。这三种解释,都说明肝与肌肉活动、与疲劳的产生及消除具有重要联系。杨氏等在通过肌肉能量代谢来研究脾虚证的过程中,发现某些调肝理气中药配合补益药物具有改善肌肉能量代谢的作用、并能使损伤的肌纤维得以恢复和消除疲劳。有鉴于此,进一步从肝的角度来研究疲劳(运动性疲劳、慢性疲劳综合征)产生的机理和如何消除疲劳。

(4)肝开窍于目

五脏之精气皆上注于目,肝受血而能视,且肝经上络于目,故肝与目的关系密切。现代医学研究已验证,肝脏的窦周间隙(狄氏腔)内有一种贮脂细胞,具有贮存维生素 A(VA)和维生素 E 的功能,VA 分子是合成感光物质——视紫红质的重要原料,后者有感受暗光和弱光的作用,故肝病时 VA 减少,就会影响到暗适应的视物能力而发生"雀盲症"。

(5)肝藏魂

《素问·灵兰秘典论》载:"肝者,将军之官,谋虑出焉。"以及"女子以肝为先天"(叶天士《临证指南医案》),讲的是肝的生理功能尚与精神意识思维、情志活动有关;临床上从肝可以治疗精神、情志病,女子易得肝病(中医)。这是中医独特的认识,不是简单的西医所述的解剖学概念;故中医历来认为肝气宜疏不宜郁、肝气以条达为顺为贵。

中医肝证几乎可见于所有的中西医病之中,故可从肝(如疏肝理气、疏肝健脾、清肝、抑肝、养肝等)治疗内、外、妇、儿、皮肤、五官科等诸多病证。如:黄疸(西医多见于甲型急性肝炎、重症肝炎等),胁痛(西医多见于肝炎、肝硬化等),臌胀(西医多见于慢性活动性肝炎、肝硬化、血吸虫病肝硬化等),以及虚劳、血证等等均可从肝进行辨证治疗;故中医的肝病证决不限于西医的肝炎等肝脏脏器的疾病。有人通过对 2080 例糖尿病患者的证候分析,指出临床上对该病的诊治不应该忽视肝脏;此结果表明传统认为"消渴"(上、中、下三消分属肺、胃、肾)的观点应予以纠正。报导用统一的辨证标准,采取流行病学调查方法,在 5606 例住院及门诊病人中有 8.8%属肝胆疾患。肝胆疾患中有 43.05%属于中医肝病,其中属肝胆湿热者占 82.96%。同一证型的肝胆疾患因西医诊断不同,而证候有所偏重。对中医肝病流行病学调查表明,肝气郁结证涉及肝胆系统疾病占 32.79%,肝郁脾虚证涉及慢性肝炎占 18.4%，肝胆湿热证涉及肝胆系统疾病占 82.96%。说明中医肝证与西医肝胆疾病有一定的关联性。

5. 分析和评价

在过去的几年中，继脾、肾之后，国内对中医肝病证的研究取得了可喜的成绩。相关研究对肝脏五证(肝郁证、肝阳上亢证、肝火上炎证、肝阳化风证、肝血虚证)进行了较系统的研究，从流行病学资料中初步确定肝病五证的主证、诊断标准及其与疾病的关系，并找到一些相关的有诊断参考价值的实验指标。对肝气虚证、从肝及其与它脏的相关角度研究神经—内分泌—免疫网络方面的研究认为，在藏象学说中，据《内经》的记载，心与胃处于较重要的地位；而自元代朱丹溪强调郁证之后，肝脏在五脏中的地位逐渐提高。主要表现为：(1)肝病的辨证颇为精细，如王旭高提出治肝三十法，这种细致分类为其他脏所未有。(2)若干常见病、多发病与肝有关。(3)其他一些脏腑病变与肝有关。(4)至明清，一些医家已将肝脏列为五脏的首要地位。可见，对肝的研究与重视反映了生物—心理—社会的医学模式，发展了单纯注重先后天之本而以治肾、治脾为主的旧学说，使之适应社会及医学发展的需求。

尽管如此，对肝脏的研究亦存在一些问题。例如，肝脏辨证的诊断标准的制定是从中医理论、文献及专家咨询，由此初步认定为某证后再进行临床流行病学调查，之后，根据多元统计回归得出诊断方程。但中医理论、文献及专家经验均是尚有待严格科学验证的带有一定主观的理性认识；以这种带有主观成分的标准对患者作出证的诊断，然后进一步测定其生理病理变化指标，所得出的客观标准实际上仍带有主观因素(注：其他证的诊断标准制定亦存在类似的问题)。只有将这些标准付之临床实践，看依此诊断标准予以治疗的结果是否较非用此标准的疗效好，则才能判定标准是否符合客观和指导临床。在病证结合研究中，某些指标的变化存在着共性与特性的矛盾，如作为肝阳化风证指标之一的颈动脉多普勒超声异常率达 90%，这究竟是反映该证的特异性指标，抑或是作为脑梗塞、颈椎病等急性脑缺血和脑出血急性期而无昏迷的患者病的共性指标？此外，对于复合证、兼挟证的诊断及其与单一证的鉴别，亦是棘手的问题；如肝郁证与肝郁脾虚证，前者为单一证，后者为复合证，但肝郁可引起脾虚，脾虚亦可导致肝郁，应如何界定？

无论是肝郁、肝阳上亢、肝郁脾虚证，所得出的共性结论是神经功能活动紊乱，这主要是因为肝脏与情志关系密切，不良情志的应激引起大脑功能改变，继之使神经功能活动紊乱。当今人们处于一定的精神紧张状态，社会与心理因素的应激对疾病的产生、发展有着很大的影响。

6. 展望

综上所述，重视对肝脏的研究，符合医学模式的变化。过去，对脏象的研究(包括肝脏)只注重单一脏器功能，虽然每脏功能各有所主、各司其职，互相联系与影响但不能相互取代；但由于五脏的相关性，那种割裂而单一研究某脏功能的思路是值得商榷的。故今后对肝脏的研究，应加强从肝及肝脾相关、肝肾同源角度研究神经—内分泌—免疫网络，丰富肝脏学说的科学内涵。(1)在机体应激过程中，肝主疏泄在调节神经递质、神经肽、激素等的合成与释放的研究。(2)肝主疏泄在神经内分泌对免疫功能调控中的机理研究。(3)从肝脾相关探讨物质能量代谢对神经内分泌的作用。(4)从肝肾同源,肝肾与内分泌的关系,探讨下丘脑—垂体—肾上腺轴、性腺轴等各环节的物质基础。(5)以调肝理气立法,兼以健脾、补肾,探讨中药复方对神经-内分泌-免疫网络的整体调节作用,同时探讨肝脾肾之间的相互关系。(6)探讨肝主疏泄、肝藏血等的物质基础。(7)通过临床流行病学研究,确定常见肝病证候在疾病中的分配规律,继而制定肝病、证结合的诊断标准。

陈　成　撰

第七章　秘传成方辑要

第一节　丸　剂

一、大活络丹

1. 处方

(1)甲方:蕲蛇皮、骨(酒炙)、乌梢蛇(酒炙)、竹节香附(醋制)、草乌、威灵仙(酒炒)、天麻、全蝎、何首乌、龟板、麻黄、贯众、藿香、乌药、黄连、熟地、熟大黄、木香、沉香、羌活、官桂、甘草各62.5g,细辛、赤芍、没药、乳香、丁香、僵蚕、天南星、青皮、骨碎补、白豆蔻、附片、黄芩、茯苓、香附、玄参、白术各31.3g,葛根、虎胫骨(油炙)、血竭各22g,地龙、制松香各15.6g,人参(去芦)93.8g,防风78g,当归47g。

(2)乙方:牛黄、冰片各4.7g,麝香、犀角各15.6g,安息香6.3g。

2. 制备

将处方甲的虎胫骨、血竭、松香分别研细,混合,通过80目筛。其余药料进行前处理,混合粉碎,通过80目筛,按等量递增法加入前三味药料,混匀,备用。另将处方乙的5味药料分别研细,通过80目筛,混匀,备用。

称取甲方药粉2.13kg,再按等量递增法将乙方药粉加入,混合均匀。按1∶1比例加入等量炼蜜,制为每枚重约3.75g的大蜜丸,外裹满金衣,蜡皮封固,即可。

3. 功能主治

祛风除湿,理气豁痰,通经活络。用于中风痰厥引起的肢体瘫痪,足痿痹痛,筋脉拘急等症。

4. 用法用量

内服,每次1丸,1d,2次,黄酒送服。

二、补心丹

1. 处方

当归、麦门冬、天门冬、柏子仁、酸枣仁各5kg,茯苓、五味子、远志、玄参、丹参各2.5kg,生地黄10kg,人参(去芦)1.25kg。

2. 制备

将以上12味前处理后混合粉碎,通过80目筛,制为小蜜丸,朱砂包衣。

3. 功能主治

补血养心,安神定志。用于心悸失眠,神志不宁,健忘怔忡等症。

4. 用法用量

内服,每次 6g,1d,2 次,红枣汤送服。

三、女金丹

1. 处方

延胡索、白术、白芍、官桂、川芎、牡丹皮、茯苓、熟地黄、鹿角霜、香附子、黄芩、白芷、藁本、赤石脂、白薇、没药、甘草、阿胶各 3.5kg,当归、陈皮各 7kg,益母草 10kg,党参 1.75kg、人参(去芦)1kg,砂仁 2.5kg,国公酒料渣 7.5kg。

2. 制备

称取以上 25 味药料,进行药材前处理,混合粉碎,通过 80 目筛,按照小蜜丸操作方法制备小蜜丸,规格为每 20 丸重约 31.25g。

3. 功能主治

填补冲任,调经止带。用于妇女月经不调,崩漏带下,腰酸腹痛,气血不足,面色萎黄,不孕不育等症。

4. 用法用量

内服,每次 9g,1d,2 次,姜汤水送服。

四、透骨镇风丹

1. 处方

(1)甲方:菟丝子、川续断、杜仲、甘松香、杏仁、木通、五加皮、牡丹皮、虎胫骨、当归、没药、川芎、白芷、枳壳、厚朴、广陈皮、荆芥、羌活、半夏、天南星、桔梗、藿香、天麻、连翘、巴戟天、葫芦巴、青皮、益智仁、滑石、青风藤、罂粟壳、远志、白芍、柏子仁、乌药、莪术、麻黄、石楠藤、独活、黄芪、僵蚕、龟板、赤芍、防风、香附子、地骨皮、吴茱萸、海桐皮、牛膝、苍术、全蝎、大熟地、肉苁蓉、枳实、砂仁、木瓜、红豆蔻、肉桂、茯苓各 468.75g,大茴香、草乌头、川乌头、白豆蔻、川楝子、榧子、丁香、五味子、破故纸、木贼、山柰、细辛、小茴香、大青盐、白附子、木香、肉豆蔻、鹿茸、乳香、高良姜、草果仁、甘草、三棱、龙骨、自然铜、血竭、白术、人参(去芦)各 235g。

(2)乙方:麝香 7.8g,朱砂 15g。

2. 制备

将处方甲与处方乙的药料分别混合粉碎,通过 80 目筛,备用。称取处方甲的药料粉 2280.25g,与处方乙的细料粉按等量递增法混合均匀,然后加入炼蜜 3250g 制为大蜜丸,每丸重约 10.5g,蜡皮封固。

3. 功能主治

通经活络,补肝益肾,搜风散寒,祛瘀定痛。用于中风所致之半身不遂,肢体麻木,口舌歪斜,言语塞涩,筋骨疼痛等症。

4. 用法用量

每服 1 丸,1d,2 次,黄酒或温开水送服。

五、再造丸

1. 处方

(1)甲方:蕲蛇肉(酒制)、人参(去芦)、玄参(去芦)、熟地黄、防风、何首乌、川芎、黄芪、甘草、竹节香附(醋炒)、黄连、桑寄生、大黄、藿香、麻黄、萆薢、天麻、肉桂(去粗皮)、草豆蔻、白芷、羌活各 625g,母丁香、细辛、天竺黄、香附子、山羊血、乳香、没药、青皮(醋炒)、紫蔻、茯苓、骨碎补、赤芍、虎胫骨(油炙)、僵蚕、穿山甲、龟板、沉香、白术、乌药、当归、松节各 312.5g,红曲、檀香、地龙、三七各 156.25g,全蝎、葛根、威灵仙(酒炒)各 468.75g,建神曲、毛橘红各 1250g,川附子 3125g,於潜术 250g,血竭 235g,片姜黄 78g。

(2)乙方:京牛黄、冰片各 31.25g,犀角 93.75g,麝香 62.5g,朱砂 125g。

2. 制备

将甲方与乙方的药料分别混合研磨粉碎,通过 80 目筛,混匀,备用。称取甲方药料粉 10kg,再与乙方细料粉按等量递增法混合均匀,继之加入炼蜜 3250g,混合制软材。然后将软材装入瓷坛内加盖密封,置阴凉干燥处存贮 12 个月后取出制丸,每丸重 7.5g。此操作方法称之为"圈",其目的在于使药粉与蜂蜜二者之间相互充分浸润融和,所制丸剂不仅柔软、润泽、光亮,并且易于机体吸收利用以及长期贮存。

3. 功能主治

舒经通络,补肝益肾,搜风散寒,祛瘀定痛。用于中风所致之半身不遂,肢体麻木,口舌歪斜、语言蹇涩,筋骨疼痛等症。

4. 用法用量

每服 1 丸,1d,2 次,黄酒或温开水送服。

六、牛黄清心丸

1. 处方

(1)甲方:人参(去芦)、白芍、白术、神曲各 1172g,川芎、桔梗、柴胡各 610g,黄芩、防风、麦门冬各 687.5g,山药 3280g,甘草 2345g,大豆黄卷 852g,肉桂(去粗皮)845g,阿胶 780g,茯苓 750g,当归 700g,生杏仁 576g,焦枣(去核)406g,雄黄 375g,干姜 352g,白蔹 325g,炒蒲黄 107g。

(2)乙方:羚羊角 82g,牛黄 75g,犀角 41.25g,冰片 46.9g,麝香 18.75g,朱砂 203g。

2. 制备

将甲方药料混合粉碎,通过 80 目筛;乙方药料分别研细后按等量递增法混合均匀,通过 80 目筛。然后称取甲方药粉 4kg、与乙方细料粉混合套色,再加入等量炼蜜混合制软材,搓丸,贴满金衣,蜡皮封固,即可。

3. 功能主治

豁痰清心,祛风止痉。用于诸风所致之四肢不利,痰涎壅盛,语言蹇塞,怔忡健忘,神志恍惚等症。

4. 用法用量

成人每次服 1 丸，1~2 岁儿童每次服用三分之一丸。1d，一次，温开水送服。

七、搜风顺气丸

1. 处方

车前子、槟榔、火麻仁各 80g，郁李仁、菟丝子、怀牛膝、生山药各 95g，西防风、独活、酒军、山茱萸、枳壳各 65g。

2. 制备

以上 12 味混合粉碎，通过五号筛，混合均匀。每 100g 药粉加入炼蜜 100~120g，制成小蜜丸，每 60 丸重约 9g。

3. 功能主治

行气活血，润肠通便。适用于四肢无力，大便秘结，小便不利，腰膝酸软疼痛等症。

4. 用法用量

每次服 9g，一日 2 次，淡盐水送下。孕妇忌服。

八、普济回春丹

1. 处方

葛根、羌活、连翘、白芍、防风、藿香、生地黄各 155g，桂枝、茯苓、麻黄、紫苏、陈皮、川芎、白芷、半夏、甘草各 95g，升麻 65g。

2. 制备

将以上 17 味混合粉碎，通过五号筛，混合均匀。每 100g 药粉加入炼蜜 100~120g，制成大蜜丸，每丸重 9g。

3. 功能主治

疏风解肌，发汗解表。用于伤风感冒，发热头痛等外感风寒诸症。方法：贲氏等于 20 世纪 70 年代中期独自设计创建了用乙酰苯肼造成大鼠溶血性贫血的血虚动物模型，认为多属于肝血虚。结果：①血虚表现，如口、唇、舌、趾甲淡白、耳、尾苍白发凉，精神萎靡，行动迟缓、蜷缩，毛蓬竖立干枯，眼裂变窄（闭目）等。②组织学检查，除了红细胞和血红蛋白降低外，红细胞出现蛋白质变性的海氏小体约占 30%~38%；肝细胞发生肿胀，胞质疏松，出现少量脂滴，肝血窦扩大，巨噬细胞增多变大，严重时肝小叶结构可破坏。收镜下见部分肝细胞内线粒体肿胀、嵴减少、基质空虚，RER 减少，SER 成小囊泡，内有絮状物，溶酶体增多

4. 用法用量

每服 9g，一日 2 次，白开水送下，小儿酌减。

5. 禁忌

高热、阳虚患者以及心阳不振者忌服！

九、清胃黄连丸

1. 处方

黄芩、栀子、黄柏各625g,黄连、知母、桔梗、粉丹皮、生地黄、赤芍、天花粉、连翘、玄参、石膏各250g,甘草125g。

2. 制备

将以上14味药料混合粉碎,通过五号筛,混合均匀。每100g药粉加入炼蜜110～130g,制成大蜜丸。每丸重9g。

3. 功能主治

泻火清热,生津止渴。用于胃阴不足,口干、口臭、饮食无味,牙痛及牙龈出血,腮颊肿痛,咽喉疼痛等症。

4. 用法用量

每次服9g,一日2次,白开水送下。

十、犀羚丹

1. 处方

黄芩、栀子、黄柏各60g,大黄、玄参、黄连、生地、甘草各30g,川芎、元明粉各25g,龙胆草、冰片各15g,犀角1g,羚羊角1.5g。

2. 制备

将犀角、羚羊角、冰片、元明粉分别单独研细,通过六号筛,混合均匀,备用。将方中其余10味粉碎,通过五号筛,混合均匀,再按等量递增法与上述四味药料粉混合均匀,通过五号筛,加入温度在60℃左右的炼蜜适量,制丸。每100g药粉加入炼蜜100～120g。每丸重6g。

3. 功能主治

清热泻火,解毒通便。用于火势上炎所致之头痛,牙痛,口舌生疮,咽喉肿痛,爆发性火眼,心烦口渴,大便不通等症。

4. 用法用量

每服1丸,一日2次,白开水送下。孕妇忌服!

十一、加味麻仁丸

1. 处方

火麻仁、当归各250g,枳实、厚朴、郁李仁、杏仁各125g,白芍95g,酒大黄500g。

2. 制备

将以上8味混合粉碎,通过五号筛,混合均匀。每100 g药料粉加炼蜜100～120g,制成小蜜丸。每60丸重约9g。

3. 功能主治

宽中理气,润肠通便。用于习惯性便秘,或大便燥结,腹满胀痛,头晕、胸闷等症。

4. 用法用量

每服 9g,一日 2 次,白开水送下。

5. 禁忌

新产妇、孕妇以及年老体虚者忌服!

十二、人参鹿茸丸

1. 处方

人参、鹿茸、鹿筋、甘草、五味子、海马、白术、熟地黄、补骨脂、当归、川芎、茯苓、山药、天门冬、楮实子、黄芪、枸杞子、生地黄、小茴香、杜仲、怀牛膝、麦门冬、菟丝子、巴戟天、肉苁蓉、芦巴子、秋石、续断、覆盆子、陈皮各 50g,沉香 25g,冬虫夏草 3g,大青盐 25g,虎骨 30g。

2. 制备

将沉香、冬虫夏草、大青盐、虎骨四味分别粉碎,通过六号筛,混合均匀,备用。方中余药混合粉碎,通过五号筛,混合均匀,按等量递增法与上述备用药粉混合均匀,通过五号筛。每 100g 药粉加炼蜜 100~120g,制成大蜜丸。每丸重 9g,蜡皮封固。

3. 功能主治

生精补血,健脾益胃。用于气血两亏,四肢无力,面色无华,贫血,遗精,心阳不振,消化不良,血虚头眩,自汗或汗出不止,腰膝酸软等症。

4. 用法用量

每服 9g ,一日 2 次,淡盐水送下。服药期间禁行房事!

十三、九转黄精丸

1. 处方

当归 500g,黄精 500g。

2. 制备

先在当归、黄精两味药料中加入 1kg 黄酒,搅拌均匀,然后置于密封容器中隔水加热蒸制 12h,至药物外部呈黑为度。干燥,粉碎,通过五号筛,混合均匀。每 100g 药粉加炼蜜 90~100g,制为小蜜丸。每 60 丸重约 9g。

3. 功能主治

补气益血,固本扶正。用于气血不足,倦怠乏力,身体羸弱,筋骨痿软等症。

4. 用法用量

每服 9g,一日 2 次,白开水或淡盐水送下。

十四、脾肾双补丸

[处方一]

1. 处方

熟地黄 95g,肉苁蓉 45g,山茱萸、山药、肉桂、附片、菟丝子、怀牛膝、枸杞子、杜仲、巴戟天、锁阳各 30g,当归身、补骨脂、莲须各 25g。

2. 制备

将以上 15 味混合粉碎,通过五号筛,混合均匀。每 100g 药粉加炼蜜 100~120g,制成小蜜丸。每 60 丸重约 9g。

3. 功能主治

补肾填髓,收涩固精。用于阳虚火衰,梦遗滑精,腰膝酸软,头晕耳鸣等症。

4. 用法用量

每服 9g,一日 2 次,淡盐水送下。服药期间节欲,孕妇忌服!

[处方二]

1. 处方

扁豆、党参、白术、炙黄芪、茯苓、苡米仁、陈皮、益智仁各 30g,香附子、砂仁、枳壳各 25g,紫蔻、木通各 15g,山楂 45g。

2. 制备

将以上 14 味混合粉碎,通过六号筛,混合均匀,水泛为丸,干燥,即得。每 100 丸重约 6g。

3. 功能主治

补中益气,化滞开胃。用于脾胃虚弱,纳呆腹胀,完谷不化,少气乏力,身体羸弱等症。

4. 用法用量

每服 6g,一日 2 次,白开水送下。孕妇忌服!

5. 按语

脾肾双补丸系由蜜丸和水丸两种方药剂型组成,其中蜜丸主在补肾,以固先天之本;水丸意在健脾,以治后天为重。两药同用则具益精补血以培脾土,健脾固金以益肾精之功。凡脾肾双虚之人服之,无不奏效。

十五、鱼鳔种子丸

1. 处方

当归、杜仲、莲须、巴戟天、肉苁蓉、潼蒺藜、淫羊藿、菟丝子、茯苓、怀牛膝、补骨脂、枸杞子、鱼鳔胶各 125g,肉桂、附片、炙甘草各 60g。

2. 制备

将以上 16 味药如法炮制,混合粉碎,通过五号筛,混合均匀。每 100g 药粉加炼蜜 120~130g,制成大蜜丸。每丸重 9g。

3. 功能主治

壮腰健肾,补火敛精。用于滑精早泄,阳痿,命门火衰,性功能低下诸症。

4. 用法用量

每服 9g,一日 2 次,淡盐水送下。服药期间禁行房事,孕妇忌服!

十六、鹿肾丸

1. 处方

鱼鳔胶、胡桃仁、枸杞子、熟地黄、覆盆子各 125g，怀牛膝、巴戟天、芡实、黄芪、炙甘草、旱莲草各 95g，当归、莲须、补骨脂、麦门冬、续断、山药、山茱萸、生龙骨各 60g，金樱子、五味子、丹皮、鹿茸、车前子、韭菜子各 30g，党参、何首乌各 155g，茯苓、泽泻各 45g，虎骨6g，鹿肾 185g，肉桂 15g。

2. 制备

以上诸药如法炮制。将鱼鳔胶、虎骨、鹿肾、鹿茸分别单独粉碎，通过六号筛，混合均匀，备用。另将方中余药混合粉碎，通过五号筛，按等量递增法与细料药粉混合均匀。每100g 药粉加炼蜜 150～170g，制成大蜜丸。每丸重 9g。

3. 功能主治

强腰健肾，壮阳补火，滋阴固精。用于阳痿早泄，气血双亏，梦遗滑精，阳物不举，性功能衰退等症。

4. 用法用量

每服 9g，一日 2 次，淡盐水送下。服药期间禁行房事，孕妇忌服！

十七、安神定志丸

1. 处方

熟地黄 125g，於术 45g，黄芪、当归、龙眼肉各 60g，川芎、酸枣仁、白芍、党参、炙甘草各30g，菖蒲、茯神、远志各 25g。

2. 制备

将以上 13 味混合粉碎，通过五号筛，混合均匀。每 100g 药粉加炼蜜 90～110g，制成大蜜丸，蜡皮封固。每丸重 9g。

3. 功能主治

安神定志，益气养血。用于心血不足，惊悸失眠，精神恍惚，怔忡健忘等症。

4. 用法用量

每服 9g，一日 2 次，稀米粥送下。

十八、蛤蚧养肺丸

1. 处方

莲子、沙参、天门冬、麦门冬、川贝母、茯苓、山药、苡米仁、扁豆各 25g，前胡、天花粉、瓜蒌仁、白前、桔梗、赖氏红(化橘红)、杏仁、桑白皮、白芥子、莱菔子、甘草各 18g，白及、百合、生黄芪、党参各 30g，制半夏 9g，蛤蚧 3 对。

2. 制备

以上诸药如法修制。蛤蚧单独粉碎，通过六号筛，备用。余药混合粉碎，通过五号筛，然后加入蛤蚧粉混合配研，过筛，混合均匀。每 100g 药粉加炼蜜 100～120g，制成小蜜丸。每60丸重约9g。

3. 功能主治

补肺益肾,止咳化痰。用于虚痨久咳,肾不纳气,哮喘痰涎,精神倦怠,四肢乏力,肺、肾两虚诸症。

4. 用法用量

每服9g,一日2次,白开水或淡盐水送下。孕妇忌服!

十九、开胃健脾丸

1. 处方

陈皮、白术、神曲、麦芽、半夏、香附子各750g,苍术、茯苓、泽泻、砂仁、苡米仁、枳实各360g,厚朴560g,炙甘草180g。

2. 制备

将以上14味混合粉碎,通过五号筛,混合均匀。每100g药粉加炼蜜100~120g,制成小蜜丸。

3. 功能主治

开胃健脾,宽中理气。用于消化不良,食积腹胀,胸膈闷满,不思饮食等症。

4. 用法用量

每服9g,一日2次,白开水送下。孕妇忌服!

二十、灵宝如意丸

1. 处方

明天麻、麻黄、雄黄、朱砂各110g,茅苍术、西大黄各95g,丁香190g,粉甘草75g,蟾酥30g,麝香9g。

2. 制备

将方中雄黄、朱砂2味水飞为极细粉,麝香单独研为极细粉,备用。除蟾酥外,余药混合粉碎,通过五号筛,备用。留取适量朱砂,将上述3味药料粉与方中其余料粉混合配研,过筛,混合均匀。取白酒适量,加入蟾酥中搅拌使之溶化,用之泛丸,以留取之朱砂包衣,低温干燥,即得。每200丸重约3g。

3. 功能主治

镇惊安神,祛暑清心。用于中暑眩晕,神志不清,或身热气粗,烦躁不安,痰涎阻塞,以及痧气诸症等。

4. 用法用量

每服3g,一日2次,白开水送下。孕妇忌服!

二十一、黑锡丹

1. 处方

川楝子、广木香、肉豆蔻、补骨脂、小茴香各30g,肉桂、芦巴子、沉香各15g。

2. 制备

上药如法炮制,混合粉碎,通过五号筛,混合均匀,备用。另取硫磺、黑锡各 30g,置于锅内混合加热拌炒呈砂状,待冷后粉碎,通过五号筛,与处方药粉混合均匀,过筛,以黄酒打糊泛丸,低温干燥,即得。每 30 丸重约 6g。

3. 功能主治

温中止痛,理脾健胃。用于脾阳不振,脐腹冷痛,大便溏泻,畏寒肢冷,四肢疼痛,气促作喘,冷汗淋漓等症。

4. 用法用量

每服 6g,一日 2 次,白开水送下。

二十二、茵陈五疸丸

1. 处方

茵陈 2000g,苍术、香附子、神曲各 500g,黄柏、猪苓、木通 、防己、防风、羌活、柴胡、藁本、栀子、皂矾各 250g。

2. 制备

诸药如法炮制,除茵陈外余药混合粉碎,通过五号筛,混合均匀。取茵陈入锅内加水煎煮,滤过,用滤液泛制药丸,干燥,即得。

3. 功能主治

清利湿热,退黄消肿。用于湿热黄疸,溲赤不畅,颜面黄肿,湿阻中浊,头重头痛,口苦咽干等症。

4. 用法用量

每服 6g,一日 3 次,米醋水或白开水送下。

5. 禁忌

服药期间忌食膏粱厚味,脾胃虚寒者禁用!

二十三、梅苏丸

1. 处方

乌梅 500g,薄荷 375g,紫苏叶 125g,粉甘草 30g,白砂糖 15kg。

2. 制备

将白砂糖单独粉碎,通过五号筛,备用。取薄荷、苏叶、粉甘草三味混合粉碎,通过五号筛,再与白砂糖粉按等比例递增法混合,过筛,备用。另将乌梅粉碎为粗末,加水煎煮,滤过,用滤液泛制药丸,干燥,即得。每 30 丸重约 9g。

3. 功能主治

清热解暑,退黄消肿。用于风热中暑,头昏目眩,口干口渴,全身灼热等症。

4. 用法用量

每服 6~9g,一日 3~4 次,口中噙化。

二十四、地榆槐角丸

1. 处方

地榆炭、生地黄、黄芩、炒槐花各 1500g,枳壳、大黄、当归尾、赤芍、防风、荆芥穗各 750g,槐角 2250g,红花 185g。

2. 制备

方中诸药如法炮制,混合粉碎,通过五号筛,混合均匀。用清水泛制为丸,干燥,即得。

3. 功能主治

止血消肿,通便解毒。用于痔瘘下血,肛门刺痒肿痛,肠燥便秘等症。

4. 用法用量

每服 9g,一日 2 次,白开水送下。服药期间忌食辛辣刺激性食品。

二十五、更衣丸

1. 处方

芦荟 22g,朱砂 15g。

2. 制备

将朱砂水飞为极细粉,备用。芦荟粉碎并通过五号筛,与朱砂混合配研,过筛,混合均匀,用白酒泛制为丸。每 150 丸重约 3g。

3. 功能主治

润肠通便。用于习惯性便秘,大便燥结,数日不行,腹部胀痛,头晕,胸闷等症。

4. 用法用量

每服 3g,一日 2 次,米汤送下。服药期间宜多饮水,忌食辛辣刺激性食品,排便要有规律。孕妇禁用!

二十六、五味槟榔丸

1. 处方

枣槟榔 500g,丁香 30g,白蔻仁 185g,砂仁 250g,大青盐 15g。

2. 制备

将方中五味混合粉碎,通过五号筛,混合均匀。然后以小黄米为糊,制成糊丸。每丸重 1.5g。

3. 功能主治

行气止疼,暖胃消积。用于脾胃虚寒,胃脘冷痛,肉食停积,腹胀喜按等症。

4. 用法用量

每服 6g,一日 2 次,白开水送下。服药期间忌食生冷及不易消化食物。

二十七、香连化滞丸

1. 处方

当归、白芍、黄芩、黄柏、枳壳、滑石、槟榔各 30g,甘草、广木香各 9g,黄连 95g,大黄

60g。

2. 制备

以上诸药如法炮制,混合粉碎,通过五号筛,混合均匀。水泛为丸,干燥,即得。每丸重 0.5g。

3. 功能主治

清肠泄热,化食导滞。用于肠热泻痢,里急后重,大便脓血,腹中作痛,食滞不消等症。

4. 用法用量

每服 6g,一日 2~3 次,白开水或米汤送下。服药期间忌食油腻,孕妇忌服!

二十八、黑虎丸

1. 处方

大黄、干姜、郁李仁各 15g,巴豆霜 9g。

2. 制备

除巴豆霜外,其余三味混合粉碎,通过五号筛,再与巴豆霜混合均匀。以面打糊为丸,用鸡蛋清裹衣,干燥,即得。每丸重 0.5g。

3. 功能主治

消积除痞,利水通便。用于胃肠实热积滞,二便不通,腹中胀满,痞块积聚等症。

4. 用法用量

每服 3~6g,一日 1~2 次,米汤送下。气血虚弱者及孕产妇忌用!

二十九、济坤丸

1. 处方

丹参、丹皮、桔梗、木通、谷芽、益智仁、枳壳、青皮各 30g,生地黄、白芍、元胡、天门冬、麦门冬、红花、龙胆草、蝉蜕、厚朴各 60g,当归、泽兰各 95g,熟地黄、莲子、香附子各 125g,阿胶、远志、酸枣仁、草蔻各 15g,陈皮、乌药、木香、於术各 25g,川楝子 12g。

2. 制备

方中诸药如法炮制,混合粉碎,通过五号筛,混合均匀。每 100g 药粉加炼蜜 110~130g,制成大蜜丸,朱砂为衣。每丸重 12g。

3. 功能主治

活血祛瘀,调经养血。用于经血不调,超前错后,经水紫黑,血漏带下,痞块结聚,腹胀腹痛,以及孕妇临产艰难等症。

4. 用法用量

每服 1 丸,一日 2 次,黄酒或白开水送下。

三十、二益丹

1. 处方

肉豆蔻、砂仁、广木香、附片、炙甘草、煅龙骨、炒吴茱萸、云皮、北细辛、花椒、檀香、枯矾、山柰、海螵蛸各 100g，紫蔻仁、丁香、母丁香、蛇床子各 50g，白芷 500g，当归 300g，肉桂 150g。

2. 制备

方中诸药如法炮制，混合粉碎，通过五号筛，混合均匀，炼蜜为丸。制丸时取酥油少许作为润滑剂，成丸后贴金衣。每 100g 药粉加炼蜜 140~160g。每丸重 3.6g。

3. 功能主治

调经止带，暖宫助孕。用于经血不调，赤白带下，经行腹痛，宫寒不孕，气滞胃痛等症。

4. 用法用量

每服 1 丸，一日 2 次，早、晚用黄酒或白开水送下。服药期间忌生冷及油腻食品。

三十一、玉液金丹

1. 处方

益母草、醋艾叶各 195g，黄芩、炙甘草、枳壳、肉苁蓉各 36g，川贝母、川芎、香附子、杜仲、阿胶各 80g，荷叶、麦门冬各 75g，琥珀、於术、广木香、血竭、大腹皮各 28g，白芍、当归身、沉香、橘红各 50g，潼蒺藜、砂仁各 65g，茯苓、续断各 20g，山楂 260g，党参 60g，厚朴 45g，粉丹皮 140g，山药 135g，菟丝子 96g。

2. 制备

方中诸药如法炮制，将沉香、血竭、阿胶三味分别单独研细，通过五号筛，备用。余药混合粉碎，通过五号筛，再与上述三味药粉混合配研，过筛，混匀。每 100g 药粉加炼蜜 130~150g，制成大蜜丸。每丸重 9g。

3. 功能主治

调经活血，益气养荣。用于妇女经血不调，血瘀气滞，气血双亏，腰腿疼痛，寒凝痛经等症。

4. 用法用量

每服 9g，一日 2 次，黄酒或白开水送下。孕妇忌服！

三十二、培坤丹

1. 处方

炙黄芪、白术各 150g，陈皮、茯苓、麦门冬、酸枣仁、杜仲、龙眼肉、山茱萸各 100g，炙甘草、五味子各 25g，远志、酥油各 12.5g，川芎、白芍、北沙参、醋艾叶各 50g，当归 250g，砂仁 28g，胡桃仁 62.5g，芦巴子 125g，熟地黄 200g。

2. 制备

除酥油外，方中诸药如法炮制，混合粉碎，通过五号筛，混合均匀。将酥油置锅内加热融化后倾入药粉拌炒 3min 出锅，备用。每 100g 药粉加炼蜜 90~110g，制成小蜜丸，即得。每 60 丸重约 9g。

3. 功能主治

调经养血，健脾益胃。用于气虚血亏，月经不调，赤白带下，少腹冷痛，神疲倦怠，畏寒肢冷,食欲不振等症。

4. 用法用量

每次服9g,一日2次,黄酒或白开水送下。

三十三、宁坤至宝丹

1. 处方

益母草、香附子、党参各250g,当归、川芎、乌药、黄芩、生地黄、白术、茯苓、丹参、砂仁、青皮、木香、杜仲、甘草、元胡、枸杞子、沉香各125g,肉桂、柴胡各60g。

2. 制备

方中诸药如法炮制,沉香单独研粉,通过六号筛。余药混合粉碎,通过五号筛,再与沉香粉混合配研,过筛,混合均匀。每100g药粉加炼蜜90~110g,制成大蜜丸,即得。每丸重9g。

3. 功能主治

调经养血,行气化瘀。用于经血不调,腰腹疼痛,赤白带下,四肢浮肿,呕逆胀满,胃脘疼痛等症。

4. 用法用量

每服9g,一日2次,白开水送下。

三十四、胎产金丹

1. 处方

当归、香附子各155g,川芎、於术、赤石脂、乳香、丹皮、白芍各95g,元胡、藁本、白芷各60g,炙甘草、没药、桂心各45g,白薇75g,茯苓110g,党参120g。

2. 制备

以上诸药如法炮制,混合粉碎,通过五号筛,混合均匀,炼蜜为丸,朱砂为衣。每100g药粉加炼蜜110~130g,制成大蜜丸。每丸重9g。

3. 功能主治

调经养血,益气安胎。用于胎动、胎漏,产后下血,月经崩漏,胞衣难下,以及胸腹胀满,腰腿疼痛,乍冷乍热,肢体浮肿,不思饮食等症。

4. 用法用量

每服9g,一日2次,白开水送下。

三十五、四红丹

1. 处方

大黄炭、当归炭、阿胶珠、槐花炭、蒲黄炭、荷叶炭各250g。

2. 制备

以上6味,混合粉碎,通过五号筛,混合均匀,炼蜜为丸,朱砂为衣。每100g药粉加炼蜜110~130g,制成大蜜丸。每丸重3g,蜡皮封固。

3. 功能主治

敛血,止血。用于吐血,咯血,尿血,便血,肠风下血,胃溃疡出血,以及妇女子宫和膀胱出血。

4. 用法用量

每服9g,一日2次,白开水送下。服药期间忌食辛辣刺激食品!

三十六、调经丸

1. 处方

熟地黄、阿胶、益母草各185g,茯苓、半夏、粉丹皮、艾叶炭、川芎、陈皮、麦门冬、续断、黄芩各95g,白术、白芍各75g,没药、吴茱萸、元胡、小茴香各45g,香附子375g,当归140g,甘草30g。

2. 制备

将阿胶单独研粉,通过六号筛,备用。余药混合粉碎,通过五号筛,然后加入阿胶粉混合配研,过筛混匀。每100g药粉加炼蜜110~130g,制成小蜜丸。每60丸重9g。

3. 功能主治

化瘀通络,调经养血。用于经期超前错后,行经腹痛,气血虚寒,经色暗淡,经闭、经少,四肢酸痛等症。

4. 用法用量

每服9g,一日2次,白开水送下。孕妇忌服!

三十七、月事丸

1. 处方

白芍、川芎、生地黄、熟地黄、黄芩、茯苓、台乌、橘红、香附子、桂心各15g,当归身、白术、藁本各30g,白薇、白芷、没药、丹皮、元明粉、赤石脂各60g,紫苏、阿胶、砂仁各7.5g,广木香、甘草各4.5g,沉香、牛膝各6g,益母草95g,党参12g。

2. 制备

将方中阿胶、沉香、元明粉三味分别单独研细,通过六号筛,备用。余药混合粉碎,通过五号筛,再与上述三味药粉混合配研,过筛混匀。然后以饱和冰糖水溶液泛制为丸,干燥,以朱砂、滑石粉包衣,即得。

3. 功能主治

调经活血,益气养荣。用于妇女月经不调,经色不正,赤白带下,崩漏淋漓,血瘀痞块,腹中隐痛,子宫寒冷等症。

4. 用法用量

每服9g,一日2次,黄酒或白开水送下。孕妇忌服!

三十八、催生兔脑丸

1. 处方

母丁香、乳香各30g,麝香9g,兔脑一对。

2. 制备

将麝香、兔脑(焙干)分别研细,通过六号筛,备用。余药混合粉碎,通过五号筛,再与备用药粉混合配研,过筛,混合均匀,水泛为丸,低温干燥,蜡皮封固。每丸重 1g。

3. 功能主治

催产促生。用于妇女临产胎儿不下及难产。

4. 用法用量

每服 3~6g,白开水送下。孕妇忌服!

三十九、孕妇金花丸

1. 处方

栀子、银花、黄柏、黄芩、当归、白芍、生地黄各 500g,黄连 250g,川芎 125g。

2. 制备

方中诸药如法炮制,混合粉碎,通过五号筛,混合均匀,水泛为丸,干燥,即得。每 20 丸重约 6g。

3. 功能主治

清热解毒,养血安胎。用于孕妇心火上炎,口舌生疮,咽喉红肿,爆发火眼,头痛眩晕,身倦体热,牙龈肿痛等症。

4. 用法用量

每服 6g,一日 2 次,白开水送下。服药期间忌辛辣刺激性食品!

四十、通经甘露丸

1. 处方

川芎、当归、红花各 75g,酒大黄 310g,广木香 45g,百草霜 15g。

2. 制备

方中六味混合研粉,通过五号筛,混合均匀。另称取当归、红花各 125g 加水煎汤,取汁泛丸,干燥,即得。每 20 丸重约 9g。

3. 功能主治

调经活血,散瘀化滞。用于妇女经闭血瘀,胸胁胀痛,脘腹痞硬,腹满疼痛等症。

4. 用法用量

每服 9g,一日 2 次,黄酒或白开水送下。孕妇忌服!

四十一、鹿胎冷香丸

1. 处方

党参、条参、黄芪各 125g,白芍、龙眼肉、鳖甲、香附子、当归各 95g,赤石脂、白薇、牡蛎、甘草、菊花炭、乌梅炭、白全参各 60g,柴胡、益智仁、元胡各 45g,鹿茸、桃仁、沉香、油桂、鸡血藤、东参各 30g,川芎、薄荷各 25g,琥珀、藏红花、川楝子、蚕茧炭各 15g,鹿胎一具,益母草 250g,鹿角霜 12g。

2. 制备

方中诸药如法炮制,先将鹿胎、鹿茸、藏红花、琥珀、沉香、东参六味分别单独研细,通过六号筛,备用。余药混合粉碎,通过五号筛,再与备用药粉混合配研,过筛,混合均匀,按1∶1之比用黄酒和牛乳汁混合液泛制为丸,干燥,裹朱砂衣,即得。每丸重1g。

3. 功能主治

调经种子,养血安胎,温中止带。用于妇女月经不调,冲任虚损,腰膝酸软,头晕目眩,宫寒不孕,子宫幼稚,以及孕妇胎前、产后所致诸病。

4. 用法用量

每服9g,一日2次,淡盐水送下。服药期间忌食生冷,勿动气忧伤!

四十二、二母宁嗽丸

1. 处方

紫菀、百合、知母、杏仁、玄参、麦门冬各300g,款冬花900g,罂粟壳600g,贝母150g。

2. 制备

方中9味如法炮制,混合粉碎,通过五号筛,混合均匀。每100g药粉加炼蜜50~70g,制成大蜜丸。每丸重9g。

3. 功能主治

止嗽化痰,润肺定喘。用于肺虚气弱,咳嗽痰喘,口干津少,痰中带血,肺燥及肺阴不足等症。

4. 用法用量

每服9g,一日2次,白开水送下。

四十三、宁嗽化痰丸

1. 处方

生地黄、紫菀各370g,橘红、麦门冬、前胡、百合各250g,川贝母、桔梗、五味子、栀子、半夏曲、当归、知母、天花粉各155g,百部、阿胶各125g,款冬花、玄参、苏子、甘草、天门冬、旋覆花、黄芩、杏仁各60g,桑白皮310g。

2. 制备

将阿胶单独粉碎,通过五号筛,备用。余药如法炮制,混合粉碎,通过五号筛,然后加入阿胶粉混合配研,过筛,混合均匀。每100g药粉加炼蜜90~120g,制成蜜丸,即得。每丸重7.5g。

3. 功能主治

止嗽化痰,清肺定喘。用于经年痨嗽,咳嗽痰喘,咽干口渴,痰中带血等症。

4. 用法用量

每服1丸,一日2次,白开水送下。外感风寒引起的咳嗽忌用!

四十四、定喘丸

1. 处方

杏仁、天门冬各60g,炙桑皮、炙麻黄、麦门冬、陈皮、茯苓、半夏、前胡、栝蒌仁、防风、酒芩、莱菔子、白芥子各30g,苏子、知母、贝母各45g,高丽参、橘红各15g,甘草22g。

2. 制备

将高丽参单独粉碎,通过六号筛,备用。余药混合粉碎,通过五号筛,然后加入高丽参粉混合配研,过筛,混合均匀。每100g药粉加炼蜜90g,制成大蜜丸。每丸重9g。

3. 功能主治

止嗽化痰,宣肺平喘。用于肺气不宣,咳嗽痰喘,气不接续,心悸难眠,或热郁于肺,咳咯黄痰等症。

4. 用法用量

每服9g,一日2次,生姜汤送下。

四十五、橘红化痰丸

1. 处方

橘红、甘草、川贝母、白矾、五味子各110g,马兜铃125g,杏仁155g,清半夏75g,紫菀45g。

2. 制备

方中9味混合粉碎,通过五号筛,混合均匀。每100g药粉加炼蜜70~90g,制成大蜜丸。每丸重9g。

3. 功能主治

宣肺平喘,化痰止咳。用于咳嗽气喘,呕吐痰涎,胸部作痛,实热胸满等症。

4. 用法用量

每服9g,一日2次,白开水送下。服药期间忌生冷及刺激性食品!

四十六、太平养肺丸

1. 处方

熟地黄、生地黄、天门冬、麦门冬、当归、杏仁、川贝母、款冬花、阿胶、百部各30g,桔梗、蒲黄、京墨各15g,诃子25g,冰片6g,麝香0.6g。

2. 制备

方中诸药如法炮制,先将麝香、京墨、阿胶分别单独研细,通过六号筛,备用。余药混合粉碎,通过五号筛,然后与备用药粉混合配研,过筛,混合均匀。每100g药粉加炼蜜80~100g,制成中蜜丸,蜡皮封固。每丸重6g。

3. 功能主治

润肺化痰,宣肺平喘。用于肺虚哮喘,肺痿咯血,胸膈胀满,以及支气管炎等症。

4. 用法用量

每服 1 丸,一日 2 次,白开水送下。孕妇忌服!

四十七、竹沥化痰丸

1. 处方

半夏、山楂、香附子、枳实各 200g,天南星、酒大黄各 150g,白术、栝蒌仁、茯苓、百部、莱菔子各 100g,海浮石、黄连、玄参、黄芩、杏仁、贝母各 50g,陈皮 300g,苏子 350g。

2. 制备

方中诸药如法炮制,混合粉碎,通过五号筛,混合均匀,用竹沥水泛制为丸,干燥,即得。每 50 丸重约 3g。

3. 功能主治

止咳豁痰,降逆通便。用于痰实胸满,喘嗽痰涎,腹满胃胀,呕吐呃逆,大便不通,烦闷癫狂。

4. 用法用量

每服 6~9g,一日 2 次,白开水送下。孕妇及体虚者忌服!

四十八、小儿回春丹

1. 处方

钩藤、胆南星各 250g,川贝母、天竺黄、甘草各 125g,朱砂、防风、羌活、僵蚕、全蝎、天麻、白附子、雄黄各 15g,冰片、麝香、牛黄各 9g,蛇含石(即干馍)95g。

2. 制备

先将雄黄、朱砂分别水飞为极细粉,麝香、牛黄、冰片分别单独研细,通过六号筛,备用。余药混合粉碎,通过五号筛,再加入上述两组药粉混合配研,过筛,混合均匀。每 100g 药粉加炼蜜 100g,制成小蜜丸,蜡皮封固。每 60 丸重约 9g。

3. 功能主治

止咳化痰,解热止痉,祛风定惊。用于小儿外感高烧,咽喉肿痛,咳嗽气喘,痰涎壅盛;以及肝风内动所致之角弓反张,惊厥抽搐,烦躁不安等症。

4. 用法用量

每次 1~1.5g,一日 2~3 次,白开水送下。用药期间忌食生冷及油腻食品。

四十九、妙灵丹

1. 处方

川贝母、橘红、生地黄、玄参各 25g,半夏、桔梗各 20g,薄荷、木通、赤芍、天麻、钩藤、制天南星、羌活、前胡、葛根各 18g,羚羊角、犀角各 1.5g,朱砂 15g,冰片 3g。

2. 制备

将朱砂水飞为极细粉,冰片、羚羊角、犀角分别研细,通过六号筛,备用。余药混合粉碎,通过五号筛,再加入上述备用药粉混合配研,过筛,混合均匀,炼蜜为丸,朱砂为衣。每

100g 药粉加炼蜜 110~140g,每丸重 1.5g。

3. 功能主治

清热化痰,定惊安神。用于外感发热,头痛眩晕,肺热咳喘,呕吐痰涎,鼻干口燥,咽喉肿痛,烦躁不安,二便不利等症。

4. 用法用量

每服 1.5g,一日 2~3 次,白开水送下。服药期间忌辛辣刺激性食品!

五十、小儿金丹

1. 处方

川贝母、橘红各 12g,羌活、生地黄、木通、大青叶、荆芥穗、桔梗、前胡、西河柳、赤芍、制天南星、玄参、钩藤、半夏、枳壳各 9g,薄荷、牛蒡子、葛根、天麻、防风、甘草各 6g,羚羊角、犀角各 1.5g,朱砂 25g,冰片 3g。

2. 制备

将朱砂水飞为极细粉,冰片、羚羊角、犀角分别单独研细,通过六号筛,备用。余药混合粉碎,通过五号筛,再加入上述四味药粉混合配研,过筛,混合均匀,炼蜜为丸,蜡皮封固。每 100g 药粉加炼蜜 120~140g,每丸重 1.5g。

3. 功能主治

发汗解表,止嗽化痰,清热解毒,镇惊安神。用于伤风头痛,咳嗽气喘,咽喉红肿,外感发热,鼻流清涕,呃逆呕吐,惊厥抽搐,淋巴腺炎等症。

4. 用法用量

每服 0.75~1.5g,一日 2~3 次,白开水送下。服药期间忌辛辣油腻食品!

五十一、小儿止嗽金丹

1. 处方

玄参、麦门冬、杏仁、胆南星各 125g,焦槟榔、桔梗、竹茹、桑白皮、川贝母、天花粉、栝蒌仁、甘草各 95g,苏子、知母、苏叶各 60g。

2. 制备

将方中诸药如法炮制,混合粉碎,通过五号筛,混合均匀,炼蜜为丸。每 100g 药粉加炼蜜 120~150g,每丸重 3g。

3. 功能主治

清热除烦,止嗽化痰。用于伤风咳嗽,呕吐痰涎,口干舌燥,咽喉肿痛,身热烦渴,胸中满闷等症。

4. 用法用量

每服 1.5~3g,一日 2~3 次,白开水送下。服药期间忌食辛辣之品!

五十二、慢惊丸

1. 处方

党参、陈皮、炮姜、白术、防风、茯苓、山药各 9g,肉豆蔻、制天南星、天麻、当归各 6g,炙甘草、肉桂、白芍各3g。

2. 制备

将方中14味混合粉碎,通过五号筛,混合均匀,炼蜜为丸。每100g药粉加炼蜜100~120g,每丸重3g。

3. 功能主治

散寒除湿,健脾止泻,温中止痉。用于小儿慢惊风,外感伤寒、内伤饮食,上吐下泻,惊厥抽搐,唇舌干燥,手足厥冷,汗出亡阳等症。

4. 用法用量

每服3g,一日2~3次,白开水送下。服药期间忌生冷!

五十三、小儿健脾丸

1. 处方

党参、白术各30g,茯苓、砂仁、莲子、薏米仁、神曲、山楂、麦芽、陈皮、山药、扁豆、炙甘草各15g,肉豆蔻6g,诃子9g,鸡内金12g。

2. 制备

将方中诸药混合粉碎,通过五号筛,混合均匀。每100g药粉加炼蜜110~130g,制成蜜丸。每丸重3g。

3. 功能主治

补中益气,健脾止泻。用于小儿消化不良,腹痛泄泻,食欲不振,体虚羸弱等症。

4. 用法用量

每服3g,一日2~3次,白开水送下。

五十四、小儿肥皂饼

1. 处方

肥皂、天麻各30g,白附子、薄荷、僵蚕、粉甘草各15g,全蝎6g,白芷22g。

2. 制备

除肥皂外,余七味药混合粉碎,通过五号筛,混合均匀,备用。取炼蜜适量,加入肥皂混合融化,然后加入备用药粉,搅拌均匀,制为饼状,贴金衣,即得。每100g药粉加炼蜜50~70g,每枚药饼重3g。

3. 功能主治

息风镇惊,豁痰止痉。用于小儿肝风内动,痉挛抽搐,四肢厥逆等症。

4. 用法用量

每服3g,一日2次,温开水送下。服药期间忌食生冷!

五十五、育婴金丹

1. 处方

胆南星、羌活、防风、麻黄、天麻、青礞石(制)各30g,茯苓、陈皮、天竺黄各25g,猪牙皂、僵蚕、冰片各 15g,全蝎、薄荷各 6g,钩藤 125g,琥珀 9g,牛黄 3g,麝香 1.5g,竹沥膏 50g。

2. 制备

将青礞石煅制后水飞为极细粉,再将全蝎、冰片、琥珀、牛黄、麝香分别单独研细,通过六号筛,备用。除竹沥膏外,余药混合粉碎,通过五号筛,再与备用药粉混合配研,过筛,混合均匀,然后加入炼蜜、竹沥膏混合搅拌,制备为丸,水飞朱砂为衣。每丸重 3g。

3. 功能主治

止咳化痰,镇惊安神,散风解表。用于小儿身热头痛,咳嗽气喘,咽喉疼痛,鼻流清涕、闭塞不通,惊风抽搐等症。

4. 用法用量

每服 0.5~3g,一日 2 次,白开水送下。服药期间忌食刺激性食品!

五十六、金衣至宝丹

1. 处方

陈皮、山楂、麦芽、附子、全蝎、蝉蜕、天麻、羌活、钩藤、槟榔、僵蚕、苏叶、薄荷、藿香各 15g,白芥子、滑石、琥珀、冰片各 9g,川贝母、朱砂、胆南星各 16g,牛黄 0.6g,麝香 1.5g。

2. 制备

将滑石、朱砂水飞为极细粉,琥珀、冰片、牛黄、麝香分别单独研为细粉,通过六号筛,备用。方中余药混合粉碎,通过五号筛,再加入备用药粉混合配研,过筛,混合均匀,炼蜜为丸,贴金衣,即得。每 100g 药粉加炼蜜 110~130g,每丸重 1.5g。

3. 功能主治

镇惊安神,疏风解表,开胃导滞。用于小儿外感风温,发热恶寒,咳嗽痰喘,高热不退,惊厥抽搐,食欲不振,消化不良等症。

4. 用法用量

每服 1.5g,一日 2 次,白开水送下。服药期间忌辛辣刺激及生冷油腻食品!

五十七、至圣保元丹

1. 处方

朱砂、枳实、茯神、胆南星、钩藤、全蝎、僵蚕、雄黄、甘草、硼砂各 30g,天竺黄、羚羊角、沉香、犀角、木通各 15g,山药 60g,琥珀 22g。

2. 制备

将朱砂、雄黄水飞为极细粉,琥珀、沉香、犀角、羚羊角、硼砂分别研为细粉,通过六号筛,备用。余药混合粉碎,通过五号筛,然后与备用细料混合配研,过筛,混合均匀,炼蜜为丸,即得。每 100g 药粉加炼蜜 100~120g,每丸重 0.9g。

3. 功能主治

清热止痉,镇惊安神,化痰解毒。用于小儿肝风内动,高热惊厥,四肢抽搐,神志昏迷,痰壅咳喘,呕吐以及外感风热等症。

4. 用法用量

每服 0.9g,一日 1~2 次,白开水送下。服药期间忌辛辣油腻食品!

五十八、保肝化风丹

1. 处方

胆南星、橘络、半夏、黄芩、甘草各6g，羌活、独活、天麻、全蝎、党参各3g，钩藤15g。

2. 制备

方中11味混合粉碎，通过五号筛，混合均匀，炼蜜为丸，朱砂为衣。每100g药粉加炼蜜90~120g，每丸重3g。

3. 功能主治

解热镇惊，止嗽化痰。用于小儿伤风咳嗽，呕吐痰涎，小便赤黄，高热惊风等症。

4. 用法用量

每服1.5~3g，一日2次，白开水送下。服药期间忌食生冷！

五十九、黎峒丸

1. 处方

血竭、乳香(去油)、藤黄(豆腐制)、没药(去油)、天竺黄、大黄、儿茶各60g，三七、雄黄、阿魏各30g，麝香12g，琥珀6g，冰片9g。

2. 制备

将雄黄水飞为极细粉，麝香、琥珀、血竭、冰片分别单独研细，通过六号筛，备用。除阿魏外，余药混合粉碎，通过五号筛，然后与细料药粉混合配研，过筛，混合均匀，将阿魏加入炼蜜中融合后与药粉混合制丸，即得。每100g药粉加炼蜜90~110g，每丸重3g。

3. 功能主治

散瘀活血，解毒止痛。用于痈疽疮疡，疔毒疥癣，跌打损伤，血瘀疼痛，皮肤红肿坚硬等症。

4. 用法用量

每服3g，每日一次，白开水送下；作为外用散剂时以醋调敷患处。孕妇忌服！

六十、蟾酥丸

1. 处方

蟾酥(白酒融化)、雄黄各6g，枯矾、寒水石、没药、乳香、麝香各3g，轻粉1.5g，蜗牛21只，朱砂9g。

2. 制备

方中诸药如法炮制，将雄黄、朱砂水飞为极细粉，备用。除蟾酥、蜗牛外，余药分别研为细粉，通过七号筛，再与雄黄、朱砂混合配研，过筛，混合均匀。另将蜗牛、蟾酥捣为稠糊状后再与药粉混合制丸，朱砂为衣。每丸重0.3g。

3. 功能主治

化腐生肌，杀毒敛疮。用于一切疔毒恶疮，痈疥肿痛诸症。

4. 用法用量

每服0.3g，一日2次，黄酒送下；外用适量，用醋调敷患处。孕妇忌服！

六十一、内消瘰疬丸

1. 处方

昆布、木香、甘草、海藻、三棱、香附子、蛤粉、莪术、桔梗、白芷、海带、海螵蛸、夏枯草各125g,细辛、制天南星、海螺各60g,川贝母、玄参各95g。

2. 制备

方中诸药如法炮制,混合粉碎,通过五号筛,混合均匀,水泛为丸,干燥,即得。

3. 功能主治

清热化痰,消肿散结。用于瘿瘤、结核、瘰疬,淋巴结肿大,乳痈等症。

4. 用法用量

每服9g,一日2次,白开水送下。服药期间禁行房事,孕妇忌服!

六十二、银翘败毒丸

1. 处方

银花、连翘、大黄各500g,紫花地丁、蒲公英、栀子、白芷、黄芩、赤芍、玄参、浙贝母、桔梗、木通、防风、白鲜皮、甘草梢各370g,蝉蜕、天花粉各250g。

2. 制备

方中诸药混合粉碎,通过五号筛,混合均匀,水泛为丸,干燥,即得。另外,如熬制膏滋,每500g中药浸膏加入炼蜜1000g,收炼成膏,即得。

3. 功能主治

清热解毒,消肿止痛。用于诸痛疮疡,红肿热痛,周身灼热,疮疥溃烂、溢液流脓,丹毒疱疹,疥癣痛痒及无名肿毒等。

4. 用法用量

丸剂每服9g,一日2次;膏滋每服30g,一日2次。白开水送下。服药期间忌房事!

六十三、三黄宝蜡丸

1. 处方

血竭、天竺黄、刘寄奴各60g,大戟、雄黄各42g,芒硝、朱砂各20g,制水银、乳香、没药、蜂蜡、麝香各6g,制藤黄82g,当归尾28g,儿茶38g,血琥珀4.5g。

2. 制备

方中诸药如法炮制,将朱砂、雄黄水飞为极细粉,藤黄、芒硝、水银、琥珀、血竭、麝香分别单独研细,通过六号筛,备用。余药混合粉碎,通过五号筛,然后加入备用药粉混合配研,过筛,混合均匀,取蜂蜡适量制备为丸,阴干,即得。每丸重3g,密闭贮存。

3. 功能主治

活血散瘀,止痛消肿。用于一切跌打损伤,瘀血肿痛,闪腰岔气,扭伤挫伤等症。

4. 用法用量

每服3g,一日1~2次,黄酒送下。孕妇忌服!

六十四、明目蒺藜丸

1. 处方

川芎、刺蒺藜、木贼、蝉蜕、旋覆花各 250g，防风、草决明、桔梗、龙胆草各 155g，当归、白芍、生地黄、羌活各 125g，白芷、黄芩、甘草各 80g，菊花 375g，薄荷 95g。

2. 制备

方中诸药如法炮制，混合粉碎，通过五号筛，混合均匀，水泛为丸，干燥，即得。

3. 功能主治

清热明目，祛风退翳。用于爆发火眼、红肿热痛、障翳云蒙，视物昏花，泪流畏光，眼睑红肿等症。

4. 用法用量

每服 9g，一日 2 次，白开水送下。服药期间忌食刺激性物品！

六十五、清心明目上清丸

1. 处方

黄连、桔梗、玄参、酒军、枳壳、陈皮、菊花、黄芩各 250g，薄荷、甘草、当归尾、赤芍、荆芥、连翘、白蒺藜、栀子、蝉蜕、天花粉、生石膏、麦门冬、车前子各 15g。

2. 制备

将生石膏水飞为极细粉，余药混合粉碎，通过五号筛，然后加入生石膏粉混合配研，过筛，混合均匀，水泛为丸，干燥，即得。

3. 功能主治

疏散风热，解毒明目。用于爆发火眼，巩膜红赤，畏光流泪，眼睑红肿等症。

4. 用法用量

每服 9g，一日 2 次，白开水送下。服药期间忌刺激性食品！

六十六、疥癣一扫光

1. 处方

大枫子 30g，砒石 15g，胡桃仁 25g，水银 3g。

2. 制备

将砒石煅制为霜，水银铅制研粉，然后分别通过六号筛，混合配研，备用。另将大枫子去壳取仁后再与胡桃仁及备用药料混合，共捣为泥状，制为丸剂，即得。每丸重 3g。

3. 功能主治

杀毒疗疮，祛湿止痒。用于顽癣，疥疮，苔癣刺痒不已等症。

4. 用法用量

外用！每次 1 丸，往复涂擦患处，6d 为一疗程用。切勿入口，患处破溃者禁用！

第二节　散　剂

一、卧龙丹

1. 处方

灯芯炭 125g，蟾酥 6g，麝香 3g，冰片 18g。

2. 制备

在蟾酥中加入白酒 6g，连续搅拌使呈稠膏状，干燥后研粉，通过六号筛。余药分别单独研为细粉，通过六号筛，然后加入蟾酥粉混合配研，过筛，分装，密封贮存。

3. 功能主治

开窍醒脑，清暑避瘟。用于中暑中恶，呕吐腹痛，鼻塞不通，头疼眩晕。以及疮疡初起所致皮肤潮红，疼痛作痒，牙龈肿痛等。

4. 用法用量

内服 0.2~0.6g，由鼻孔吸入；外用适量，撒敷患处。孕妇禁用！

二、白平安散

1. 处方

滑石、白芷各 30g，川芎、麝香各 3g，绿豆粉 625g，生石膏 60g，冰片 125g。

2. 制备

将生石膏、滑石用水飞为极细粉，备用。其余五味分别单独研为细粉，通过六号筛，再加入上述二味混合配研，过筛，分装，即得。

3. 功能主治

清暑解热，通关开窍。用于夏季中暑，心烦不安，头痛眩晕，目昏眼花，烦热神昏，口燥干渴等症。

4. 用法用量

每服 1.5g，或由鼻孔吸入适量。孕妇忌用！

三、林则徐十八味

1. 处方

野党参、旋覆花、黄精、益智仁、炙黄芪、枸杞子、鹤虱各 95g，明党参、杜仲、半夏、炮姜炭、茯苓、甘草、酸枣仁、米壳（或於术）各 60g，肉苁蓉、砂仁各 30g，橘红 45g，大枣 625g。

2. 制备

方中各味如法修制，混合粉碎，通过六号筛，分装，即得。

3. 功能主治

补气养血，安神益智，健脾脱毒。用于沾染毒品，身体衰弱，五心烦乱，寝食难安，毒瘾难戒等。

4.用法用量

每服6~9g,一日2次,白开水或稀米粥送下。

四、千金白术散

1.处方

党参、白术、山药、扁豆、莲子各60g,茯苓、薏米仁、泽泻各50g,桔梗、陈皮各36g,砂仁、炙甘草、鸡内金各30g。

2.制备

方中诸药如法修制,混合粉碎,通过六号筛,分装,即得。

3.功能主治

补中益气,健脾止泻。用于食欲不振,消化不良,胸腹胀满,大便溏泻,精神疲惫等。

4.用法用量

每服9g,一日2次,白开水送下。服药期间忌食甘味滋腻之品!

五、活胃散

1.处方

明雄黄、白胡椒、公丁香、巴豆霜、广木香各1.2g,五灵脂、枳壳各6g,西红花3g。

2.制备

将方中诸药如法炮制,明雄黄用水飞为极细粉,备用。余药混合粉碎,通过六号筛,然后加入雄黄粉混合配研,过筛,分装,即得。

3.功能主治

温中散寒,行气止痛,清肠通便。用于寒伤脾胃,中脘疼痛,胸膈胀满,不思饮食,大便闭结等。

4.用法用量

每服0.6g,一日3次,以舌舐咽药粉,隔1小时后再饮水为妥。孕妇忌服!

六、猪肝散

1.处方

潞党参、油桂、白术、肉豆蔻、砂仁、良姜、大香、炮姜、丁香各6g,雄猪肝一具。

2.制备

除猪肝外,方中诸药如法修制,混合粉碎,通过六号筛,备用。将猪肝用非铁器制品如竹刀等切碎,置烘箱或新瓦上焙干,研为细粉,通过六号筛,再与备用药料混合配研,过筛,分装,即得。

3.功能主治

健脾益胃,温中止泻。用于脾胃虚寒,干呕呃逆,不思饮食,久泻不止等。

4.用法用量

每服6g,一日3次,稀米粥送下。服药期间忌食油腻及生冷之物!

七、退云散

1. 处方

煅炉甘石 310g, 冰片 30g, 麝香、熊胆各 6g。

2. 制备

将炉甘石煅红后浸入黄连煎液中淬制, 然后用水飞为极细粉, 备用。其余 3 味分别研为细粉, 通过九号筛, 然后与炉甘石粉混合配研, 过筛, 备用。另取荸荠汁与冰糖汁各半, 混合过滤, 加入备用药粉中混合搅拌均匀, 制成瓜子状剂型, 即得。

3. 功能主治

清热解毒, 明目退翳。用于爆发火眼, 畏光流泪, 目赤痛痒, 眼边红烂, 睛障目翳。

4. 用法用量

取药物 1 粒, 用珍珠明目液溶解, 滴点眼角处, 一日 2~3 次。用药期间忌食刺激物!

八、八宝眼药

1. 处方

炉甘石(煅)60g, 冰片 18g, 硼砂(煅)6g, 朱砂 3g, 熊胆 7.5g, 麝香、珍珠各 1.2g, 琥珀、珊瑚各 4.5g。

2. 制备

将炉甘石煅红后用黄连煎液淬制, 珍珠用豆腐煮制, 珊瑚洗净、晾干。然后将朱砂及以上 3 味分别水飞为极细粉, 备用。余药单独研为细粉, 通过九号筛, 混匀, 再加入上述 4 味混合配研, 过筛, 分装, 即得。

3. 功能主治

清热止痛, 退翳明目。用于爆发火眼, 羞明畏光, 迎风流泪, 眼边赤烂, 目翳遮睛等。

4. 用法用量

先将点眼用小玻璃棒用消炎眼药水湿润, 然后蘸取药粉少许点入眼角内, 一日 3 次。用药期间忌食辛辣刺激物!

九、八宝退云散

1. 处方

苏珍珠 5 粒, 朱砂 0.6g, 广猩红 2.5g, 冰片 12g, 炉甘石(煅)30g, 西牛黄、麝香、藏硇砂、金熊胆各 0.3g。

2. 制备

先将珍珠用豆腐煮制, 炉甘石煅红后用黄连煎液淬制, 然后将朱砂以及上述 2 味分别用水飞为极细粉, 备用。硇砂用醋制后连同方中余药分别研为细粉, 通过九号筛, 再与备用药粉混合配研, 过筛, 分装, 即得。

3. 功能主治

清热解毒, 退翳明目。用于爆发火眼, 眼睛肿痛, 目翳遮睛, 羞明畏光, 迎风流泪, 眼边赤烂等。

4. 用法用量

先用小玻璃棒沾生理盐水湿润,然后蘸取药粉少许点入眼角内,一日 3 次。用药期间忌食刺激物!

十、瓜子眼药

1. 处方

冰片 9g,米珍珠 5 粒,牛黄 0.15g,熊胆 0.07g,藏硇砂 0.03g,炉甘石(煅)30g。

2. 制备

方中珍珠用豆腐煮制,炉甘石煅红后用黄连煎液(或"三黄煎液"即:黄连、黄芩、黄柏)淬制,然后将珍珠、炉甘石水飞为极细粉,备用。硇砂用醋制后同方中余药分别研细,通过九号筛,再与备用药粉混合配研,过筛,分装,即得。临用时以芝麻油调和药粉,制备成瓜子形状。

3. 功能主治

明目退翳,止痛消肿。用于爆发火眼,迎风流泪,眼边赤烂以及沙眼等。

4. 用法用量

洗净患部,取药物 1 粒,用珍珠明目液溶解,滴点眼角处,一日 2~3 次。用药期间忌食刺激物!

十一、清凉散

1. 处方

炉甘石(煅)30g,冰片 15g。

2. 制备

将炉甘石煅红后用黄连煎液淬制,水飞为极细粉;冰片研细后与炉甘石粉混合配研,通过九号筛,分装,即得。

3. 功能主治

清热解毒,消肿止痛。用于眼睑红肿,视物不清,迎风流泪等症。

4. 用法用量

洗净患部,用小玻璃棒蘸药粉少许点于患处,一日 2 次。用药期间忌辛辣刺激食品!

十二、锡类散

1. 处方

珍珠(豆腐制)、象牙屑(炒黄)各 6g,京牛黄、冰片各 3g,人指甲(新瓦上焙黄)1.5g,青黛 18g。

2. 制备

将珍珠水飞为极细粉,方中余药分别研细,然后与珍珠粉混合配研,通过六号筛,分装,密封贮存。

3. 功能主治

清热利咽,解毒消肿。用于咽喉红肿,扁桃腺炎,口舌糜烂,吞咽困难等。

4. 用法用量

取药粉少许,吹入咽喉患处,一日2~3次。用药期间忌烟、酒及辛辣刺激性食品!

十三、西瓜散

1. 处方

西瓜霜6g,珍珠(豆腐煮制)1g,青黛、黄连、牛黄各3g,枯矾、冰片各1.5g。

2. 制备

将珍珠水飞为极细粉,备用。余药分别研细,通过六号筛,然后与珍珠粉混合配研,过筛,分装,密封贮存。

3. 功能主治

清热解毒,消肿止痛。用于咽喉红肿疼痛,以及各种原因所致之咽喉炎性疾患。

4. 用法用量

取药粉少许,吹入喉中患处,一日3次。用药期间忌食刺激性物品!

十四、珠黄消疳散

1. 处方.

天花粉、青黛、黄连、煅硼砂、大青叶、薄荷叶、粉甘草各30g,儿茶60g,牛黄6g,珍珠(豆腐制)3g,冰片12g。

2. 制备

将珍珠水飞为极细粉,硼砂、牛黄、冰片分别单独研细,通过六号筛,备用。余药混合粉碎,通过六号筛,然后加入上述四味混合配研,过筛,分装,密封贮存。

3. 功能主治

清热解毒,消肿止痛。用于咽喉肿痛,齿龈溃烂,牙龈出血,牙疳、口臭等。

4. 用法用量

取药粉适量撒敷患处,一日3次。用药期间忌烟、酒及辛辣食品!

十五、绿袍散

1. 处方

月石(硼砂)、黄柏、天花粉各6g,人中白(煅至红透)、儿茶、冰片、粉甘草、黄连各3g,青黛、薄荷各9g。

2. 制备

将冰片、青黛、月石、人中白四味分别研为极细粉,通过七号筛,备用。余药混合粉碎,通过六号筛,再加入上述四味混合配研,过筛,分装,即得。

3. 功能主治

清热解毒,祛腐生肌。用于口疮、牙疳溃烂肿痛,齿龈流脓出血等。

4. 用法用量

取药适量撒敷患处,然后令病家低头张口,使毒水外流。用药期间忌食辛辣!

十六、牙疳散

1. 处方

人中白(煅)、黄柏各 3g,儿茶、青黛、胡黄连、硼砂(煅)各 6g,冰片 15g。

2. 制备

将上述七味分别单独研细,通过六号筛,然后混合配研,过筛,分装,即得。

3. 功能主治

清热解毒,化腐生肌。用于牙疳,牙龈出血、红肿溃烂,口臭等症。

4. 用法用量

取药粉适量撒敷患处,然后令患者低头张口,使毒水外流。

十七、赛金化毒散

1. 处方

乳香、雄黄、没药、浙贝母、黄连各 60g,赤芍药、天花粉、大黄各 125g,甘草 45g,牛黄 12g,冰片 15g,珍珠(豆腐制)24g。

2. 制备

方中诸药如法炮制,珍珠、雄黄水飞为极细粉,牛黄、冰片单独研为细粉,备用。余药混合粉碎,通过六号筛,再与上述四味混合配研,过筛,分装,密封贮藏。

3. 功能主治

清热解毒,消疮敛溃。用于小儿疹毒未清,头面疮疖,全身溃烂,高热不退,神志昏蒙,大便秘结等。

4. 用法用量

内服:一周岁患儿每服 0.3g,2~5 周岁每服 0.5~1g,白开水送下;外用:在紫草膏中加入适量赛金化毒散,混合均匀,涂敷敷患处。服药期间忌生冷及膏粱厚味食品!

十八、小儿疳积散

1. 处方

雷丸、鹤虱、使君子仁、鸡内金、三棱、莪术各 15g,茯苓 60g,海螵蛸 30g,红花 9g。

2. 制备

方中诸药如法修制,将雷丸、鸡内金分别研细,通过六号筛,备用。余药混合粉碎,通过六号筛,然后加入上述二味混合配研,过筛,分装,即得。

3. 功能主治

杀虫消积,理脾健胃。用于小儿疳积,蛔虫,体质羸弱,消化不良等症。

4. 用法用量

每服 3g,一日 2 次,白开水送下。服药期间忌食生冷及膏粱厚味食品。

十九、健儿素

1. 处方

党参、榧子仁、使君子仁、砂仁各 45g，山药、神曲、鸡内金、薏米仁、芡实、茯苓、槟榔、莲子各 60g，白术、山楂、扁豆各 95g，炙甘草、酒大黄各 30g，芦荟 15g。

2. 制备

方中诸药如法炮制，将芦荟研为细粉，通过六号筛。余药混合粉碎，通过六号筛，然后加入芦荟粉混合配研，过筛，分装，即得。

3. 功能主治

健胃开脾，杀虫消积。用于小儿消化不良，腹部胀满，身体羸弱，虫积、泄泻等症。

4. 用法用量

一周岁前每服 1.5g，1~5 周岁每服 3~6g。一日 3 次，白开水送下。

二十、小儿牛黄散

1. 处方

浙贝母、黄连、天花粉、赤芍、金银花、连翘各 15g，没药、乳香各 4.5g，麝香、珍珠各 0.5g，大黄 30g，牛黄 1.5g，冰片 7.5g。

2. 制备

方中诸药如法炮制，将珍珠用豆腐煮制后水飞为极细粉，牛黄、麝香、冰片分别研细，通过九号筛，备用。余药混合粉碎，通过六号筛，再与上述四味混合配研，过筛，分装，即得。

3. 功能主治

清热解毒，化痰止痉。用于小儿痰喘，咽喉肿痛，口疮，牙疳，高热抽搐，头面疮疖，皮肤溃烂等。

4. 用法用量

每服 1g，一日 2 次，白糖水或乳汁调服。服药期间忌刺激性食品！

二十一、保赤万应散

1. 处方

胆南星 15g，巴豆霜 12g，生神曲 45g，朱砂 150g，牛黄 3g，生大黄、全蝎各 25g。

2. 制备

将朱砂水飞为极细粉，牛黄、全蝎分别研细，然后与巴豆霜混合配研，通过七号筛，备用。余药混合粉碎，通过六号筛，再与上述四味混合配研，过筛，分装，即得。

3. 功能主治

豁痰镇惊，化食消积。用于小儿完谷不化，吐乳，疳积，高热抽搐，痰饮壅盛等。

4. 用法用量

每服 3g，一日 1 次，白开水送下。服药期间忌生冷及油腻之品！

二十二、小儿千金散

1. 处方

砂仁、枳壳、山楂、麦芽、陈皮、建神曲、厚朴、柿蒂、小茴香、炙甘草各9g,槟榔、使君子仁、鸡内金、薏米仁、潞党参各15g,榧子、官桂各12g,白术30g,茯苓22g,山药25g。

2. 制备

方中诸药如法炮制,混合粉碎,通过六号筛,分装,即得。

3. 功能主治

温中实脾,杀虫健胃。用于小儿脾胃虚弱,消化不良,呃逆泄泻,胸腹胀满,虫积腹痛等。

4. 用法用量

每服3g,一日3次,白开水送下。服药期间忌食生冷及油腻之品!

二十三、提毒散

1. 处方

煅石膏30g,红粉3g,冰片1.5g。

2. 制备

将煅石膏水飞为极细粉,红粉、冰片分别研细,通过九号筛,然后加入石膏粉混合配研,过筛,分装,即得。

3. 功能主治

祛腐生肌。用于顽疮溃疡,久不收口等。

4. 用法用量

取药粉适量,敷布于患处,每日1次。用药期间忌食辛辣刺激物,节制房事!

5. 注意事项

该药仅供外用,禁止内服!

二十四、四圣散

1. 处方

黄丹、铅粉、枯矾、松香各60g,雄黄30g。

2. 制备

将雄黄水飞为极细粉,余药分别单独研细,通过九号筛,然后加入雄黄粉配研,过筛,分装,即得。

3. 功能主治

祛湿拔毒,杀菌止痒。用于黄水疮,皮肤渗流黄水,湿疹瘙痒等症。

4. 用法用量

取药粉适量,撒敷患处,一日2~3次。

5. 注意事项

仅供外用,不可内服!

二十五、珍珠散

1. 处方

乳香、轻粉、海螵蛸、铅粉、海巴各 15g,赤石脂、炉甘石(煅)、龙骨(煅)各 30g,珍珠(豆腐制)10 粒,冰片 6g,朱砂 9g,麝香 1.5g。

2. 制备

方中诸药如法炮制,将珍珠、炉甘石、朱砂水飞为极细粉,麝香、轻粉、冰片分别研细,通过九号筛,然后加入上述三味混合配研,备用。余药混合粉碎,通过九号筛,再加入备用药粉混合配研,过筛,分装,即得。

3. 功能主治

消肿止痛,生肌敛疮。用于疮疖溃烂,流脓流水,久不收口,疼痛不止等。

4. 用法用量

取药粉适量,撒敷疮面上,一日 1~2 次。用药期间忌行房事!

二十六、生肌散

1. 处方

煅龙骨、象皮、乳香、没药、赤石脂各 60g,血竭 30g,海螵蛸 15g,冰片 6g,朱砂 12g。

2. 制备

方中各味如法炮制,朱砂水飞为极细粉,血竭、象皮、冰片分别研细,通过九号筛,然后与朱砂混合配研,备用。余药混合粉碎,通过九号筛,加入上述四味混合配研,过筛,分装,即得。

3. 功能主治

消肿止痛,祛腐渗湿,生肌敛疮。用于痈、疽、疮、疖溃烂,久不收口,流脓流水,疼痛不已等。

4. 用法用量

取药粉适量,撒敷于患处,一日 2 次。用药期间忌行房事!

二十七、黄水散

1. 处方

黄柏、红枣(烧炭)、铜绿、松香各 30g,冰片 1.5g,枯矾 15g。

2. 制备

将方中六味分别研细,通过七号筛,混合配研,过筛,分装,即得。

3. 功能主治

除湿拔毒,敛疮生肌。用于黄水疮,流水流脓,久不愈合等。

4. 用法用量

取药粉适量,以芝麻油调为糊状,涂敷患处。用药期间忌食辛辣刺激物!

二十八、八宝珍珠散

1. 处方

煅龙骨、没药(去油)、象皮(土炮)、银珠各 3g,米珍珠(豆腐制)5 粒,冰片 1.5g,乳香(去油)6g,孩儿茶 2.5g,轻粉 4.5g。

2. 制备

将珍珠水飞为极细粉,方中余药分别研为细粉,通过七号筛,然后加入珍珠粉混合配研,过筛,分装,即得。

3. 功能主治

生肌敛疮,祛瘀止痛。用于各种疮疡溃烂,久不收口等。

4. 用法用量

取药粉适量,撒敷于疮口,一日 2 次。用药期间忌行房事!

二十九、红棉散

1. 处方

枯矾、炉甘石(煅)各 24g,麝香 0.6g,冰片 3g,胭脂 30g。

2. 制备

将炉甘石水飞为极细粉,枯矾、麝香、冰片分别单独研细,通过七号筛,备用。在胭脂中加水适量使之溶解,然后将炉甘石、枯矾粉加入其中浸泡数小时,晒干,再与方中余药料混合配研,过筛,分装,即得。

3. 功能主治

消肿止痛,除湿止痒。用于中耳炎,疮疡肿痛,渗液流脓等。

4. 用法用量

取花椒少许,用适量麻油煎炸至棕褐色,滤油去渣,然后取适量药粉加入油中,搅拌均匀,供滴耳用。每次滴 0.5ml,一日 2 次。

三十、脚气粉

1. 处方

龙骨(煅)、轻粉、枯矾、石决明(煅)各 15g,炉甘石(煅)30g,冰片 6g。

2. 制备

将轻粉、冰片分别研为极细粉,余药混合粉碎,通过七号筛,然后加入上述二味混合配研,过筛,分装,即得。

3. 功能主治

祛湿止痒。用于脚气、香港脚,足缝瘙痒,足肿渗液、化脓溃烂,或足部脓疱脱皮等。

4. 用法用量

洗净足部,取药粉适量撒敷患处,一日 2 次。

三十一、下疳散

1. 处方

石决明、轻粉、儿茶、冰片各 1.5g, 生龙骨、铅粉、枯矾各 3g, 石膏 9g。

2. 制备

将石决明、石膏煅制后混合研为细粉, 通过七号筛。余药分别研细, 通过七号筛, 然后加入上述二味混合配研, 过筛, 分装, 即得。

3. 功能主治

杀毒拔疳。用于软、硬下疳, 梅毒恶疮等。

4. 用法用量

取花椒、生艾叶各半, 加水煎煮, 滤过, 备用。先用煎液洗净患处, 然后撒敷药粉适量, 一日 2 次。用药期间忌辛辣刺激性食品!

三十二、吃疗虎

1. 处方

火硝 18g, 雄黄 30g, 大青盐 9g, 麝香、冰片各 1.5g。

2. 制备

将以上五味分别单独研为细粉, 通过七号筛, 混合均匀, 分装, 密封贮存。

3. 功能主治

消肿解毒。用于各种无名肿毒, 疮疖红肿热痛等症。

4. 用法用量

取药粉少许, 用芝麻油适量调为糊状, 涂敷患处, 一日 2~3 次。用药期间忌行房事, 勿食辛辣刺激性食品!

三十三、养阴生肌散

1. 处方

雄黄、青黛、冰片、甘草各 60g, 牛黄、黄柏、龙胆草各 30g。

2. 制备

将雄黄水飞为极细粉, 青黛、牛黄、冰片分别研为细粉, 通过七号筛, 备用。余药混合粉碎, 通过六号筛, 然后加入上述四味混合配研, 过筛, 分装, 即得。

3. 功能主治

清热解毒, 消肿止痛。用于口疮, 口腔黏膜溃疡等。

4. 用法用量

取药粉适量, 撒敷于患处, 一日 2 次。用药期间忌食辛辣刺激物!

三十四、接骨散

1. 处方

生龙骨、土鳖虫、自然铜(煅)、乳香(去油)、没药(去油)各 45g, 三七 90g。

2. 制备

将三七单独粉碎,通过六号筛,备用。余药如法修制,混合粉碎,通过六号筛,然后加入三七粉混合配研,过筛,分装,即得。

3. 功能主治

舒筋活血,接骨生肌。用于骨折脱臼,跌打损伤等症。

4. 用法用量

每服3g,一日2次,黄酒或白开水送下。

第三节　锭　剂

一、万应锭

1. 处方

(1)甲方:乳香、没药、胡黄连、儿茶、古墨各等份。

(2)乙方:鲜牛胆汁9600g,麝香、冰片各112.5g。

2. 制备

将甲方药料如法修制,混合粉碎,通过100~120目筛,备用。另将乙方中麝香、冰片两味分别研细,备用。取乙方鲜牛胆汁通过100目筛,滤除杂质,然后盛入铜锅内用文火加热,期间不断搅拌。待牛胆汁加热至沸腾起泡沫时停止加热,待泡沫消散后则继续加热,如此反复操作3次,滤过,备用。

称取甲方药料粉18kg,与乙方麝香及冰片粉按等量递增法混合均匀,然后加入凉牛胆汁,混合搅拌,再移至操作台上反复揉搓,直至软材均匀一致后在其表面覆盖一湿毛巾,置阴凉处放置24h,待软材呈半干状态时切制为1cm厚的片块,将之平铺于瓷盘中,再将瓷盘置于热蒸汽上蒸制数分钟,待药片质变软后搓制为直径约0.5cm的条状,继将药条用食指与拇指搓制为两端尖、中间粗的纺锤形药锭,即可。每枚湿锭重约0.3g,干锭重约0.2g。

3. 功能主治

清暑益气,避温解毒。用于中暑眩晕,咽喉肿痛,鼻衄、口疮,无名肿毒等。

4. 用法用量

成人每服10粒,小儿每服1~4粒,一日2次,温开水送服。

5. 按语

万应锭俗称"金老鼠屎",言其形状如鼠粪,又因之外挂金箔衣,故名曰"金老鼠屎"。注意:在制备过程中应待牛胆汁温度降至60℃左右时,再加入方中药料粉混合,以免麝香和冰片等芳香性成分挥散、乳香及没药等树脂类成分受热软化粘连,从而难于制备软材。

二、紫金锭

1. 处方

红芽大戟(去心)、千金子仁各2062.5g,光慈姑、毛慈姑各687.5g,文蛤1375g,朱砂

750g,雄黄 75g,麝香 70.3g,麝香衣 21.9g。辅料:糯米粉 7500g。

2. 制备

将抽除木心的红芽大戟、光慈姑、毛慈姑、文蛤等四味分别粉碎,通过 100~120 目筛,备用。千金子去皮,取仁,置于碾槽内粉碎为粗末,然后加入少量大戟粉混合碾压呈饼状,取出,置于马尾筛内加入光慈姑粉以手搓擦,使之通过筛网,未通过筛孔者再置于推槽内碾压,直至药粉全部通过筛网即可。麝香衣不易粉碎,可将之剪碎后再加入少量光慈姑粉,置于推槽中碾细,备用。另将朱砂、雄黄、麝香置于乳钵内分别研细,按套色法混合均匀,通过 120 目筛,备用。将方中诸药料按等量递增法混合均匀,备用。

糯米粉通过 80 目筛,置瓷盆中加入约 1200mL 清水,搅拌均匀,然后移至底部铺有湿布的蒸笼内,加热蒸制约 40min,待糊化后取出,候糊温降至 60℃ 以下时加入药料粉,混合制备软材,将软材放入压面机中压制成薄片,再将药片切制成重约 4.25g 的方块,放于木制模型中压制为矩形块,取出,修剪边缘,置阴凉通风处自然阴干,即可。干品每锭重约 3g。

3. 功能主治

芳香开窍,祛暑辟秽,消肿解毒。用于中暑泄泻,腹满胀痛,恶心呕吐,痰厥卒中,痈疽肿毒,疔痔疮疡等。

4. 用法用量

每服 1.5g,1d,2 次;外用适量,以陈醋研末调为糊状涂敷患处,1d,2 次。

三、蟾酥锭

1. 处方

雄黄 20kg,铅丹 1.25kg,朱砂 1kg,蟾酥 0.5kg,白及 155g,麝香 39g。

2. 制备

将处方中朱砂与麝香两味置乳钵内分别研细,通过 120 目筛,备用。除蟾酥外,余药分别粉碎,通过 120 目筛,混合均匀,再与朱砂和麝香粉按套色法混匀,备用。另将蟾酥置容器内,加入鲜牛乳 450g,置于室温下浸渍 2d,经常搅拌,待牛乳被药料完全吸收、质呈松软之块状时,研碎,阴干,置乳钵内研细,通过 120 目筛,备用。

将蟾酥粉置入铜罐中,加入 3~4 倍量清水,用桑皮纸密封罐口,将罐置于温度 40℃ ~ 50℃ 火炉边浸渍,期间不时搅拌。待药料被缓慢烊化、呈灰白色乳糊状时,加入方中其余药料充分搅拌,然后将药料移于操作台上,加入适量清水反复揉搓制备软材,搓条,置于蜜丸模板内分割成为重量相等的药块,再将药块搓成一端粗、一端细的圆柱状,置阴凉处自然干燥,挂朱砂衣,磨光,即可。湿品每锭重约 4.6g,干锭重约 3.1g。

3. 功能主治

祛腐生肌,拔毒疗疮。用于脑疽、骨疽、痈肿疔疮,无名肿毒、焮热疼痛等。

4. 用法用量

于小碗内加入米醋适量,将药锭置入醋液中研末溶解,用清洁毛笔蘸汁涂敷患处。仅供外用,1d,2 次,用药期间忌食膏粱厚味及辛辣刺激物!

5. 注意事项

仅供外用，不可内服，以免中毒！

四、拔毒锭

1. 处方

雄黄 370g，朱砂 125g，蜗牛 60g，蟾酥（酒溶解）30g，麝香 9g。

2. 制备

将方中雄黄、朱砂水飞为极细粉，蜗牛研为泥状，麝香研粉并通过六号筛，备用。另将蟾酥用白酒化开，加入上述药粉，混合均匀，制备锭剂，即可。每锭重 3g，于低温干燥处密封贮存。

3. 功能主治

解毒疗疮，消肿止痛。用于疔毒恶疮，疖子红肿坚硬，虫蛇咬伤所致痛痒不止等。

4. 用法用量

取锭一枚，在老陈醋中研磨溶化，以汁液涂敷患处，一日 3 次。用药期间忌行房事！

梁　真　杨　晔　徐思羽　撰

第八章　汤头歌诀辑要

　　古人治病,药有君臣,方有奇偶,剂有大小,此汤头所由来也。仲景为方书之祖,其《伤寒论》中既曰太阳证、少阳证、太阴证、少阴证矣,而又曰麻黄证、桂枝证、柴胡证、承气证等。不以病名病,而以药名病。明乎因病施药,以药合证,而后用之,岂苟然而已哉! 今人不辨证候,不用汤头,率意任情,治无成法,是犹制器而废准绳,行阵而弃行列,欲以已病却疾,不亦难乎? 盖古人制方,佐使君臣,配合恰当;从治正治,意义深长。如金科玉律,以为后人楷则。惟在善用者,神而明之,变而通之,如淮阴背水之阵,诸将疑其不合兵法,而不知其正在兵法之中也。旧本有汤头歌诀,辞多鄙率,义弗赅明,难称善本。故不揣愚瞽,重为编辑,并以所主病括入歌中,间及古人用药制方之意。某病某汤,门分义悉;理法兼备,体用俱全;千古心传,端在于此。实医门之正宗,活人之彀率也。然古方甚多,难以尽录。量取便用者,得歌二百首。正方、附方共三百有奇。盖易则易知,简则易从。以此提纲挈领,苟能触类旁通,可应无穷之变也。是在善读者加之意耳。清朝康熙三十三年,有位叫汪昂的 80 岁老中医,整合古方编著了一本《汤头歌诀》,影响颇为广泛。本书选录名方 320 条,分为 20 类,用七言诗体编成歌诀,将每个汤剂的名称、用药、适应证、随证加减等都写入歌中,内容简明扼要,音韵工整,一时成为医界的美谈。"汤头"是中药汤剂的俗称。在中国传统的中药方剂中,一副汤剂往往要由多味药材组成,制法繁琐,药材名称抽象枯燥,不便记忆和掌握。因此,古人便尝试着将一些传统的灵验药方改成诗歌,使其具有合辙押韵,朗朗上口的特点。此举方便了人们的识记,受到广大学医者的欢迎。

第一节　补益剂

一、四君子汤

四君子汤中和义　　参术茯苓甘草比
益以夏陈名六君　　祛痰补气阳虚饵
除祛半夏名异功　　或加香砂胃寒使

二、升阳益胃汤

升阳益胃参术芪　　黄连半夏草陈皮
苓泻防风羌独活　　柴胡白芍姜枣随

三、黄芪鳖甲散

黄芪鳖甲地骨皮　　芄菀参苓柴半知
地黄芍药天冬桂　　甘桔桑皮劳热宜

四、秦艽鳖甲散

秦艽鳖甲治风劳　　地骨柴胡及青蒿
当归知母乌梅合　　止嗽除蒸敛汗高

五、秦艽扶羸汤

秦艽扶羸鳖甲柴　　地骨当归紫菀偕
半夏人参兼炙草　　肺劳蒸嗽服之谐

六、紫菀汤

紫菀汤中知贝母　　参苓五味阿胶偶
再加甘桔治肺伤　　咳血吐痰劳热久

七、百合固金汤

百合固金二地黄　　玄参贝母桔甘藏
麦冬芍药当归配　　喘咳痰血肺家伤

八、补肺阿胶散

补肺阿胶马兜铃　　鼠粘甘草杏糯停
肺虚火盛人当服　　顺气生津嗽哽宁

九、小建中汤

小建中汤芍药多　　桂姜甘草大枣和
更加饴糖补中脏　　虚劳腹冷服之瘥
增入黄芪名亦尔　　表虚身痛效无过
又有建中十四味　　阴班劳损起沉疴
十全大补加附子　　麦夏苁蓉仔细哦

十、益气聪明汤

益气聪明汤蔓荆　　升葛参芪黄柏并
再加芍药炙甘草　　耳聋目障服之清

十一、独参汤

独参功擅得嘉名　　血脱脉微可返生
一味人参浓取汁　　应知专任力方宏

十二、龟鹿二仙胶

龟鹿二仙最守真　　补人三宝气精神
人参枸杞和龟鹿　　益寿延年实可珍

十三、保元汤

保元补益总偏温　　桂草参芪四味存
男妇虚劳幼科痘　　持纲三气妙难言

十四、还少丹

还少温调脾肾寒　　萸淮苓地杜牛餐
苁蓉楮实茴巴枸　　远志菖蒲味枣丸

十五、金匮肾气丸

金匮肾气治肾虚　　熟地淮药及山萸
丹皮苓泽加附桂　　引火归原热下趋
济生加入车牛膝　　二便通调肿胀除
钱氏六味去附桂　　专治阴虚火有余
六味再加五味麦　　八仙都气治相殊
更有知柏与杞菊　　归芍参麦各分途

十六、右归饮

右归饮治命门衰　　附桂山萸杜仲施
地草淮山枸杞子　　便溏阳痿服之宜
左归饮主真阴弱　　附桂当除易麦龟

十七、当归补血汤

当归补血有奇功　　归少芪多力最雄
更有芪防同白术　　别名止汗玉屏风

十八、七宝美髯丹

七宝美髯何首乌　　菟丝牛膝茯苓俱
骨脂枸杞当归合　　专益肾肝精血虚

十九、补心丹

补心丹用柏枣仁　　二冬生地与归身
三参桔梗朱砂味　　远志茯苓共养神
或以菖蒲更五味　　劳心思虑过耗真

二十、虎潜丸

虎潜脚痿是神方　　虎胫膝陈地锁阳
龟板姜归知柏芍　　再加羊肉捣丸尝

二十一、河车大造丸

河车大造膝苁蓉　　二地天冬杜柏从
五味锁阳归杞子　　真元虚弱此方宗

二十二、斑龙丸

斑龙丸用鹿胶霜　　苓柏菟脂熟地黄
等分为丸酒化服　　玉龙关下补元阳

第二节　发表剂

一、麻黄汤

麻黄汤中用桂枝　　杏仁甘草四般施
发热恶寒头项痛　　伤寒服此汗淋漓

二、桂枝汤

桂枝汤治太阳风　　芍药甘草姜枣同
桂麻相合名各半　　太阳如疟此为功

三、大青龙汤

大青龙汤桂麻黄　　杏草石膏姜枣藏
太阳无汗兼烦躁　　风寒两解此为良

四、小青龙汤

小龙青汤治水气　　喘咳呕哕渴利慰
姜桂麻黄芍药甘　　细辛半夏兼五味

五、葛根汤

葛根汤内麻黄襄　　二味加入桂枝汤
轻可去实因无汗　　有汗加葛无麻黄

六、升麻葛根汤

升麻葛根汤钱氏　　再加芍药甘草是
阳明发热与头痛　　无汗恶寒均堪倚
亦治时疫与阳斑　　疹痧已出慎勿使

七、九味羌活汤

九味羌活用防风　　细辛苍芷与川芎
黄芩生地同甘草　　三阳解表益姜葱
阴虚气弱人禁用　　加减临时在变通

八、十神汤

十神汤里葛升麻　　陈草芎苏白芷加
麻黄赤芍兼香附　　时行感冒效堪夸

九、神术散

神术散用甘草苍　　细辛藁本芎芷羌
各走一经祛风湿　　风寒泄泻总堪尝
太无神术即平胃　　加入菖蒲与藿香
海藏神术苍防草　　太阳无汗代麻黄
若以白术易苍术　　太阳有汗此为良

十、麻黄附子细辛汤

麻黄附子细辛汤　　发表温经两法彰
若非表里相兼治　　少阴反热曷能康

十一、人参败毒散

人参败毒茯苓草　　枳桔柴前羌独芎
薄荷少许姜三片　　四时感冒有奇功
去参名为败毒散　　加入消风治亦同

十二、再造散

再造散用参芪甘　桂附羌防芎芍参
细辛加枣煨姜煎　阳虚无汗法当谙

十三、麻黄人参芍药汤

麻黄人参芍药汤　桂枝五味麦冬裹
归芪甘草汗兼补　虚人外感服之康

十四、神白散

神白散用白芷甘　姜葱淡豉与相参
肘后单煎葱白豉　两方均能散风寒

十五、银翘散

银翘散主上焦医　竹叶荆牛薄荷豉
甘桔芦根凉解法　风温补感此方宜
咳加杏贝渴花粉　热甚栀芩次第施

十六、桑菊饮

桑菊饮中桔梗翘　杏仁甘草薄荷饶
芦根为引轻清剂　热盛阳明入母膏

十七、防风解毒汤

防风解毒荆薄荷　大力石膏竹叶和
甘桔连翘知木枳　风温瘀疹肺经多

十八、竹叶柳蒂汤

竹味柳蒂干葛知　蝉衣荆芥薄荷司
石膏粳米参甘麦　初起风痧此可施

十九、华盖散

华盖麻黄杏橘红　桑皮苓草紫苏供
三拗只用麻甘杏　表散风寒力最雄

第三节　攻里剂

一、大承气汤

大承气汤用芒硝　枳实厚朴大黄饶
救阴泻热功偏擅　急下阳明有数条

二、小承气汤

小承气汤朴实黄　谵狂痞硬上焦强
益以羌活名三化　中风闭实可消详

三、调胃承气汤

调胃承气硝黄草　甘缓微和将胃保

不用朴实伤上焦　中焦燥实服之好

四、木香槟榔丸

木香槟榔青陈皮　枳柏莱连棱术随
大黄黑丑兼香附　芒硝水丸量服之
一切实积能推荡　泻痢食疟用咸宜

五、枳实导滞丸

枳实导滞首大黄　芩连曲术茯苓襄
泽泻蒸饼糊丸服　湿热积滞力能攘
若还后重兼气滞　木香导滞加槟榔

六、温脾汤

温脾参附与干姜　甘草当归硝大黄
寒热并行治寒积　脐腹绞结痛非常

七、蜜煎导

蜜煎导法通大便　或将猪胆灌肛中
不欲苦寒伤胃腑　阳明无热勿轻攻

八、芍药汤

芍药芩连与锦纹　桂甘槟木及归身
别名导气除甘桂　枳壳加之效若神

九、香连丸

香连治痢习为常　初起宜通勿遽尝
别有白头翁可恃　秦皮连柏苦寒方

十、更衣丸

更衣利便治津干　芦荟朱砂滴酒丸
脾约别行麻杏芍　大黄枳朴蜜和丸

第四节　涌吐剂

一、瓜蒂散

瓜蒂散中赤小豆　或入藜芦郁金凑
此吐实热与风痰　虚者参芦一味匀
若吐虚烦栀豉汤　剧痰乌附尖方透
古人尚有烧盐方　一切积滞功能奏

二、稀涎散

稀涎皂角白矾班　或益藜芦微吐间
风中痰升人眩仆　当先服此通其关
通关散用细辛皂　吹鼻得嚏保生还

第五节　和解剂

一、小柴胡汤

小柴胡汤和解供　　半夏人参甘草从
更用黄芩加姜枣　　少阳百病此为宗

二、四逆散

四逆散里用柴胡　　芍药枳实甘草须
此是阳邪成郁逆　　敛阴泄热平剂扶

三、黄连汤

黄连汤内用干姜　　半夏人参甘草藏
更用桂枝兼大枣　　寒热平调呕痛忘

四、黄芩汤

黄芩汤用甘芍并　　二阳合利枣加烹
此方遂为治痢祖　　后人加味或更名
再加生姜与半夏　　前症皆呕此能平
单用芍药与甘草　　散逆止痛能和营

五、逍遥散

逍遥散用当归芍　　柴苓术草加姜薄
散郁除蒸功最奇　　调经八味丹栀着

六、藿香正气散

藿香正气大腹苏　　甘桔陈苓术朴俱
夏曲白芷加姜枣　　感伤岚瘴并能驱

七、六和汤

六和藿朴杏砂呈　　半夏木瓜赤茯苓
术参扁豆同甘草　　姜枣煎之六气平
或益香薷或苏叶　　伤寒伤暑用须明

八、清脾饮

清脾饮用青朴柴　　苓夏甘芩白术偕
更加草果姜煎服　　热多阳疟此方佳

九、痛泻要方

痛泻要方陈皮芍　　防风白术煎丸酌
补演并用理肝脾　　若作食伤医更错

十、何人饮

何人饮治久虚疟　　参首归陈姜枣约
追疟青陈柴半归　　首乌甘草正未弱
若名休疟脾无虚　　参甘归乌甘草酌

四兽果梅入六君　补中兼收须量度
更截实疟木贼煎　青朴夏榔苍术着

十一、奔豚汤

奔豚汤治肾中邪　气上冲胸腹痛佳
芩芍芎归甘草半　生姜干葛李根加

十二、达原饮

达原厚朴与常山　草果槟榔共涤痰
更用黄芩知母入　菖蒲青草不容删

十三、蒿芩清胆汤

俞氏蒿芩清胆汤　陈皮半夏竹茹襄
赤苓枳壳兼碧玉　湿热轻宣此法良

第六节　表里剂

一、大柴胡汤

大柴胡汤用大黄　枳实芩夏白芍将
煎加姜枣表兼里　妙法内攻并外攘
柴胡芒硝义亦尔　仍有桂枝大黄汤

二、防风通圣散

防风通圣大黄硝　荆芥麻黄栀芍翘
甘桔芎归膏滑石　薄荷芩术力偏饶
表里交攻阳热盛　外科疡毒总能消

三、五积散

五积散治五般积　麻黄苍芷归芍芎
枳桔桂姜甘茯朴　陈皮半夏加姜葱
除桂枳陈余略炒　熟料尤增温散功
温中解表祛寒湿　散痞调经用各充

四、三黄石膏汤

三黄石膏芩柏连　栀子麻黄豆豉全
姜枣细茶煎热服　表里三焦热盛宣

五、葛根黄芩黄连汤

葛根黄芩黄连汤　甘草四般治二阳
解表清里兼和胃　喘汗自利保平康

六、参苏饮

参苏饮内用陈皮　枳壳前胡半夏宜
干葛木香甘桔茯　内伤外感此方推
参前若去芎柴入　饮号芎苏治不差

香苏饮仅陈皮草　感伤内外亦堪施

七、茵陈丸

茵陈丸用大黄硝　鳖甲常山巴豆邀
杏仁栀豉蜜丸服　汗吐下兼三法超
时气毒疠及疟痢　一丸两服量病调

八、大羌活汤

大羌活汤即九味　已独知连白术暨
散热培阴表里和　伤寒两感差堪慰

第七节　消补剂

一、平胃散

平胃散是苍术朴　陈皮甘草四般药
除湿散满驱瘴岚　调胃诸方从此扩
或合二陈或五苓　硝黄麦曲均堪着
若合小柴名柴平　煎加姜枣能除疟
又不换金正气散　即是此方加夏藿

二、保和丸

保和神曲与山楂　苓夏陈翘菔子加
曲糊为丸麦汤下　亦可方中用麦芽
大安丸内加白术　消中兼补效堪夸

三、健脾丸

健脾参术与陈皮　枳实山楂麦蘖随
曲糊作丸米饮下　消补兼行胃弱宜
枳术丸亦消兼补　荷叶烧饭上升奇

四、参苓白术散

参苓白术扁豆陈　山约甘莲砂薏仁
桔梗上浮兼保肺　枣汤调服益脾神

五、枳实消痞丸

枳实消痞四君全　麦芽夏曲朴姜连
蒸饼糊丸消积满　清热破结补虚痊

六、鳖甲饮子

鳖甲饮子治疟母　甘草芪术芍芎偶
草果槟榔厚朴增　乌梅姜枣同煎服

七、葛花解酲汤

葛花解酲香砂仁　二苓参术蔻青陈

神曲干姜兼泽泻　温中利湿酒伤珍

第八节　理气剂

一、补中益气汤
补中益气芪术陈　升柴参草当归身
虚劳内伤功独擅　亦治阳虚外感因
木香苍术易归术　调中益气畅脾神

二、乌药顺气汤
乌药顺气芎芷姜　橘红枳桔及麻黄
僵蚕炙草姜煎服　中气厥逆此方详

三、越鞠丸
越鞠丸治六般郁　气血痰火湿食因
芎苍香附兼栀曲　气畅郁舒痛闷伸
又六郁汤苍芎附　甘苓橘半栀砂仁

四、苏子降气汤
苏子降气橘半归　前胡桂朴草姜依
下虚上盛痰嗽喘　亦有加参贵合机

五、四七汤
四七汤理七情气　半夏厚朴茯苓苏
姜枣煎之舒郁结　痰涎呕痛尽能纾
又有局方名四七　参桂夏草妙更殊

六、四磨汤
四磨亦治七情侵　人参乌药及槟沉
浓磨煎服调逆气　实者枳壳易人参
去参加入木香枳　五磨饮子白酒斟

七、旋覆代赭汤
旋覆代赭用人参　半夏甘姜大枣临
重以镇逆咸软痞　痞硬噫气力能禁

八、正气天香散
绀珠正气天香散　香附干姜苏叶陈
乌药舒郁兼除痛　气行血活经自匀

九、橘皮竹茹汤
橘皮竹茹治呕呃　参甘半夏枇杷麦
赤茯再加姜枣煎　方由金匮此方辟

十、丁香柿蒂汤

丁香柿蒂人参姜　　呃逆因寒中气戕
济生香蒂仅二味　　或加竹橘用皆良

十一、定喘汤

定喘白果与麻黄　　款冬半夏白皮桑
苏杏黄芩兼甘草　　肺寒膈热喘哮尝

十二、苏合香丸

苏合香丸麝息香　　木丁熏陆气同芳
犀冰白术沉香附　　衣用朱砂中恶尝

十三、瓜蒌薤白汤

瓜蒌薤白治胸痹　　益以白酒温肺气
加夏加朴枳桂枝　　治法稍殊名亦异

十四、丹参饮

丹参饮里用檀砂　　心胃诸痛效验赊
百合汤中乌药佐　　专除郁气不须夸

第九节　理血剂

一、四物汤

四物地芍与归芎　　血家百病此方通
八珍合入四君子　　气血双疗功独崇
再加黄芪与肉桂　　十全大补补方雄
十全除却芪地草　　加粟煎之名胃风

二、人参养营汤

人参养营即十全　　除却川芎五味联
陈皮远志加姜枣　　肺脾气血补方先

三、归脾汤

归脾汤用术参芪　　归草茯神远志随
酸枣木香龙眼肉　　煎加姜枣益心脾
怔忡健忘俱可却　　肠风崩漏总能医

四、养心汤

养心汤用草芪参　　二茯芎归柏子寻
夏曲远志兼桂味　　再加酸枣总宁心

五、当归四逆汤

当归四逆桂枝芍　　细辛甘草木通着
再加大枣治阴厥　　脉细阳虚由血弱
内有久寒加姜茱　　发表温中通经脉

不用附子及干姜　　助阳过剂阴反灼

六、桃仁承气汤

桃仁承气五般奇　　甘草硝黄并桂枝
热结膀胱少腹胀　　如狂蓄血最相宜

七、犀角地黄汤

犀角地黄芍药丹　　血升胃热火邪干
斑黄阳毒皆堪治　　或益柴芩总伐肝

八、咳血方

咳血方中诃子收　　瓜蒌海石山栀投
青黛蜜丸口嚼化　　咳嗽痰血服之瘳

九、秦艽白术丸

秦艽白术丸东垣　　归尾桃仁枳实攒
地榆泽泻皂角子　　糊丸血痔便艰难
仍有苍术防风剂　　润血疏血燥湿安

十、槐花散

槐花散用治肠风　　侧柏黑荆枳壳充
为末等分米饮下　　宽肠凉血逐风功

十一、小蓟饮子

小蓟饮子藕蒲黄　　木通滑石生地裹
归草黑栀淡竹叶　　血淋热结服之良

十二、四生丸

四生丸用三般叶　　侧柏艾荷生地协
等分生捣如泥煎　　血热妄行止衄恼

十三、复元活血汤

复元活血汤柴胡　　花粉当归山甲入
桃仁红花在黄草　　损伤瘀血酒煎祛

十四、黄土汤

黄土汤将远血医　　胶芩地术附甘随
更知赤豆当归散　　近血服之效亦奇

十五、黑地黄丸

黑地黄丸用地黄　　还同苍术味干姜
多时便血脾虚陷　　燥湿滋阴两擅长

十六、癫狗咬毒汤

癫狗咬毒无妙方　　毒传迅速有难当
桃仁地鳖大黄共　　蜜酒浓煎连滓尝

十七、血府逐瘀汤

血府逐瘀归地桃　　红花枳壳膝芎饶

柴胡赤芍甘桔梗　　血化下行不作劳

十八、少腹逐瘀汤

少腹逐瘀芎炮姜　　元胡灵脂芍茴香
蒲黄肉桂当没药　　调经止痛是良方

十九、补阳还五汤

补阳还五赤芍芎　　归尾通经佐地龙
四两黄芪为主药　　血中瘀滞用桃红

第十节　祛风剂

一、小续命汤

小续命汤桂附芎　　麻黄参芍杏防风
黄芩防己兼甘草　　六经风中此方通

二、大秦艽汤

大秦艽汤羌独防　　芎芷辛芩二地黄
石膏归芍苓甘术　　风邪散见可通尝

三、三生饮

三生饮用乌附星　　三皆生用木香听
加参对半扶元气　　卒中痰迷服此灵

四、地黄饮子

地黄饮子山茱斛　　麦味菖蒲远志茯
苁蓉桂附巴戟天　　少入薄荷姜枣服
喑厥风痱能治之　　虚阳归肾阴精足

五、独活汤

独活汤中羌独防　　芎归辛桂参夏菖
茯神远志白薇草　　瘛从昏愦力能匡

六、顺风匀气散

顺风匀气术乌沉　　白芷天麻苏叶参
木瓜甘草青皮合　　㖞僻偏枯口舌喑

七、上中下通用痛风方

黄柏苍术天南星　　桂枝防己及威灵
桃仁红花龙胆草　　羌芷川芎神曲停
痛风湿热与痰血　　上中下通用之听

八、独活寄生汤

独活寄生艽防辛　　芎归地芍桂苓均
杜仲牛膝人参草　　冷风顽痹屈能伸

若去寄生加芪续　　汤名三痹古方珍

九、消风散

消风散内羌防荆　　芎朴参苓陈草并
僵蚕蝉蜕藿香入　　为末茶调或酒行

十、川芎茶调散

川芎茶调散荆防　　辛芷薄荷甘草羌
目昏鼻塞风攻上　　正偏头痛悉能康
方内若加僵蚕菊　　菊花茶调用亦臧

十一、清空膏

清空芎草柴苓连　　羌防升之入顶巅
为末茶调如膏服　　正偏头痛一时蠲

十二、人参荆芥散

人参荆芥散熟地　　防风此枳芎归比
酸枣鳖羚桂术甘　　血风劳作风虚治

十三、资寿解语汤

资寿解语汤用羌　　专需竹沥佐生姜
防风桂附羚羊角　　酸枣麻甘十味详

十四、小活络丹

小活络丹用二乌　　地龙乳没胆星俱
中风手足皆麻木　　痰湿流连一服驱
大活络丹多味益　　恶风大症此方需

十五、羚角钩藤汤

俞氏羚羊钩藤汤　　桑叶菊花鲜地黄
芍草茯苓川芎茹　　凉肝增液定风方

十六、张氏镇肝熄风汤

张氏镇肝熄风汤　　龙牡龟牛制亢阳
代赭天冬元芍草　　茵陈川楝麦芽襄
痰多加用胆星好　　尺脉虚浮萸地匡
加入石膏清里热　　便溏龟赭易脂良

第十一节　　祛寒剂

一、理中汤

理中汤主理中乡　　甘草人参术黑姜
呕利腹痛阴寒盛　　或加附子总回阳

二、真武汤

真武汤壮肾中阳　　茯苓术芍附生姜
少阴腹痛有水气　　悸眩润惕保安康

三、四逆汤

四逆汤中姜附草　　三阴厥逆太阳沉
或盖姜葱参芍桔　　通阳复脉力能任

四、白通加猪胆汁汤

白通加尿猪胆汁　　干姜附子兼葱白
热因寒用妙义深　　阴盛格阳厥无脉

五、吴茱萸汤

吴茱萸汤人参枣　　重用生姜温胃好
阳明寒呕少阴利　　厥阴头痛皆能保

六、益元汤

益元艾附与干姜　　麦味知连参草将
姜枣葱煎入童便　　内寒外热名戴阳

七、加阳急救汤

加阳救急用六君　　桂附干姜五味群
加麝三厘或胆汁　　三阴寒厥见奇勋

八、四神丸

四神故纸吴茱萸　　肉蔻五味四般须
大枣百枚姜八两　　五更肾泻火衰扶

九、厚朴温中汤

厚朴温中陈草苓　　干姜草蔻木香停
煎服加姜治腹痛　　虚寒胀满用皆灵

十、导气汤

疝气方用荔枝核　　栀子山楂枳壳益
再入吴茱入厥阴　　长流水煎疝痛释

十一、橘核丸

橘核丸中川楝桂　　朴实延胡藻带昆
桃仁二木酒糊合　　㿗疝痛顽盐酒吞

十二、参附汤

参附汤疗汗自流　　肾阳脱汗此方求
卫阳不固须芪附　　郁遏脾阳术附投

十三、天台乌药散

天台乌药木茴香　　川楝槟榔巴豆姜
再用青皮为细末　　一钱酒下痛疝尝

十四、黑锡丹

黑锡丹能镇肾寒　硫黄入锡结成团
葫芦故纸茴沉木　桂附金铃肉蔻丸

十五、半硫丸

半硫半夏与硫黄　虚冷下元便秘尝
金液丹中硫一味　沉寒厥逆亦兴阳

十六、浆水散

浆水散中用地浆　干姜附桂与良姜
再加甘草同半夏　吐泻身凉立转阳

十七、来复丹

来复丹用玄精石　硝石硫黄橘红着
青皮灵脂复元阳　上盛下虚可镇宅

第十二节　祛暑剂

一、三物香薷饮

三物香薷豆朴先　若云热盛加黄连
或加苓草名五物　利湿祛湿木瓜宣
再加参芪与陈术　兼治内伤十味全
二香合入香苏饮　仍有藿香葛传汤

二、清暑益气汤

清暑益气参草芪　当归麦味青陈皮
曲柏葛根苍白术　升麻泽泻姜枣随

三、缩脾饮

缩脾饮用清暑气　砂仁草果乌梅暨
甘草葛根扁豆加　吐泻烦渴温脾胃
古人治暑多用温　暑为阴证此所谓
大顺杏仁姜桂甘　散寒燥湿斯为贵

四、生脉散

生脉麦味与人参　保肺清心治暑淫
气少汗多兼口渴　病危脉绝急煎斟

五、六一散

六一滑石同甘草　解肌行水兼清燥
统治表里及三焦　热渴暑烦泻痢保
益元碧玉与鸡苏　砂黛薄荷加之好

第十三节　利湿剂

一、五苓散

五苓散治太阳腑　　白术泽泻猪茯苓
膀胱化气添桂枝　　利便消暑烦渴清
除桂名为四苓散　　无寒但渴服之灵
猪苓汤除桂与术　　加入阿胶滑石停
此为和湿兼泻热　　疸黄便闭渴呕宁

二、小半夏加茯苓汤

小半夏加茯苓汤　　行水散痞有生姜
加桂除夏治悸厥　　茯苓甘草汤名彰

三、肾着汤

肾着汤内用干姜　　茯苓甘草白术襄
伤湿身痛与腰冷　　亦名干姜苓术汤
黄芪防己除姜茯　　术甘姜枣共煎尝
此治风水与诸湿　　身重汗出服之良

四、舟车丸

舟车牵牛及大黄　　遂戟芫花又木香
青皮橘皮加轻粉　　燥实阳水却相当

五、疏凿饮子

疏凿槟榔及商陆　　苓皮大腹同椒目
赤豆芄羌泻木通　　煎益姜皮阳水服

六、实脾饮

实脾苓术与木瓜　　甘草木香大腹加
草蔻附姜兼厚朴　　虚寒阴水效堪夸

七、五皮饮

五皮饮用五般皮　　陈茯姜桑大腹奇
或用五加易桑白　　脾虚肤胀此方司

八、羌活胜湿汤

羌活胜湿羌独芎　　甘蔓藁木与防风
湿气在表头腰重　　发汗升阳有异功
风能胜湿升能降　　不与行水渗湿同
若除独活芎蔓草　　除湿升麻苍术充

九、大橘皮汤

大橘皮汤治湿热　　五苓六一二方缀
陈皮木香槟榔增　　能消水肿及泄泻

十、茵陈蒿汤

茵陈蒿汤治疸黄　阴阳寒热细推详
阳黄大黄栀子入　阴黄附子与干姜
亦有不用茵陈者　仲景柏皮栀子汤

十一、八正散

八正木通与车前　匾蓄大黄滑石研
草梢瞿麦兼栀子　煎加灯草痛淋蠲

十二、萆薢分清饮

萆薢分清石菖蒲　草梢乌药益智俱
或益茯苓盐煎服　通心固肾浊精驱
缩泉益智同乌药　山药糊丸便数需

十三、当归拈痛汤

当归拈痛羌防升　猪泽茵陈芩葛朋
二术苦参知母草　疮疡湿热服皆应

十四、五淋散

五淋散用草栀仁　归芍茯苓亦共珍
气化原由阴以育　调行水道妙通神

十五、三仁汤

三仁杏蔻薏苡仁　朴夏白通滑竹伦
水用甘澜扬百遍　湿温初起法堪遵

十六、甘露消毒丹

甘露消毒蔻藿香　茵陈滑石木通草
芩翘贝母射干薄　暑疫湿温为末尝

十七、鸡鸣散

鸡鸣散是绝奇方　苏叶茱萸桔梗姜
瓜橘槟榔煎冷服　肿浮脚气效彰彰

十八、中满分消汤

中满分消泊朴乌　归萸麻夏荜升胡
香姜草果参芪泽　连柏苓青益智需
丸用芩连砂朴实　夏陈知泽草姜俱
二苓参术姜黄合　丸热汤寒治各殊

十九、二妙丸

二妙丸中苍柏煎　若云三妙膝须添
痿痹足疾堪多服　湿热全除病自痊

第十四节　润燥剂

一、炙甘草汤

炙甘草汤参姜桂　　麦冬生地大麻仁
大枣阿胶加酒服　　虚劳肺痿效如神

二、滋燥养营汤

滋燥养营两地黄　　芩甘归芍及芄防
爪枯肤燥兼风秘　　火燥金伤血液亡

三、活血润燥生津散

活血润燥生津散　　二冬熟地兼瓜蒌
桃仁红花及归芍　　利秘通幽善泽枯

四、韭汁牛乳饮

韭汁牛乳反胃滋　　养营散瘀润肠奇
五汁安中姜梨藕　　三般加入用随宜

五、润肠丸

润肠丸用归尾羌　　桃仁麻仁及大黄
或加芄防皂角子　　风秘血秘善通肠

六、通幽汤

通幽汤中二地俱　　桃仁红花归草濡
升麻升清以降浊　　噎塞便秘此方需
有加麻仁大黄者　　当归润肠沁名殊

七、搜风顺气丸

搜风顺气大黄蒸　　郁李麻仁山药增
防独车前及槟榔　　菟丝牛膝山茱仍
中风风秘及气秘　　肠风下血总堪凭

八、消渴方

消渴方中花粉连　　藕汁地汁牛乳研
或加姜蜜为膏服　　泻火生津益血痊

九、白茯苓丸

白茯苓丸治肾消　　花粉黄连草解调
二参熟地覆盆子　　石斛蛇床篦至要

十、猪肾荠苨汤

猪肾荠苨参茯神　　知芩葛草石膏因
磁石天花同黑豆　　强中消渴此方珍

十一、地黄饮子

地黄饮子参芪草　　二地二冬枇斛参
泽泻枳实疏二腑　　躁烦消渴血枯含

十二、酥蜜膏酒

酥蜜膏酒用饴糖　　二汁百部及生姜
杏枣补脾兼润肺　　声嘶气惫酒喝尝

十三、清燥汤

清燥二术与黄芪　　参苓连柏草陈皮
猪泽升麻五味曲　　麦冬归地痿方推

十四、沙参麦冬饮

沙参麦冬饮豆桑　　玉竹甘花共和方
秋燥耗伤肺胃液　　苔光干咳此堪尝

十五、清燥救肺汤

清燥救肺参草杷　　石膏胶杏麦芝麻
经霜收下干桑叶　　解郁滋干效可夸

十六、琼玉膏

琼玉膏中生地黄　　参苓白蜜炼膏尝
肺枯干咳虚劳症　　金水相滋效倍彰

十七、黄连陈胶汤

黄连阿胶鸡子黄　　芍药黄芩合自良
更有驻车归醋用　　连胶姜炭痢阴伤

十八、滋肾通关丸

滋肾通关桂柏知　　溺癃不渴下焦医
大补阴丸除肉桂　　地龟猪髓合之宜

十九、增液汤

增液汤中参地冬　　鲜乌或入润肠通
黄龙汤用大承气　　甘桔参归妙不同

第十五节　泻火剂

一、黄连解毒汤

黄连解毒汤四味　　黄柏黄芩栀子备
躁狂大热呕不眠　　吐衄斑黄均可使
若云三黄石膏汤　　再加麻黄及淡黄
此为伤寒温毒盛　　三焦表里相兼治
栀子金花加大黄　　润肠泻热真堪倚

二、附子泻心汤

附子泻心用三黄　　寒加热药以维阳

痞乃热邪寒药治　　恶寒加附治相当
大黄附子汤同意　　温药下之妙异常

三、半夏泻心汤

半夏泻心黄连芩　　干姜甘草与人参
大枣和之治虚痞　　法在降阳而和阳

四、白虎汤

白虎汤用石膏偎　　知母甘草粳米陪
亦有加入人参者　　躁烦热渴舌生苔

五、竹叶石膏汤

竹叶石膏汤人参　　麦冬半夏竹叶灵
甘草生姜兼粳米　　暑烦热渴脉虚寻

六、升阳散火汤

升阳散火葛升麻　　羌独防风参芍侪
生炙二草加姜枣　　阳经火郁发之佳

七、凉膈散

凉膈硝黄栀子翘　　黄芩甘草薄荷饶
竹叶蜜煎疗膈上　　中焦燥实服之消

八、清心莲子饮

清心莲子石莲参　　地骨柴胡亦茯苓
芪草麦冬车前子　　躁烦消渴及崩淋

九、甘露饮

甘露两地与茵陈　　芩枳枇杷石斛伦
甘草二冬平胃热　　桂苓犀角可加均

十、清胃散

清胃散用升麻连　　当归生地牡丹全
或益石膏平胃热　　口疮吐衄及牙宣

十一、泻黄散

泻黄甘草与防风　　石膏栀子藿香充
炒香蜜酒调和服　　胃热口疮并见功

十二、钱乙泻黄散

钱乙泻黄升防芷　　芩夏石斛同甘枳
亦治胃热及口疮　　火郁发之斯为美

十三、泻白散

泻白桑皮地骨皮　　甘草粳米四般宜
参茯知芩皆可入　　肺炎喘嗽此方施

十四、泻青丸

泻青丸用龙胆栀　　下行泻火大黄资

羌防升上芎归润　　火郁肝经用此宜

十五、龙胆泻肝汤

龙胆泻肝栀芩柴　　生地车前泽泻偕
木通甘草当归合　　肝经湿热力能排

十六、当归龙荟丸

当归龙荟用四黄　　龙胆芦荟木麝香
黑栀青黛姜汤下　　一切肝火尽能攘

十七、左金丸

左金茱连六一九　　肝经炎郁吐吞酸
再加芍药名戊己　　热泻热痢服之安
连附六一治胃痛　　寒因热用理一般

十八、导赤散

导赤生地与木通　　草梢竹叶四般攻
口糜淋痛小肠火　　引热同归小便中

十九、清骨散

清骨散用银柴胡　　胡连秦艽鳖甲符
地骨青蒿知母草　　骨蒸劳热保无虞

二十、普济消毒饮

普济消毒芩连鼠　　玄参甘桔板蓝根
升柴马勃连翘陈　　僵蚕薄荷为末咀
或加人参及大黄　　大头天行力能御

二十一、清震汤

清震汤治雷头风　　升麻苍术两般充
荷叶一枚升胃气　　邪从上散不传中

二十二、桔梗汤

桔梗汤中用防己　　桑皮贝母瓜蒌子
甘枳当归薏杏仁　　黄芪百合姜煎此
肺痈吐脓或咽干　　便秘大黄可加使

二十三、清咽太平丸

清咽太平薄荷芎　　柿霜甘桔及防风
犀角蜜丸治膈热　　早间咯血频常红

二十四、消斑青黛饮

消斑青黛栀连犀　　知母玄参生地齐
石膏柴胡人参草　　便实参去大黄跻
姜枣煎加一匙醋　　阳邪里实此方稽

二十五、辛夷散

辛夷散里藁防风　　白芷升麻与木通

芎细甘草茶调服　　鼻生息肉此方攻

二十六、苍耳散

苍耳散中用薄荷　　辛荑白芷四般和
葱茶调服疏肝肺　　清升浊降鼻渊瘥

二十七、妙香散

妙散山药与参芪　　甘桔二茯远志随
少佐辰砂木香麝　　怔忡郁结梦中遗

二十八、紫雪散

紫雪犀羚牛朴硝　　硝磁寒水滑和膏
丁沉木麝升玄草　　更用赤金法亦超

二十九、至宝丹

至宝朱砂麝息香　　雄黄犀角与牛黄
金银二箔兼龙脑　　琥珀还同玳瑁良

三十、万氏牛黄丸

万氏牛黄丸最精　　芩连栀子郁砂并
或加雄角珠冰麝　　退热清心力更宏

三十一、玉女煎

玉女煎中地膝兼　　石膏知母麦冬全
阴虚胃火牙疼效　　去膝地生温热瘥

三十二、清瘟败毒散

清瘟败毒地连芩　　丹石栀甘竹叶寻
犀角玄翘知芍桔　　瘟邪泻毒亦滋阴

三十三、化斑汤

化斑汤用石膏元　　粳米甘犀知母存
或入银丹大青地　　温邪斑毒治神昏

三十四、神犀丹

神犀丹内用犀芩　　元参菖蒲生地群
豉粉银翘蓝紫草　　温邪暑疫有奇勋

三十五、青蒿鳖甲汤

青蒿鳖甲知地丹　　阴分伏热此方攀
夜热早凉无汗者　　从里达表服之安

第十六节　祛痰剂

一、二陈汤

二陈汤用半夏陈　　益以茯苓甘草成
利气调中兼去湿　　一切痰饮此方珍

导痰汤内加里枳　顽痰胶固力能训
若加竹茹与枳实　汤名温胆可宁神
润下丸仅陈皮草　利气祛痰妙绝伦

二、涤痰汤

涤痰汤用半夏星　甘草橘红参茯苓
竹茹草蒲兼枳实　痰迷舌强服之醒

三、青州白丸子

青州白丸星夏并　白附川乌俱用生
晒露糊丸姜薄引　风痰瘫痪小儿惊

四、清气化痰丸

清气化痰星夏橘　杏仁枳实瓜蒌实
苓苓姜汁为糊丸　气顺火消痰自失

五、顺气消食化痰丸

顺气消食化痰丸　青陈星夏菔苏攒
曲麦山楂葛杏附　蒸饼为糊姜汁抟

六、礞石滚痰丸

滚痰丸用青礞石　大黄黄芩沉水香
百病多因痰作祟　顽痰怪症力能匡

七、金沸草散

金沸草散前胡辛　半夏荆甘赤茯因
煎加姜枣除痰嗽　肺感风寒头目颦
局方不用细辛茯　加入麻黄赤芍均

八、半夏白术天麻汤

半夏白术天麻汤　参芪橘柏及干姜
苓泻麦芽苍术曲　太阴痰厥头痛良

九、常山饮

常山饮中知贝取　乌梅草果槟榔聚
姜枣酒水煎露之　劫痰截疟功堪诩

十、截疟七宝饮

截疟七宝常山果　槟榔朴草青陈伙
水酒合煎露一宵　阳经实疟服之妥

十一、三子养亲汤

三子养亲痰火方　芥苏莱菔共煎汤
外台别有茯苓饮　参术陈姜枳实尝

十二、指迷茯苓丸

指迷茯苓丸最精　风化芒硝枳半并
臂痛难移脾气阻　停痰伏饮有嘉名

十三、紫金锭

紫金锭用麝朱雄　　慈戟千金五倍同
太乙玉枢名又别　　祛痰逐秽及惊风

十四、小陷胸汤

小陷胸汤连夏蒌　　宽胸开结涤痰周
邪深大陷胸汤结　　甘遂硝黄一泻柔
大陷胸丸加杏苈　　项强柔至病能休

十五、十枣汤

十枣汤中遂戟花　　强人伏饮效堪夸
控涎丹用遂戟芥　　葶苈大枣亦可嘉

十六、千金苇茎汤

千金苇茎生薏仁　　瓜瓣桃仁四味邻
吐咳肺痈痰秽浊　　凉营清气自生津

十七、苓桂术甘汤

苓桂术甘痰饮尝　　和之温药四般良
雪羹定痰化痰热　　海蜇葶荠共合方

十八、金水六君煎

金水六君用二陈　　再加熟地与归身
别称神术丸苍术　　大枣芝麻停饮珍

十九、止嗽散

止嗽散中用白前　　陈皮桔梗草荆添
紫菀百部同蒸用　　感冒咳嗽此方先

第十七节　收涩剂

一、金锁固精丸

金锁固精芡莲须　　龙骨蒺藜牡蛎需
莲粉糊丸盐酒下　　涩精秘气滑遗无

二、茯菟丸

茯菟丸疗精滑脱　　菟苓五味石莲末
酒煮山药为糊丸　　亦治强中及消渴

三、治浊固本丸

治浊固本莲蕊须　　砂仁连柏二苓俱
益智半夏同甘草　　清热利湿固兼驱

四、诃子散

诃子散用治寒泻　　炮姜粟壳橘红也

河间木香诃草连　　仍用术芍煎汤下
二者药异治略同　　亦主脱肛便血者

五、桑螵蛸散

桑螵蛸散治便数　　参茯龙骨同龟壳
草蒲远志及当归　　补肾宁心健忘觉

六、真人养脏汤

真人养脏诃粟壳　　肉蔻当归桂木香
术芍参甘为涩剂　　脱肛久痢早煎尝

七、当归六黄汤

当归六黄治汗出　　芪柏芩连生熟地
泻火固表复滋阴　　加麻黄根功更异
或云此药太苦寒　　胃弱气虚在所忌

八、柏子仁丸

柏子仁丸人参术　　麦夫牡蛎麻黄根
再加半夏五味子　　阴虚盗汗枣丸吞

九、牡蛎散

阳虚自汗牡蛎散　　黄芪浮麦麻黄根
扑法芎藁牡蛎粉　　或将龙骨牡蛎扣

十、桃花汤

桃花汤用石脂宜　　粳米干姜共用之
为涩虚寒少阴利　　热邪滞下切难施

十一、威喜丸

威喜丸治血海寒　　梦遗带浊服之安
茯苓煮晒和黄蜡　　每日空心嚼一丸

十二、济生乌梅丸

济生乌梅与僵蚕　　共末为丸好醋参
便血淋漓颇难治　　醋吞惟有此方堪

十三、封髓丹

失精梦遗封髓丹　　砂仁黄柏草和丸
大封大固春常在　　巧夺先天报自安

第十八节　杀虫剂

一、乌梅丸

乌梅丸用细辛桂　　人参附子椒姜继
黄连黄柏及当归　　温藏安蛔寒厥剂

二、化虫丸

化虫鹤虱及使君　　槟榔芜荑苦楝群
白矾胡粉糊丸服　　肠胃诸虫永绝氛

三、集效丸

集效姜附与槟黄　　芜荑诃鹤木香当
雄槟丸内白矾入　　虫啮攻疼均可尝

第十九节　痈疡剂

一、真人活命饮

真人活命金银花　　防芷归陈草节加
贝母天花兼乳没　　穿山角刺酒煎嘉
一切痈疽能溃散　　溃后忌服用毋差
大黄便实可加使　　铁器酸物勿沾牙

二、金银花酒

金银花酒加甘草　　奇痈恶毒皆能保
护膜须用蜡矾丸　　二方均是疡科宝

三、托里十补散

托里十补参芪芎　　归桂白芷及防风
甘桔厚朴酒调服　　痈疡脉弱赖之充

四、托里温中汤

托里温中姜附羌　　茴木丁沉共四香
陈皮益智兼甘草　　寒疡内陷呕泻琅

五、托里定痛汤

托里定痛四物兼　　乳香没药桂心添
再加蜜炒罂粟壳　　溃疡虚痛去如拈

六、散肿溃坚汤

散肿溃坚知柏连　　花粉黄芩龙胆宣
升柴翘葛兼甘桔　　归芍棱莪昆布全

七、醒消丸

醒消乳没麝雄黄　　专为大痈红肿尝
每服三钱陈酒化　　醉眠取汗是良方

八、小金丹

小金专主治阴疽　　鳖麝乌龙灵乳储
黑炭胶香归没药　　阴疮流注乳癌除

九、梅花点舌丹

梅花点舌用三香　　冰片硼珠朱二黄

没药煎葶蟾血竭　　一丸酒化此方良

十、保安万灵丹

万灵归术与三乌　　辛草荆防芎活俱
天斛雄麻全蝎共　　阴疽鹤膝湿痹须

十一、蟾酥丸

蟾酥丸用麝蜗牛　　乳没朱雄轻粉俦
铜绿二矾寒水石　　疔疮发背乳痈瘰

十二、一粒珠

一粒珠中犀甲冰　　珍朱雄麝合之能
痈疽发背无名毒　　酒化一丸力自胜

十三、六神丸

六神丸治烂喉痧　　每服十丸效可夸
珠粉腰黄冰片麝　　牛黄还与蟾酥加

十四、阳和汤

阳和汤法解寒凝　　外症虚寒色属阴
熟地鹿胶姜炭桂　　麻黄白芥草相承

第二十节　胎产经带剂

一、妊娠六合汤

海藏妊娠六合汤　　四物为君妙义长
伤寒表虚地骨桂　　表实细辛兼麻黄
少阳柴胡黄芩入　　阳明石膏知母藏
小便不利加苓泻　　不眠黄芩栀子良
风湿防风与苍术　　温毒发斑升翘长
胎动血漏名胶艾　　虚痞朴实颇相当
脉沉寒厥亦桂附　　便秘蓄血桃仁黄
安胎养血先为主　　余因各症细参详
后人法此治经水　　过多过少别温凉
温六合汤加苓术　　色黑后期连附商
热六合汤栀连益　　寒六合汤加附姜
气六合汤加陈朴　　风六合汤加芎羌
此皆经产通用剂　　说与时师好审量

二、胶艾汤

胶艾汤中四物先　　阿胶艾叶甘草全
妇人良方单胶艾　　胎动血漏腹痛全

胶艾四物加香附　　方名妇宝调经专

三、当归散

当归散益妇人妊　　术芍芎归及子芩
安胎养血宜常服　　产后胎前功效深

四、黑神散

黑神散中熟地黄　　归芍甘草桂炮姜
蒲黄黑豆童便酒　　消瘀下胎痛逆忘

五、清魂散

清魂散用泽兰叶　　人参甘草川芎协
荆芥理血兼祛风　　产中昏晕神魂贴

六、羚羊角散

羚羊角散杏薏仁　　防独芎归又茯神
酸枣木香和甘草　　子痫风中可回春

七、当归生姜羊肉汤

当归生姜羊肉汤　　产后腹痛蓐劳匡
亦有加入参芪者　　千金四物甘桂姜

八、达生散

达生紫苏大腹皮　　参术甘陈归芍随
再加葱叶黄杨脑　　孕妇临盆先服之
若将川芎易白术　　紫苏饮子子悬宜

九、参术饮

妊娠转胞参术饮　　芎芍当归熟地黄
炙草陈皮兼半夏　　气升胎举自如常

十、牡丹皮散

牡丹皮散延胡索　　归尾桂心赤芍药
牛膝棱莪酒水煎　　气行瘀散血瘕削

十一、固经丸

固经丸用龟板君　　黄柏樗皮香附群
黄芩芍药酒丸服　　漏下崩中色黑殷

十二、柏子仁丸

柏子仁丸熟地黄　　牛膝续断泽兰芳
卷柏加之通血脉　　经枯血少肾肝匡

十三、交加散

交加散用姜地捣　　二汁交加各自妙
姜不辛散地不寒　　产后伏热此为宝

十四、天仙藤散

天仙藤散治子气　　香附陈甘乌药继

再入木瓜苏叶姜　　足浮喘闷此方贵

十五、白术散

白术散中用四皮　　姜陈苓腹五般奇
妊娠水肿肢浮胀　　子肿病名此可医

十六、竹叶汤

竹叶汤能台子烦　　人参苓麦茯苓存
有痰竹沥宜加入　　胆怯闷烦自继根

十七、紫菀汤

紫菀汤方治子嗽　　天冬甘桔杏桑会
更加蜂蜜竹茹煎　　孕妇咳逆此为最

十八、失笑散

失笑蒲黄及五灵　　晕平痛止积无停
山楂二两红糖入　　独圣功同更守经

十九、如圣散

如圣乌梅棕炭姜　　三般皆煅漏崩良
升阳举经姜栀芍　　加入补中益气尝

二十、生化汤

生化汤宜产后尝　　归芎桃草炮姜良
倘因乳少猪蹄用　　通草同煎亦妙方

二十一、保产无忧方

保产无忧芎芍归　　荆羌芪朴菟丝依
枳甘贝母姜蕲艾　　功效称奇莫浪讥

二十二、泰山磐石饮

泰山磐石八珍全　　去茯加芪芩断联
再益砂仁及糯米　　妇人胎动可安痊

二十三、抵当丸

抵当丸用桃仁黄　　水蛭虻虫共合方
蓄血胞宫少腹痛　　破坚非此莫相当

二十四、安胎饮子

安胎饮子建莲先　　青宁还同糯米煎
神造汤中须蟹爪　　阿胶生草保安全

二十五、固冲汤

固冲汤中芪术龙　　特蛎海蛸五倍同
茜草山萸棕炭芍　　益气止血治血崩

第二十一节　杂方剂

一、望梅丸

望梅丸用盐梅肉　　苏叶薄荷与柿霜
茶末天冬糖共捣　　旅行赍服胜琼浆

二、骨灰固齿散

骨灰固齿猪羊骨　　腊月腌成煅碾之
骨能补骨咸补肾　　坚牙健啖老尤奇

三、软脚散

软脚散中芎芷防　　细辛四味碾如霜
轻撒鞋吉行远道　　足无箴疮汗皆香

四、回春散

回春丹用附雄黄　　冰麝羌防蛇蝎襄
朱贝竺黄天胆共　　犀黄蚕草钩藤良

五、抱龙丸

抱龙星麝竺雄黄　　加入辰砂痰热尝
琥珀抱龙星草枳　　苓淮参竺箔朱香
牛黄抱龙星辰蝎　　苓竺腰黄珀麝僵
明眼三方凭选择　　急惊风发保平康

六、肥儿丸

肥儿丸用术参甘　　麦曲荟苓楂二连
更合使君研细末　　为丸儿服自安然
验方别用内金朴　　苓术青陈豆麦联
槟曲蟾虫连楂合　　砂仁加入积消瘥

七、八珍糕

八珍糕与小儿宜　　参术苓陈豆薏依
淮药欠莲糯粳米　　健脾益胃又何疑

八、保赤丹

保赤丹中巴豆霜　　朱砂神曲胆星尝
小儿急慢惊风发　　每服三丸自不妨

陈　成　李文萍　撰

第九章　未病先防

第一节　高血压的防治

1. 血压恢复正常六法

(1)让大自然帮你降低血压:无论是自己欣赏花园,还是在公园里漫步,只要把自己融入大自然中,就能使你的血压降低11%。研究表明:这样做能立刻平息心中的紧张,包括使肾上腺也平静下来。每天20min就能奏效。

(2)用手掌轻拍东西可以使血压降低30%:每天用5min轻拍你喜欢的人,包括你的宠物,这样就可以使你的血压降低30%,还可以减少你的忧虑。这样在生活中就能减少你的烦恼,所有这些都能保证你的血压安全。研究人员说,性格内向的人,可以尝试用瑜伽来降血压,实践证明非常成功。

(3)阻隔噪音,充足睡眠来保证血压正常:良好充足的睡眠不能有吵闹的声音,汽车声或者打呼噜声都会增高血压。长期的室内噪音会增加破坏血管的荷尔蒙的产量,它会干扰睡眠,而且会越来越厉害,恢复正常睡眠是保证血压正常的基本因素。所以,专家建议夜里戴柔软的耳塞来降低噪音。

(4)用"坐椅法"降血压:最新研究发现,不断地坐椅子可以使血压降低16%,这是通过检测脊柱血压得到的数据。要挑选一把结实的椅子,在你的后背和椅背之间垫一条厚毛巾,这样,就能使你的后背有足够的休息和足够的放松。

(5)用小信息降低血压:每个月看一次周刊,每次看10min就可以把血压降低。用手也可以降低血压,如果拍手可以形成规律和习惯,那就可以控制并保持血压的降低。做法是:手掌并拢从上到下轻轻磨擦,同时屈伸你的手指,然后食指拇指交叉摩擦几次,最后双掌并拢再轻柔几下。

(6)用歌声降低血压:用音乐赞美熟悉的东西。不论哪一种缓和的音乐都可以鼓励你。把音乐开大让声音环绕并伴着音乐放开歌喉。根据调查,每天在家里唱自己喜欢的歌曲达20min,就能使你的血压降低25%。专家说,"听音乐能让你放松,并使你的心跳变得缓慢。较长的歌曲会使你的心跳很平静,同时可以降低你的血压。"

2. 血压自测的六个细节

随着人口增多、老龄化加速,高血压患者还会不断增多。有条件的家庭最好能备一个血压计进行自测,这样做有三点好处:

第一,能了解自己血压的真实情况。有很多人一到医院血压就高,出了医院或进行24h监测血压却正常,我们把这种情况叫做"白大衣"高血压。据相关专家介绍,我国估计有"白大衣"高血压 4000 万人,隐蔽性高血压 5000 万人,通过家庭自测血压,有助于对高血压的"真假"进行鉴别。

第二,可以提高患者的依从性,便于坚持药物及生活方式治疗。王文教授说,我国现有 2 亿高血压患者,高血压控制率却不足一成,原因之一就是患者不清楚自己的血压情况,光凭感觉用药。相当多的农民从未测过血压,只有到医院就诊时才发现高血压,甚至发生了脑出血时才被发现长期患有高血压。

第三,自测血压还能预测高血压患者心血管事件的发生危险。除了上述人群,欧洲高血压学会还建议,老年高血压、难治性高血压患者,以及孕妇、糖尿病患者,都应坚持自测血压,因为这些人可能因血压骤然升高而引起中风、心肌梗死等,如有头晕、头痛等症状,应及时自测血压。

另外,注意以下六个细节,能使血压测量更准确:

(1)选择符合国际标准的血压计,并提前校准,袖带至少覆盖上臂的 2/3。

(2)测血压前休息 5min,等呼吸平稳、心跳正常了再测。运动、情绪激动等都会使血压波动。

(3)无论是坐位还是卧位,上臂和血压计都要和心脏处于同一水平。老年人、糖尿病患者及出现立位性低血压情况的人,还应再测一下站立位血压。

(4)测量时要保持安静,不说话,手臂也不要活动。

(5)每次最好测 2 次,间隔 1~2min,取平均值。如果两次血压值读数相差 5mmHg,应再测一次,以 3 次平均值作为测量结果。

(6)高血压患者最好定期自测血压,并将每次的数值记录下来,帮助医生正确判断病情变化。

3. 调节血脂常喝保健醋

心脑血管疾病是目前对人类健康的最大威胁之一,而高脂血症是引起冠心病和动脉粥样硬化的主要因素之一,也是促进高血压、糖尿病、脂肪肝等病症的一个重要的危险因素。患者之初,血脂偏高者应该改善生活习惯,摄入低脂饮食,多喝醋,少食盐,增加体力劳动。食醋作为一种调味品,已经有几千年的历史,保健醋的出现,提高了"醋"的地位和价值,其食疗效果更佳。保健醋的生产加工工艺、陈酿期等和普通食醋不同,并且添加了特殊的功能成分,以此达到其保健功用。

山西是酿酿老陈醋的宝地,几乎国内经典的陈醋均来自山西,有了得天独厚的"产醋实力",在保健醋的发展上山西也占据了先机,本次走进 39 健康评测室的五款保健醋便都产自山西。由于保健醋在市面上还不多见,根据品牌在现今市面上的影响力,分别选取了以下 5 款产品,5 款降血脂保健醋产品分别是:宁化府保健醋、东湖保健醋、紫林保健醋、水塔保健醋。

第二节　高血糖的防治

多数糖尿病人经常是空腹血糖正常,而餐后血糖很高,即使是用口服降糖药或胰岛素治疗也控制不好。其实,只要把三个习惯"变变样",就能改变这种被动的局面。

1.测血糖换成"餐后的"

对于Ⅱ型糖尿病患者,不仅要经常查空腹血糖,还应经常监测餐后血糖。病情稳定时,每周至少1次监测空腹及餐后2h血糖,每月至少1次监测全天空腹、三餐后2h和睡前血糖;另外,还应3~6个月左右监测1次糖化血红蛋白。同时,对于由于基础胰岛素分泌不足造成早餐后高血糖者,睡前加用中效胰岛素可以帮助控制空腹血糖,进而使早餐后血糖明显下降。

2.降糖药换成"速效的"

使用一天一次的达美康缓释片或速效胰岛素类似药物,都能有效地补充早时相胰岛素,控制餐后高血糖,安全性有保障,而拜唐苹能延缓餐后碳水化合物的吸收,是控制餐后高血糖较好的药物。另外,新开发的胰高血糖素样肽-1(GLP-1)也具有改善早时相胰岛素分泌的显著效果,能够防止餐后高血糖的发生。

3.早餐换成"稠的"

由于稀饭加热的时间较长,淀粉容易转化为糊精进而易分解为葡萄糖。同时,稀饭呈半流体状态,进食后胃的排空时间比较短,所以吃稀饭比吃主食更易于升高餐后血糖。因此,早餐最好不要只喝稀饭,要吃点"稠的"食物,坚持以吃主食为主。

4.糖尿病腹泻便秘的饮食原则

糖尿病性腹泻临床上常表现为顽固性间歇性无痛性腹泻,夜间发作较白天发作多见,可与便秘交替出现,而大便检查无特殊结果。它的发病机制可能与内脏神经功能严重失调、维生素B族缺乏、肠道小动脉病变、血流障碍肠壁缺血等有关。在饮食治疗上分对因和对症治疗。

(1)良好地控制血糖:控制血糖是对因治疗的唯一方法,长期血糖控制不得力,容易导致小血管病变,且发展迅速。肠道腹泻、便秘症状往往与血糖控制的好坏成正比。因此,在临床工作中营养医生非常注重患者血糖水平及其稳定程度,把良好的血糖水平作为饮食控制好坏的终点指标之一。营养治疗中计划性饮食的目的,就在于积极解决高血糖和有效地防止低血糖,使每日营养素的摄入符合、或比较符合患者自身的正常代谢需要。科学饮食量需要个体化的营养计算,需要对饮食、药物、运动三者之间的相互关系及必然规律的体会摸索。

(2)糖尿病慢性腹泻的饮食治疗原则:①宜采用软食或半流食,每日4~6餐。②食物易消化,质地糯软,无刺激性。③蛋白质供给要充分,并富于维生素、微量元素,尤其是维生素C、维生素B族及铁元素。④适当控制脂肪,不摄入多油食品、油炸和油煎食品。

(3)糖尿病便秘的饮食治疗原则:①糖尿病营养平衡膳食为基础。②多食用富含膳食纤维的粗粮、杂豆、蔬菜。③可服用膳食纤维补充剂,补足到每日膳食纤维30g左右。④饭前、饭后各活动15min,身体条件允许应每日增加30min中等强度活动,如打网球、游泳、骑车、快走等。

腹泻和便秘交替出现的患者,在软食基础上,添加膳食纤维进行观察,从服用少量开始逐渐补足,如由2.5g/次、1次/d,过渡到2次/d,全天5g,再过渡到3次/d,全天7.5g~

5g/次,3 次/d,15g/d。

此外,糖尿病患者的腹泻,还应注意与细菌性痢疾等其他原因的腹泻鉴别,给予不同的对因治疗和对症治疗,长期坚持调理,最终会有一个良好的治疗结果。

第三节　血管栓塞的防治

1. 血栓预防的"套路"

人体血管受到损伤时,会形成血凝块(即血栓)"堵住"缺口,以避免过量出血。之后,抗凝抑制血栓过度形成和溶解已有血栓,使血栓不会无休止地增长,并得以及时被清除,使血液能够在血管内正常流动,既不形成血栓,也不出血。

不过,在种种因素的作用下,这种平衡会被打破。若凝血机制占据了"强势"地位,就会导致血栓无法消除。甚至顺血流移动,并嵌顿到其他部位的血管,从而导致相应组织、器官缺血或者坏死,导致各种血栓相关疾病,包括大众所熟知的心肌梗死、脑卒中等等。血栓相关疾病,严重地危害着人们的身体健康,如今位居致死和致残原因的第一位。

2. 心梗与脑梗是一样的病

首先需要明确的是,同样是血栓,动脉血栓与静脉血栓发生的机制和临床后果,是迥然不同的,动脉血栓多数是在动脉粥样硬化斑块破裂的基础上形成的。因此,预防动脉血栓,应着重预防动脉粥样硬化病变的形成,稳定动脉粥样硬化斑块不发生破裂,使用有效抗栓药物,防止在斑块破裂后形成血栓堵塞血管。就病理生理基础而言,急性心肌梗死和急性脑梗死(脑血栓形成和脑栓塞)实际上是一样的疾病,只是发生部静脉血栓的形成,除手术和损伤原因以外,则多与血流缓慢和引流不畅有关,另外血液中的致血栓因子,对于静脉血栓形成的影响大于动脉系统。静脉血栓形成导致受累局部血液回流不畅,发生淤血和水肿,甚至局部坏死;另外,静脉血栓会随血液移动到其他部位,导致更严重的后果,如肺栓塞。

3. 静脉动脉,血栓预防各有套路

高血压、血脂紊乱和高血糖,是心脑血管疾病发生的主要危险因素,与动脉粥样硬化的发生、发展,斑块破裂和血栓形成都有关系。对于动脉系统血栓的预防,应致力于控制导致动脉粥样硬化的危险因素,如高血压、高血脂、糖尿病和戒烟,在此基础上服用有效抗血栓药物,如阿司匹林和氯吡格雷(波立维)。

预防静脉系统的血栓形成,则应着重避免引起血流减慢的因素,长期卧床、下肢有创伤、术后的病人以及长时间坐飞机者,都是高危人群。因此病人术后应尽早离床活动,长时间飞行者要注意定期活动下肢。

肺栓塞的发病率和死亡率都很高,不明原因或者难以解释的呼吸困难是肺栓塞的征兆,应当尽快到医院就诊。

第四节　呼吸系统疾病的防治

1. 慢性支气管炎的日常预防措施

慢性支气管炎的患儿,大多体格较差,必须加强营养,积极参加各种体育活动,锻炼身体,预防感冒。小儿肺炎咳嗽等症状的消失,比病变组织的恢复要快。所以,患儿家长不要认为肺炎症状消失即为痊愈而自行中断治疗,致使病情反复。在重症肺炎之后,必须长期随访观察,注意胸部 X 线复查,彻底治疗。对鼻窦炎、增殖体炎也要进行根治。

对于季节气候的变化,要适时增减衣服。疑有对鱼、虾、蛋清等过敏者,要减少或禁止食用。慢性支气管炎多在气候寒冷的冬季发病,夏季较少,故可采用中医冬病夏治的方法,以"扶正固本"的原则治疗,即通过扶助正气以增强人体的抗病能力,达到驱除病邪,从而促进生理机能的恢复。

2. 小儿慢性支气管炎的饮食宜忌

慢性支气管炎患儿,病程较长,呈持久性咳嗽,体质多较差,故在用中西药治疗的同时,饮食调养也是一个重要的环节。

(1)食物宜清淡:新鲜蔬菜,如白菜、菠菜、油菜、萝卜、胡萝卜、西红柿、黄瓜、冬瓜等,不仅能补充多种维生素和无机盐的供给,而且具有清痰、去火、通便等功能;黄豆及豆制品含人体需要的优质蛋白,可补充慢性气管炎对机体造成的营养损耗,又无聚痰化火之弊端。

(2)强化平时饮食:患儿咳嗽日久不愈,耗伤正气,肺脾虚弱。故平时多选用具有健脾、益肺、补肾、理气、化痰的食物,如猪、牛、羊肺脏及枇杷、橘子、梨、百合、大枣、莲子、杏仁、核桃、蜂蜜等,有助于增强体质,改善症状。

(3)忌食海腥油腻:因"鱼生火、肉生痰",故慢性支气管炎小儿,应少吃黄鱼、带鱼、虾、蟹、肥肉等,以免助火生痰。

(4)不吃刺激性食物:辣椒、胡椒、蒜、葱、韭菜等辛辣之物,均能刺激呼吸道使症状加重;菜肴调味也不宜过咸、过甜,冷热要适度。

(5)嚼服干姜能缓解症状:中医认为,干姜为治寒饮痰嗽的要药。干姜性温味辛,具有散寒温中、祛痰涎、止呕吐的作用,对慢性气管炎属寒症者有较好疗效。而且,在感冒咳嗽时,睡前含 1 片干姜,晚上咳嗽也会减轻。根据现代药理分析,干姜主要含有姜辣素、龙脑、姜醇、柠檬酸等成分,这些挥发油成分均具有祛风散寒逐邪的作用。民间习惯在淋雨或涉水后,煮生姜红糖水喝,就可预防风寒感冒。干姜还具有兴奋血管运动中枢的交感神经的作用,可增强气管黏膜细胞的纤毛运动,有利于痰涎上运而排出。

3. 预防老年性肺炎的经验

预防老年性肺炎很关键,冬季是老年性肺炎发病率最高的季节,所以老年人要注意防寒保暖,预防受凉感冒。如患了上呼吸道感染,要及时彻底地进行抗感染治疗,以防发展成肺炎。患慢性病,尤其是合并呼吸道疾病的老人,要积极治疗,还可以定期注射肺炎疫苗。另外,老年人应适量、合理地锻炼身体,使机体逐渐适应天气冷热变化。居室要经常通风换气,保持空气清新。还要养成良好的生活习惯,平日多吃一些营养高、易于消化的食物,多饮水,以利痰液稀释排出,不吸烟、不酗酒,尽量少去人声嘈杂、空气污浊的公共场所。

相关专家介绍了一个护肺养生的小窍门,简单有效,老年朋友们不妨一试。晚上睡觉前,用热水充分泡泡手和脚,使之温热充血,约 10min 左右,这样能通过神经反射使上呼吸道、鼻咽部毛细血管扩张,血流增加,局部抵抗力增强。

4.冬季预防老慢支

临床实践表明,慢性支气管炎(简称"慢支")发病最高时段一般出现在每年的 11 月至次年的 1 月,这三个月的发病率约占全年的 50%。气象资料分析发现,"慢支"发病人数与月极端最低气温成反相关,即温度越低,发病人数越多;而与偏北风的频率成正相关,这是因为我国属季风气候,"偏北风"常常说明北方冷空气南下,一般都伴随着降温过程。此外,在冬季气压增高的过程中,气压正变量在 3mb 左右时以及湿度高于 80%、或低于30%时,均容易引起"慢支"发病。

传统中医将"慢支"归于"喘证"之一,认为此病虽为宿痰,但诱因有风、寒、燥、湿等。冬季寒冷,外寒引动内发之伤,故生咳喘之病。现代医学早已阐释清楚寒冷与支气管炎病发作的关系:冷空气使呼吸道局部温度降低,毛细血管收缩,局部血液减少;寒冷又导致黏膜上皮的纤毛活动减慢,使气管排出进入呼吸道的细菌的功能减弱,外界的或寄生于呼吸道中的病毒和细菌就会乘机肆虐,导致支气管炎病的发作。所以,在寒冷的冬季,"慢支"或肺气肿患者,病情最易复发。

预防"慢支"发病,必须根据冬季气候特点,采取一些得力的措施。

冬季一般每隔几天,就有一次冷空气活动,要经常收听、收看天气预报节目,当有冷锋过境时,要及时增加衣被。而当气温回升时,也要适时减衣,以保持一定的抗寒能力。可采取一些保暖措施,使得冬季室温保持在 20℃ 左右,室温也不可太高,以免因室内外温差过大而引起感冒或加重病情。当然,多吃一些高热食品(如鱼、蛋、禽、瘦肉等),也是冬季增加体热的好方法。

最好能从秋天就开始一些"耐寒锻炼":如到户外去呼吸新鲜空气,用冷水洗脸、洗澡等。冬季体育锻炼的方式因人而异,老年人可选择体操、气功、散步和慢跑。烟酒可使支气管上皮受损,能生湿积痰,容易刺激呼吸道导致剧烈咳嗽,对"慢支"的康复非常不利,患者应坚决杜绝。

一方面,冬季空气湿度相对较低,必须适当增加室内的空气湿度(措施有洒水、室内晾湿毛巾或使用加湿器等),使空气湿度达到 60% 左右。另一方面,冬季经常出现大雾天气和大气逆温现象(多出现在清晨),使得空气中含有大量的烟尘和其他污染物,此时要关紧门窗,避免外出(可等到烟消云散、太阳出来以后再开窗换气),以免诱发和加重"慢支"病症。

(1)蛤蚧食疗老慢支:秋冬气温变化大并且气候干燥,容易导致呼吸系统疾病旧病复发,尤其老慢支咳喘病更易发作或加重。秋冬时节可结合传统中医"养肺补肾"的养生之道,巧用补肾珍品蛤蚧,来进行老慢支咳喘病的防治与保健。传统中医学来看,脾肾阳虚是老慢支咳喘病的主要病理基础,因此"健脾补肾,温里散寒"是老慢支咳喘病治本的关键所在。历代中医学专门用于养肺补肾的珍品当中,蛤蚧备受推崇,其用于防治老慢支咳喘病方面功效显著,自从宋代《开宝本草》启用蛤蚧养生入药以来,至今千余年仍享负盛名。由于蛤蚧补肺益肾的滋补功效优越,传统中医将蛤蚧用作治老慢支咳喘病的主药,或者与其他滋补之物制成药膳,均有助于疾病治疗。

此外,中医也用蛤蚧制作药膳以食疗引补,其中食用比较广泛的药膳之一就是人参蛤蚧粥,其有补肺肾、益元气、平虚喘的功效,适用于肺肾两虚的老慢支咳喘患者服用。人参蛤蚧粥具体做法:蛤蚧粉2g、人参粉3g、糯米100g。先将糯米煮成稀粥,待粥热时加入蛤蚧、人参粉搅匀,趁热食用。

(2)秋季如何预防老慢支:老慢支容易因上呼吸道感染而复发或恶化,甚至容易引发肺炎,因此要积极预防并及时治疗上感,流感病毒疫苗对预防上感有一定作用。老慢支以反复发作性咳嗽、咯痰、喘息、气促、胸闷,甚则张口抬肩、鼻翼煽动、不能平卧为主要临床表现。秋季气候干燥,气温下降,中医认为五脏当中,肺脏最为娇气且容易受寒、燥侵袭而致肺主呼吸功能失调,所以秋季"老慢支"最易复发。要积极预防上呼吸道感染,加强肺功能锻炼,为老慢支病人顺利过冬打下基础。

老慢支容易因上呼吸道感染而复发或恶化,甚至容易引发肺炎。因此,要积极预防并及时治疗上感,流感病毒疫苗对预防上感有一定作用。同时,应进行耐寒锻炼如冷水洗脸,避免刺激性气体对呼吸道的影响,呼吸时可用舌抵上颚式呼吸,避免冷空气直入气管。

吸肌锻炼可使呼吸肌,尤其是膈肌强壮有力,提高呼吸效率,促进痰液排出,可以调动全身免疫系统活力,减少支气管、肺部反复感染和炎症急性发作。患者平时可进行控制性深呼吸锻炼、腹式呼吸锻炼、缩唇呼气等训练。

食物不可太咸,忌油炸、易产气的食物,应多食用高蛋白、高热量、高维生素、低脂、易消化饮食,如瘦肉、蛋、奶、鱼、蔬菜和水果等。此外应少量多次饮水,每日饮水量不少于1500ml,以稀释痰液利于排出。可常服虫草、百合等滋阴补品以润肺。秋季自然界一切生物代谢相对减缓,人也应该顺应自然"早卧早起,与鸡俱兴",保持情志安宁。

香烟中丙烯醛、尼古丁、亚硝胺等,可致气道免疫功能下降,吸烟时间越长,烟量越大,患病率也就越高。烟酒可以使支气管上皮受损,容易刺激呼吸道导致咳嗽,对"慢支炎"的治疗及预后不利。另外,应加强通风,避免有害粉尘、烟雾和有害气体吸入。

5.百日咳的药膳疗法

(1)初咳期:临床表现为初起咳嗽、喷嚏、流涕,或发热等伤风感冒症状。2~3d后咳嗽日渐增剧,痰稀白、量不多,或痰稠不易咯出、咳声不畅,咳嗽以入夜为重,苔薄白。

治宜:①萝卜蜂蜜饮:白萝卜1个(捣烂绞汁),取汁25ml,蜂蜜12ml调匀,1次服完,每日1~2次。

②鱼腥草苏叶绿豆粥:鱼腥草(鲜品)50g、苏叶15g、绿豆60g、粳米60g、冰糖30g。将鱼腥草、苏叶水煎20min取汁,再煎30min共取浓汁300ml,加适量清水和绿豆,粳米煮粥,熟时加冰糖溶化调匀服食,每日1~2次。

③芹菜饮:芹菜(连根叶)1把,洗净捣汁30ml,加食盐少许,隔水蒸热,早晚各服1

次。连服 3d。

④冰糖蒸鸡胆:冰糖 20g,鸡苦胆 1 个。将鸡苦胆和冰糖同蒸熟,分 2 次服,每日 1 料。

(2)痉咳期:临床表现为阵发性咳嗽,日轻夜重,咳剧时伴有深吸气样的鸡鸣声,必待吐出痰涎及食物后,痉咳才得暂时缓解,但不久又复发作,而且一次比一次加剧。并可见眼角青紫及结膜下出血。婴幼儿时期还可引起窒息和抽风。

治宜:①柿饼罗汉果汤:柿饼 30g、罗汉果 1 个、冰糖 25g。将罗汉果和柿饼水煎 30min,加上冰糖溶化搅匀即可服用。

②橄榄炖冰糖:生橄榄 10 粒(打碎)、冰糖 25g。隔水炖 50min 服用,每日 2 次。

③川贝鸡蛋蒸:川贝 6g(研末)、鸡蛋 1 枚。将鸡蛋敲一孔如花生仁大小,川贝末入于鸡蛋内,外用湿纸封闭,放在饭上蒸熟。每次吃 1 枚。每日 2 次。

④桑白杏仁茶:桑白皮 10g、杏仁 10g(打碎)、绿茶 12g、冰糖 20g。前 3 味水煎去渣,入冰糖溶化,即可饮服,每日 1~2 次,连服 6d,1 疗程。

(3)恢复期:临床表现为顿咳症状开始好转,咳嗽逐渐减轻,一般需经过 3 周才咳止。

治宜:①百合炖麻雀:百合 20g、麻雀 2 只(去毛及内脏)、冰糖 25g。同隔水炖熟食用,每日 1 次。

②太子参黄芪鸽蛋汤:太子参 15g、黄芪 15g、鸽蛋 3 枚。先水煎太子参、黄芪,取药汁煮鸽蛋,熟时饮汤食鸽蛋。

③沙参百合玉竹粥:北沙参 15g、百合 15g、玉竹 10g、粳米 30g。先水煎北沙参、百合、玉竹,取药液和粳米煎煮成稀粥食用,连服 3d。

6. 预防老年肺炎的经验

预防老年性肺炎很关键。有关专家特别提醒,冬季是老年性肺炎发病率最高的季节。所以,老年人要注意防寒保暖,预防受凉感冒。如患了上呼吸道感染,要及时彻底地进行抗感染治疗,以防发展成肺炎。患慢性病,尤其是合并呼吸道疾病的老人,要积极治疗,还可以定期注射肺炎疫苗。另外,老年人应适量、合理地锻炼身体,使机体逐渐适应天气冷热变化。居室要经常通风换气,保持空气清新。还要养成良好的生活习惯,平日多吃一些营养高、易于消化的食物,多饮水,以利痰液稀释排出,不吸烟、不酗酒,尽量少去人声嘈杂、空气污浊的公共场所。

相关专家介绍了一个护肺养生的小窍门,简单有效,不妨一试。晚上睡觉前,用热水充分泡泡手和脚,使之温热充血,约 10min 左右,这样能通过神经反射使上呼吸道、鼻咽部毛细血管扩张,血流增加,局部抵抗力增强。

7. 肺结核的预防

(1)结核病最常见的三种传播途径为:第一、空气—呼吸道途径。结核杆菌存在于肺和支气管的结核病灶内,或者在肺空间、气管的分泌物痰液里。当病人大声讲话咳嗽、打喷嚏时,就会释放出很多细小的飞沫,病人一次咳嗽可以释放 3500 个飞沫,用力打喷嚏时飞沫更多。其中体积较大的飞沫迅速下沉,落到地面,另一些过小的飞沫很快在空气中蒸发掉,只有那些 5~10μm 直径的飞沫可在空气中长期飘浮,若易感者吸入了这种带结核杆菌的飞沫,即可被感染。另外,吐痰传染也是一个重要的传染途径,肺结核病人如果把含结核杆菌的痰吐在地上,痰液干燥后,痰中的结核杆菌与尘埃混在一起,飞扬在空气中,可以被健康人吸入肺内引起传染。空气—呼吸道传染是结核病最主要的传染方式。

第二、食物传染。结核病人用的餐具、吃剩的食物上都可能污染结核杆菌,如和结核病人合用餐具或吃病人剩下的食物,或在一个碗里吃菜喝汤等,也可能通过饮食传入结核杆菌。饮用未经消毒的牛奶或乳制品等,也可以感染牛型结核杆菌。替排菌病人倒痰罐,不小心手上沾上了痰液,如果不认真洗手,用手拿食物吃也可能受到感染。有的妇女喜欢用嘴嚼食物喂婴儿,如果她是个肺结核排菌者,婴儿就很可能受到感染。

一般情况下,消化道对结核杆菌有较大的抵抗力,结核杆菌一进入胃内,很容易被大量胃酸杀死,除非咽下大量结核杆菌,否则不容易感染。消化道结核多数由于饮用未经煮沸的牛奶引起。

第三、垂直传播。患有结核病的母亲在怀孕期间,其体内的结核杆菌可通过脐带血液而进入胎儿,胎儿也可因咽下或吸入含有结核杆菌的羊水而感染,使胎儿患上先天性结核病。除上述传染方式外,结核杆菌也可由皮肤或黏膜的伤口直接感染,由于结核杆菌不能穿透皮肤,这种传染方式是比较少见的。

另外,结核病是一个人畜共患的疾病,许多动物如猪、猫、狗、牛、羊、猴等均可患结核病,人类和这些动物经常接触,也可被患有结核病的动物所传染,或将自身的结核病传染给所饲养的动物。

以上的传染途径是完全可以切断的。结核病人应做到,在咳嗽、打喷嚏或高声谈笑时不要面对他人,并用手巾捂着嘴;睡觉时不同别人同头,以免夜间咳嗽时传染;养成良好的卫生习惯,不随地吐痰;自己单用一份碗筷匙;经常洗晒被褥。健康人要注意与传染期结核病人相对隔离,避免与结核病人近距离面对面谈话,不食用结核病人吃剩的食物,倒完痰罐后要认真用肥皂洗手等。

(2)肺结核病人的饮食禁忌:结核病是结核杆菌引起的一种慢性传染病,全身各个脏器都可得结核病,但以肺结核最为多见。中医称之为"肺痨"、"虚劳"、"痨瘵",主要表现为低热,盗汗,疲倦,乏力,精神不佳,食欲减退,咳嗽心烦,或咳痰带血,或胸部隐痛等。肺结核病人忌食食物为:

胡椒:胡椒大辛大热之物,凡阴虚有火者均忌食。《海药本草》中说:"不宜多服,损肺。"《随息居饮食谱》亦云:"多食动火燥液,耗气伤阴。"肺结核患者多属中医阴虚火旺体质,故当忌之。

辣椒:辣椒性热味辛,能助火伤阴。《中药大辞典》申明确告诫:"阴虚火旺及患咳嗽者忌服。"所以,阴虚内热之体的肺结核之人不宜食用。

花椒:花椒俗称川椒,辛温有毒。清。王孟英认为"多食动火"。《本草经疏》中告诫:"肺胃素有火热,或咳嗽生痰,或咳嗽咯血……法所咸忌。"肺结核之人亦当忌食。

桂皮:桂皮属辛温调味食品。《四川中药志》云:"性大热,味辛甘,有小毒,阴虚有火者忌服。"肺结核患者的体质多属气阴亏损,或是阴虚火旺,故切勿服食。

人参:人参性温之物,大补气血。《医学入门》指出:"阴虚火嗽吐血者慎用。"《药品化义》中也说:"若肺受火邪,喘嗽痰盛,失血初起,皆不可用。"肺结核咳嗽咯血之人,不宜服食人参,野山参尤禁。

狗肉:狗肉温补食品,肺结核之人阴虚内热者,不宜食之。《本草经疏》中早有告诫:"狗肉发热动火,生痰发渴,凡病人阴虚内热,多痰多火者慎勿食之。"

獐肉:獐为鹿科动物,獐肉性温热,故凡属阴虚火旺的病症,皆当忌食。而且獐肉亦为发物。《随息居饮食谱》中说:"多食发痼疾。"肺结核病多为阴虚火旺之疾,对性属温热的发物食品,理应忌之。

鹅肉:鹅肉古代医家及民间均视之为发物,如唐代食医孟诜即云:"鹅肉多食,发痼疾。"《本草求真》也说它"发风发疮发毒"。明。李时珍亦认为"鹅,气味俱厚,发风发疮,莫此为甚。"肺结核亦为痼疾,法当忌食。

黄花鱼:黄花鱼即石首鱼、江鱼,是为海腥发物食品。如《本草汇言》中说:"动风发气,起痰助毒。"清。王士雄亦云:"石首鱼,多食发疮助热,病人忌之。"海腥发物含刺激性成分,肺结核者食之,会加重病势,故应忌之。

樱桃:樱桃性温而发涩易导致内热。《日用本草》曾说:"其性属火,能发虚热喘嗽之疾。"肺结核病多为阴虚火旺,虚热虚喘。《随息居饮食谱》又说:"樱桃甘热温中,不宜多食,诸病皆忌。"也应包括肺结核病在内,切勿多食之。

砂仁:砂仁性温,味辛,为民间常用的药食两用调料品,历代中医多认为砂仁辛香温燥,易助热上火,耗气伤阴。《药品化义》中就有告诫:"肺有伏火者忌之。"《本草正义》还说它"辛燥而动血"。肺结核多为阴虚内热,误食之,易燥热损肺,甚则动血而咯血吐血,故应忌食为妥。

此外,肺结核患者还应忌吃茴香、荜拨、丁香、生姜、荔枝、龙眼肉、羊肉、鹿肉、海马、麻雀肉、公鸡、韭菜以及烟酒等。

(3)肺结核的食疗方法:冰糖黄精汤:原料:黄精 30g、冰糖 50g。制法:黄精用冷水泡发,加冰糖,用小火煎煮 1 小时即成。用法:吃黄精,喝汤,每日 2 次。功效:滋阴,润心肺。适用于身体虚弱、肺虚咳嗽及肺结核或支气管扩大、低热、咯血以及妇女低热、白带等病症。

百合粥治结核:原料:百合 30g(千百合碾粉 20g)、糯米 50g、冰糖适量。　制作:百合剥皮,去须切碎(或干百合粉),与糯米同入砂锅内,煮至米烂汤稠,加冰糖即成。用法:作早晚餐或作点心,温热食。20d 为一疗程。

白及冰糖燕窝:原料:燕窝 10g、白及 15g。制作:燕窝制如食法,与白及同放瓦锅内,加水适量,隔水蒸炖至极烂,滤去滓,加冰糖适量,再炖片刻即成。用法:每日服 1~2 次。功效:补肺养阴,止嗽止血。适用于肺结核咯血、老年慢性支气管炎、肺气肿、哮喘。

贝母甲鱼:原料:甲鱼 1 只、川贝母 5g、鸡清汤 1000g、料酒、盐、花椒、生姜、葱各适量。制作:将甲鱼切块放入蒸钵中,加入鸡汤、川贝母、盐、料酒、花椒、姜、葱,上蒸笼蒸 1h 即成。用法:佐餐,趁热食。功效:滋阴补肺。适用于阴虚咳嗽、喘、低热、盗汗等症。健康人食用更能防病强身。

(4)结核病的预防:肺结核是一个流行较广的慢性传染病,处理必须以预防为主。预防结核病的传播必须抓好三个环节:

其一,控制传染源。结核病的主要传染源是结核病人,尤其是痰结核菌阳性患者早期接受合理化疗,痰中结核菌在短期内减少,以至消失,几乎100%可获治愈,因此早期发现病人,尤其是菌阳性者,并及时给予合理的化疗是现代防痨工作的中心环节。早期发现病人的方法是对以下人群及时进行X线胸片和细菌学检查:慢性咳嗽,咯血经抗生素治疗无效者;开放性肺结核病人周围的接触者;结素试验强阳性儿童的家庭成员;厂矿工人尤其是矽肺患者;定期对结核病较流行地区的人群进行胸部X线检查,可早期发现一些无症状病人。

其二,切断传染途径。结核菌主要通过呼吸道传染。因此禁止随地吐痰,对菌阳性病人的痰、日用品,以及周围的东西要加以消毒和适当处理,室内可用紫外线照射消毒每日或隔日一次,每次2h,患者用过的食具应煮沸消毒10~15min,被褥在烈日下暴晒4~6h,痰盒便器可用5%~10%来苏浸泡2h,最好将痰吐在纸上烧掉或用20%漂白粉溶液泡6~8h。

其三,接种卡介苗。它是一种无致病力的活菌苗,接种于人体后可使未受结核菌感染者获得对结核病的特异性免疫力,保护率约为80%。可维持5~10年,因而隔数年后对结素试验转阴者还需复种。接种对象是未食结核菌感染,结素试验阴性者,年龄越小越好,一般在出生后3个月内注射,主要为新生儿和婴幼儿,中小学生和新进入城市的少数民族地区公民,结素试验阴性者进行接种与复种,接种方法有皮内注射和皮上划痕两种,以皮内注射为佳。卡介苗接种效果肯定,尤其是儿童,包括急性粟粒型肺结核、和结核性脑膜炎的发病率以明显减少。但是,接种卡介苗所产生的免疫力也是相对的,应重视其他预防措施。

8.冬季防肺癌,室内要通风

11月是全球肺癌关注月。近年来肺癌发病率不断升高,冬季室内环境相对密闭,空气流通差,市民一定要注意通风换气,预防肺癌。

(1)咳嗽胸痛应排查肺癌:近年来我国癌症发病率不断升高,肺癌的发病率已高达61.4/10万,肺癌已成为我国第一大癌。更令人忧虑的是,肺癌发病率仍呈现着不断攀升的趋势,而且发病人群中青壮年越来越多。那么,该怎么尽早发现肺癌呢?专家提醒,有以下不舒服的情况一定要尽早到专科医院就诊,如长期、慢性咳嗽,尤其是出现了频繁的刺激性咳嗽;反复咳痰,而且痰里有血丝,甚至呈现鲜红色,这是绝对该警惕的情况。另外,胸痛也该到医院及时检查。另外,曾经得过肺结核的患者因为肺免疫机能受到影响,转变成肺癌患者的概率在30%,也该警惕肺癌。

(2)吸烟越多越易患肺癌:吸烟已经被公认为是导致肺癌的首要原因,而且肺癌与开始吸烟的年龄、吸烟年数、每天吸烟支数、烟的种类均有相加关系:比起不吸烟者,吸烟者发病率要高10倍以上。吸烟在20年以上的、开始吸烟年龄在20岁以下的、每天吸烟20支以上的,都属于肺癌的易感人群。

对于吸"二手烟"的被动吸烟者(一个人如果每天被动吸烟15min以上就被定为被动吸烟)来说同样不能幸免,美国的研究发现"吸二手烟"比我们所知道的更危险。一些与吸烟者共同生活的女性,患肺癌的概率居然比常人多出6倍。除了吸烟导致的烟雾外,女性最常接触的厨房烹调油烟,也是导致非吸烟患肺癌的一个主要原因。

(3)少吃甜辣油腻:很多人不知道的是,吃的不对也会吃出肺癌。专家指出,饮食中的饱和脂肪也是肺癌的一个高危因素。红肉在高温加工过程中会产生致癌物异胺环,如果经常吃长时间煮的红肉、煎炸肉,也会增加患肺癌的危险。

除了这些外,工作环境中的呼吸道致癌物,严重的空气污染,室内空气污染,慢性支气管炎,肺结核、弥漫性肺间质纤维化等肺部慢性疾病,也都会引发肺癌。

要远离肺癌,首先要远离烟草,还要注意室内通风,改善室内空气质量。其次,是减少烹调油烟的产生,少油炸煎炒食品,少吃高糖、辛辣刺激的食物、烟熏烧烤、油腻的食物。良好的饮食习惯对于预防肺癌也很重要,要多吃新鲜蔬菜、水果,类胡萝卜素等能够降低肺癌的危险性;苹果里有黄酮类化合物,可以帮助预防肺癌。适量喝红葡萄酒也有助于预防肺癌的发生,但不能喝白酒。

民间一直有"吃啥补啥"的说法,例如吃肝补肝。在预防肺癌的饮食上,民间一直有人认为吃些猪肺子、或血块可以补肺和清肺,然而相关专家指出,这种毫无科学依据的说法,在肺癌的预防上是不成立的。要减少肺癌发生,在饮食上还是要遵循上述原则。

第五节　便秘的防治

便秘是指肠子运动缓慢,水分吸收过多,导致大便干燥坚硬,次数减少,排出困难。每个人的排便习惯都不同,很难界定究竟多少天没大便才是便秘。所以,当排便时感到困难、或有感觉需要排便却未有所出,即属便秘。症状是排便时要用力,腹部胀大,粪便坚硬,以及在排便后仍感觉有便意。过硬的粪便有时会令肛门周围的皮肤撕裂,而引致排便疼痛和带血丝。老人及体弱者会出现假腹泻,这其实是干硬粪便阻塞及滞留直肠内的大便,被肠道细菌分解而液化的,自肛门漏出,弄脏衣物。

许多人,因为工作、学习或其他原因,在感觉到有便意的时候,没有条件如厕,将大便忍了回去。经过这样的经历几次以后,逐渐感到大便困难、干燥,就形成了习惯性便秘,如果是长期的便秘,会因体内产生的有害物质不能及时排出,被吸收入血而引起腹胀、食欲减退、口内有异味(口臭)、易怒等自体中毒症状。便秘本身并不会产生致命的危险,但是如果您年龄较大,患有心脑血管疾病,那便秘对于您可能是一个致命的危险因素。便秘使得排便时必须用力,这样血压就会升高,机体的耗氧量增加,很容易诱发脑溢血、心绞痛和心梗而危及生命。因此,保持大便通畅是十分必要的。成因常见病例如体内缺乏足够水分或纤维质,没有足够运动,长时间服用药物(如心脏药、止痛药、止抑郁药物、通便剂/轻泻剂等)及健康问题(如甲状腺)等,都会引起便秘。少见病例为肠道狭窄、肠梗阻、肠癌等。

预防便秘可进食高纤维食物,如五谷类、全面包、新鲜蔬果等,这些纤维质食物可使坚硬的粪便软化,易于排出;多喝热水(每天最少 8 杯水)、茶或咖啡,可刺激排便;纠正不规律排便时间的坏习惯;足够运动(如步行)有助排便。某些药物可引起便秘,应请教医生是否停用;到药房购买粪便软、通便剂或灌肠器。治疗便秘现象出现的同时,如果有发烧、剧烈的腹痛、腰腹臃肿肥胖、体重减轻，排出的粪便非常幼细，或粪中常有血，服药后仍有便秘，以及试用自我治疗法后仍有便秘现象者，应向医生查询。

一、中药祛除便秘

1. 阴寒内盛、阳气虚衰型

此病多由燥热内结，津液不足，情志失和，气机郁滞，以及劳倦、产后气血不足，年老血虚等造成。此病宜温中导滞。

处方：新荟皮9g、甘草6g、附子6g、白蜜30g。

2. 阴虚血燥、水亏火盛型

此病皆因津液枯涸，传导失职而造成。此病宜滋阴养血、润肠导秘。

处方：当归15g、麻仁9g、郁李仁9g、瓜蒌仁12g、制大黄6g、黑芝麻9g、松子仁10g、冬瓜仁9g、炒枳壳9g、桃仁9g、杏仁9g、焦谷芽10g。

3. 腹胀便秘型

此病是由于胃内或肠中食物未完全消化或消化道蠕动力减弱形成食滞，致使胃肠内积存过多的气体、液体而膨胀，以致于气不下降，出现便秘。此病宜行气导滞。

处方：厚朴15g、藿香12g、苏子12g、大黄5g。

4. 白术散治疗便秘

取生白术适量，粉碎成极细末，每次服用白术散10g，每天3次。此法对虚性便秘疗效颇佳，一般用药3~5d，大便即可恢复正常，大便正常后即可停药，以后每星期服药2~3d，即可长期保持大便正常。

便秘的保健方法：每天用玉米或玉米渣、核桃仁适量，煮粥喝，坚持服用，便秘亦能消除。

5. 牛黄解毒片（丸）

处方：牛黄、石膏、桔梗、甘草、黄芩、雄黄、冰片、大黄。

作用：清凉、解毒、消炎、通便。

用法：每天服1~2次，每次服两片。

注意事项：牛黄解毒片药性甚寒，只适用于既有口腔炎症，又有大便秘结的情况。如依赖牛黄解毒片解决习惯性便秘，势必进一步损害胃肠功能。

6. 麻仁丸（又称脾约麻仁丸）

处方：大黄、厚朴、火麻仁、白芍、枳实、杏仁、蜂蜜。

作用：润肠通便，亦适用于老年人便秘

用法：每晚临睡前服9g，一般次日早晨及可解大便。

7. 更衣片

处方：芦荟、朱砂。作用：润肠通便，适用于病后津液不足，肝火内炽，便秘腹胀。

用法：每天服1~2次，每次服1.5~3g。

注意事项：更衣片通便作用比较强，有时会发生腹痛，由于芦荟能引起盆腔内器官充血，故孕妇及月经期忌服。

8. 半硫丸

处方:硫磺、半夏。作用:温肾通便,老年人的阳虚怕冷便秘。

用法:每次 1.5~3g,每日 1~2 次。

注意事项:孕妇忌服、或慎用。

9. 凉膈散

一方:大黄、芒硝、黄芩、连翘、山栀、薄荷、生甘草。

作用:泻火通便、治疗咽痛、口疮、热结便秘。

用法:每次服 9 颗,每日两次。

注意事项:孕妇忌服、或慎用清润丸。

二方:大黄、黄芩、桂皮、硼砂、冰片、丁香、青果、儿茶、薄荷脑、甘草。

作用:清热、润肠、利便、导滞作用,适用于热秘。

用法:每次 1.5~3g,每日 1~2 次。

注意事项:孕妇忌用、或慎用。

10. 调胃承气片

处方:芒硝、大黄、甘草。

作用:调胃通便,适用于热秘。

用法:每次 6~8 颗,每日 2~3 次。

注意事项:孕妇忌服、或慎用。

11. 通便灵

处方:芦荟、琥珀等。

作用:清热润肠、调肝益肾,适用于习惯性便秘。

用法:每次 1~2 粒,每日 1~2 次。

二、运动防治便秘

在日常生活中,常会有一些老年人及气虚体弱者排便困难,虽服药后可使大便顺畅,一旦停药之后,又依然如故,这并非大便干结的原因。对于体弱者及老年人来说,多数情况是由于气虚,胃肠活动能力弱,排便力量不足所造成的。要想从根本上解决问题,还应增强胃肠活动功能,运动健身方法对于改善便秘有一定效果。

(1)转臂摩肋:仰卧,将两臂弯曲,将前臂分别紧靠两侧肋部,上下活动两臂,使臂与两肋摩擦,连续做 10~20 次,可解除排便困难。

(2)背手用力:端坐,直腰,两臂交于背后,两手互握,用力向下,连续用力 10~15 次,可以治疗大便不通。

(3)吞津、揉腹:清晨初醒之时,仰卧,以舌抵齿,自左至右搅动 24 次,再自右至左搅动 24 次,待口中津液渐多时,鼓漱 10 次,然后将津液分三次咽下,此名叫"玉龙搅水"。吞津之后,揉腹按腹 30 次。

(4)饭后散步、揉腹:饭后散步,以双手按顺时针方向轻揉腹部。

（5）搓脚心：沿脚弓凹陷的部位上下搓，可适当用力，连续搓45次，左右脚均做。

（6）健步如飞：畅快淋漓的运动对通便大有助益，你完全不必受健身条件的限制，只要穿一双平底鞋推门而出，疾走半小时，24h内就会有"感觉"。

（7）便秘治疗操

①两脚张开与肩同宽，脚尖朝外呈八字形。

②双手放于腰际，上身挺直，两膝稍微屈曲，不超出脚尖为宜。

③以肚脐为中心，将腰由左→前→右→后的顺时针方向转，尽量不要动及肩膀与膝关节。再同样由右→前→左→后转回。

④腰部再次由左→下→右→上之顺序转。

⑤再由反方向右→下→左→上转回。由步骤（3）到步骤（5），反复20～200次，视个人身体状况加、减运动量。

练习此体操的时间，最好以早起、睡前及三餐中间来练习，应避免饱腹或空腹时练习。此外，患肠结核、大便有脓血、眩晕或贫血等，应暂停做此体操。上述方法简单易行，每天坚持做，定会收到较好效果。上述做法对促进胃肠功能活动能力有很好的帮助作用，不仅有助于消化，也有利于排便，通过调动自身潜在的活动能力来达到治疗的目的，远非通便润肠药力所能比拟。当然，如果气虚的老年人在做此操的同时，适当服用一些补气的中药，效果会更佳。

（8）摩脐疗法：取坐位或立位，右手手掌放于脐上，左手掌放于右手背上，在小腹部顺时针方向揉动，揉5min，然后按逆时针方向再揉5min，共做10min。每天早晚各做1次，连续两周。

（9）肚脐呼吸法：平时要经常想着吸气时收腹，气经脐孔进入胸腑，呼气时鼓腹，气由胸腹经脐孔而出，只要坚持一段时间，则会感觉腹部发热，肠鸣音增强，呼吸平顺，食欲增强，从而大便转为正常。

（10）意想运气法：解大便解不出时，思想要镇静，集中注意力，排除杂念，舌抵上腭，吸气时深收，呼气慢慢由口轻轻吹出，同时意想此气到小腹，到达直肠，这样不断意想，几分钟后大便即可排出。

（11）手穴疗法：取牙签5根，用胶布捆紧，使其尖部呈梅花状，加压大肠穴（食指上节的横纹中点）、小肠穴（食指中节横纹中点）、三焦穴（中指中节横纹中点）、肾穴（小指上节横纹中点）、肝穴（无名指中节横纹中点），双手交替治疗。每次3～5min，每天两次，连续2～3d。一般按压第二天即可有腹内肠蠕动感觉，第三天大便即可排出。为巩固疗效，可每日连续按压。

（12）转移注意力，平定心绪：许多人都有这样的体会，大便难解时，往往会感到心浮气躁，心里越急越用力越想尽快完成排便任务，大便就越难排出排尽，人也越难受。这时，适当地转移一下注意力，使自己平静下来，大便反而会比较通畅。

另外，有两种方法可供选用：①轻松读报刊。在卫生间放一些自己喜爱的报刊或闲书，大便困难时，随手拿一本，轻松愉快地阅读，不着意去关注大便，让其自然完成。但须注意，阅读是为了辅助排便，之后应及时离开，避免沉浸其中，致使排便过久，养成不良习惯。②掐按中冲穴。中冲穴位于双手中指尖，是手厥阴心包经的一个穴位，常用于心绞痛、昏迷、严重痛经等症的急救。临床发现，便秘时用拇指指端掐按点压中冲穴，有缓解紧张、促进排便的作用。此法也可用于预防便秘，特别适应于老年人。

（13）按揉腰肾区，通便缓急：一般认为，便秘与肠道功能失调有关，按摩腹部便成为缓解便秘的常规之法。实际上，便秘时按揉腰肾区，效果更佳、更快。中医认为，肾主二便，大小便的正常排出，有赖于肾气的充足。肾气虚则大便无力，腹痛里急。因此，当大便不爽、艰涩难下、腹急不适时，用双手背按揉双侧腰肾区，向内向下反复几次，可以激发肾气，迅速达到通便缓急的目的。平时坚持按摩腰肾区，也有保健功效。

（14）喝杯糖盐水，解热润肠：对于大便干燥、排便时间间隔延长者，坚持每天早晨喝一杯糖盐水，可以清热解毒，润肠通便；或早晨喝一杯淡盐水，晚上喝一杯蜂蜜水，同样可以防治便秘。数天大便仍不解者，临时冲服一杯稍浓的冰糖水，有时可立竿见影，迅速通便。须注意，高血压、肾脏病、糖尿病患者忌用上方，可以用适量麻油冲服。

（15）睡个囫囵觉，养足精力：大便不畅和睡眠不足关系密切。临床发现，经常熬夜、午夜仍不能上床休息，或睡眠质量不佳者，往往同时伴有便秘症状。这些患者常常有大便无力、黏滞不爽、头昏乏力等症。对于这种便秘，最好的调理就是设法及早入睡，睡几个囫囵觉，以养精气。血气足了，精神好了，大便自然畅通。

便秘的原因有多种，养成定时大便的习惯、多吃含纤维素多的蔬菜和水果、保持精神愉快等，都有利于症状的缓解。便秘严重者，还需要及时寻求医生的帮助。

三、解"秘"药粥

（1）胡桃粥：胡桃肉 30~50g，去皮捣烂，粳米 50g，加水如常法煮粥，粥熟后把胡桃肉加入，调匀，浮起粥油时即可食用。一般早晚各服一次。胡桃肉性味甘温，有壮腰补肾、敛肺定喘，润肠通便的功效。

（2）人参麦冬粥：人参 6g（或党参 15g 或西洋参 10g）、麦冬 15g、粳米 50g，先煎人参、麦冬 30~40min，去渣取汁，再用药汁煮米成粥。晨起早餐食用适量。功效为：补中益气，滋阴养胃而使润燥通便。尤适宜于胃下垂引起的便秘。

（3）黄芪松子仁粥：黄芪 30g、松子仁 15g、粳米 50g。先将黄芪和粳米煎 30~40min，去渣取汁，再用药汁煎米和松子仁成粥。晨起早餐食用适量。补中益气、润肠通便。适宜于胃下垂引起的便秘。

（4）何首乌粥：红枣 3~5 枚，何首乌 30~60g，粳米 100g，红糖适量。先将何首乌放入砂锅内煎煮后，去渣取汁，同粳米、红枣同入砂锅内煮粥，将熟时，放入红糖或冰糖调味，再煮 1~2min 即可。每日 1~2 次。主治血虚便秘者。

（5）桑椹子粥：桑椹子 50g，大米 100g，红糖适量。先把桑椹子和大米洗净后共入砂锅煮粥，粥熟时加入红糖。每天早晚服用。尤其适用于产后血虚便秘者。

（6）菠菜粥：新鲜菠菜 100g，粳米 100g。先把菠菜洗净后放沸水中烫半熟，取出切碎，待粳米煮成粥后，再把菠菜放入，拌匀煮沸即可，每日 2 次，连服数日。适用于习惯性热秘，同时对痔疮出血患者有良好疗效。

（7）芹菜粥：芹菜洗净后连叶切，与大米或玉米面煮粥。适宜于糖尿病、高脂血症之便秘者。

(8)红薯粥:红薯500g、大米200g。将红薯洗净后切成片或块状,与大米共煮成粥,每天早晚服用,有通便之功效。

(9)决明子粥:炒决明子、白菊花各15g、大米60g、冰糖适量。将炒决明子和白菊花同煎煮去渣取汁,加入大米煮成粥,加入冰糖适量既可服用。具有清热泻肝,名目通便作用,尤适于高血压患者的便秘。

(10)郁李仁粥:郁李仁6g、薏米30g。将薏米淘净备用,郁李仁研碎,放入锅中加适量清水,用文火煮至米烂成粥即可。每日一次,早餐食用。有润燥滑肠的作用,适用于胃肠气滞,大便燥涩不通。

四、"畅便谱"让你轻松排便

便秘是指大便次数减少、和大便干结不易排出,日久可引起腹胀、腹痛、食欲不振、睡眠不安,还可引起痔疮、便血、肛裂等。预防便秘除了多饮水、适当活动外,最重要的是食物不过于精细,多吃高纤维食物,如芹菜、韭菜、绿豆芽、摩芋、菠菜、芥菜等。

1.蜜汁红薯

原料:红心红薯250g、配料为葱丝、小海米、冰糖及蜂蜜适量,佐料为精食盐、酱油、荤油适量。

制法:(1)先将红薯洗净去皮,切去两头,再切成约1厘米粗的寸条。(2)在锅里加上200g清水,放入冰糖并将其熬化,然后放入红薯和蜂蜜。(3)烧开后,先弃去浮沫,然后用小火焖熟。(4)待汤汁黏稠时,先夹出红薯条摆在盘内成花朵状,再浇上原汁即可食用。

红薯中含粗纤维较多,可促进肠道蠕动,缩短食物通过肠道的时间;加之蜂蜜有润肠作用,因此有利于排便。

2.酸奶水果沙拉

原料:橙子、苹果、香蕉、猕猴桃、低脂酸奶、蜂蜜。

制法:(1)各色水果洗净,切丁准备。(2)根据水果的量及个人口味,调适量酸奶、蜂蜜即可。

这道水果沙拉不仅做法简便,而且色彩诱人,可提供丰富的膳食纤维,苹果又含丰富的非水溶性纤维。它们都是防止孕妇便秘的食物,孕妇尽可任意挑,从中挑出自己喜爱的水果,来进行随意搭配组合。

3.菠菜猪肝汤

原料:菠菜350g,猪肝150g、姜丝少许、葱1根。

制法:将水烧开,把切好的猪肝放入。待猪肝煮沸后,放入洗净的菠菜、姜、葱,滚几滚,便可调味食用。

功用:补气养血,滋阴润燥。适用于气血不足所致的面色萎黄、贫血等症;或津液不足所致的口渴思饮、肠燥便秘等。

4.冬瓜海带瘦肉汤

原料:海带30g,冬瓜150g、瘦猪肉50g、花生50g。

制法:海带洗净切丝,冬瓜去皮切块、瘦肉洗净切薄片,用调料腌 10min,花生洗净。先把花生、冬瓜放入煲里,加清水适量煲至熟,再放入海带、瘦肉,煲熟即可调味食用。

功用:平肝潜阳,清热养颜。适用于高血压引起的头晕头痛,面红目赤,烦躁易怒,口苦舌干,便秘尿赤等症状。

苹果

每日早晨空腹吃 1~2 个苹果,治疗便秘。苹果含可溶性纤维果胶,可解决便秘。

5. 苹果蜂蜜饮

用料:苹果泥 1 大茶匙,蜂蜜适量。

制法:苹果去皮核,捣成果泥,将一大茶匙苹果泥倒入 100ml 温开水中,加入适量蜂蜜,搅匀,即成。

用法:每日 2 次,常饮用。

功用:可增强机体免疫机能,可防治习惯性便秘、抑郁症、神经衰弱、慢性胃炎、支气管炎等病症。

6. 多食富含纤维的"绿色餐"

菠菜含有丰富的维生素和膳食纤维,是解决便秘问题的一大功臣。但是,像菠菜、青椒这类的绿色蔬菜,生食的时候纤维素的含量很少,但经热水焯过的蔬菜,纤维素的含量就增加了许多。所以,如果您在夏季正好有排便不畅的问题,吃蔬菜时最好吃至少焯过一遍的。夏日的餐桌上做一点蒜泥菠菜、芝麻酱菠菜、凉拌菠菜粉丝、菠菜猪肉馅饺子,或者干脆做成菠菜汤。

夏季排便不畅的人,可以在家中自治一道芦荟汤。具体做法是:将芦荟洗净,削去边缘的细刺,将凸起那一面的外皮剥除,切段。将大头菜、红甜椒去蒂及籽,小黄瓜均洗净、切块。开火将水烧开时,加入红甜椒略煮,小黄瓜、芦荟及盐煮滚即可。

7. 多食利于消化的"黄色餐"

蓖麻籽油、植物油等都一直用在治便秘上,其中对身体最有益处的要属橄榄油了。大豆在韩国有"地里长出来的牛肉"的美称,韩国人经常用大豆做成各种酱。大豆中本来的膳食纤维会变软,有益菌在发酵过程中会更多,这些都能有效地帮助肠胃消化。所以,我们也不妨在夏天多吃点大豆的发酵食品,如炸酱、黄酱、甜面酱。可以就着面条、烙饼、馒头吃,也可以直接拿蔬菜蘸着吃。

8. 多食降脂畅便的"黑色餐"

海带等藻类食品,富含多种维生素和矿物质,特别适合夏天凉拌着吃,比如酸辣海带丝、杏仁拌海白菜、黄瓜拌紫菜等,或者和肉类一起炒,可以帮助解腻,也可以做成海带肉丝蛋汤。

9. 多食清肠通便的"红色餐"

红薯是公认的帮助排便食品,在夏天也最好多吃点。它既可作主食,又可当蔬菜。在炎热的夏天,不妨做一道苹果什锦饭。具体做法是:将苹果洗净、切丁,用盐水泡过、捞起,沥干水备用。再将番茄洗净、切小块;火腿切小块,芹菜去叶、洗净、切小丁,备用。然后起热锅,放 1 小匙油,将芹菜丁炒香,加入苹果丁、番茄、火腿、芹菜及青豆仁、玉米粒、调味料翻炒后,再放进熟米饭,以大火迅速炒匀,即可起锅食用。

10. 多食降糖润肠的"白色餐"

糙米等粗杂粮中所含的纤维,是普通大米的 3~4 倍。所以,如果想预防或改善一下近来排便不畅的状况,可以集中吃点粗粮主食,如薏苡仁粥、大麦粥等。

莲藕也是根茎类蔬菜的一种,夏食莲藕可以选择做藕粥。将切块老藕与大米一起熬粥,熬得粥黏稠,老藕酥软,吃的时候可加点白糖。也可以拌着吃,比如萝卜拌莲藕。将红、白萝卜切成 3 厘米的长细条,用 1 小匙盐腌拌软化,然后将切成薄片的莲藕,和红、白萝卜一起用调料拌均匀,切少许红椒丝点缀,腌 4 小时后味道最好。

11. 木瓜牛奶

成熟木瓜 1 个,鲜牛奶 2 杯,冰块少许。将木瓜一切两半去籽,用勺子挖出果肉放入搅拌器,再加入牛奶及冰块,一起搅拌 15~30 s 即可饮用。

12. 芝麻开门

每天临睡之前,吃 2 把炒熟的黑芝麻,不仅能改善已花白的头发,而且还能解决困扰已久的"陈年老问题。"

13. 香蕉别样

取香蕉 2 根,去皮后和适量冰糖放入锅内,加水煮 5min,喝汤吃香蕉,经常服用,很有效果。

14. 猪血豆腐

新鲜菠菜 500g,洗净后切成小段,然后将猪血半斤,切成小块,加适量水煮汤,放些调料,能有效排毒。

五、女性便秘的防治

由于女性的生理特点,造成了女性更容易受到便秘的困扰,有的人不把便秘当回事,也有的人碍于面子不肯去看医生。事实上,如果长期便秘很容易导致更加可怕的后果,甚至是癌症。因此在日常生活中,需要注意饮食习惯,远离便秘。

1. 通秘食谱

(1)紫菜芝麻饭:将 100g 烤紫菜剪成细丝,再将 120g 黑芝麻和 120g 白芝麻用擀面杖擀碎。把这 3 种原料拌在一起贮存在瓶子里,每餐舀一两勺和米饭拌在一起吃。福泽老师解释,紫菜含有丰富的胡萝卜素、钙、钾、铁等营养物质,能促进肠胃运动;芝麻则含有大量氨基酸、食物纤维和矿物质,能促进排便。

(2)醋拌圆白菜:将 500g 圆白菜加少许盐,放入开水中焯一下。将焯好的菜放凉后挤干水分,切成块,再把一杯醋、1/2 杯高汤、两勺酒、1/2 匙盐混合后煮开制成汤料。等汤料变凉后,和圆白菜一起倒入密封瓶内,储存一天即可食用。圆白菜含有丰富的多种维生素和膳食纤维,能增强肠胃蠕动。

(3)醋腌莲藕:将莲藕焯一下,根据个人口味放入适量的糖、盐、醋和香油拌匀。将拌好的莲藕存放在密封瓶里,每天取出一些作为就餐时的小菜。莲藕能清除肠道污物,防止大便板结,刺激肠壁,防止便秘。

（4）油焯海带豆：将 300g 海带切丝，用开水焯熟，100g 黄豆用水煮熟后，将海带和黄豆放凉，控干水分，再在其中加入盐、酱油、味精、葱花搅拌均匀即可。海带含有丰富的食物纤维，可以促进肠道蠕动、增加排便量；黄豆中的不饱和脂肪酸能促进排便，丰富的食物纤维则可以吸收肠内水分，使排便量增加。

以上这几道菜，尤其是醋拌圆白菜和醋腌莲藕，做一次可以吃上一段时间，因此很受欢迎。紫菜、海带都是日本家庭常备的干货，也是随手可买的材料。福泽老师指出，比起需要精心准备的食谱，这些随手可做的普通东西才会让人长此以往坚持下去，取得好的效果。

2. 孕妇便秘的防治

便秘是孕妇的常见病和多发病之一。因为怀孕期间黄体素分泌增加，使胃肠道平滑肌松弛，蠕动减缓，导致大肠对水分的吸收增加，粪便变硬而出现排便不畅。在怀孕后期，胎儿和子宫日益增大，对直肠产生一种机械性压迫，也会引起便秘。为预防便秘的发生，孕妇应参加适度劳动，并注意调剂饮食。平时饮食要含有充足的水分，要多吃含纤维素较多的新鲜蔬菜和水果。早晨起床后，先喝一杯凉开水，平时要养成良好的大便习惯。如果已发生便秘，切不可乱用泻药，否则会引起流产、早产。

（1）厨艺：生炒

口味：咸鲜味

类别：孕妇食谱 便秘调理 健脾开胃调理 滋阴调理

主料：芥菜 100g、鱿鱼（鲜）300g。

辅料：粉丝 50g、红辣椒 10g。

调料：姜 5g、酱油 5g、胡椒粉 5g、香油 10g、蚝油 5g、白砂糖 5g、植物油 20g、料酒 5g。

制作：雪菜（芥菜）用清水洗净，切小粒。粉丝用清水浸透，切段。鲜鱿鱼洗净，切花纹，切大块。红椒去蒂、籽，洗净，切成丝。生姜洗净，切丝。酱油 5g、料酒 5g、胡椒粉 3g、香油 5g，调配成腌料。鱿鱼块内加入姜丝、腌料同拌匀。将油放入瓦锅中煮滚，放入雪菜炒透，加入调味料、粉丝、加盖同煮 5 分钟。将鱿鱼、红椒丝放入上项材料中煮至熟，便可盛出供食用。

食用方法：早餐、中餐、晚餐

适宜人群：适于 4~6 个月的孕妇食用。

（2）食谱营养介绍

芥菜：芥菜含有丰富的 VA、VC、VD 以及大量 B 族维生素和食用膳食纤维。具有提神醒脑、解除疲劳、解毒消肿、抗感染和预防疾病的发生、抑制细菌毒素的毒性、促进伤口愈合、辅助治疗感染性疾病。还有开胃消食、促进胃、肠消化功能、增进食欲、帮助消化。最后还能明目利膈、宽肠通便，是眼科患者的食疗佳品，还可防治便秘。但芥菜不能生食、也不宜多食。

鱿鱼（鲜）：鱿鱼富含钙、磷、铁元素，利于骨骼发育和造血，能有效治疗贫血；除富含蛋白质和人体所需的氨基酸外，鱿鱼还含有大量的牛黄酸，可抑制血液中的胆固醇含量，缓解疲劳，恢复视力，改善肝脏功能；所含多肽和硒有抗病毒、抗射线作用。中医认为，鱿鱼有滋阴养胃、补虚润肤的功能。

鱿鱼之类的水产品性质寒凉,脾胃虚寒的人应少吃;鱿鱼含胆固醇较多,故高血脂、高胆固醇血症、动脉硬化等心血管病及肝病患者应慎食;鱿鱼是发物,患有湿疹、荨麻疹等疾病的人忌食。

粉丝:粉条里富含碳水化合物、膳食纤维、蛋白质、烟酸和钙、镁、铁、钾、磷、钠等矿物质。粉条有良好的附味性,它能吸收各种鲜美汤料的味道,再加上粉条本身的柔润嫩滑,更加爽口宜人;但是粉条含铝很多一次不宜食用过多。

红辣椒:辣椒是老百姓餐桌上最常见的一种材料,其营养丰富,口味独特,就餐时能增加饭量,多食可增强体力,改善怕冷、冻伤、血管性头痛等症状。同时辣椒中含有一种特殊物质,能加速新陈代谢,促进荷尔蒙分泌,保健皮肤。富含的维 C,可以控制心脏病及冠状动脉硬化,降低胆固醇。含有较多抗氧化物质,可预防癌症及其他慢性疾病。可以使呼吸道畅通,用以治疗咳嗽、感冒,辣椒还能杀抑胃腹内的寄生虫。

食谱禁忌:芥菜不能与鲫鱼、鳖肉同食。

3. 孕妇便秘药粥

(1)胡桃粥:取胡核仁 4 个,粳米 100g。将胡桃仁捣烂同粳米一起煮成粥。适用于体虚肠燥的孕期便秘患者食用。

(2)芝麻粥:先取黑芝麻适量,淘洗干净晒干后炒热研碎,每次取 30g,同粳米 100g 煮粥,适用于身体虚弱、头晕耳鸣的孕妇,便秘患者食用。

(3)酥蜜粥:酥油 30g,蜂蜜 50g,粳米 100g。先将粳米加水煮沸,然后兑入酥油和蜂蜜,煮成稠粥。适用于阴虚劳损等便秘患者食用。

(4)柏子仁粥:将柏子仁 30g 洗净去杂捣烂,加粳米 100g 煮粥,服时兑入蜂蜜适量。适用于患有心悸、失眠的孕期便秘患者食用。

(5)无花果粥:无花果 30g、粳米 100g。先将米加水煮沸,然后放入无花果煮成粥。服时加适量蜂蜜和砂糖。有痔疮的妇女及便秘患者可食用无花果粥。

六、瑜伽五式疗便秘

脸脏了,可以洗把脸。那肠胃"脏"了,该怎么办?有人认为,每个月练一次"瑜伽洁肠术",能给肠胃做一次彻底清洗。在清晨喝 500ml 温水,然后顺序做以下动作:

1. 摩天式

直立,两脚与肩同宽。吸气时双臂慢慢高举过头部伸直,双手交叉,转动手腕,掌心向上。呼气时,双臂带动上身慢慢弯下,直到身体与地面平行。再次吸气,双手慢慢举起,呼气时双手分开,在体侧落下。

2. 风吹树式

直立,双脚并拢,两臂放在身体两侧。吸气时,双手慢慢高举过头部,在头顶合掌,同时提起脚后跟。呼气时,上身从腰部弯曲,倾向右侧。保持几秒,吸气时收正。呼气向左,吸气收正。

3. 腰部旋转式

直立,双脚分开,略小于肩宽。吸气,两臂高举过头,双手交叉;转动手腕,掌心向上。

呼气,双臂带着上身慢慢弯下,直到身体与地面平行;两眼注视两手。吸气时,双手带动身体尽量转向右方,呼气时将则尽量转向左方。

4.蛇扭转式

俯卧地上,手掌着地,平放在胸腔两侧的地板上。吸气,双手撑地抬起身体,直至两臂完全伸直。呼气保持一会。吸气,头带动身体转向右侧,呼气时,眼睛看着左脚跟。保持几秒钟。吸气,头带动身体转向左方,呼气时看着右脚跟。身体条件较好的人,可以试着看自己的背部。

七、小儿便秘疗法

小儿便秘是指小儿大便干燥、坚硬、量少或排便困难而言,多由于摄入食物及水量不足,喂养不当,或突然改变饮食习惯等因素所致。中医认为,燥热内结,肠胃积热,或热病伤阴,肠道津枯,或乳食积滞,结积中焦,或气血不足,肠道失于濡润等,均可引起大便秘结,当以通腑泄热,润肠通便为治。由于小儿膳食种类较局限,常吃的食物中纤维素少而蛋白质成分较高,因此很容易发生便秘,婴儿便秘时,主要表现为每次排便时啼哭不休,甚至发生肛裂。肛裂的发生使婴儿对大便产生恐惧心理,造成恶性循环,时间久了,可引起腹胀、食欲减退和睡眠不宁等症状。因此,婴儿便秘应及时解除。由于婴儿的胃肠道神经调节不健全,胃肠功能发育不完善,若用药物通便,容易导致胃肠功能紊乱,发生腹泻等。所以,对婴儿便秘,食物疗法是最理想的。

1. 食物疗法

对小儿便秘首先要寻找原因,若系母乳喂养,母乳量不足所致的便秘,常有体重不增,食后啼哭等。对于这种便秘,只要增加乳量,便秘的症状随即缓解。牛奶喂养的婴儿更易发生便秘,这多半是因牛奶中酪蛋白含量过多,因而使大便干燥坚硬。这种情况可减少奶量,增加糖量,即把牛奶的含糖量由原来的 5%~8% 增加到 10%~12%,并适当增加果汁。不满 3~4 个月的婴儿可在牛奶中加一些奶糕。因奶糕中的碳水化合物在肠道内部分发酵后,可刺激肠蠕动,有助于通便。对于 4~5 个月以上的婴儿,可适当增加辅食,最好将菠菜、卷心菜、青菜、荠菜等切碎,放入米粥内同煮,做成各种美味的菜粥给宝宝吃。蔬菜中所含的大量纤维素等食物残渣,可以促进肠蠕动,达到通便的目的。此外,辅食中含有大量的 B 族维生素等,可促进肠子肌肉张力的恢复,对通便很有帮助。婴儿便秘经以上饮食调整效果仍不佳者,可给宝宝饮服蜂蜜水,即常服蜂蜜水或将蜂蜜放入牛奶中喂养,效果较好。也可吃点大蕉,短期内即能发挥润肠通便的作用。此外,蓖麻油亦是通便佳品,婴儿便秘时可食用,每次 5~10ml,通便效果显著。也可用豆油替代,但须熬开冷却后再食用。每次 5~10ml 即可。

2. 训练排便习惯

小儿从 3~4 个月起就可以训练定时排便。因进食后肠蠕动加快,常会出现便意,故一般宜选择在进食后让孩子排便,建立起大便的条件反射,就能起到事半功倍的效果。

3. 药物处理

小儿便秘经以上方法处理仍不见效的,可以采用开塞露通便。开塞露主要含有甘油和山梨醇,能刺激肠子起到通便作用。使用时要注意,开塞露注入肛门内以后,家长应用手将两侧臀部夹紧,让开塞露液体在肠子里保留一会儿,再让孩子排便,效果就好,在家庭中也可用肥皂头塞入小儿肛门内,同样具有通便作用。

4.小儿便秘用足疗方

临床观察发现,采用中药外治疗法疗效明显,且药源方便,作用平稳,副作用少,使用方便。现介绍几则足疗效方,供选用。

(1)大黄 5~10g,研为细末,醋调为稀糊状,置伤湿止痛膏中心,贴双足心涌泉穴,10~15h 后取下,一般用药一次即效。可清热消积,导滞通便。

(2)芒硝 5g,研为细末,置伤湿止痛膏中央,外敷双足心涌泉穴处,每日 1 换,连续 3~5d。可清热导滞。

(3)生大黄、焦山楂各等量。将二药择净,研为细末,装瓶备用。使用时每次取药末 10g,用米醋或清水适量调为稀糊状,外敷于患儿双足心涌泉穴及肚脐孔处,敷料包扎,胶布固定,每日 1 换,连续 3~5d。可清热导滞,消积化食。

(4)生大黄、鸡内金各等量,择净研为细末,装瓶备用。使用时每次取药末 10g,用米醋或清水适量调为稀糊状,外敷于双足心涌泉穴及肚脐孔处,包扎固定,每日 1 换,连续 3~5d。可清热导滞,消积化食。

八、痔疮便秘的防治

痔疮是直肠末端黏膜下和肛管皮下的静脉丛发生扩大、曲张,所形成柔软的静脉团。本来就是身体的一部分,因循环回流不好,血液滞留而成,故没有根除,只是让它恢复原来的大小。痔疮对成年人极为常见。由于痔的发生部位不同,可分内痔、外痔和混合痔。内痔生于肛门齿线以上,外痔位于齿线以下,混合痔是指痔上静脉丛与痔下静丛吻合相通,在同一部位齿线上下内外痔同时存在。其保健方法如下:

(1)尽量不久坐,久站,别让血流滞于肛门。

(2)便后泡温水 30min,一方面清洁,一方面促进血液循环。

(3)运动(至少 15min,汗出时避风,持之以恒)可促进血液循环。

(4)痔疮患者常因大量饮酒、嗜食辛辣,如辣椒、芥末、胡椒、生姜等富刺激性食物而加重痔疮的发病。所以痔疮患者要注意饮食卫生,避免暴饮暴食,节制或不吃辛辣刺激性食物。多吃蔬菜、水果,多饮开水。含有纤维素多的蔬菜,如芹菜、青菜、菠菜、卷心菜、丝瓜等能增加肠蠕动,对习惯性便秘者,更为适合。

(5)孕妇患痔,要避免久坐久立,防止便秘,并应及时矫正胎位。多吃蔬菜、水果和植物油,适当吃些芝麻、蜂蜜、保持当大便通畅。

(6)老年患痔,可常服黑芝麻、蜂蜜等物,以保持大便通畅。

(7)接受痔疮手术的病人,手术前应解除思想顾虑。一般手术当日进少渣饮食,次日改普通饮食,有的患者不敢多吃,怕大便引起疼痛,伤口感染等。为了保持大便通畅,可让患者多吃水果和蔬菜,如香蕉、橘子、芹菜、菠菜等易消化少脂肪的食物。忌烟酒及辛辣的葱、姜、蒜类。

九、老年便秘的防治

1. 老年便秘喝酥油

老年人由于体质减弱,胃肠蠕动减慢,容易出现便秘,特别是患有慢性疾病,经常卧床的老年人,常常 4~6d 不解大便,解大便时竭尽全力,大汗淋漓,伴腹胀、腹痛及全身不适,痛苦万分。应用果导等缓泻剂,量小不能解决问题,量大又常致腹泻。而且,国外已有报道,果导有致癌作用,在国外已停用。

经过多方探讨,发现酥油治疗该病效果甚佳。具体方法是,酥油 10ml,加开水 100ml,白砂糖 1 小勺,充分溶解后于每日清晨空腹顿服。服用 20~30d 后,每 2~3d 可解大便一次,便质柔软,排出顺畅,继续服用,大便可每日 1 解,便时亦无任何不适。

酥油是类似黄油的一种乳制品,是从牛、羊奶中提炼出来的脂肪,又称奶油。酥油营养价值高,容易吸收。每日用开水冲服,由于使用量小,不会影响血脂及其他生化指标的变化,就是原来患有动脉硬化的病人也能使用,对老年人的健康不会有任何影响及副作用,是治疗老年习惯性便秘比较理想的方法。

2. 老年便秘多食羊肉、少吃梨

根据便秘患者的临床表现不同,中医将便秘分为多种证型,对于大部分青壮年而言,便秘多属于实证、热证。因此,适当增加梨、香蕉等具有清热、润肠、通便作用的食物,就可以缓解便秘。梨、香蕉等凉性水果不适合便秘老人。老年人常会被便秘问题所困扰,于是多吃梨、香蕉等水果,成了老人们防治便秘的必修功课之一。而其实并不是所有水果都能成为老人便秘的"克星",凉性水果,便秘老人还是应该少吃。但老人的便秘多属于虚证,因为人体的阳气会随年龄的增长逐渐衰弱,大多数老人都存在不同程度的脾肾阳虚症状,常常表现为大便干涩难解,四肢欠温,畏寒喜暖,腰膝酸软,或腹中冷痛,得温则舒。这些患者如果盲目增加梨、香蕉等凉性水果的摄入无异于"雪上加霜",不仅会增加老年人便秘的症状,还会诱发或加重畏寒、腹中冷痛等阳虚症状。由此可见,除了极少数以大便干燥、口臭、面赤、口渴、腹部胀满等实热证为主要表现的老年便秘患者外,其他老人都应该在日常饮食中适当减少梨、香蕉、黄瓜、冬瓜、橙子、西瓜等寒凉性果蔬的摄入,增加核桃仁、肉苁蓉、羊肉、羊肾、狗肉、韭菜等,具有温阳作用的食物的摄入量。

由于老人在脾肾阳虚的同时,还存在不同程度的气血不足、津液亏虚,因此,患有便秘的老年朋友在饮食方面还应适当增加山药、玉米、粳米、糯米、红枣、蜂蜜、桑葚、黑芝麻、松子等,具有益气养血、润肠通便作用食物的摄入量。同时,做到忌烟、酒、浓茶、辣椒、芥末、胡椒等。需要提醒的是,老年人便秘与肠功能衰退、蠕动功能减低有密切关系,对于这种便秘,千万不能依赖泻药,贪图"一时之快"的后果,可能是形成恶性循环,导致肠蠕动无力、肠道更加干燥。因此,老年便秘患者应从生活上进行综合调理,除了进行饮食调养外,还应注意以下几点:第一、养成主动喝水的习惯;第二、在病情和体力允许的情况下,根据健康状况,做一些力所能及的活动,如散步、太极拳、体操等;第三、养成定时排便的习惯,不论有无便意,都要按时去厕所做排便动作;第四、采用按摩法来解除便秘,双手重叠,用力均匀,自右下腹开始绕脐顺时针按摩 100 下,逆时针 100 下,每日 3 次。

3. 如何预防老年人便秘

便秘不仅给老年人带来许多痛苦,对于患有高血压、冠心病、脑动脉硬化等老年病的老年人,有时由于便秘甚至能危及生命。因此,积极和预防老年人便秘,显得尤其重要,不容忽视。怎样才能有效预防老年性便秘呢?

(1)合理平衡饮食。饮食结构不合理或饮食不规律,在老年人中间较常见,如食物过于精细而缺少食纤维素食物,饮食过少等都是诱发老年人便秘的危险因素,必须设法改掉,即增加蔬菜、水果、五谷杂粮、豆类制品摄入比例,以增加食物消化吸收后的余量,刺激肠道蠕动,还能保留部分水分、促进排便。老年人食物中宜多放一些植物油,以增加肠道的润滑性,利于排便;在饮水方面,老年人要养成多饮水的好习惯,每天最好喝6~8杯水,以保证机体有足够水分润肠软便,老年人如有条件应多饮鲜果汁与蜂蜜水。另外,提倡老年人吃菜粥或药膳粥,既有水分,又有食物汁,既具有滋补功效,又有润畅通便作用,如何首乌粥、核桃仁粥、黑芝麻粥、柏子仁粥、松子仁粥等。老年人尤应禁忌过食辛辣燥热的饮食,如辣椒、胡椒等,因为这些饮食成分易耗伤阴津水分,诱发便秘。

(2)养成定时排便的习惯。老年人最好养成每日一次的排便习惯,应与每日晨起后,在室内稍做运动,空腹喝一杯凉开水或温开水,然后去厕所排便(不管有没有便意),以培养和保持排便的条件反射。老年人更不应抑制便意,应该是一有便意就去排便。

(3)积极参加各种社会活动,并进行适度的体育锻炼。久坐少动、喜静善卧是老年人的不良习惯,也是老年人体力逐渐下降、引起排便困难的重要因素之一。坚持一定量户外活动和体育锻炼,如慢跑、散步、打太极拳等,不仅能增强体质,保持体力和精力,而且可以增加食欲,使肠蠕动功能提高,使腹壁肌肉、膈肌、盆腔肌肉、提肛肌等排便肌群肌力增加,可以有效预防便秘发生。

(4)保持精神愉快,心情舒畅。老年人神经系统功能减退,加之社会活动减少,多有精神心理方面障碍,情志抑郁焦虑等较多见。老年人应学会克服焦虑与抑郁等不良情绪,保持愉快、通达的心理境界,对预防老年便秘亦十分重要。

(5)不要滥用泻药。由于对便秘认识不正确,有些老年人经常依赖泻药帮助大便,结果造成依赖性而加剧病情,正确合理地使用泻药,必须在医生指导下进行。

第六节　颈椎病的防治

腰椎疼痛性疾病已成为临床上最常见的疼痛性疾病,据我国部分医院统计,此类病人占骨科门诊数的1/2,长时间的伏案工作和不良坐姿,是上班族是患病的重要因素之一。长期劳累、坐姿不佳易患腰椎病,越来越多的办公室一族常常感觉腰酸背痛,特别是长期伏案工作群体。由于久坐不动,身体上部较易缺氧,再加上用脑又大量耗氧,这样极易引起大脑缺血、缺氧、头昏眼花、腰酸背痛。在高楼大厦中,经常腰痛的人越来越多。"白领一族"每天都得在办公桌前坐上8h,遇到工作任务重时还要加班,导致腰椎病发病率上升。另外,由于长期劳累导致运动功能系统受损,出现腰椎劳损,紧接着背疼、腰疼、脖子疼相继而来,再加上骨质增生提前,诱发腿凉。办公室一族日常要注意放松背部肌肉,保持正确作息姿势以免腰背部肌肉过度紧绷。也可适当运用药物,加强疗效,如活络止痛药。平时要加强锻炼,也可适当接受物理治疗,缓解疼痛。长期从事财会、写作、编校、打字、文秘等职业的工作人员,由于长期低头伏案工作,使颈椎长时间处于屈曲位或某些特定体位,不仅使颈椎间盘内的压力增高,而且也使颈部肌肉长期处于非协调受力状态,颈后部肌肉和韧带易受牵拉劳损,椎体前缘相互磨损、增生,再加上扭转、侧屈过度,更进一步导致损伤,易于发生颈椎病。颈椎保健应从点滴做起。通过日常工作生活中的自我保护,来预防颈椎病的发生。颈椎病的病因大多是由于姿势不够端正,长时间保持一个姿势等造成。因此,在长时间工作时,要主动进行自我调节,通过适当的活动、按摩等来预防颈椎病的发生,工作两小时可做做健身操。另外,也可针对病情在医生指导下服用药物缓解。

一、颈椎病的预防

1. 办公室工作人员首先在坐姿上尽可能保持自然的端坐位,头部略微前倾,保持头、颈、胸的正常生理曲线,尚可升高或降低桌面与椅子的高度比例以避免头颈部过度后仰或过度前屈。此外,定制一与桌面呈 $10°\sim30°$ 的斜面工作板,更有利于坐姿的调整。

2. 对于长期伏案工作者,应在 $1\sim2h$ 左右,有目的地让头颈部向左右转动数次,转动时应轻柔、缓慢,以达到该方向的最大运动范围为准;或行夹肩运动,两肩慢慢紧缩 $3\sim5s$,尔后双肩向上坚持 $3\sim5s$,重复 $6\sim8$ 次;也可利用两张办公桌,两手撑于桌面,两足腾空,头往后仰,坚持 $5s$,重复 $3\sim5$ 次。

3. 当长时间近距离看物,尤其是处于低头状态者,既影响颈椎,又易引起视力疲劳,甚至诱发屈光不正。因此,每当伏案过久后,应抬头向远。? 康复操可改善患者颈部的血液循环,松解粘连和痉挛的软组织。颈椎病康复操中不少动作对颈椎病有独特疗效,无颈椎病者可起到预防作用。

姿势:两脚分开与肩同宽,两臂自然下垂,全身放松,两眼平视,均匀呼吸,站坐均可。

(1)双掌擦颈,十指交叉贴于后颈部,左右来回摩擦 100 次。

(2)左顾右盼,头先向左后向右转动,幅度宜大,以自觉酸胀为好,30 次。

(3)前后点头,头先前再后,前俯时颈项尽量前伸拉长,30 次。

(4)旋肩舒颈,双手置两侧肩部,掌心向下,两臂先由后向前旋转 $20\sim30$ 次,再由前向后旋转 $20\sim30$ 次。

(5)颈项争力,两手紧贴大腿两侧,两腿不动,头转向左侧时,上身旋向右侧,头转向右侧时,上身旋向左侧,10 次。

(6)摇头晃脑,头向左一前一右一后旋转 5 次,再反方向旋转 5 次。

(7)头手相抗,双手交叉紧贴后颈部,用力顶头颈,头颈则向后用力,互相抵抗 5 次。

(8)翘首望月,头用力左旋、并尽量后仰,眼看左上方 $5s$,复原后,再旋向右,看右上方 $5s$。

(9)双手托天,双手上举过头,掌心向上,仰视手背 $5s$。

(10)放眼观景,手收回胸前,右手在外,劳宫穴相叠,虚按膻中,眼看前方,$5s$,收操。

4.颈椎保健法

（1）摇头晃脑

长期伏案工作，颈部一直处于前倾位，容易导致颈部肌肉疲劳，罹患颈椎病。工作间隙做些转颈、前俯、后仰的头部运动，或用空拳轻轻叩击头部，不仅能解除颈部肌肉的疲劳，还能改善大脑的血氧供应，健脑提神，治疗由神经衰弱引起的失眠等。

（2）耸肩抛臂

经常端坐于电脑或办公桌旁，两肩下沉，肩部肌肉处于固定的僵化状态，加之许多女性多见气血虚损，风寒湿邪乘虚而入，滞留于肩胛筋骨之间，壅塞经络，致使气血受阻，导致肩部肌肉酸痛麻木、上举无力，或关节运动不利等症状。经常耸肩抛臂可使肩部和臂的气血运行通畅，有效地预防肩周炎和颈椎病。耸肩时，两肩反复上提和下沉，然后做双臂摆动、循环轮臂和上举。

（3）抓耳挠腮

祖国医学认为，肾开窍于耳，人的各种脏器在耳廓上都有相应的投射点。对这些投射点进行搓揉和按摩，可刺激末梢神经，促进血液循环，调节和改善脏腑功能，尤其是肾功能。肾充则耳聪目明，腿健腰壮。故有人将此运动称之为"耳上的体育锻炼"。方法是右手从头上拉揉左耳向上十余次，复以左手拉揉右耳十余次，亦可从上到下对耳廓和耳垂进行揉按。揉耳之后如能对面部进行搓磨，效果更好。

（4）伸腰哈欠

一天坐下来，腰酸胳膊痛。这是因为经常处于一种姿势，处于收缩状态的肌肉群就会出现疲劳，而处于舒张状态的肌肉群则导致血液淤滞，代谢过程中所产生的一些废物不能及时排出，导致肌肉疲劳。此时伸个懒腰，打个哈欠，顿感精神许多。这是因为打哈欠时通过深呼吸运动，排出肺内多余的残气，吸进更多的新鲜空气，可有效地改善大脑的血氧浓度，解除疲乏；伸个懒腰则引起部分肌肉的较强收缩，在持续几秒钟的伸腰动作中，很多郁积在肌肉中的血液被逼入心脏，大大增加了血循环的容量。所以，在工作间隙不妨多做些伸腰动作，多做些深呼吸。不仅能解除疲劳，还能预防腰肌劳损、椎间盘突出等症。

（5）捶背搓腰

背部为阳，是督脉所据，而督脉又称"诸阳之海"，统帅一身阳经。捶背可以刺激背部皮肤、皮下组织和穴位，通过神经系统和经络传导，增强内分泌和经络系统的功能，增强抗病能力。背部皮下组织还潜伏着许多具有免疫功能的组织细胞，它们很少活动，只有在捶打敲击时，才被赶入血循环，发挥其免疫功能。捶背方法通常有拍法和击法两种。拍法即用虚掌拍打，击法则用虚拳击打。每分钟 60~100 次，每次 10~15min。

（6）局部应用蜡疗或热水袋热敷

家庭中行颈椎牵引治疗：在床头装一套牵引架，坐位或卧位均可，从小重量每天半小时开始，逐渐增加到 6kg 左右，每天牵引 1h，连续 10d 为一疗程，每个疗程后休息 2~3d，再重复一疗程。不适用于脊髓型。

围领：用硬纸板剪成高领，外包绒布或小毛巾，加以布带或粘膏固定，以限制颈部活动。

伸颈锻炼:每天晨起在阳台上作伸颈锻炼,每次 15~30min,其方法为:

①尽量将颈伸直,目视前方,头位正中。

②抬头挺胸收腹,做深呼吸运动。

③两足分开,距离如两肩,平放着地。

④两手交叉于背,半握拳,尽量将臂伸直,下压;

⑤如感头颈难受,只能稍稍作前后、左右活动,最好不作旋转运动。

(7)按摩、推拿

①用电动按摩器自己按摩颈部及有关穴位。

②自我搓揉按摩颈椎颈肌紧张处。

③家人帮助作穴位按摩或旋转按摩,早期很有帮助。手法要轻柔,让病人充分放松颈部肌肉,注意勿发生意外。多次推拿不好的应停止,以免加重病情。

(8)湿毛巾热敷治骨刺

照 X 光片确认双膝长有骨刺,下楼梯时最痛。采用以下方法治疗:用湿透的热毛巾 2 条,在双膝同时热敷半小时(温度不够就加热水)。

(9)凤点头

闭上眼睛(避免老年同志晕眩),身体不动,用头在空中书写繁体,"凤"字,7~8 遍。凰字笔划复杂,可带动各部颈椎环节都得到活动。鹤吸水:身体不动,下额抬起,抖动前伸,同样 7~8 遍,自感有颈椎关节松动响声。

(10)干搓脸治颈椎病:颈椎增生,左手大拇指、食指、中指麻木,采用干搓脸法。方法为十指伸直举同脸高,上下搓脸,每天早晚各一百次,连续半年显效。此法由于肩头同时活动,还可治肩周炎,并还有美容作用。

(11)搅舌治颈椎病:颈椎痛久治不愈,康复保健方法是舌尖在牙床内侧、或牙床外侧顺一个方转圈搅动,待脑后勺感到痛胀时(约有 14 圈)停下休息一会儿,再向相反方法转圈搅动,这样反复 3~4 次即可。

(12)左顾右盼:首先仰头观天。取直立体位,两手下垂,两脚与肩同宽,头缓缓抬起,仰望天空,仰视角尽量达最大限度,眼睛盯住一个目标,保持这种姿势 15s 左右。其次按摩颈部。取直立或坐式,用双手拇指按揉颈部后侧,先按中间部位,后按两侧肌肉,自上而下,自下而上,反复按揉 15 次。然后两目虎视。用手足撑地,使身体呈弓形;然后转颈回头,左顾右盼,左右各转动 15 次。要领是:左顾右盼时重在转颈部,不是只转眼睛。最后是互相争力。两手十指交叉,手掌置于颈项后,将颈部用力向前推,颈项则向后挺直,两力方向相反。与此同时,左右转头摇晃 5 次。放松,停片刻后再重做。

(13)预防颈椎病五式:运动是身心健康的前提,自行车运动也可以防治病。这里介绍了几种防治颈椎病的运动。

①骑山地车:运动是身心健康的前提,如果您有休闲时间,还热爱大自然,那就来骑山地车吧。山地车的车架构造特殊,车座和操作控制梁的角度在71°~74°之间,这个角度让人骑起来比较舒服。双手握在车把上,上身前倾势,头仰起,注意这是关键所在,由于平时我们工作时大多数需要低头,长时间就造成了某些肌群的过度紧张疲乏,出现肌肉僵硬、颈部不适等症。而骑车却使我们的头仰起来,颈椎的反向运动起到了治疗的作用。反向治疗就是逆着我们平时习惯的动作采取主动运动的治疗,比如我们倒着走来治疗某些疾病。骑车的场地最好选择环境优美的平地,可以有适当的转弯。速度依个人习惯而定,建议中老年人即使没有心脏疾患的也不要让心率超过最高心率的65%(最高心率:女226-年龄,男220-年龄)。比如一位60岁的男性,最高心率的65%是(220-60)×65%=104,那么他运动时就应保持心率不超过104次。有研究表明,运动者心率在55%~65%最高心率这个训练区间,身体所承受的负荷能改善和稳定免疫系统的功能。每次骑车不要超过1h,每星期2~3次。

注意:适时补充水分,温度在5~10度的水能更快地到达胃部进入血液循环。可以在运动前半小时喝一杯水。也可以选择运动饮料,但因其含有葡萄糖,不适合糖尿病患者。但对于其他人来说含葡萄糖的运动饮料能比单独的水更快地进入血液循环,能更快地供应水分,还可以补充矿物质。要戴好安全帽;刚开始运动时,时间不要过长,要循序渐进,使身体有个适应的过程;运动后可适当按摩手臂、大腿及小腿。手法:四指并拢与拇指分开放于待按处,以手腕带动拇指与四指,指腹上下反复轻轻按摩,或五指并拢蜷成空心掌来拍打。

②简易颈椎操:对伏案工作多的人比较适合。首先选择一个有靠背的椅子,坐下后靠背上缘离肩约10cm以便头部运动,距离太高或太低都不适合。平坐于椅子上,面部朝前直视前方,后背靠于椅背上,双腿取自然舒适的姿势即可,双臂放于身体两侧自然下垂。全身心都放松,您可以想象正坐在青青的草地上,一切都那么柔和与舒适。微风抚过,草儿慢舞,我们也轻展身姿。

第一式:头先向前向下缓缓移动至可承受的程度后恢复至原位,再缓缓向后向下至可承受的程度后恢复至原位。

第二式:头向左向下缓缓移动至可承受的程度后恢复至原位,再向右向下缓缓移动至可承受的程度后恢复至原位。

第三式:头转向右侧至可承受的程度后,向上向左旋转至正中位置,再向左向下至可承受的程度后按原路返回。上述每一式每次做5~8min即可。

注意:活动之前要有心理准备,可以自己提醒,动作不可过快过猛,要轻缓而柔和;头部旋转屈曲的角度不可过大,否则易损伤肌肉甚至颈椎,一般来说头屈曲不超过45°,外侧屈不超过45°,旋转不超过90°。我们建议您做操时把活动范围定在自己能承受的程度就可以了,切忌强力扭转。

③鸟弓操:在很古老的年代,中医就开始模仿动物的动作来增强人的体质,预防和治疗疾病,如五禽戏、大雁气功等。鸟是不会得颈椎病的,这不仅与它身体构造有关,而且与它的飞翔密不可分。鸟弓操就是模拟鸟展翅飞翔的动作而来,动作简单易学便于掌握。

起式:身心放松双臂自然放于身体两侧,双脚并拢立正姿势。按个人习惯向前迈出左(右)脚,前脚跟距离后脚尖大约半脚远,两脚左右间距一个半脚掌宽,以保持身体稳定。

展翅:双臂缓慢前举上举至与肩同高同宽时向后向外展开,同时头向前缓慢伸至可承受的最大程度,略停留 2~3s。可以想象自己是一只悠然的海鸥飞翔于蓝天碧海中。呼吸着清新的空气,感受着温暖的阳光。

收式:双臂按原线返回,头缓慢恢复至原位。每次反复做 10 次,每天 1~2 次。

注意:首次做操切忌过于拉伸,动作要和缓,以免肌肉关节受伤;做操时要使背部肌群与颈部肌群同时得到锻炼;颈部术后或脊髓型颈椎病患者,做操前最好先咨询一下医生。

④蛙泳:还有一种非常好的预防治疗颈椎病的方法—蛙泳,我们知道游泳非常有益身心的健康。由于水的阻力是空气的二十多倍,人在水中比在空气中消耗能量要多,除有助于减肥、塑造形体外,游泳还可预防治疗颈椎病。蛙泳在换气时颈部从平行于水面向后向上仰起,头部露出水面呼吸。这样每换气一次颈部都需向后向上仰起,起到了反向治疗的作用。而且在游泳时不仅有主动活动,而且出于水的阻力及冲击力又带动多组肌群的被动运动,这样不仅缓解了我们平时单调的伏案动作导致的颈部肌肉紧张不适,而且加速了血液循环。以每周游 1~2 次,每次 30min 为宜。

⑤颈部活动预防颈椎病:颈椎病患者在颈椎病症状明显时,应限制颈部活动,在经过治疗,症状缓解期时,应建议患者多进行颈部活动。下面介绍几种活动方法:

颈项牵拉:先做立正姿势,两脚稍分开,两手撑腰。练习时:头、颈向右转,双目向右后方看;还原至预备姿势;低头看地,以下颌能触及胸骨柄为佳;还原。动作宜缓慢进行,以呼吸一次做一个动作为宜。左、右交替运动。

往后观看:预备姿势同上,练习时:头颈向右转,双目向右后方看;还原至预备姿势;头颈向左转,双目向左后方看;还原。动作要配合呼吸,缓慢进行。

回头望月:预备姿势同上,练习时:头颈向右后上方尽力转,上身也随同略向右转,双目转视右后上方,仰望天空;还原至预备姿势;头颈向左后上方尽力转,上身也随同略向左转,双目转视左后上方,仰望天空;还原。呼吸一次做一个动作。

以上三个动作,主要是练习颈部的伸屈与旋转功能。轻症患者可加练侧弯动作。眩晕型患者如做颈部旋转动作有副作用,宜暂停练习往后观看及回头望月动作。

(14)预防颈椎病十法:颈椎病是一种后天性的疾病,应该以预防为主,从青少年时期就引起足够的重视。

第一,有研究表明,长期压抑感情,遇事不外露,多愁善感的人易患神经衰弱,神经衰弱会影响骨关节及肌肉休息,长此以往,颈肩部容易疼痛。所以,要经常保持乐观向上的好心情。

第二,日常生活中应注意保持头颈正确的姿势,不要偏头耸肩,看书、操作电脑时要正面注视,保持脊柱的正直。睡觉时要选择合适的枕头,不宜过高或过低,一般枕头以 10cm 的高度为宜。不要躺着看书、看电视。

第三,尽可能少坐多动,能走路的不要骑车,能骑车的不要坐车。特别是有车族和长期坐办公室的人员,每天要抽出一定的时间进行锻炼,尤其注意加强颈肩部肌肉的锻炼,可做一做头及双上肢的前屈、后伸及旋转运动,既可缓解疲劳,又能使肌肉发达,韧度增强,有利于颈段脊柱的稳定性,增强颈肩顺应颈部突然变化的能力。爬山、游泳,对预防颈椎病效果较好。

第四,长期低头伏案工作者,要注意动静结合,每工作 1h 左右就要站起来做做工间操,活动活动四肢、颈椎,消除颈部肌肉、韧带的疲劳,防止劳损。

第五,平时要注意保暖,不要用电风扇和空调直接吹,乘车或运动时注意颈部保护,避免急拐弯、急刹车或突然转颈。

第六,要防止酗酒。酒精会影响钙质在骨上沉积,使人们易患骨质疏松症、骨质软化症,加速颈椎退行性变。

第七,中医认为胡桃、山萸肉、生地、黑芝麻等具有补肾髓功能,可在医生指导下合理地少量服用,以起到强壮筋骨,推迟肾与关节退变的作用。

第八,运动防颈椎病,某些职业需要人员身体较长时间处于相对固定的体位,如手术室护士在手术中担任器械助手时,颈部大多时间内处于偏转角度,如果这种颈部偏转时间长,角度大,则很容易使颈肩部肌肉及肌腱疲劳,张弛失调,造成局部血循环不良而形成组织渗出,水肿或增生,久之促使颈椎病好发,构成主因。所以,对于颈部位置处于某种不当状态且需较长时间固定的职业人员来讲,应当注意颈部保健,通过经常性参加运动锻炼来加强肌肉,韧带及肌腱等组织的韧性及抗疲劳能力也可利用工余时间做颈部保健活动或跳健美操来松弛紧张的肌肉,韧带及肌腱,预防颈椎病发生。

第九,防治咽喉炎以防颈椎病。咽喉部的急、慢性炎症也可成为颈椎病的原因。因为急慢性咽喉炎可刺激邻近的肌肉,韧带或通过丰富的淋巴系统使炎症局部扩散,使肌张力降低,韧带松弛,进而使得颈椎内外平衡失调,破坏颈椎部完整性和稳定性而诱发颈椎病。所以,在日常生活中,要注意保护咽喉,多喝水,不吸烟,少吃刺激性强的食物如辣椒、胡椒,以及积极预防上呼吸道感染,避免咽喉受到损伤或感染而发生炎症。若一旦出现急慢性咽喉炎症状,应及时诊断和治疗,以减轻炎症,减少并发症,防止诱发颈椎病。

第十,按摩手足防治颈椎病。颈椎病是一种常见病,多发生在那些长期从事伏案工作者的身上。也有的是因为受到外伤或睡眠时枕头过高、过低等不良生活习惯造成的。它的主要症状:患者的头、颈、肩胛、上肢等部位经常感到麻木、疼痛,甚至出现运动障碍,严重的还会诱发其他疾病,给患者工作、学习和生活带来诸多困难和痛苦。其发病原因主要由于颈部神经根受到压迫或刺激(中医称为颈部劳损),致使颈部肌群和韧带等组织失去正常的活动功能,因而出现上述症状。为此,用手足健康法,按摩手足部有关反射区,可以使它逐渐恢复正常功能,达到痊愈。

颈椎反射区的位置手部:位于双手拇指肉球近掌心端侧处;足部:位于双脚拇趾肉球内侧尽头处。按摩方法:①手法为食指与拇指拱成钳状,夹住颈椎反射区位置,向前拉伸,然后向左、向右旋转,再向前拉伸。连续做完上述动作算一遍。②力度为中等。③次数为用于预防每天早晚各数一次,每一次 8~10 遍;用于治疗每天可做多次。

为了增加疗效,每按摩一遍,最好做一遍颈椎操。方法是:坐(立)直后,首先向前低头,并逐渐加大低头度数,直到低不下去时,再用力向下猛低一次;其次后仰头,并逐渐加大后仰度数,直到仰不下去时,再用力向后猛仰一次;最后分别向左、向右方向歪头,并逐渐加大歪头度数,直到歪不下去时,再用力向左(右)猛歪一次。把手足按摩和颈椎操交叉进行的好处,可以起到相互配合,促进疗效的作用。如果嫌这样做麻烦,也可把两者分开做,即集中按摩,后再做颈椎操。但两者每次的遍数应相同。

二、青年要关注颈椎早衰

颈椎病一般多见于中老年人,但近年来30多岁出现颈椎病的人逐渐增多,颈椎病的发病人群正在逐步年轻化。究其原因,这与人们的生活工作方式有直接关系。因此,专家提醒年轻人要注意生活细节,不要给颈椎病埋下隐患。一患者两年前开始感觉脖子偶尔发硬,背部酸胀。起初,他以为是累的,没有在意。但没想到症状越来越重,最后发展到颈部活动受限,上肢也觉得没劲儿,有时还出现麻木感。他曾到一些专科门诊进行理疗、牵引,也吃过不少药,但症状时好时坏。某年10月,他的症状突然加重,稍一动就头晕、恶心,两腿站不起来,卧床休息一个多月,症状仍不见缓解。年底,他来到医院骨科求治,被诊断为"神经根型颈椎病。"采用目前国内外最先进的射频消融术为其进行治疗,前后大约20多分钟,手术顺利结束,没有刀口,不用缝合,折磨了他两年多的病痛即被祛除。颈椎病一般多见于中老年人,但近年来30多岁出现颈椎病的人逐渐增多,颈椎病的发病人群正在逐步年轻化。究其原因,这与人们的生活工作方式有直接关系。因此,专家提醒年轻人要注意生活细节,不要给颈椎病埋下隐患。

(1)伏案时间长是造成颈椎病的"祸首":颈椎病是一种常见病、多发病。由于颈椎间盘变性或突出、颈椎间隙变窄、关节囊松弛以及出现骨质增生,刺激或压迫邻近的颈脊神经根、颈脊髓、椎动脉、脊前动脉和颈交感神经等组织,而出现一系列临床症状,如脖子发硬、发僵,上肢发沉、无力,并可有进行性肢体麻木及运动障碍,甚至出现大、小便失禁,瘫痪等。

颈椎病是一种缓慢进展的退行性疾病,因此,一般多见于中老年人。但近年来,颈椎病的发病人群正在逐步年轻化。据对2000例颈椎病患者调查显示,青少年所占比例由8.7%上升到12%。某医院近5年来颈椎病门诊资料也证实,30岁左右的年轻人颈椎病发病率有逐年上升的趋势。其中,从事文字工作的比较多,如记者、办公室人员、白领职员、打字员,特别是长期用电脑的人员发病率较高且大都比较年轻,甚至刚刚十多岁的中学生也出现颈椎病。

颈椎病发病年轻化的原因与人们的生活工作方式有直接关系,随着生活水平的提高和社会竞争的加剧,人们坐的时间越来越多,动的时间越来越少,特别是白领有车族,上班坐办公室,下班坐车,走路的时间很少。加上精神压力大,工作紧张,长期伏案,有的在电脑前一坐几个小时,导致颈肩肌过度疲劳。另外,伏案时姿势欠妥导致椎间隙炎症水肿,严重的造成颈椎间盘膨出。

(2)坏心情和不良生活习惯连累颈椎受伤:颈椎病是一种后天性的疾病,应该以预防为主,从青少年时期就引起足够的重视。

①要经常保持乐观向上的好心情。心胸要开阔,心情要开朗,有什么不顺心的事经常找朋友聊一聊,不要闷在心里。有研究表明,长期压抑感情,遇事不外露,多愁善感的人易患神经衰弱,神经衰弱会影响骨关节及肌肉休息,长此以往,颈肩部容易疼痛。

②日常生活中应注意保持头颈正确的姿势。不要偏头耸肩,与人说话、看书、操作电脑时要正面注视,保持脊柱的正直。睡觉时要选择合适的枕头,不宜过高或过低,一般枕头以 10cm 的高度为宜。不要躺着看书、看电视。

③要加强体力锻炼。尽可能少坐多动,能走路的不要骑车,能骑车的不要坐车。特别是有车族和长期坐办公室的人员,每天要抽出一定的时间进行锻炼,尤其注意加强颈肩部肌肉的锻炼,可做一做头及双上肢的前屈、后伸及旋转运动,既可缓解疲劳,又能使肌肉发达,韧度增强,有利于颈段脊柱的稳定性,增强颈肩顺应颈部突然变化的能力。爬山、游泳,对预防颈椎病效果较好。

④长期从事文字工作,操作电脑以及从事刺绣、绘画等低头伏案工作者,要注意动静结合,每工作一小时左右就要站起来做做工间操,活动活动四肢、颈椎,消除颈部肌肉、韧带的疲劳,防止劳损。如果发生颈、肩、背软组织劳损要及早进行治疗,防止发展为颈椎病。

⑤平时要注意保暖,防止受寒凉。注意避免头颈负重物和颈部剧烈转动。不要用电风扇和空调直接吹,乘车或运动时注意颈部保护,避免急拐弯、急刹车或突然转颈。

⑥要防止酗酒。酒精会影响钙质在骨上沉积,影响各种营养成分吸收,使人们易患骨质疏松症、骨质软化症,加速颈椎退行性病变。

⑦中医认为胡桃、山萸肉、生地、黑芝麻等具有补肾髓功能,可在医生指导下合理地少量服用,以起到强壮筋骨,推迟肾与关节蜕变的作用。

(3)坐得太直对脊柱不利:"坐直了,挺起胸!"人们从小就会时常接受来自妈妈的提醒,在大多数人的潜意识中,坐得笔直,不仅可以美化外表,对骨骼和消化系统也是有利的。

然而,英国《福布斯新闻网》上发表的一项研究结果,却颠覆了这一传统思维。在北美放射线学会的年会上,英国一个由放射线学者组成的小组通过核磁共振成像技术发现,坐得笔直,会造成脊椎过度疲劳,使神经受到牵制,从而导致背部慢性疼痛。对于需要长期保持坐姿的人而言,背部与地板呈135°角是理想的角度,将身体自然放松,脚与地板保持接触,这样的姿势对脊椎的压力最小。

这项在英国阿伯丁市伍登德医院开展的研究,参与者均为没有背部疼痛或外科手术病史的健康志愿者,让他们以坐直、趴着和135°角的姿势,通过对仪器记录结果的分析,研究小组负责人魏塞姆·阿廖尔·巴塞尔博士说:"当脊椎承受到压力后,就会偏离自然的方向,分析结果证实,135°的坐姿是最佳生理角度,而不是人们通常认为的90°。"

在加拿大艾伯特大学医院工作的巴塞尔博士认为,"如果坐得笔直,脊椎会被拉紧,连带的肌肉和韧带也会被拉紧,时间过长就会引起疼痛、发育畸形和慢性疾病。采用最适合的135°角是利于脊柱健康的,但这实行起来不太容易。"

135°角的确不太好把握,因此倒不必刻意追求,只要在坐着时尽量满足人体的正常生理曲线,即颈椎向前,胸椎向后,腰椎向前,身体稍稍向后倾,让肩部靠在座椅背上,将空出的腰部垫个软垫,身体感觉舒适即可。需要注意的是,即使是这种最合理的姿势,也不要保持很长时间,否则还会对脊柱造成伤害。

健康提示:背部不适巧缓解。背部操:坐在地板上,两膝向外微张,身体缓慢向两膝中间靠近,如此保持15~20s。站立,双手放于肩部上方,双臂缓慢向胸前靠拢,保持15s后停止。如此反复2次即可。

吹风法:用吹风机对肩部大约30cm的距离直吹热风,在吹风过程中,要不断变化,3min直吹,3min晃动着吹,做到点、线、面相结合。

(4)治颈椎病不要乱投医:绝大多数颈椎病患者可以通过非手术方法进行保守治疗,包括中医中药、牵引、理疗、按摩等,但一定要选正规医院,在医生指导下进行,千万不要迷信所谓的"祖传秘方",不要随便找那些不懂医的人按摩。不正规的按摩会造成组织严重粘连,加大以后治疗的难度,甚至可能加重病情,导致截瘫。如果保守治疗效果不好,可考虑手术治疗。

(5)颈椎病患者该怎么睡:各种床铺各有其优缺点,而且与个人居住地、气候、生活习惯、经济状况有关。但单从颈椎病的预防角度说,应该选择有利于病情稳定,有利于保持脊柱平衡的床铺为佳。因此,选择一个放在床板上有弹性的席梦思床垫为好,它可以随着脊柱的生理曲线变化起调节作用。

(6)颈椎病患者该睡什么床:从颈椎病的预防和治疗角度来看,选择什么样的床铺与选择枕头一样,对颈椎病的预防和治疗是十分有帮助的。

①棕绷床透气性好、柔软、富有弹性,比较适合颈椎病患者使用。但要注意的是随着使用时间的延长,编织的棕绳逐渐松弛,它的弹性就逐渐减弱,而不适合颈椎病患者。因此,使用棕绷床间隔3~5年后就应更换棕绳,以增强弹性。

②席梦思床垫这样的床垫放在床板上,可起到维持人体生理曲线的作用。因此,也较适合颈椎病患者,但价钱略贵些。

③火炕是我国北方寒冷地区农村常用的床铺。炕加温后,不仅可以抗寒,而且可达到有类似于热疗的效果,对痉挛与疼痛的肌肉、关节起到放松和缓解的作用,并在一定程度上可缓解颈椎病症状。

④木板床使用较多,可维持脊柱的平衡状态。若被褥铺垫松软合适,也有利于颈椎病患者,并且较为经济实惠。

⑤气垫床、沙床、水床是国内外较为新颖的产品,分别采取在床垫内通过气体、沙、水的流动而不断调整患者身体的负重点的方法,使人体各部位符合正常的生物力学要求,保持颈椎、腰椎等的正常生理曲线。

(7)颈椎病患者的枕头:枕头能在睡眠时保证人体颈部的生理弧度不变形,从而使颈部肌肉得到放松。有人喜欢用枕头枕后脑勺,使平躺睡觉时让颈部落空。长期如此容易导致颈椎病,故平躺时应枕在颈后。合理的枕头高度对整个脊椎的生理弯曲及脊旁肌肉都有好处。过高或过低都会对颈部肌肉、韧带、关节囊、脊髓、神经根及椎体造成不良影响。枕头高度应与自己的一侧肩膀相当为好,此高度适合绝大多数人。枕头是维持头颈正常位置的主要工具。这个"正常"位置是指维持头颈段本身的生理曲线。这种重量曲线既保证了颈椎外在的肌肉平衡，又保持了椎管内的生理解剖状态。因此一个理想的枕头应是符合颈椎生理曲度要求的，质地柔软，透气性好的，以中间低，两端高的元宝形为佳。因为这种形状可利用中间的凹陷部来维持颈椎的生理曲度，也可以对头颈部起到相对制动与固定作用，可减少在睡眠中头颈部的异常活动。

其次，对枕芯内容物选择也很重要，常用的有：①荞麦皮：价廉，透气性好，可随时调节枕头的高低。②蒲绒：质地柔软，透气性好，可随时调节高低。③绿豆壳：不仅通气性好，而且清凉解暑，如果加上适量的茶叶或薄荷则更好，但主要用于夏天。其他如鸭毛等也不错，但价格较高。

枕头不宜过高或过低，切忌"高枕无忧"以生理位为佳，一般讲，枕头高以 8～15cm 为宜，或按公式计算：（肩宽－头宽）÷2。

颈椎病的治疗方法很多，经过治疗病情可以得到缓解。但是，单凭治疗还是不够的。颈椎病人要做好自身的保养。伏案工作的人，头颈不要长时间地扭向一侧，要注意休息，让颈背肌肉放松。许多人睡觉喜欢侧卧伏卧，整夜的头向一侧歪着，这是一种很不好的习惯，它使颈背部肌肉，颈椎韧带处于扭曲状态。长期如此，会造成年轻人经常落枕，但较易恢复。而这些人到了中年，就会发生颈椎病。所以，睡觉时要注意枕头柔、轻，以平卧为主，侧卧要注意翻身，绝对不允许歪着头伏卧。

三、颈椎病的自我护理

（1）颈椎病发病的危险因素：女性、中老年人比较多发，与用枕习惯、睡枕质量、生活方式和心理状况等均有关。

（2）多种学科各显防治效果：人体工效学、人体工效学是研究在工作和生活中，人、机（各种机械、工具、家具、生活用具）、环境三者相互的作用，并对它们进行干预，兼顾健康、安全、舒适、效率等问题的学科。近年来，许多国家的学者对颈椎病的研究引入了人体工效学的分析方法，观察和研究了电脑操作员、显微镜使用人员、汽车司机、牙科医师、飞行员、大学教师等较多职业对颈椎病的影响。

研究者发现，在香港的大学教师中，有 60.5% 的教师在操作电脑时头部取前倾姿势，1 年内颈痛发生率达 46.7%。在对经常使用显微镜的人员进行评估后，研究者为他们设计了新型工作台，从而消除了他们发生颈痛的危险因素。

睡眠工程学这是一门研究睡眠用品（如床垫和枕头）的应用性工程技术学科。过高、过硬、过短、过窄、充填物不合适的枕头，都是不合适的枕头。合乎人体生理状况的枕头应该具有以下特点：曲线造型符合颈椎生理弯曲；枕芯可以承托颈椎全段，使颈肌得到充分的松弛和休息；枕芯透气性良好，避免因潮湿而加重颈部不适。喜欢高枕而卧是不良的用枕习惯，是促成颈椎病的一个因素。心理学、精神卫生学研究发现，当人体处于精神紧张、抑郁、情绪低落或烦闷状态时，颈痛的感受更为明显，医学上称之为紧张性头痛或颈痛。

司机、电脑操作员、显微镜使用者、财会人员、文秘等颈椎病多发的职员，更应当注意调整自我心理状态，去除紧张性因素，做到劳逸结合，以减少颈椎病的发生。职业医学近年来,职业病专家重点观察了一批颈椎病多发的职业从业人员的颈部情况,并从改变工作时间和休息次数入手,在上班时间内,实行多次短时休息(隔 40min 左右休息 1 次)。结果表明,在试验期间,这些从业人员的工作效率并无下降,而颈肩痛却得以减轻。在工作时间内增加几次休息,同时做颈部体操,坚持数周,也可使这类从业人员自我感觉的颈、肩痛减轻。

(3)健康教育:健康教育主要是指由健康教育机构在机关、企业、学校和社区,组织关于颈椎病预防的讲座。在宣讲或提供书面教育资料时,应有以下预防知识:采取合适的工作体位和姿势,避免慢性劳损;使用合适的枕头;练习颈保健操,增强颈部肌肉;注意安全防护、预防颈部损伤;颈肩保暖防寒,预防软组织炎症;改善工作场所环境和劳动条件;保持良好的心态,避免精神紧张;实行良好的生活方式,推迟身体老化。

颈椎病是颈椎的一种劳损退变疾患,与长期的屈颈动作有关。严重的可以压迫通向上肢的神经根或通向脑子的椎动脉而引起臂至指的酸麻痹痛或眩晕,甚至压迫神经的低级中枢——脊髓,而产生半身无力。病变是难以逆转的,但是可以做些预防措施以避免它继续恶化。

此外,睡觉切莫高枕,这也是防治颈椎病的方法。须知高枕对颈椎会造成忧患,长期用高枕头睡觉不仅会加重颈椎病,有时一早起床还会出现头颈僵直(俗称落枕)。如果"落枕"了怎么办?假如右侧的颈脖子僵直,就伸出左手,半握拳,拳心向下,用左手大拇指去推顶右拳的食指与中指、中指与无名指(即第四指)之间指缝凹陷处的指根骨。如左侧颈脖子僵直,则相反。一推一顶为一次,只要十几次,颈脖子的僵直状况就会很快得到缓解。

低头屈颈长时间工作,颈后椎旁肌肉因持续紧张而容易疲劳,颈椎关节亦会劳损。因此伏案不宜过久,最好一两小时便休息一下,或变换一下体位或动作。

用脑子时以手支撑下颏,对颈椎病患者来说无疑是个好习惯,可以减轻颈肌的负担,避免颈肌过劳。颈椎病如果椎动脉受压会引起脑缺血而产生晕眩,头后仰动作时会增加压迫,故每抬头望天花板时便晕眩,应注意避免这个动作。

颈椎压迫到神经根则会引起从上肢至指端的麻木痹痛无力,做颈部牵引可以扩大椎间孔,减轻神经根的压迫,症状自然会缓解,颈椎病患者应多做颈部功能锻炼,尤其是伸颈动作,一方面可使颈椎关节保持一定的活动范围,避免关节囊、韧带等软组织退化僵硬;另一方面可使颈部肌肉发达,增加支撑力,避免劳损萎缩。

早上嗽口时顺便活动一下脖子,是一举两得的事。为着避免颈肌长时间因支撑头颅而产生疲劳,休息时多躺靠背椅,使颈肌放松,亦是避免劳损的一法。由于椎间盘变性变窄,颈椎小关节松弛,有时会在某个位置卡住了,即发生了移位,此时会有颈痛、活动不灵、容易疲劳,甚至引起晕眩、头痛等症状。用推拿、牵引等方法可以迅速复位,症状便缓解。没有就医时,亦可以俯卧靠近床边,使头自然下垂到床沿外,利用头颅本身的重量自行牵引,有时也能复位。不过年纪大,有高血压者忌用,没有人在旁也不可擅用此法。

牵引是治疗颈椎病的一种有效方法,长期有症状的患者可以在家里自行安装一套简易的牵引用具,只需仿效医院缝制一条用以固定头颅、悬吊脖子的领枕带,加上一个滑车、一条绳子,以及代替砝码的重物便可。但是牵引的角度、重量和时间亦要讲究,最好征询一下理疗科大夫的意见。

经常耸耸肩 颈椎可无恙,由于现代生活节奏的加快,各种工作压力和心理压力随之加重,尤其是整天坐办公室的公务员和白领阶层,颈椎病患者更是日益增多。据世界卫生组织的调查,在美国罹患不同程度的颈椎病者,约占中老年人的70%左右。尽管社会上治疗颈椎病的药物林林总总,但是真正有效的良方良药却不多见。

由于颈椎与腰椎紧密相连接,是中枢神经和颈动脉的交通要道所在,又是通向大脑和面部五官神经的主要枢纽,如果颈椎病不断加重,就会导致头、颈、肩、腰等相关的疾病,严重的还会出现面都神经和四肢麻木,甚至半身不遂。

那么怎样才能有效防治颈椎病呢?保健办法是经常耸耸肩,颈椎保平安。我在旅居美国旧金山期间,就是用这个方法帮助不少朋友解除了颈椎病的痛苦。或许有人会说,耸耸肩不是很简单吗?是的,但是耸肩的动作一定要做得正确规范,且要坚持天天做才能收到疗效。

正确的耸肩方法是,首先头要正直,挺胸拔颈,两臂垂直于体侧,然后两肩同时尽量向上耸起(注意,不是缩颈)。让颈肩有破胀感。两肩耸起后,停1s,再将两肩用力下沉。一耸一沉为1次,16次为1组。每天早晚坚持做3~5组。当然也可以随时随地做,一有空就做。但每天累计总数应力求达到100~120次。耸肩,既能让肩的自身得到活动,又能用肩去按摩颈椎,使颈肩部的血流畅通,从而起到舒筋活血的作用。

还有一句话,即是"摇头晃脑,健颈健脑。"当然,摇头也要摇得正确,决不是平常表示反对的那种摇头,而是要逆时针或顺时针地慢悠悠地摇头晃脑,要像古人读书那样。在生活中,摇头晃脑还是自得其乐和心理兴奋的一种反映呢。

如果你的颈椎病比较严重,还可以做一套简便的颈椎操。这套操只有四个动作。预备姿势或坐或立都行,头要正直,挺胸拔颈,心境要平静,没有焦虑。第一节,头缓缓地向前下方低,尽量拉长颈椎骨,直到下巴紧贴前胸,然后慢慢恢复原状;第二节,将头缓缓地向后仰,尽力拉长脖子,好像要将后脑勺放到肩背上,再慢慢复原;第三节,头先向左侧靠,力求将耳朵贴近在肩上(但不能耸肩),再复原;第四节,头向右侧靠,尽量将右耳朵贴近右肩,再复原。就这样连续做2~3次,也不过3~5min。此操要求一次做完,动作一定要缓慢,早晚各做一遍。

为什么无论古今中外,在日常生活中老友相逢,总是会友好的相互拍拍肩膀。其实这正是健身健颈的一种极妙方法,也是人们在现实生活中对防治颈椎病的一大创造,拍肩具有震动和刺激颈部神经根和松缓肩颈肌的良好功能,更对消除生理、心理紧张颇具特殊功效。

上述种种方法,既不需花钱,又简便易行,更无吃药打针之痛苦,且无任何副作用。用现时股民流行的话来说,不失为是一种投资少,收效大的"优质服",大家不妨一试。

5. 预防颈椎病需注意的事项:睡觉时不可俯着睡,枕头不可以过高、过硬或过平;避免和减少急性损伤,如避免抬重物、不要紧急刹车等;防风寒、潮湿,避免午夜、凌晨洗澡或受风寒吹袭。风寒使局部血管收缩,血流降低,有碍组织的代谢和废物清除,潮湿阻碍皮肤蒸发;积极治疗局部感染和其他疾病;改正不良姿势,减少劳损,每低头或仰头 1~2h,需要做颈部活动,以减轻肌肉紧张度。

四、颈椎病药、食疗法

处方一:葛根、黑豆、蛇蜕、黑芝麻、人参、鹿茸、熟地、黄芪、核桃、枸杞、甘草、白酒各适量。用法:药浸酒内一个月,服 15ml,一日两次,1 月为一疗程。

处方二:川芎、荆芥、白芷、羌活、防风、细辛、薄荷、甘草,茶叶各适量,加水浓煎成浸膏,每服 2g,一日三次;2 个月为一疗程。

处方三:葛根 130g,骨碎补、白芍各 90g,鸡血藤、巴戟天各 80g,当归、羌活、桂枝各 60g,炮山甲、乳香、没药、蛇 3 条,药研细末,水泛为丸,每服 6g,一日 3 次,温开水送下,一剂为一疗程,一至三剂。

处方四:白芍 240g,伸筋草 90g,葛根、桃仁、红花、乳香、没药各 60g,甘草 30g,药研细末水泛为丸,每服 3g。一日 3 次,1 月为一疗程。

处方五:人参 3g,粳米 50g,大枣肉 15g,白糖适量。将人参粉碎成细粉,粳米用水淘洗干净,大枣洗干净去核,粳米、大枣肉放入锅中加适量水,用武火烧沸,再改文火慢熬。粥熟后调入人参细粉及白糖适量。作用:补益气血。适应于气血不足型颈椎病。

处方六:黄芪 20g,桂圆肉 20g,粳米 50g,白糖适量。黄芪切片,置锅中加水 500ml,煎取汁,粳米用水洗净,取黄芪液及加适量水煮沸,放桂圆肉同煮成粥后加适量白糖即可。作用:气血双补。适应于年老体弱,气血不足的颈椎病患者。

处方七:山楂 50g,丹参 15g,粳米 50g,冰糖适量。山楂片、粳米、丹参洗干净,先煎丹参除渣取汁。再放入山楂片、粳米、水适量,用武火煮沸,文火熬煮成粥,后加冰糖适量。作用:活血化淤,通络止痛。治疗头颈酸胀,视物不清等症。适用于各型颈椎病的辅助治疗。

处方八:菊花 15g,葛根 50g,冰糖适量。菊花放入锅中加水适量,煎后取汁弃渣。葛根洗净,切成碎粒,粳米洗净一起放锅中加水适量煮粥,加白糖适量。作用:升清降浊,通络止痛。治疗头痛项强,视物不清等症。可辅助治疗各型颈椎病。

处方九:苡仁 50g,桃仁(去皮)6g,刺五加 15g,粳米 50g,白糖适量。苡仁、桃仁、粳米洗净放锅中加水适量,刺五加先煎取汁放锅中同煮粥,加白糖适量即可。作用:祛风除湿,活血止痛。适应于风寒湿证颈椎病、腰腿疼痛。

处方十:豆浆适量,粳米 60g,冰糖适量。以豆浆代水与粳米煮粥,粥好后入冰糖煮 1~2 沸即可,经常食用。

处方十一:鲜蘑菇或香菇 30g(干品减半),煮汤喝。每天 1 次,日期不限。

处方十二:大朵玉兰花 3~6g,开水泡代茶。或鲜叶 12~18g 水煎服。

处方十三:蜜糖 2 汤匙,开水冲服,每日 2~3 次。对高血压兼便秘者最佳。

处方十四:食醋 100ml,冰糖 500g。放入锅内溶化,每餐饭后饮 1 汤匙。若患者兼有胃溃疡胃酸过多不宜服此方。

第七节 胃病的防治

一、如何治胃护胃

由于胃病发病率很高,大家越来越重视胃的健康。总的来说,科学护理,合理护理是最重要的。《黄帝内经》中就有了"治未病"的预防思想,所以未病要先防病。按照中医理论,胃病的防患于未然要调养身体,培养正气,提高抗病能力;同时规律生活,防止病邪毒气的侵害。要经常锻炼、保持良好的心态,少食用那些对胃有刺激性的食物。如果不幸地患上了胃病,也不用着急,利用药物治疗可以很快康复。如果您是反复发作,病症持久不缓解的患者,应保持长期用药的习惯,建议您要选择副作用小的产品,降低对胃的再伤害,如天士力生产的荆花胃康胶丸,纯天然的植物药,对心肝肾没有毒副作用。

如果您是刚确诊的溃疡患者,可进行一个疗程的全剂量治疗。一般来说,荆花胃康胶丸以四周为一个疗程,一个疗程即可有效修复胃黏膜,并能增加黏膜的保护因子,故可以防止胃病复发;另外,如果您是病症较轻,间歇发作的患者,可按需进行治疗,疼痛、酸痛、胀痛的时候立即服用荆花胃康胶丸,可马上摆脱症状,在初期就杜绝病症的发展。所以,胃病也要巧护理,有针对性地用药,同时注意科学的生活才能恢复健康的身体。

1. 定时定量进食

胃酸分泌具有一定的规律性,一日三餐时会出现分泌高峰。常食零食,会使胃工作紊乱,破坏了胃酸分泌的正常节律,久之可导致胃病,因此,日常饮食应一日三餐,不可过多进食零食。每餐的进食量应适度,过饥或过饱、饥饱不均的饮食,会使胃正常运转失常而致消化不良,因此,应养成定时、定餐饮食的良好卫生习惯。

2. 提倡戒烟和适量饮酒

如果已有消化系统疾病,应立即戒掉烟酒。吸烟可使胃部血管收缩,减少胃部血液供应,同时抑制胃黏液的分泌,加重胃黏膜损害;适量饮用低度酒,能增加胃部血管的血流量,但过量饮酒能直接破坏胃黏膜屏障,引起胃黏膜充血、水肿、糜烂,甚至出血,因此,可适量饮用米酒、啤酒、葡萄酒等低度酒。

3. 注意饮食卫生,把住"病从口入"关

做到便后、饭前洗手。生吃瓜果要冲洗干净。避免食物污染上致病细菌。不食变质、霉变食物。

4. 不乱服损伤胃肠的药物

某些治疗感冒和类风湿性关节炎的药物如阿司匹林、消炎痛、保泰松、扑热息痛,强的松等,破坏胃黏膜屏障,或刺激胃酸、胃蛋白酶的分泌,减弱胃黏膜的保护作用,均能导致胃病。因此,应尽量不用或少用损害胃黏膜的刺激性药物,若病情需要长期服用刺激性药物时,应饭后服用,以减轻其对胃部的刺激作用,并同时服用胃黏膜保护剂如荆花胃康胶丸。

5. 注意保持心情舒畅

人的情绪与胃酸分泌及胃的消化作用密切相关,情绪低落时,即使是美味佳肴,也会

味同嚼蜡。因此,进食时要保持精神放松,心情愉快。

二、导致慢性胃炎的八个因素

由于鼻、口腔、咽喉等部位感染病灶的细菌或毒素不断地被吞入胃内;或胃内缺乏胃酸,细菌易在胃内繁殖,长期作用而引起慢性胃炎。

1. 精神因素

过度的精神刺激、忧郁以及其他精神因素反复作用于大脑皮质,造成大脑皮质功能失调,导致胃壁血管的痉挛性收缩,胃黏膜发生炎症或溃疡。

2. 细菌及其毒素的作用

由于鼻、口腔、咽喉等部位感染病灶的细菌或毒素不断地被吞入胃内;或胃内缺乏胃酸,细菌易在胃内繁殖,长期作用而引起慢性胃炎。

3. 长期服用对胃有刺激的药物、食物及进食粗糙食物或吸烟等。这些因素反复作用于胃黏膜,使其充血水肿。

4. 胃黏膜长期瘀血缺氧

诸如充血性心力衰竭或门脉高压症的病人,胃黏膜长期处于淤血、缺氧,引起营养障碍导致胃炎。

5. 急性胃炎如治疗不当,迁延不愈可转变为慢性胃炎

6. 胃酸缺乏,细菌容易在胃内繁殖,也可造成慢性胃炎

7. 营养缺乏,内分泌功能障碍、免疫功能异常,可引起慢性胃炎

8. 消化道弯曲杆菌感染等,都可能是慢性胃炎的发病因素

三、秋季五养

祖国医学认为,胃肠道对寒冷的刺激非常敏感,如果防护不当,不注意饮食和生活规律,就会引发胃肠道疾病而出现反酸、腹胀、腹泻、腹痛等症,或使原来的胃病加重。那么,秋季如何护胃呢? 这就要重视"五养"。

1. 保暖护养

秋凉之后,昼夜温差变化大,患有慢性胃炎的人,要特别注意胃部的保暖,适时增添衣服,夜晚睡觉盖好被褥,以防腹部着凉而引发胃痛或加重旧病。另外,胃病患者"秋冻"要适度,不要勉强挨冻而冻出病来。

2. 饮食调养

胃病患者的秋季饮食应以温、软、淡、素、鲜为宜,做到定时定量,少食多餐,使胃中经常有食物和胃酸进行中和,从而防止侵蚀胃黏膜和溃疡面而加重病情。

3. 忌嘴保养

胃病患者要注意忌嘴,不吃过冷、过烫、过硬、过辣、过黏的食物,更忌暴饮暴食,戒烟禁酒。另外,服药时应注意服用方法,最好饭后服用,以防刺激胃黏膜而导致病情恶化。

4. 平心静养

胃病、十二指肠溃疡等症的发生与发展,与人的情绪、心态密切相关。因此,要讲究心

理卫生,保持精神愉快和情绪稳定。避免紧张、焦虑、恼怒等不良情绪的刺激。同时,注意劳逸结合,防止过度疲劳而殃及胃病的康复。

5.运动健养

肠胃病人要结合自己的体征,加强适度的运动锻炼,提高机体抗病能力,减少疾病的复发,促进身心健康。

四、治疗胃酸验方

胃液分泌有一定的量,如分泌过多,就会出现吞酸、反胃、吐酸水等现象,至于胃酸过多的原因莫衷一是,各有说词。有的说是恼怒忧郁伤肝所引起,有的说是吃肉过多引起,有的认为是胆囊炎所引起的,还有的说是迷走神经发生障碍的缘故,或是血液中氯的新陈代谢失常而起。

胃酸过多在胃内发生腐蚀作用,会出现吞酸、反胃、吐酸的现象,甚至造成胃溃疡或十二指肠溃疡的严重后果,是不可忽略的。其医疗方法,一般是复用碱性药物,如小苏打等,但中和的效用只能暂时相安,不久胃酸又要分泌过多,若用碱性药反复中和,更能引起胃酸大量分泌,无异火上加油,另外,也有人加入甘草汁饮用,而近来发现,服用甘草汁过多,会有血压升高与尿量增加的副作用,所以还是不用较佳。下面介绍几种较安全的疗法:

一方:啄木鸟一只,去羽毛,清理内脏,洗净放入烤箱,烤至焦酥为止,与乌贼的甲骨一同放入研钵中,磨成粉末,每次取6g的粉末,用开水冲泡服下。每天服用二次。胃酸过多,饥腹痛、饱腹痛、吐胃酸,服用这种处方,对胃有好处。传说这种药品能治愈胃及十二指肠的溃疡,甚至能治癌症。乌贼的甲骨有收敛、制酸的作用,可用来治胃酸过多的疾病。

二方:据本草载红茶"能开胃健脾消食",有调和及收敛酸分泌过多的作用,绿茶对轻微泛酸者很适用。

三方:牛奶为本症最适宜的食品,兼吃米粥和麦粥更佳,确能达到制酸的效果。

四方:某患者,患胃酸过多症,每当胃内空空时,饥肠辘辘,胃即隐隐作痛,接着出冷汗,难以支持,后以奶粉两匙和甘草末一匙为比例,用开水冲服,不放糖,每天喝三至四次,一个月就痊愈了,此物于痊愈后应停服,只要注重日常饮食即可调养得很好。

五方:如果餐后吃少量生姜,就可将胃酸过多的症状治好。生姜一次不可多吃,吃多了,不但吃不下饭,且对眼睛有损害,由于胃酸过多是属于慢性病,治疗时要慢慢来,否则欲速则不达,。至于病好后,吃不吃生姜都无所谓。这时胃能完全吸收,食欲增加,胃酸过多的疾病即能根治。

六方:用旱三七五分,研末,瘦猪肉四两,切成片置碗内,将旱三七放肉上,加半碗清水,入锅蒸熟,汤肉一起吃完,隔日吃一次,病轻者三五次即可治好,重者十余次定能痊愈。此方又可治胃酸过少、胃下垂和消化不良、胃神经痛等致病,均有奇效,但是妇女怀孕或是来经期间不可服用。

七方:将乌贼骨,磨成粉末,每次吃一至二分,以白芨十至二十分煎汤送服。也可至中药铺买四两,经研成细末后(去硬壳),分为二十包,每次饭后服一包,一星期后就不再吐酸水,再继续服用二个月后,即可痊愈。乌贼骨含有磷酸钙、碳酸钙、胶质、有机物质及氧化钠等,古今中药集成内说它"为制酸药,对胃酸过多、胃溃疡等有效"此外,其研磨后为细粉,撒布于伤口,具有止血的功效。

八方:红萝卜也可治胃酸过多症,此因其为碱性食物,汁多味甘,有中和作用,红萝卜须深红色,下端和上端差不多大的,味甜水分也较多,吃时为防细菌,应洗净后表面擦盐用冷开水冲下即可,细嚼一只后,胃酸会恢复正常,如果绞成汁,则疗效甚微。此物既可治病又兼美容效果,也可增强体力,真是一举数得。

九方:一切的豆类,都有制酸作用,其中尤以黄豆最佳。

十方:饮用普洱茶对较严重的吞酸患者有很好的治疗效果,据本草载,普洱茶的功能,能开胃、散风寒、温中、治反胃。每夜服三粒番仔姜(即小辣椒),开水送下,连服一周,共服二十一粒即愈。对男女老少各种胃病,特别是胃酸过多患者更有疗效。

十一方:某患者,肠胃老是不舒服,只要多吃一些,肠胃就不正常,少吃,又挨不住饿,却用老萝卜干治好他的病。每餐煮饭时,切3~4片(约一两左右)之陈年萝卜干,洗净蒸瘦肉,瘦肉约二两左右,放少许水,吃饭时吃,持之以恒,不但可强化肠胃,而且体力亦增加不少。

五、治疗胃炎的中成药

目前,应用于慢性萎缩性胃炎治疗的中成药很多,现择其要者分述如下:

1. 胃舒胶囊

药物组成:党参、白术、山楂、黄芪、肉苁蓉等。

功用:扶正固本,温胃养胃,行气止痛,助阳暖中。

主治:治疗慢性萎缩性胃炎、慢性胃炎所引起的胃脘凉痛,胀气,嗳气,纳差,畏寒,无力等症。

2. 胃痛冲剂

药物组成:北沙参、麦冬、五味子、甘草等。

功用:养阴益胃,缓中止痛。

主治:用于胃阴不足引起的胃脘部隐隐灼痛,口干舌燥,纳呆干呕等症,临床上主要应用在慢性浅表性胃炎、萎缩性胃炎、消化性溃疡等病的治疗。

3. 养胃舒胶囊

药物组成:党参、黄精、玄参、乌梅、白术、菟丝子等。

功用:扶正固本,滋阴养胃,调理中焦,行气消导。

主治:用于慢性萎缩性胃炎、慢性胃炎所引起的胃脘热胀痛,手足心热,口干,口苦,纳差等症。

4. 虚寒胃痛冲剂

药物组成:白芍、干姜、党参、甘草、大枣等。

功用:温胃止痛,健脾益气。

主治:用于脾虚胃弱,胃脘隐痛,喜温喜按,遇冷或空腹痛重。十二指肠球部溃疡、慢性萎缩性胃炎等病。

5. 三九胃泰

药物组成:三桠苦、九里香、白芍、生地、木香。

功用:消炎止痛,理气健胃。

主治:浅表性胃炎、糜烂性胃炎、萎缩性胃炎等各类型慢性胃炎。

6. 猴菇菌片

药物组成:猴头菌。

功用:消炎止痛,扶助正气。

主治:慢性萎缩性胃炎、消化性溃疡、胃癌、食道癌等。

7. 胃乃安胶囊

药物组成:黄芪、三七、合成牛黄、珍珠层粉。

功用:补气健脾,宁心安神,行气活血,消炎生肌。

主治:慢性浅表性胃炎、萎缩性胃炎、胃及十二指肠溃疡。

8. 胃康灵胶囊

药物组成:白芍、甘草、元胡、三七等八味药物组成。

功用:柔肝和胃,散瘀止血,缓急止痛,去腐生新。

主治:适用于急性胃炎、慢性浅表性胃炎、慢性萎缩性胃炎、消化性溃疡及胃出血等症。

9. 养胃冲剂

药物组成:黄芪、白芍、淮山药、香附、党参、甘草、陈皮等。

功用:养胃健脾,理气和中。

主治:慢性萎缩性胃炎。

10. 复方胃乐舒口服液

药物组成:猴头菌浓缩液、蜂王浆、蜂蜜等。

功用:利五脏,助消化,提高机体免疫力。

主治:用于消化性溃疡及胃炎、慢性萎缩性胃炎的脾胃虚弱证,胃肠病恢复期的调治。

六、胃病的治疗

人体受到冷空气刺激后,血液中的化学成分组胺酸增多,胃酸分泌增加,胃肠发生痉挛性收缩的机会就大增,抵抗力和适应性随之降低;又因天气转凉,人们的食欲旺盛,使胃和十二指肠的负担加重。所以,容易导致胃病发生,尤其是原来患有胃病的人在秋冬季很容易复发。

急性胃肠炎是胃肠黏膜的急性炎症,多发于夏秋季节。以上吐、下泻,脘腹疼痛为主要临床症状。在中医属于呕吐、泄泻范围,认为本病的发生,系受暑湿之邪或贪凉感受寒湿,过食生冷肥腻,以致损伤脾胃,运化失常而致病。

1. 胃病食疗方

(1)鲜土豆 100g,生姜 10g,榨汁加鲜橘汁 30ml 调匀,将杯放热水中烫温,每日服 30ml,适用于神经官能症性胃痛、恶心、呕吐。

（2）粳米 60g，砂仁细末 5g。粳米加水煮粥，待粥好后调入砂仁末，再煮沸 1~2 开后即可。早晚服食。此方对虚寒胃痛、胀满、呕吐有效。

（3）鲜姜 3~5 片，红糖适量，以滚开水沏泡，趁热饮服，服后取微汗。适用于寒气犯胃的胃痛。

（4）大葱 3~4 段，生姜 3~5 片，白胡椒面适量，以开水冲泡；或于火上煮葱、姜片刻，服时可加少量食盐调味，再放胡椒面，趁热饮汤。适用于因感受寒凉的胃痛。

（5）桂皮 6g，山楂肉 10g，红糖 30g。先用水煎山楂后再入桂皮，待山楂将熟去火，滤汁入红糖，调匀后热服。用于因饮食寒凉、黏滑太过所致的胃痛。

（6）粳米 100g，牛肉松 25g（或其他肉松）。将粳米用常法煮粥，加入肉松调匀，趁热用食。适用于脾胃虚寒所致的胃痛。

（7）佛手柑 20g 煎汤去渣，粳米 100g，加水适量，煮粥，粥成后加冰糖并入佛手汤稍煮即可。每日服 2 次。此方对慢性胃炎、胃气痛有较好的疗效。

（8）新鲜瘦羊肉 250g，切小块先煮烂，再同粳米同煮粥。每日服 2 次。此方治虚寒性胃痛、中老年气虚亏损、阳气不足、恶寒怕冷、胃脘疼痛。

（9）生山楂片 15g，炒麦芽 20g。用开水沏泡，待泡开后，加白糖适量，代茶频频饮服。适用于脾胃虚寒胃痛。

（10）蜂蜜 100~150ml，隔水蒸熟，于食前空腹 1 次服下。每日 3 次，连服 2~3 周。蜂蜜能使胃液总酸度降低，疼痛消失，大便正常。适用于十二指肠溃疡。

（11）白胡椒煲猪肚：猪肚 1 个，白胡椒 15g。猪肚洗净，白胡椒略打碎放入猪肚中留少许水分，然后用线将口扎紧，放入锅中加水适量，文火煲熟调味后服食。适用于脾胃虚寒者。

（12）肉粥：在肉粥中，羊肉粥和鸭肉粥是很好的选择。羊肉粥可益气血，补虚损，暖脾胃，将新鲜羊肉 150~250g 与粳米适量同煮即可，可供早晚餐或上午加餐用，秋冬服用最好。当出现了胃胀、胃痛、消化不良等胃病前期症状时，不必惊慌，也别忙着吃药，可采取肉粥养胃的方法。只需坚持吃两周的肉粥，胃部不适便能痊愈。之所以吃肉粥，是因为一来不至于缺乏营养，二来可以通过肉食来刺激肠胃的蠕动，调动肠胃的工作积极性，更有利于缓解胃部不适。在肉粥中，羊肉粥和鸭肉粥是很好的选择。羊肉粥可益气血，补虚损，暖脾胃，将新鲜羊肉 150~250g 与粳米适量同煮即可，可供早晚餐或上午加餐用，秋冬服用最好。

鸭肉粥是用鸭肉汁和粳米煮成，具有滋阴养胃、利水消肿的功效。做时先泡好莲子，鸭肉用盐和老酒（或者绍兴黄酒）放入冰箱腌制两个小时左右，然后用少量油炒鸭肉沥去油，或是煮出鸭汤，加入粳米和莲子熬粥。熬好后，撒上少许葱花即可。

（13）牛奶加红茶，保胃好方法：不少喜欢喝清淡绿茶的人都不愿尝试味道厚重的红茶，觉得它的味道过于苦涩，似乎少了茶的轻逸之感。红茶是全发酵茶，口感较重是它的特色，也是它的好处，特别适宜秋冬季节饮用。

那么，同样是茶多酚，红茶与绿茶相比有什么特点呢？人在没吃饭的时候饮用绿茶会感到胃部不舒服，这是因为茶叶中所含的重要物质—茶多酚具有收敛性，对胃有一定的刺激作用,在空腹的情况下刺激性更强。而红茶就不一样了。它是经过发酵烘制而成的,茶多酚在氧化酶的作用下发生酶促氧化反应,含量减少,对胃部的刺激性就随之减小了。另外,这些茶多酚的氧化产物还能够促进人体消化,因此红茶不仅不会伤胃,反而能够养胃。经常饮用加糖的红茶、加牛奶的红茶,能消炎、保护胃黏膜,对治疗溃疡也有一定效果。

很多人都对红茶味苦、色重的口感不习惯。红茶要想变得清淡,主要靠茶叶用量和放水量来调节。一般人放 3~5g 茶叶就可以,口味淡者可放得更少些,保证茶和水的比例为 50∶1。也就是说如果放 3g 红茶,应当用 150ml 水来冲泡。红茶与瓷杯搭配,视觉和味觉效果最佳,建议大家每杯茶冲泡 3~5min。

红茶不适于放凉饮用,因为这样会影响暖胃效果,还可能因为放置时间过长而降低营养含量。泡红茶最好用敞口杯,不要等到杯中的水都喝尽才补充热水,最好等水剩下 1/3 左右时就蓄水,以便稀释茶叶,保持茶的温度和浓度适宜,每杯红茶蓄水 3 次口感最佳。

2. 胃炎食疗方

(1)桂花心粥:粳米 50g、桂花心 2g、茯苓 2g。粳米淘净。桂花心、茯苓放入锅内,加清水适量,用武火烧沸后,转用文火煮 20min,滤渣,留汁。粳米、汤汁放入锅内,加适量清水,用武火烧沸后,转用文火煮,至米烂成粥即可。每日 1 次,早晚餐服用。

(2)鲜藕粥:鲜藕适量,粳米 100g,红糖少许。将鲜藕洗净,切成薄片,粳米淘净。将粳米、藕片、红糖放入锅内,加清水适量,用武火烧沸后,转用文火煮至米烂成粥。每日 2 次,早晚餐食用。

(3)橙子蜂蜜饮:橙子 1 只,蜂蜜 50g。将橙子用水浸泡去酸味,然后带皮切成 4 瓣。橙子、蜂蜜放入锅内,加清水适量,用武火烧沸后,转用文火煮 20~25min,捞出橙子,留汁即成。代茶饮。

(4)枸杞藕粉汤:枸杞 25g,藕粉 50g。先将藕粉加适量水小火煮沸后,再加入枸杞,煮沸后,可食用。每日 2 次,每次 100~150g。

(5)桔皮粥:鲜桔皮 25g,粳米 50g。先将鲜桔皮洗净后,切成块,与粳米共同煮熬,待粳米熟后食用。每日 1 次,早餐食用。

(6)蜂蜜桃汁饮:蜂蜜 20g,鲜桃 1 个。先将鲜桃去皮,去核后压成汁,再加入蜂蜜和适量温开水即成。每日 1~2 次,每次 100ml。

(7)新鲜藕 1000~1500g 洗净,开水烫后捣碎取汁,用开水冲服,每天 2 次服完;或用去节鲜藕 500g,生姜 50g,洗净剁碎,用消毒纱布绞取汁液,用开水冲服。

(8)粳米 60g,砂仁细末 5g。将粳米加水煮粥,待熟后调入砂仁末,再煮沸 1~2 开后即可,早晚服用。

(9)鲜土豆 100g、生姜 10g,榨汁,加鲜橘子汁 30ml 调匀,将杯放热水中烫温,每日服 30ml。

(10)玉米芯 750g,黄柏 6g,干姜 6g。共研细末,每日 3 次,每次 3g,温开水送服。

(11)绿茶、干姜丝各 3g。沸水冲泡,加盖浸 30min,代茶频饮,每日数次。

(12)白扁豆 60g,略炒研粉,藿香叶 60g,晒干为末,混合为散。每次 10g,每日 4~5 次,姜汤送下。

（13）车前子30g，纱布包，加水500ml，煎余300ml，去渣，加粳米稀饭汤，分2次温服。

（14）葱白适量，捣碎炒熟，放肚脐部位，用胶布固定暖脐。每日1~2次，连用数日。

（15）秋冬可以预防胃炎的三种食物：深秋到了，气温变化大了，一不小心胃就容易受凉，很多人又犯了胃痛的老毛病。日本的饮食习惯告诉我们，胃痛了不能光靠吃药，吃对了食物同样会有效。

①卷心菜汤预防胃炎：自古以来，日本人就很了解卷心菜的药效，知道它具有一定的健胃效果，因此常被作为肠胃药的成分。经研究证实，是维生素U在起作用。这种维生素能促进胃黏膜分泌出胃液，保护胃壁免受刺激。生吃卷心菜可以最大程度的保全营养，但对那些胃不好的人，可以试着用卷心菜做汤。卷心菜煮过后，80%的有效成分会溶入到汤汁中，连同汤汁一起吃下，能摄取大量维生素U。但是，煮卷心菜的菜汤直接饮用并不好喝，用它做酱汤或炖菜效果会好一些。

②山药促消化，增强胃动力：在中药中，山药经常被用来滋补强身，健胃整肠，缓解寒症。山药中富含消化酶，这些酶能促进糖、蛋白质代谢，可加快体内废弃物的排出。山药的吃法很多，可以切片炒着吃，也可以切块煨汤吃，而做一顿山药粥吃起来口感也不错。不过山药加热后，消化酶的功效就会降低，因此日本人常将山药晾干后做成粉末保存，以便于随时食用。此外，山药中含有的黏蛋白是一种多糖蛋白的混合物，能防止脂肪在心血管上的沉积，防止动脉粥样硬化的过早发生，使血管富有弹性。尤其适合中老年人的食用。

③玫瑰花茶缓解胃部不适：日本人爱喝玫瑰花茶，认为它具有缓解胃痛和神经性胃炎的作用。其做法很简单，把干燥的玫瑰花放入茶壶中，倒入热水。将第一杯泡的水倒掉，洗去沾染在花上的杂质和灰尘。以7~10朵为佳，然后保持95℃~100℃的水温，泡一会后饮用即可。

此外，玫瑰花茶还具有补养血气、润泽肤颜等功效，对于工作辛苦、压力繁重的现代人而言，是非常合适的下午茶饮品。它不但可以解除胸闷胀痛，还能对女性生理期间的烦躁情绪进行调理，可以常喝一喝。

3．冬季护胃的黑色食品

入"九"以后，天气日渐寒冷。冬季手脚冰冷的女性，此时多吃黑米、黑枣、黑豆、黑芝麻、黑木耳、黑荞麦、紫菜、可可等黑色食物，可以促进血液循环，调节胃肠功能，改善怕冷状况。有些人的血液循环弱，距心脏远端的手脚末梢神经感觉冰冷。同时，由于月经的缘故，女性体内每个月会丢失一部分铁，而铁本身又不易被吸收，加上很多女性很少吃富含铁的牛羊肉和猪肝等食品，缺铁尤为严重，所以女性冬天特别怕冷。

黑色食物所含微量元素和维生素特别多，如VA、β-胡萝卜素、Vpp（烟酸）等，以及人体必需但又不易获得的硒、铁等。黑色食物的黑色素学名为"花色苷"，它具有较强的抗氧化作用，清除体内的活性氧，减少细胞受到破坏。它能平衡内分泌及防止早衰，具有补肾暖身、防衰老、乌发美容等功效。

（1）黑米：具有健脾暖肝、补血益气之效。其维生素B1和铁的含量是普通大米的7倍。冬季食用对补充人体微量元素大有帮助。用它煮八宝粥时不要放糖。

（2）黑荞麦：可药用，具有消食、化积滞、止汗之效。除富含油酸、亚油酸外，还含叶绿素、卢丁以及烟酸，有降低体内胆固醇、降低血脂和血压、保护血管功能的作用。它在人体内形成血糖的峰值比较延后，适宜糖尿病人、代谢综合征病人食用。

（3）黑枣：含有蛋白质、糖类、有机酸、维生素和磷、钙、铁等营养成分。中医认为黑枣性温味甘，具有补肾与养胃功效。

（4）黑豆：有暖肠胃、明目活血、利水解毒之效。也是润泽肌肤，乌须黑发佳品。富含优质蛋白、VB族和VE，还含有核黄素、黑色素。对防老抗衰、增强活力、美容养颜有帮助。

（5）黑芝麻：富含对人体有益的不饱和脂肪酸，其Ve含量为植物食品之冠，可清除体内自由基，抗氧化效果显著。具有延缓衰老、治疗消化不良和治疗白发都有一定作用。

（6）黑木耳：中医认为其具有清肺益气、活血益胃、润燥滋补强身之效。现在研究表明，黑木耳胶体具有较强吸附力，能够清洁肠胃。还含有核酸、卵磷脂成分，具有健美、美容，延缓衰老之效。黑木耳是一种可溶性膳食纤维，能补血，高血脂、心梗、脑梗患者多食可溶栓，降低血小板数量。

4. 胃下垂的预防与食疗

（1）预防：刺激性强的食物如辣椒、姜、过量酒精、咖啡、可乐及浓茶等，可使胃下垂患者的反酸、烧心症状加重，影响病情改善，故而这些食物应尽量少吃少喝，有所限制。少量饮些果酒和淡茶是有益的，有利于减缓胃下垂的发生与发展。

目前，对胃下垂患者的治疗尚无特异方法。西医除对症处理和必要时用手术治疗外，并无针对胃下垂治疗的特效药，中医以补中理气药物为主，配合辨证加减用药，虽有一定疗效但不十分可靠。但无论西医还是中医。真正看重的却都是饮食上的调理。强调饮食调理效果看起来不像药物、手术那样直接，但却对改善或消除症状，预防并发症是十分有益的，经济、实惠，且疗效可靠、安全，故绝对不能轻视。

下面介绍几个方面的饮食调理方法，这些对胃下垂患者来说，应当必须遵循且长期坚持才能有效。

少食多餐：由于胃下垂患者消化功能减弱，过多的食物入胃，必然会滞留于胃面引起消化不良。所以，饮食调理的第一要求便是每次用餐量宜少，但次数可以增加，每日4~6餐为合适。进餐的类别中主餐宜少，蔬菜宜多，经济条件较好者可每日喝一杯牛奶，蒸一碗蛋花，吃几块饼干作为正餐的补充。

细嚼慢咽：胃下垂患者的胃壁张力减低，蠕动缓慢，如果狼吞虎咽，那吃下去的食物就会填在胃中。另外，口腔对食物的咀嚼过程还会反射性刺激胃的蠕动，增强胃壁张力。所以，用餐速度要相对缓慢些，细嚼慢咽以利于消化吸收，及增强胃蠕动和促进排空速度，缓解腹胀不适。

食物细软：若食物干硬或质地偏硬，如牛排、炸丸子、花生、蚕豆等，进入胃内不易消化，还可能损伤胃黏膜而促进胃炎发生率增高。因此，平时所吃的食物应细软、清淡、易消化。主食应以软饭为佳，如面条要煮透煮软，少吃又厚又硬的夹生面条；副食要剁碎炒熟，少吃生冷蔬菜。但应注意的是，鱼肉不可过熟，因为鱼肉在半生不熟时最嫩和易消化，对胃的负担最小。

营养均衡:胃下垂患者大多体力和肌力都很弱,加之消化吸收不好,容易产生机体营养失衡,故较正常人更感到疲劳和精神不振。因此,患者要注意在少量多餐的基础上力求使膳食营养均衡,糖、脂肪、蛋白质三大营养物质比例适宜。其中脂肪比例偏低些。因为,脂肪特别是动物脂肪在胃内排空最慢,若食脂过多,就会使得本已排空不畅的胃承受压力增加,加重食物潴留,故而要适当限制。而蛋白质食物应略有增加,如鸡肉、鱼肉、瘦猪肉、半熟鸡蛋、牛奶、豆腐、豆奶等,将其做得细软些并不会影响消化吸收。通过增加蛋白质摄入,可增加体力和肌力,缓解易疲劳等症状,也可改善胃壁平滑肌的力量,促进胃壁张力提高,蠕动增强。

减少刺激:刺激性强的食物如辣椒、姜、过量酒精、咖啡、可乐及浓茶等,可使胃下垂患者的反酸、烧心症状加重,影响病情改善,故而这些食物应尽量少吃少喝,有所限制。少量饮些果酒和淡茶是有益的,有利于减缓胃下垂的发生与发展。

防止便秘:胃下垂患者的胃肠蠕动往往都比较缓慢,若饮食不当或饮水不足则容易发生便秘,而便秘又会加重胃下垂程度,所以,患者应特别注意防止便秘。日常饮食中多调配些水果蔬菜,因为水果蔬菜中含有较多维生素和纤维素,尤其是后者可促进胃肠蠕动,使粪便变得松软润滑,防止便秘发生。如清晨喝杯淡盐水或睡前喝杯蜂蜜麻油水,以缓解和消除便秘。

动静相宜:胃下垂患者积极参加体育锻炼有助于防止胃下垂继续发展,还可因体力和肌力增强而增强胃张力,胃蠕动,改善症状。但要注意的是餐后不宜立即运动,应保证餐后有 30~60min 的休息,因为餐后即运动会因食物的重力关系而使胃下垂程度加重。

(2)食疗

1)羊骨粥:取羊脊骨 1 具,捣碎,与清水 2500ml 文火煎煮约 60min,去骨,入粳米 200g,共煨粥,可酌加葱白煮熟取食。每晨空腹服。适用于体虚、胃下垂、食欲不振者。

2)肉馅馄饨:取嫩肥羊肉和黄母鸡肉各 200g,斩为泥,加入生姜末 15g,食盐、黄酒各适量搅 匀为馅,取面粉适量按常法包为馄饨,每晨空腹服。内热盛者禁用。

3)兔肉炖山药:取兔肉 100g,洗净,切块,入碗内,酌加食盐、黄酒、姜末,再加入山药粉 30g,入屉后隔水炖熟即成。适用于胃下垂内热盛者。

4)核桃炖蚕肾:取核桃仁 100~150g 和略炒过的蚕肾 50g,共置碗内,入屉,隔水炖熟服。健胃收敛有良效。

5)取红色甘薯 200g 洗净切片,入屉蒸熟后装盘,另取一锅,放入少许清水烧沸,后加入白糖和番茄酱各适量。再沸后浇在甘薯片上即成。分顿服食。适于胃下垂体虚乏力者。胃酸多者不宜。

6)人参炖猪蹄:取猪后蹄 1 只,刮洗干净,与人参 15g、葱、姜各适量、清水 1000ml 共置,中火煨至烂熟后,调味服食。

7)鸡肝粥:取雄乌鸡肝 1 具,生姜末少许,粳米 50g,按常法共为稠粥。日服 1 次,空腹服。可补脾养肝、益筋生气。

8)鲫鱼黄芪汤:取鲫鱼 1 尾,洗净去杂,与黄芪 40g、炒枳壳 15g 加水共煨汤。日服 2 次,食肉饮汤。可补中益气。用治胃下垂、脱肛等。

9)龟肉汤:取乌龟肉250g,炒枳壳20g共煨汤。汤成后去药,食肉饮汤,可酌加食盐调服。用治胃下垂、子宫脱垂等症。

10)山楂炒肉丁:取鲜山楂12g,陈皮、枳壳各9g、生姜6g,与瘦猪肉丁60g入锅中共炒,熟后食肉。可疏肝理气健脾和中。

11)荸荠茯苓汤:取鲜荸荠、红萝卜各250g,茯苓15g、生姜2片,加水炖煮。宜先将荸荠煨熟后再加入后三味共煨。调味服食。可清热利湿。

12)芪豆羊肝汤:取黄芪15g,以布包好,与黑豆50g、洗净的羊肝1具,共炖至羊肝烂熟,去黄芪,羊肝切片后再入汤中,酌加食盐略煮即可。日内2次分服,连服5~7d。可温中散寒、益气升提。用治脾胃虚寒、胃下垂。

13)鳝鱼大蒜汤:取黄鳝2条,洗净,与蒜1头加水共煮。鱼将熟时加入黄酒100ml,稍煮即成。可健胃行气。

14)猪脾粥:将党参15g,桔红6g洗净,水煎取汁。再取粳米100g,洗净,猪脾1具,洗净切片后,共入药汁中,再加生姜、葱白、清水各适量,煨炖至猪脾熟时即右。每日1次,空腹服食。用治胃下垂,症见脘腹胀满、消化不良、食欲不振、倦怠消瘦。

15)归升牛肝汤:炙黄芪、党参、茯苓各15g,白术、当归、半夏、柴胡、木香、升麻、陈皮各10g,炙甘草、砂仁各6g,大枣5枚,黄牛肝800g,葱姜佐料各适量。将上述中药加清煎煮取汁,黄牛肝刮净加盐醋反复揉洗净,余后切成长条锅置旺火上加几块猪骨垫底,加牛肚条及鲜汤,开后撇去浮沫,加中药汁、姜、葱、大枣、花椒、绍酒,移至小火炖至熟透,加精盐、味精、花椒粉调味即成。食肚饮汤。益气养血,温补脾胃,适用于胃下垂症。

16)参芪烧鲫鱼:鲫鱼1条,酱牛肉50g,玉兰片50g,党参15g,黄花15g。将党参、黄花分别按水煮提取各得浓缩液15ml;鲫鱼处理干净;酱牛肉、玉兰片切成小丁;鱼炸成金黄色,捞出;炒勺内留油少许,使热,加入葱、姜、大料、大蒜片、豆酱、辣椒酱同炒至金黄色,烹入料酒,加适量水、香醋、味精、酱油、白糖,下炸鱼,沸后,撇去浮沫,加入酱牛肉丁、玉兰片丁,用文火炖熟,加入党参、黄芪浓缩液,见汤浓时,盛入鱼备用时,浓汁及配料浇上即成。佐餐服食。利胃健脾,益气补虚,适用于气血双亏,脾胃虚弱,如胃下垂、子宫脱垂、贫血等症。

17)参芪清蒸羊肉:熟羊肋条肉500g,党参15g,黄芪15g,水发香菇2个,玉兰片少许,调料各适量。将党参、黄芪切片,加水煮提取2次,得党参、黄芪浓缩汁约30ml;将羊肉切成长约寸半的片;玉兰片放于碗底,香菇于当中,羊肉整齐摆其上,加入胡椒粉、料酒、味精、精盐、葱、姜和花椒、清汤、党参黄芪浓缩汁,入笼蒸30min取出;拣除药包、葱、姜即成。佐餐服食。温中益气,气血双补。适用于脾胃虚弱,气血双亏,如胃下垂、脱肛、子宫脱肛等症。

18)枳砂牛肚汤:枳壳10g,砂仁3g,牛肚适量,调料适量。先将牛肚除去油脂洗净,加入枳壳砂仁调料等共煮,牛肚熟后饮汤食肚,亦可将煮好的牛肚做成其他菜肴。饮汤食肚。补中益气,和胃消食,适用于脾胃气许多之食后脘腹胀满痞闷,消化不良。食欲不振等症,是胃下垂,身体羸弱病人良好的食疗调养方。

19)砂仁参肚:砂仁10g,党参20g,枳壳10g,柴胡、升麻各5g,猪肚1个,五香粉、精盐、味精等各适量。将 5 种中药研成细粉,猪肚用刀切成大方块,用醪糟汁将中药粉、五香粉、盐、味精等调匀抹于猪肚片上,从内向外裹紧成卷,用麻绳捆扎好,挂于通风处风干;食时放蒸笼内蒸熟,冷却成圆片形。可作为佐酒冷碟。佐餐食之。补中益气,健胃升提,适宜于脾胃气虚,中气下陷所致的胃下垂,胃脘食后胀闷,嗳气等症。

20)黄芪炖带鱼:带鱼 1000g,炒枳壳 15g,黄芪 50g,盐、姜、葱、味精、食油、料酒各适量。将黄芪、炒枳壳洗净,研细,用白纱布包好,扎紧;将带鱼去头,除内脏,切成 5 指长的段,洗净,放入油锅中略煎片刻,再放入药包及佐料,注入清水适量。用中火炖 30 分钟后,拣去药包、葱节、姜,加入味精调好味即成。佐餐食之。有补五脏,温养脾胃,固护卫阳,补气生血,举脾阳清气之功效。适用于胃下垂、久泻、脱肛等中气下陷病患者食用。

李文萍　梁真　撰

第十章　岐黄百科

第一节　临床解惑答疑

一、溶栓，没有口服药

市面上有一些口服"药品"，宣称能够溶解血栓，使被堵塞的血管重新通畅起来。这让许多患者（尤其是脑梗及心梗患者）及家属大受蛊惑，期望能够通过口服药"化掉"血栓。可实际上，使用溶栓药物，都是静脉用药的。迄今为止，还没有国际上公认的口服"化栓"药物。在此提醒读者，对极具诱惑力的广告词，要保持冷静。

临床常用的华法林和肝素（包括低分子肝素）两类药物，实际上是抗凝药物，其作用在于防止新血栓形成，对于已经存在的血栓，这两类药物都没有直接的溶解作用。不过，机体自身具有很强的溶解和清除自身血栓的能力。越是新鲜或者新形成的血栓，越容易脱落造成栓塞。抑制新的血栓形成，也就降低深静脉血栓形成，或者降低房颤病人发生肺栓塞，或者降低脑栓塞等发生的可能。

二、纤维蛋白原是面，血栓是面包

纤维蛋白原是血栓形成的原料，纤维蛋白原相对于血栓，相当于面与面包。据流行病学调查，纤维蛋白原确实是血栓栓塞相关疾病的危险因素。遗憾的是到现在为止，除了静脉应用的溶栓药物和蛇毒类药物有降低纤维蛋白原的作用外，还没有一种口服药物，能够切实有效地降低纤维蛋白原，临床也没有证明，短期降低纤维蛋白原的药物对病人的预后有多大的影响。另外，纤维蛋白原升高，除了与遗传和生活方式有关系以外，纤维蛋白原还是一种与炎症和应激有关的蛋白，风湿热等也可以导致纤维蛋白原升高，某些恶性肿瘤可以导致纤维蛋白原异常升高。那么，到底怎么处理高纤维蛋白原血症呢？不让纤维蛋白原变成血栓，应用抗血栓药物如阿司匹林、或氯吡格雷就可以了，低分子肝素只能短期用于高危病人。

三、早上适量运动，防心脑血管疾病

抓紧醒来的几分钟做些保健运动，对预防老年人心脑血管疾病有明显作用。早晨醒来，老人可躺在床上慢慢地做 9min 的保健运动。

手指梳头 1min：用双手手指由前额至后脑勺连贯梳理，可增强头部的血液循环，增加脑部血流量，可防脑部血管疾病，并有助于保持黑发。

轻揉耳轮 1min：用双手手指轻揉左右耳轮至发热舒适，因为耳朵布满全身的穴位，这样做可使经络疏通，尤其对耳鸣、目眩、健忘等症，有明显的预防作用。

转动眼睛 1min：顺时针及逆时针转动眼球 30s，有利于锻炼眼部肌肉，并让大脑尽快清醒。

连续叩齿 1min：躺在床上，轻轻叩动牙齿并卷舌，可使牙根和牙龈充分活动并达到健齿的作用。

伸屈四肢 1min：通过伸屈运动，使血液迅速回流到全身，供给心脑系统足够的血和氧，可以防止急慢性心脑血管疾病，并增强四肢大小关节的灵活性。

轻摩肚脐 1min：用双手掌心交替轻摩肚脐，因肚脐上下是神阙、关元、气海、丹田等穴位，尤其是神阙，能预防和治疗中风，轻摩可以帮助提神补气。

收腹提肛 1min：反复收腹，使肛门上提，可增强肛门括约肌收缩力，促使血液循环，并促进起床后的定时排便。

蹬摩脚心 1min：仰卧，用双足跟交替蹬摩脚心，使脚心感到温热。蹬脚心后可促使全身血液循环，并有活经络、健胃脾的功效。

左右翻身 1min：在床上轻轻翻身，活动脊柱大关节和腰部肌肉，可使身体从睡眠的状态中尽快活跃起来。

四、引起偏头痛的常见原因

天气过热。当气温升高时，各种头疼发作的可能性明显增高。快下雨时，头疼发作率会有轻微下降。

气味过浓。即使好闻的气味，浓度过高也会引发偏头痛，如油漆、粉尘、香水和某些花。

头饰不当。如果马尾辫梳得过紧，会对头皮施加压力从而引发头疼。头巾、发卡和过于紧绷的帽子也会造成头疼。解决的办法就是让头发自然垂落。

不良体态。包括耸肩、坐在没靠背或靠背过低的椅子上、电脑显示器的位置过低或过高，或是接电话时把听筒夹在肩膀上。

奶酪、红酒、冷荤菜。奶酪放置过久会引起蛋白质分解，释放出酪胺，食用之后会引发头疼。红酒和冷荤菜（如凉肉卷）中也含有酪胺，不应过量食用。

五、过度清洁是导致过敏症的主要因素

有研究表明，对于在城市中长大的人，较易患过敏症及自身免疫系统疾病，且过敏性疾病发病率比农村同龄人更高。这可能是由于生活环境过于干净所造成的，而相对农村环境对人体有较强免疫力。

为什么会造成这样的结果呢？其原因在于太清洁会使自身的免疫系统没充分发挥功效。当身体遇一些"脏东西"，如花粉、动物皮屑等，人体免疫系统便会对它们作出激烈的反应。并且人体的免疫力并不是天生的，而且是一次次被"侵犯"过后才逐渐完善。而且许多人总认为环境越干净越好，殊不知病原体会让人生病，同时也是使人体处身防御系统

得到完善。

尽管许多医生认为过度清洁是导致过敏的主因,但他们并不建议人们丢掉肥皂或不用吸尘器。只是说,对于讲卫生不要过于吹毛求疵,有时少许的不清洁反而会有利于健康。

六、经常感觉疲劳的原因

人如果老觉得累则会引起各类疾病,并会降低人体的免疫功能,在日常生活中绝不能忽视。对于引起疲劳有以下几种原因:

1. 缺锌:体内含锌过低会导致疲倦,同时还会易患伤风感冒、食欲不振等症状。

2. 睡眠不足:对于长期睡眠不足或睡眠时间过长,都会引起经常性地疲劳。

3. 缺少运动:很多人会认为只有多休息才能避免疲劳。缺少运动会让人肌肉变得虚弱,新陈代谢速度减慢,从而导致疲劳。

4. 体内毒素积累:当身体忙于排出体内积存的毒素时,会使体力减退。

5. 肥胖:体重地增加会加重人的心脏的负荷,从而导致疲倦。

6. 精神因素:抑郁症及各类心理疾病都是导致人体疲劳的原因。

此外,内分泌失调、药物因素、酸性体质等,都是导致疲劳的主要因素。

七、夏季青少年患鼻炎可能与天气变化有关

夏季反复感冒容易患鼻炎,而青少年则是"重灾区"。一是因为雨水多,天气闷热,气压低,空气质量差,易引发感冒,感冒的后遗症之一就是鼻炎;二是青少年正处在身体发育的时期,体能消耗大,抵抗力较差。如果鼻炎早期没有得到及时治疗,从单纯的鼻塞,到慢性鼻炎、肥厚性鼻炎,最后发展为鼻窦炎,反复发作,久治不愈。一旦转入鼻窦炎将可能会伴随青少年整个成长周期从而引起记忆力减退、智力下降、周期性头痛、头昏、视力下降等,导致学习成绩下滑。

另外,鼻炎对患者心理的影响比较大,这一点对正处在生长发育的青少年尤为明显,患者因为老是分泌鼻涕,使得他们有意识地不愿多说话,不善于跟人交流和沟通,长期下来就形成了内向的性格,慢慢就发展为性格上的缺陷。

健康专家建议,对于鼻炎患者切不可觉胜喷鼻剂,避免长期、连续、过量地用药,应及早到医院治疗,目前临床治疗各类鼻炎比较先进的方法是采用"等离子低温消融术。"其优势为治疗时间短,与传统方法相比,具有无痛、微创、疗效明显等特点。

八、生病后不该静养的人群

在国内,且不说心脑血管、癌症等大病手术后会长期静养,即使感冒发烧、生个孩子等日常病症,人们也倾向躺在床上养病,认为这样恢复起来更快。比如,很多人感冒发烧后觉得身上没劲,干脆卧床休息。

其实,身体越不动抵抗力可能越弱,不妨在傍晚时出门走走,呼吸一下新鲜空气,反而更有利于病情恢复。而对于一些小手术的患者,比如阑尾切除术,或是生完孩子的产妇,

在国外一般只要麻药劲退去,就可以做一些简单的运动了,身体状态好的,尽早下床走走。专家介绍:"尤其是脑血管病、心血管病、骨伤患者最愿意静养,而他们恰恰是最不该养着的病人。"如果病人只能卧床,可以在家属的帮助下进行一些"被动"运动,比如抬手、抬腿,肌肉按摩等。

科学研究表明,如果让一个正常的人卧床 7d,带来的衰弱需要用另外 7d 才能恢复到正常状态。第一,引起肌肉和关节挛缩;第二,导致骨质疏松;第三,易发深静脉血栓;第四,增加复发几率;第五,影响生活质量。

九、夏季老年人应防心脑血管病

炎热的夏天,对人体血液循环系统造成很大的影响。尤其是闷热天气,空气中湿度增高,含氧量下降,有心脑血管的老年人,更易突发心脏病及脑中风等。

夏季高温天气更应重视心脑血管疾病的预防。其中抗凝是重要一环。专家建议,50岁以上的老人在夏天都应继续服用治疗心脑血管疾病的药物,用于预防心脑血管疾病的发生。此外,患者应做到"三静",即静心、静养、静胃。

静心就是要防止情绪中暑,让自己的思想平静下来,避免心火内生,导致情绪失控,诱发心脑血管疾病,具有药物不可替代的作用。夏季应是老年人静养的季节,不宜大量运动。现在使用空调的家庭越来越多,应避免温差的急剧变化导致血管急剧收缩或扩张,在出门或者回家的时候给自己身体一个适应温差的过程。饮食应以清淡质软、易于消化的食物为主,减少盐油摄入量,增加饮水量,降低血液黏稠度,预防血栓形成,减少心脑血管疾病突发的可能。

十、如何预防夏季上火症状

传统中医认为,夏季是一年之中阳气最旺盛的季节,也是最容易出现"上火"的症状。炎热的天气,"上火"主要表现为头晕、头痛、食欲不振、喉咙肿痛、牙龈肿痛、全身无力等症状。

"火"是中医所讲的内火,现代医学解释为各种地热能引起身体代谢产物和有毒物质,在体内积滞所产生的病症。其原因为

(1)夏季温气高,人体水分通过出汗、呼吸而大量流失,造成组织失水过多、肾脏排毒功能及肝脏解毒功能减弱,从而引起各类有毒物质积累在体内。

(2)饮食不当,吃过多的油炸、烧烤等富含脂肪的食物。

(3)长期吃补品而造成的副作用。

(4)各类因素引起身体免疫功能下降,从而引起细菌及病毒的感染。

夏季如何预防"上火"呢?应当注意四点:

(1)学会调情志,中医认为心主血脉、思维、神情,因此在夏季,应调畅情声,才能心神安宁、思维敏捷,应正面看待事物,拥有阳光心态。

(2)注意饮食搭配适当,少吃辛辣、油炸食品,多吃蔬菜、水果,多饮水或清热饮料如绿茶、桑菊冲剂等,保证足够的有效循环量,达到活血化瘀,清火排毒的目的。

（3）要建立合理科学的生活规律和良好的生活习惯，注意劳逸结合，保障机体的平衡，维持正常免疫功能。

（4）如已"上火"应注意休息，多饮水，必要时应在医师的指导下服用牛黄解毒丸等消炎抗菌药物。

十一、保胃养胃常识

（1）清理胃水：早晨空腹时，饮淡盐汤 1 杯，不仅可清理胃火、清除口臭和口中苦淡无味的现象，还能增强消化功能、增进食欲、清理肠部内热。配制盐汤时（粗盐、细盐或精盐均可）先用开水冲调，待食盐溶化后再加入少许冷开水，使之成为："温盐汤"即可饮服。

（2）治肝顺胃：肝气胃痛是胃病患者常见的病状，可采用食盐茴香热敷疗法。方法是：取大茴香 31g，小茴香 16g，捣碎。加入粗盐 1 碗（约 400~500g），将上述药料一同放入锅中炒热后盛起放入布袋内，用毛巾包裹后趁热熨贴胃部和背部，可使患者胃部的痉挛部位松弛舒畅，起到通顺胃气、消解胃病的良好效果。

慢性胃炎包括慢性萎缩性胃炎、慢性浅表性胃炎、胃窦炎、疣状胃炎等，临床上并无典型及特异的临床症状，大多数病人表现为消化不良的症状，如进食后觉上腹部饱胀或疼痛、嗳气、泛酸等，尤其是萎缩性胃炎患者，主要表现为胃部似有物堵塞感，但按之虚软。中医分型辨证，以虚弱型为多，其药膳调养如下：

脾胃虚弱型：素体脾虚，或饮食不节，饥饮失常，使脾胃受伤而虚弱，表现为胃脘痞满胀痛、食欲不振、食后腹胀、倦怠乏力、舌淡脉弱，治疗以健脾和胃为主，药膳可用莲子猪肚汤：猪肚 1 个，莲子 15g，香油、食盐、葱、生姜、蒜各适量。猪肚洗净，内装水发莲子（去心），用线缝合，放入锅内，加清水，炖熟透；捞出晾凉，将猪肚切成细丝，同莲子放入盘中。将香油、食盐、葱、生姜、蒜调料与猪肚丝拌匀即成。佐餐食用。

脾胃虚寒型：脾虚较重，脾阳不足，或贪食生冷，损伤脾阳，致阴寒内盛，表现为胃脘隐痛、喜得温按、饭后痛减、空腹痛重、四肢清冷，治疗以温脾暖胃，缓急止痛为主，药膳可用姜桂归参炖母鸡：母鸡（乌骨鸡尤佳）1 只，干姜、肉桂各 10g，当归、党参 15g，调料适量。母鸡宰杀治净；当归、党参、葱、姜、黄酒、盐同放鸡腹内，缝合后放入砂锅，加清水适量，烧沸后文火炖至熟透。吃肉饮汤，常吃有效。

胃阴亏虚型：素体阴虚或嗜食辛辣，耗伤胃津，引起胃脘隐痛、知饥不食、口燥咽干、大便干结。治疗以滋阴养胃为主，药膳可用沙参玉竹炖老鸭：沙参 30~50g，玉竹 30~50g，老鸭 1 只。将沙参、玉竹洗净；老鸭去毛和内脏洗净，共入瓦锅内用文火焖煮 1 小时以上，待鸭肉熟时，适当调味食用。

（3）秋冬养胃操：胃疼、胃胀是上班族最常见的"小毛病"，虽然偶尔的疼痛和饥饿感忍一下就过去了，但却给身体带来了胃病的隐患。有胃痛困扰的人平常除了注重饮食保健外最好还要养成运动习惯，一个星期中尽量找出 2~3d 来运动。因为运动可以促进血液循环，提高新陈代谢，帮助胃肠蠕动，增强力量，消除精神压力等，一些运动姿势还可以预防胃部不适。

跪姿前倾：双膝跪地，从膝盖到脚趾都要接触到地面，上半身保持直立，双手自然下垂。缓慢坐下,直到体重完全压在脚踝上,双手自然放在膝上,保持正常呼吸。保持该姿势约30s,放松后再将上半身向前倾。重复做3～5次。该动作有助于消除胀气、胃肠综合征(如胃肠痉挛、腹泻等),还可强化大腿肌肉。

伏地挺身:俯卧(趴在床或地板上),全身放松,前额触碰地面,双腿伸直,双手弯曲与肩平放,手肘靠近身体,掌心向下。双手支撑,抬起头、胸部,双腿仍接触地面,直到感觉胸腹完全展开。保持该姿势约10s。重复做3～5次。这能消除胀气、解除便秘、锻炼背肌,对脊椎矫正有一定的帮助。

站立弯膝:双脚分开与肩同宽站立,双手轻放膝上,身体微向前弯。深吸一口气,吐气时缓慢收缩腹部肌肉,让腹部肌肉呈凹陷状,但不要勉强用力,否则会感到不舒服。保持该姿势5～20s,不要憋气,然后顺势将肺部气体排出,放松肌肉。重复4～7次。这个动作对缓解消化不良与便秘很有帮助。

第二节　感冒不宜进补膏方

俗话说:"冬令进补,春天打虎。"中药膏方进补是不少人冬季进补的首选。中药进补有许多诀窍,小心进补不当反致病。冬天进补膏方最好是量身定制,通过有经验的中医大夫开方来滋补,因为每个人的体质不同,有的是气虚,有的是血瘀,有的要补肾,有的则要补血,滋补需要对症。所以,需要辨证论治后再进补。不少人往往在身体出现了一些问题后,才求助于滋补膏方。专家提醒,慢性病患者最好在身体状况最好的时候吃滋补膏方,因为此时身体吸收机能最强,是进补的最佳时机。

还有许多人感冒时开始吃进补膏方,这也是错误的。在感冒、上火、拉肚子、嗓子疼等外感病症的情况下,绝不能用膏方进补。中医认为此时进补,非但达不到补益的效果,还会使外邪留在体内,造成疾病绵延不愈。应该先将疾病彻底治愈,才能进补。

需要注意的是,服用含有人参、黄芪等补气药物的膏方时,应忌食生萝卜。茶叶具有解药作用,服膏方时一般不宜用茶水冲饮。

第三节　健康饮食

一、冬季养肾吃黑色食品

都说冬天是个适合补肾、养肾的季节,如何补肾?是吃药还是食疗比较好?因为冬天人们怕冷、怕丢失阳气,所以冬天是个需要好好保护肾脏的季节,也是比较适合补肾的季节,但目前有很多人很盲目地购买各种药物和保健品进补,其实并不科学,适当的食补才是应该提倡的。

一般来说,20多岁的年轻人不用刻意补肾,注意生活有规律、做好腰部的保暖即可。40～50岁的人群,可以适当食补,如山药、芋头、洋葱和大葱可适量食用,在医生的指导下,可以在炖汤时加入锁阳、当归、党参等药材。

肾虚或肾亏的人,在冬天最好少吃绿豆等凉性蔬菜水果,应多吃温热食物,如姜、羊肉、枸杞。此外,例如黑豆、黑木耳、黑芝麻等黑色食品也是有利肾脏的,可以适当吃一些。总的说来,冬季补肾不宜刻意吃药或药性保健品。

二、女人腰痛宜食桂圆、核桃

腰痛是一种常见的病症,男女均有发生,但女性居多,这与月经、怀孕、分娩、哺乳等女性生理特点有关,亦与"女为阴体,易受寒湿"的体格特征有关。因此,冬天里女人的腰是保暖重点。如果月经量过多、经常腰部冷痛、性欲冷淡,应该及时调养肾脏。可多食用一些补肾的食物,如枸杞、山药、桂圆、核桃;还可常吃一些中成药,如六味地黄丸、知柏地黄丸、金匮肾气丸。

女性腰痛者要避免过多地食用性寒生冷之品,即使在夏天也应如此,比如冰镇啤酒、饮料、西瓜、冰淇淋等,同时,根据"药食同源"的理论,平时可选用一些食疗方。

三、哪些食物不宜微波加热?

(1)忌将肉类加热至半熟后再用微波炉加热:因为在半熟的食品中细菌仍会生长,第二次再用微波炉加热时,由于时间短,不可能将细菌全杀死。冰冻肉类食品须先在微波炉中解冻,然后再加热为熟食。

(2)忌再冷冻经微波炉解冻过的肉类:因为肉类在微波炉中解冻后,实际上已将外面一层低温加热了,在此温度下细菌是可以繁殖的,虽再冷冻可使其繁殖停止,却不能将活菌杀死。已用微波炉解冻的肉类,如果再放入冰箱冷冻,必须加热至全熟。

(3)忌油炸食品:因高温油会发生飞溅导致火灾,如万一不慎引起炉内起火时,切忌开门,而应先关闭电源,待火熄灭后再开门降温。

(4)忌超时加热:食品放入微波炉解冻或加热,若忘记取出,如果时间超过2h,则应丢掉不要,以免引起食物中毒。

(5)忌用普通塑料容器:使用专门的微波炉器皿盛装食物,再放入微波炉中加热,一是热的食物会使塑料容器变形,二是普通塑料会放出有毒物质,污染食物,危害人体健康。

(6)忌用金属器皿:因为放入炉内的铁、铝、不锈钢、搪瓷等器皿,微波炉在加热时会与之产生电火花并反射微波,既损伤炉体又加热不熟食物。

(7)忌使用封闭容器:加热液体时应使用广口容器,因为在封闭容器内食物加热产生的热量不容易散发,使容器内压力过高,易引起爆破事故。即使在煎煮带壳食物时,也要事先用针或筷子将壳刺破,以免加热后引起爆裂、飞溅弄脏炉壁,或者溅出伤人。

(8)忌将微波炉置于卧室,同时应注意不要用物品覆盖微波炉上的散热窗栅。

(9)忌长时间在微波炉前工作:开启微波炉后,人应远离微波炉或人距离微波炉至少在1m之外。微波炉的使用和维护上要注意以下几点:

(1)微波炉要放置在通风的地方,附近不要有磁性物质,以免干扰炉腔内磁场的均匀状态,使工作效率下降。还要和电视机、收音机离开一定的距离,否则会影响视、听效果。

(2)炉内未放烹饪食品时,不要通电工作。不可使微波炉空载运行,否则会损坏磁控管,为防止一时疏忽而造成空载运行,可在炉腔内置一盛水的玻璃杯。

(3)凡金属的餐具,竹器、塑料、漆器等不耐热的容器,有凹凸状的玻璃制品,均不宜在微波炉中使用。瓷制碗碟不能镶有金、银花边。盛装食品的容器一定要放在微波炉专用的盘子中,不能直接放在炉腔内。

(4)微波炉的加热时间要视材料及用量而定,还和食物新鲜程度、含水量有关。由于各种食物加热时间不一,故在不能肯定食物所需加热时间时,应以较短时间为宜,加热后可视食物的生熟程度再追加加热时间。否则,如时间太长,会使食物变得发硬,失去香、色、味。按照食物的种类和烹饪要求,调节定时及功率(温度)旋钮,可以仔细阅读说明书,加以了解。

(5)带壳的鸡蛋、带密封包装的食品不能直接烹调,以免爆炸。

(6)一定要关好炉门,确保连锁开关和安全开关的闭合。微波炉关掉后,不宜立即取出食物,因此时炉内尚有余热,食物还可继续烹调,应过1min后再取出为好。

(7)炉内应经常保持清洁。在断开电源后,使用湿布与中性洗涤剂擦拭,不要冲洗,勿让水流入炉内电器中。

(8)定期检查炉门四周和门锁。如有损坏、闭合不良,应停止使用,以防微波泄漏。不宜把脸贴近微波炉观察窗,防止眼睛因微波辐射而受损伤。也不宜长时间受到微波照射,以防引起头晕、目眩、乏力、消瘦、脱发等症状,使人体受损。

四、辨别牛奶变质,不妨煮一煮

在气温升高时食品很容易发生变质,日常生活中稍有忽视,便可能发生食物中毒。像我们常喝的奶制品,在购买后的保存过程中一定要按照说明,选择保存环境,这样才能避免因保存不当导致牛奶变质。

另外,因为后期储存的条件不同,感染的菌株不一样,再加上变质的程度不同,所以变质奶的表现也不尽相同。如果单纯通过外观气味有时难以识别,这也是导致奶制品中毒的一个重要原因。

针对如何判断牛奶是否变质这个问题,不妨试试将牛奶加热,若出现沉淀物或出现豆腐花状凝固者,即为变质牛奶。这种鉴别方法适宜于鲜奶、高钙奶及调味奶饮料,酸奶及乳酸菌饮料则不宜加热。同时,常温保存的无菌奶也可能会出现坏包,主要表现为胀包或酸包,内容物变成豆腐花状或水渣分离状。所以,对于一些存放时间较长的即食牛奶,也不妨用煮煮看的方法辨别是否发生变质。

五、吃粗粮,蒸比煮好

现在人们大多知道吃粗粮好,但大家在吃的时候还存在很大误区,特别是在烹调方法上。营养专家指出,吃粗粮最好用蒸的方法。而油炸、煮粥等都会在一定程度上损害粗粮的健康特性。

粗粮之所以健康,是因为它富含多种保健成分和膳食纤维,脂肪很少,也没有糖和盐。但如果用油炸的方法烹调,就会吸收大量脂肪,同时粗粮中的不饱和脂肪酸、维生素等营养成分也会损失殆尽。另外,把粗粮熬成非常软烂的粥则是更大的误区。许多人觉得粥清淡健康,又好消化,尤其是它的升血糖指数低,糖尿病等慢性病病人应该多吃。可是,专家经过研究发现,粥越软烂、黏糊,粗粮中的淀粉糊化的程度越高,使血糖上升的速度也就越快。

但如果只是干巴巴地吃粗粮饭,毕竟口感单调,怎样让粗粮既美味又健康呢? 首先,把谷类和豆类按照 3 :1 或者 2 :1 的比例混合,浸泡过夜。然后,把泡好的粗粮放到蒸锅里蒸熟,一般 10～20min 即可。蒸好的粗粮可以和大米混合煮成饭,也可以放些枸杞、核桃,用慢火煮一会儿,做粥吃。但是要注意,这种粥要是清汤型的,不能煮成黏糊糊的状态。还可以将蒸好的粗粮,放些鸡蛋和西红柿、青椒等蔬菜一起炒。

六、上班族带饭首选瓜类蔬菜

单位食堂的饭菜单调平淡,外食餐厅不是太浓太咸就是油腻不堪。于是,午餐自带饭菜成了许多人健康又经济的选择。但值得提醒的是,准备自己的"爱心便当"时,要首选瓜类蔬菜。

蔬菜是一顿饭中必不可少的角色。因为,蔬菜可以提供丰富的 B 族维生素和维生素 C、矿物质钾、镁等,以及类胡萝卜素、叶绿素、膳食纤维和多种生物活性物质。多吃蔬菜,能帮助身体排除毒素、控制体重、改善容颜,还对补钙健骨有促进作用。这些好处都是主食、肉蛋、海鲜所不能替代的。

但需要注意的是,带的便当从做好到食用前都要经过几个小时。在这段时间内,蔬菜不但会口感变差,营养素损失,甚至还会产生对人体健康有害的变化。因为蔬菜中普遍含有较多的硝酸盐,特别是施氮肥量比较大的蔬菜。而硝酸盐在硝酸还原酶的作用下会转化为亚硝酸盐,与食物中的氨基酸和低级胺类发生反应,会形成具有致癌性的亚硝胺和亚硝酰胺类物质,可能增加胃癌的风险。

在所有蔬菜中,叶菜的硝酸盐含量最高,而瓜类蔬菜最安全。因此,黄瓜、西葫芦、南瓜、冬瓜等都是好选择。瓜类蔬菜不但有害物质少,口感和颜色容易保持,维生素的损失也比绿叶菜少。最后,烹饪时加点醋也能抑制有害物质的产生,并保留更多的营养。

七、竖切大白菜,营养流失少

大白菜是我们经常吃的蔬菜,既可炒食,素炒白菜帮、醋熘白菜心都是很营养的吃法;还可制成酸菜、腌菜、酱菜、泡菜等,是"全才蔬菜"。但大白菜要成为佳肴,在烹调时有一些讲究:先洗后切,不宜用煮后挤汁的方法,以避免营养素的大量损失。尤其是大白菜要竖着切,有研究表明这样切对保存水分更好,菜内的水分损失减少,水溶性营养素丢失也会减少。其次,这样切白菜容易熟,维生素的损失减少;再次,大白菜顺丝切能够保留更多粗纤维,更有利于刺激肠蠕动。

八、食物焯水,营养损失不大

不少人在煲汤、炖肉前,喜欢先将肉过一遍开水,水里会浮上来一层看上去很脏的暗红色油污状泡沫,很能闻到一股难闻的气味。

煮肉先过一遍开水,烹调术语叫做飞水、汆水,南方人也称焯水,是将准备好的食物如肉类、蔬菜等放进沸水中烫一下然后再进行烹调,以便去除食材的异味,改善食物的感官。焯水的主要作用如下:

(1)使蔬菜色泽翠绿。直接将蔬菜炒熟,易失去蔬菜的翠绿色,若先将蔬菜焯水再下锅炒,既可保持蔬菜色泽鲜艳,又能除去苦涩味。

(2)除去肉类的异味。鱼有腥味,牛羊肉有膻味,禽肉有臊味等。且动物性食物屠宰后,肉中始终会残留一些血污,在放置过程中也会有部分细胞分解,及脂肪等产生异味,而这些物质都可焯水时溶于水中。

(3)缩短烹制时间。有些菜需用多种食材配合,而食材的成熟时间差距较大,通过焯水处理使难熟的食材有一定的成熟度,这样能缩短菜肴的烹制时间。

不过也有人担心,焯水是否造成食物营养成分的损失? 有研究发现,焯水与食物中营养成分的保存有一定关系:有好处也有坏处,视焯水后的加工方法而有所差别。

肉类在焯水时,可丢失少量的蛋白质,主要是在肉类表面的部分,肉中的脂肪也有一部分溶在水里,其他如维生素 B 族和矿物质也有少量损失。从蛋白质角度来看,这种损失并不大,因为在加热过程中,肉类表面的蛋白质会很快变性凝固,从而阻止了自身和其他营养素的流失。如果焯水后的肉类用于焖、炖或者煲汤,焯水更有利于减少肉中蛋白质的溶出。而肉类中维生素 B 的损失就不用考虑了,即使焯水时损失不多,炖、焖或煲汤足以让其完全失去。相反,脂肪的溶出在大多数情况下对我们并没有坏处。蔬菜焯水后有利于急火快炒方法的实施,以弥补焯水时维生素的损失。

总的来说,食物焯水后再烹调有助于提高食品的感官和味道,营养成分损失不大。当然,焯水的时间应该是越快越好。

九、肉类自然解冻,细菌容易滋生

天气慢慢变热,买的肉类食物也容易生细菌而变质,大家一般会放入冰冻层,需要用时才拿出来。提醒大家,烹饪的时候,别把冷冻的食品放到灶台等地方,让其自然解冻。在室温的条件下自然解冻,食物中毒菌可能会繁殖,要是解冻的话利用微波炉的解冻档。

此外,生鲜食品放在最后买。选完食品之后到放入冰箱这段期间,食品在常温的情况下细菌容易增值。另外,肉和鱼等要事先各自放到一个塑料袋子中,不要和其他的食品一起混着放,预防细菌的转移。

十、下馆子少吃三种素菜

"肉差不多了,再点些素菜吧。"在餐馆吃饭,咱们得兼顾口福和健康不是? "素菜我要地三鲜","我要干煸豆角……"这样一顿荤素搭配的美味,营养合理吗? 其实"洗过'油锅澡',再健康的素菜也变得不健康了。"地三鲜、干煸豆角、过油茄子虽是素菜,但一过油,热量比肉还高。

地三鲜的主要食材是土豆、茄子、青椒。土豆经过高温油炸后,会生成丙烯酰胺等致癌物。茄子富含维生素 P 和抑制角苷,常吃能降血脂,但具有超强的吸油能力。炸过的茄子,简直变成了一个个小油包。青椒经过油锅"洗礼",维生素 C 差不多也消耗殆尽了。而干煸豆角,听起来似乎与过油无关,其实也多半是油炸过的。过油的干煸豆角不仅热量超标,还存在安全风险。豆角如果不彻底做熟,就可能导致食物中毒。而在油炸时,豆角可能外焦里生。

下馆子,怎样点素菜?有"两少两多"原则。即"少放点油,少加点盐。"选择素菜时则是"两多",多选当季菜,多选凉拌菜、蒸炖菜等。比如韭菜、菠菜都是营养非常好的时令菜。

十一、服中药有些"发物"要慎食

中医认为,食物之所以能防治疾病,是由于它本身特有的性味所决定的,这就是食物的"食性"。如果不懂食性,对某些特殊体质的人或患者,食性就会诱发旧病,或加重已发疾病,或削弱药力,这是食物的"发性",也就是民间所说的"发物"。多了解发物和忌口的知识,能够避免很多由饮食不当引起的不良后果。日常发物一共分六种:

一为动火发物。能助热动火、伤津劫液,如烟、酒、葱、蒜、韭菜、油炸物等。发热口渴、大便秘结的人不宜食用,高血压者应忌口。

二为动风发物。多有升发、散气、火热之性,能使人邪毒走窜,如茄子、木耳、猪头肉、鸡蛋等。有荨麻疹、湿疹、中风等疾病者不宜吃。

三为助湿发物。多具有黏滞、肥甘滋腻之性,如糯米、醪糟、酒、大枣、肥肉、面食等。患湿热病、黄疸、痢疾等病者忌食。

四为积冷发物。多具寒凉润利之性,能伤阳生寒,影响脏腑运化,如冬瓜、四季豆、莴笋、柿子等。脾胃虚弱的人要慎食,过食会造成胃虚冷痛、肠鸣腹泻。

五为动血发物。多有活血散血之性,能动血伤络,迫血外溢,如羊肉、菠菜、烧酒等。月经过多、皮下出血、尿血等人忌食。

六为滞气发物。如大豆、芡实、芋头、薯类等。这些食物多具滞涩阻气、坚硬难化之性,积食、诸痛者不宜食。

发物之所以会导致旧病复发或加重病情,一是因为其中的动物性食物含有某些激素,如糖皮质激素,若超过生理剂量,可引起感染扩散、溃疡出血、癫痫发作等。二是其所含的异性蛋白,易成为过敏源,如海鱼虾蟹会引起或加重荨麻疹、湿疹、牛皮癣等。三是刺激性较强的食物,如葱、蒜,易导致炎症伤口难以愈合。

十二、"吃春"秘籍如何越吃越美

用美食滋养美丽,是女人最热衷的话题之一。乍暖还寒的春天,怎么吃才能越吃越美?一起来看看下面几条"吃春"秘籍,不仅味道鲜美,还可以美容、养颜。中医以为,蜂蜜味甘,入脾胃二经,能补中益气、润肠通便,是一年四季均可挑选的食品。春季气候多变,天气乍寒还暖,人容易感冒。由于蜂蜜含有多种矿物质、维生素,还有清肺解毒的功用,故能加大人体免疫力。在春季,天天能饮用 1~2 匙蜂蜜,以一杯温开水冲服或加牛奶服用,对身体有良好滋补作用。另外,蔬菜对滋养容颜亦佳,如番茄、韭菜等。

(1)番茄、橙子饱含维 C：大多数人根据自己的喜好选择水果的种类。但是很多人不知道,不同的水果含有的营养成分不同,适合不同职业的人食用。在水果和蔬菜中,西红柿是维生素 C 含量最高的一种,所以每天至少保证一个西红柿,可以满足一天所需的维生素 C。而橙则富含维生素 C 和类胡萝卜素,有预防胃病、预防癌症、保护视力、提高免疫力、强化心血管系统等功能。

(2)壮阳韭菜,白皙肌肤：韭菜是一种可药食两用的壮阳佳品。人们都误以为只有男生需要"壮阳",其实不然,女生多吃具有"壮阳、助阳"的食物,能让肌肤变得更白皙,缘由是阳气充足血脉则通利。春天气候冷暖不一,男生、女生都需要保养阳气。春韭为韭菜中的佼佼者,滋味尤为鲜美。其根白如玉,叶绿似翠,幽香芳香。春韭吃法多样,既可佐肉、蛋、虾、墨鱼等,又可做蒸包、水饺的馅料。炒绿豆芽或豆腐干时加些春韭,格外芳香可口。

十三、近视眼患者可常吃柑橘

在日常生活中,科学、合理的饮食,可以有效地保护视力。近视眼患者常吃鱼类、谷类、柑橘类水果以及红色果实,对防止视力衰退有很好的效果。近视患者还应少吃甜食和全脂奶酪,这些食物如果吃得太多,会使近视加深。

眼睛干燥患者：用眼较多、眼睛干涩时,应多吃各种水果,特别是柑橘类水果,还应多吃绿色蔬菜、谷类、鱼和鸡蛋。

远视患者：远视患者应多吃大蒜、洋葱及乳制品(脱脂牛奶)、干果、动物肝脏和精米,高脂肪食品应少吃。

十四、带走体内油水的八种食物

燕麦：具有降胆固醇和降血脂作用。由于燕麦中含有其他谷物所没有的丰富的、可溶性食物纤维,这种纤维容易被人体吸收,且热量低,有利于减肥。

洋葱、大蒜：先别嫌弃它们的味道！洋葱几乎不含脂肪,故能抑制高脂肪饮食引的胆固醇升高。大蒜也能帮助降低总胆固醇。

玉米：含丰富的钙、磷、镁、铁、硒及维生素、胡萝卜素等,还富含纤维质,经常食用可降低胆固醇。

山药：其中的黏液蛋白能减少皮下脂肪沉积,避免肥胖。另外,山药还能帮助扩血管、促进新陈代谢、改善血液循环、提高消化能力,进而让人体在同样的时间里消耗更多的脂肪。

地瓜：地瓜含有丰富的膳食纤维和胶质类等帮助排便的物质,可谓"肠道清道夫",自然也能对减肥起作用。

红枣：多食能提高机体抗氧化和免疫能力,对降低血液中胆固醇、三酸甘油酯含量也很有效。

山楂：开胃消食,还有降低胆固醇的作用,促进脂肪代谢。

苹果：所含果胶成分有助降低胆固醇。另外,丰富的钾元素可排除体内多余的钠盐,消除下半身浮肿。

十五、别把小葱不当菜

葱是最常见的调味品,而现在正是吃葱的好时节。刚上市的小葱葱白短,绿叶多,生吃起来也不会特别辣,会有一种特有的香味。小葱富含维生素 A、钾、钙等营养成分。葱白味辛性温,能通阳解毒,对春天的风寒感冒作用极佳,且有助于通便、消疮肿。煲汤时加小葱营养功效更佳。小葱除了含有大量维生素和矿物质之外,还含有挥发油,其中的主要成分为葱素,具有较强的杀菌或抑制细菌、病毒的功效。在春季呼吸道传染病流行时,吃些生葱有预防作用。研究发现,人体内二丙醇增多会引起细胞损伤,导致衰老和疾病。小葱能显著降低丙二醇含量,增加抗衰酶活性,延缓组织和器官老化,特别是对血管内皮细胞的保护作用明显,能防止血栓形成和降低血脂,对预防冠心病、脑血栓等大有好处。

春季是葱在一年中营养最丰富,也是最嫩、最香、最好吃的时候,北方人春天爱吃的小葱炒鸡蛋或小葱蘸酱,都是很有营养和顺应节气的吃法,不习惯这些吃法的南方人可在炒菜、蒸鱼或做汤羹时多放些切碎的小葱及蒜苗。需要注意的是,葱属热性食物,热性体质的人和肠胃功能虚弱的人应该少吃。

十六、预防细菌性食物中毒

(1)加强食品卫生管理,避免群体性食物中毒。尤其是在夏秋季节,对肉、鱼、蛋、菜、牛奶等的加工制作、运送、储存过程,都要特别精心,防止食物污染变质。

(2)对从事食品工作的人员,应定期检查身体,若患有伤寒、痢疾、细菌性肠炎等消化道传染病时,应暂时调换其他工作,以免引发细菌性食物中毒。

(3)病死牲畜应进行无害化处理,不能食用。动物食品中易受污染部分,如头、内脏、蹄等必须彻底清洗,经高温煮熟煮透后再吃。

(4)家庭食物加工时,生熟食品必须分开加工,生食的蔬菜水果要彻底清洗。不吃腐败变质食物。

(5)剩菜剩饭应放冰箱保存,时间不能过久,吃前必须注意是否变质,尚未变质的食物需加热处理后才能食用。

(6)讲究个人饮食卫生,养成饭前便后洗手的良好个人卫生习惯。

(7)消灭有害昆虫,如蟑螂、苍蝇等。

十七、三种方法喝豆浆减肥效果佳

(1)橘柚豆浆:将柚子或者橘子的外皮去掉(外皮比较苦,所以最好去净),和泡好的豆子放到一起,按一下果蔬豆浆,诱人的橘柚豆浆就做好了。柚子去火,橘子含有大量的维 C,好处不言而喻了吧。

(2)纤体豆浆:豆浆当然可以纤体,但是这几样材料一定要收集全,那就是荷叶、桂花、绿茶、茉莉这几样都有瘦身美体的效果,特别是桂花具有美白肌肤、排解体内毒素、止咳化痰、养生润肺,简直是极品,而且味道很好,清香扑鼻啊。

(3)生菜豆浆：生菜豆浆可是妮可基德曼的瘦身秘方啊。把生菜切成细条，然后与泡好的豆子一齐放到豆浆机里，然后按果蔬豆浆就可以了。为什么说妮可基德曼喜欢喝种豆浆减肥呢？这是因为生菜里含有大量的植物纤维，清肝养胃，食减肥佳品啊！

十八、电脑族皮肤的饮食策略

因为电脑有一定的辐射源，会直接影响到身体的内分泌系统的紊乱，从而使皮肤代谢不规律等。加上电脑有磁性，会聚积一些灰尘、和不洁的空气，这些都会影响到我们皮肤自身的质量，和加聚皮肤的老化程度。针对每一种不同类型的皮肤，表现就不同：油性肤质：就会出油情况严重，或者是出油的同时面部开始发干，也就是缺乏水分，起痘痘，毛孔粗大等；干性肤质：则表现为皮肤干燥，出现细纹，没有光泽，有黑斑；混合性肤：这样的肤质，通常具备干性和油性两种肤质的特征，一般是 T 区油，两颊干。面对电脑的话，两种肤质的特点就越发明显了。再有就是眼部皮肤的加剧老化，和眼部视神经的模糊化。

内调方面不妨试试绿茶和菊花茶，这两种弱碱性的茶饮。绿茶不仅有抗癌的效果，可以清除体内的自由基，还可以有抗辐射的功效；菊花茶是一种清香茶饮，它的妙处在于当眼睛很累时，用菊花茶的热气薰眼部 1 分钟，眼睛马上感觉到很舒服，大家不妨试一试。还要多吃一些帮助抗氧化的食物，比如含有 VA、VC 和 VE 的食物。从各种蔬菜和水果中尤其是水果，都可以摄取到丰富的 VC，因为它是水溶性的；A 和 E 都是脂溶性的，尤其是VA，在各种黄颜色的蔬菜中都有，建议用油炒来吃。尤其胡萝卜，胡萝卜素也叫贝塔胡萝卜素，只有用油炒来吃才能真正释放。VE，它又叫生育醇，有非常多的用途，针对于电脑皮肤的人士来讲，时常吃一些天然 VE 的东西，比如动物内脏啊，各种豆类等等，对保护细胞壁非常有效果，从而加强皮肤抗氧化。

此外，平时还要注意多饮水。每天最好是 2500ml。打个比方，1 瓶矿泉水的量是550ml，大约要喝 4 瓶左右。保持每天 1000ml 的排尿量。多吃蔬菜和水果这些弱碱性的食物，保持身体弱碱性状态，少吃酸性食物，这样皮肤就会慢慢改善过来。

十九、发烧初期食马蹄助退烧

荸荠俗称马蹄，皮色紫黑、肉质洁白、味甜多汁、清脆可口，自古有"地下雪梨"之美誉。荸荠既是水果，又是蔬菜，是深受大众喜爱的时令之品。荸荠中所含的磷是根茎蔬菜中最高的，能促进人体生长发育和维持生理功能，对牙齿、骨骼的发育很有好处，同时可促进体内的糖、脂肪、蛋白质三大物质的代谢，调节酸碱平衡。此外，英国在对荸荠的研究中还发现了一种抗菌成分——荸荠英，这种物质对金黄色葡萄球菌、大肠杆菌及绿脓杆菌均有一定的抑制作用。

荸荠还有预防急性传染病的功能，在麻疹、流行性脑膜炎较易发生的春季，荸荠是很好的防病食品。荸荠是寒性食物，有清热泻火的良好功效，既可清热生津，又可补充营养，最宜用于发烧病人。它具有凉血解毒、利尿通便、化湿祛痰、消食除胀等功效。中华中医药学会医学博士庄乾竹表示，对于刚发烧的病人来说，荸荠有辅助其退烧的功效，每次吃10 个左右即可。

因为,荸荠生长在泥中,外皮和内部都有可能附着较多的细菌和寄生虫,所以不宜生吃,一定要洗净煮透后方可食用,而且煮熟的荸荠更甜。荸荠属于生冷食物,对脾肾虚寒和有血淤的人来说不太适合。

二十、每天食一枚苹果预防肠癌

经常吃苹果可减少患肠癌的风险。据英国《每日邮报》报道,一项试验表明,每天吃一个以上苹果,可减少约一半患肠癌的风险,而吃其他水果或蔬菜没有显示同样效果。研究人员认为,苹果的保护性能,可能是其类黄酮含量高的结果。这些在苹果皮里发现的抗氧化剂,可以防止自由基对分子或组织造成损害,从而抑制癌症的发生和细胞繁殖,而苹果皮里的抗氧化剂是肉里的 5 倍。所以,当吃苹果时,可以洗,但不要削皮。

然而,世界癌症研究基金会表示,其实所有癌症的危险,都可以通过简单的生活方式改变减少 30%~40%,如多吃水果和蔬菜,定期锻炼,控制体重等。

二十一、电脑族常吃樱桃可缓解眼部不适

经常坐在电脑前,由于眼睛过久地注视屏幕,会使视网膜上的感光物质消耗过多,如果不能及时补充维生素 A 和相关营养素,容易导致眼痛、视力下降、怕光等症状,甚至诱发夜盲症。

据测定,每 100g 新鲜樱桃中维生素 A 的含量比苹果、葡萄等水果高 4~5 倍。另外,樱桃的含铁量居水果之首,而铁又是血红蛋白的原料,非常适合受到电脑辐射影响的女性食用。

二十二、补胶原蛋白不如炖牛腩

选择颜色红艳、彻底熟透的新鲜西红柿,和稍带些筋儿的牛腩,两者的重量最好差不多,这样做出来的菜才最好吃。春天是流行病多发季节,所以春季养生的重点是要增加免疫力,补气养血强身,西红柿炖牛腩不仅能满足这些需求,而且鲜香诱人,令人食欲大动。

先说牛腩的好处,牛腩中含有不少胶原蛋白,这也是广受当下女士追捧的美容圣品。但是,这种胶原蛋白在食物中的辅氨酸和赖氨酸含量比较充分时,得到维生素 C 的帮助才会转化为人体的胶原蛋白,而西红柿恰恰富含维生素 C。

此外,牛肉中含有丰富的血红素铁,相对于植物中的非血红素铁会更容易被人体吸收。人体摄入足够的铁,血液中的血红细胞才能增加携氧量,使人体各个组织器官得到足够的氧气供应。所以,女性经常正确地吃一些含铁丰富的食物更容易令面色红润、精神焕发。

西红柿中的番茄红素被称为"植物黄金",具强抗氧化功能,同样利于美容及皮肤健康。番茄红素和食物中的蛋白质、脂肪结合时更利于人体吸收利。如此看来,西红柿和牛腩实在算得上完美组合。

再说选料,在这道菜中,西红柿的质量很重要,要选颜色红艳、彻底熟透的新鲜西红柿,和稍带些筋儿的牛腩,两者的重量最好差不多,这样做出来的菜才最好吃。另外,还要

准备少许的八角、花椒、香葱和姜蒜用于除腥增香。

再说烹饪技巧，首先要低温烹调，这是很健康的烹调方式，有利于维生素 C 的保持。经过 120℃ 以下的低温烹调 15min，西红柿里的维生素 C 损失率低于 30%；其次，牛肉需要先炖软，再配西红柿，以免西红柿中的酸性物质降低牛腩的保水性。

先把牛腩剁成核桃大的块，西红柿也切成大小相同的块状备用；干净的牛腩不用焯水，用少许油煸炒八角花椒出香味之后，用油箅子捞出不用，放入姜蒜片和牛肉翻炒到牛腩表面稍干时烹料酒，再翻炒数下添入高汤或开水，放入炖锅一个半小时或高压锅炖 18min 开锅；取出炖好的牛腩倒在炒锅里，放入西红柿块、调味，小火慢炖 15min 收汁，用水淀粉勾芡后撒香葱末即可。一大碗香气浓郁的西红柿炖牛腩就大功告成了，它的鲜香美味绝对会激活你的食欲，令你垂涎欲滴

二十三、砂锅能保留食物营养

如何让菜肴达到既美味又营养的至高境界呢？国内外的营养学家和烹饪大师共同推荐更适合中国人的烹调方法—砂锅烧菜。砂锅，是用黏土烧制而成的锅，其优点是：

（1）砂锅烧菜便于人体消化吸收。砂锅的最大优点在于受热、散热均匀，可长时间保温，适合需要用小火煨、焖、炖的，质地较老的食品。因为砂锅易将食物中的大分子营养物质分解成小分子，比如把蛋白质分解为氨基酸，脂肪转化为脂肪酸，碳水化合物变成糊精……使之容易被人体消化吸收。

（2）炖煮豆子等膳食纤维较高的食物时，砂锅能让食材充分软化、更易消化，且不会刺激肠胃。

（3）砂锅做菜还能更好地保护食材中有保健功能的酚类物质，食物中有一大类具有抗氧化、抗衰老保健功效的物质，统称为酚类物质。如果用铁锅、不锈钢锅等金属材质的锅烹调，酚类物质会与金属离子形成复合物，保健功能随之大打折扣。但优质的砂锅中没有任何金属离子，因此能避免这个麻烦。另外，也是因为没有金属离子，砂锅做菜更能保护食材本来的色泽。这就是为什么我们用砂锅熬绿豆汤，会比用铁锅熬绿豆汤的颜色更好的原因。而这正是砂锅熬绿豆汤能保留更多保健成分的体现。

砂锅可以完全突出食材的特点，保证菜肴的原汁原味不被破坏。用砂锅烹调还能省油，不管是炖菜还是煲汤；不管是做白菜豆腐，还是牛羊猪肉，都只用放很少的油，在保证健康的同时，还获得了汤浓味鲜的口感。不过，专家一致指出，砂锅不适合烹调绿叶菜和水果等质地较嫩，需要短时快炒的食材。

然而，砂锅易碎易裂，在使用中有哪些注意呢？使用前要先用水泡 1d 左右，且内外面都要充分接触清水，可防止干裂。砂锅做菜应从小火开始，待受热均匀后，转中火或大火将水烧开，再换小火慢炖，这样才能够保证砂锅的使用寿命。购买时，要选质地较细的砂锅，质量更好。

二十四、白菜叶包韭菜不易烂

俗话说："韭菜春食香，夏食臭。"春天正是吃韭菜的好时节。春天人体肝气偏盛，会

影响脾胃的运化功能,而韭菜温补肾阳,可以增强脾胃之气。紫根韭菜是头茬的,滋味鲜美,营养更丰富,最适合做馅吃。而白根韭菜就比较适合炒着吃。同其他青叶蔬菜一样,韭菜很不易保存,一次吃不完放一下很容易腐烂,以下小方法,可适当延长韭菜的存放时间。

大白菜保鲜法:取两片不用的大白菜叶将吃不完的韭菜择好包裹严实,可使韭菜不干、不烂,能起到减少水分蒸发、保鲜的功效。香菜、韭黄等,也可用此种方法保鲜。

清水保鲜法:取陶瓷盆放入适量清水,将韭菜用草绳捆好,根部向下放入盆中。盆中的清水没过韭菜根部,即浸泡韭菜的根部以及根部附近的茎部,这样也可保持韭菜两三天不变质。

塑料袋保鲜法:将择好的韭菜捆好,放在稍大一些的塑料袋内,袋口不要封的太牢,最好留一个缝隙,将整袋韭菜立放在地上,这样存放韭菜可使其不干不烂。

纸包冷藏法:用纸将未沾水的韭菜包起来,再装进塑料袋中,放在冰箱中冷藏,能保存一周左右。

购买韭菜时尽量挑选叶子较宽、手感柔软,且具有一定厚度,颜色浓绿且没有折叶的,这样营养丰富而且新鲜。另外,需要注意的是,看一下根部是否仍有水分,一般放置时间过长会出现萎缩。韭菜最好随吃随买,这样能最大限度地保证新鲜。韭菜加热时间不应该过长,否则会破坏其中的营养成分。

二十五、油炸食品越薄越有害

高温油炸后的食品,如炸薯条、炸馒头片、炸油饼等,含有一定的致癌物丙烯酰胺,世界卫生组织曾就此明确警告过消费者。香港消费者委员会与食物安全中心发布的最新研究称,在所有油炸食品中,越薄的含丙烯酰胺就越多,对人体危害也越大。长期食用含丙烯酰胺的食品,哪怕每次吃的不多,也会让人出现嗜睡、幻觉和震颤等症状,情绪与记忆改变,并伴随末梢神经病(如出汗和肌肉无力)。香港消费者委员会与食物安全中心,对103个煎、炸、烤小食样品中的丙烯酰胺进行了测试,结果发现,薯片的丙烯酰胺含量就比薯条高10倍。其中一种由土豆淀粉制作的饼干,由于体积细小且薄,每千克的丙烯酰胺含量高达 $2600\mu g$,谷类早餐和果仁的丙烯酰胺含量较低,分别为每千克 $16\sim160\mu g$ 和每千克 $10\sim120\mu g$。

食物越薄,它在油炸时接受的温度就越高;温度越高,产生的有害物质就越多。比如,炸油条加热时油温超过180℃就可以了,但更薄一些的炸薯条、炸薯片等,油温需要超过200℃,因此会产生更多的丙烯酰胺。如此比较而言,煎饼果子中的油条就比薄脆安全,炸馒头片就比又薄又脆的千层饼安全。除了这些食品,被白领喜爱的一些小点心,如薄脆饼干、曲奇也会对健康造成一定的危害。

"如果在家里煎炸食物,最好切成薄厚均匀的大块,一定要控制好温度和时间。"在油温较低的时候将食物下锅,炸至浅金黄色即可。香港消费者委员会提醒,食物沾上一层生粉浆(水及玉米淀粉比例1:1)再炸,丙烯酰胺含量可减少 $55\%\sim65\%$。

二十六、果脯可能"潜伏"亚硝酸盐

很多人都知道剩饭菜里容易生成亚硝酸盐,对人体健康不利,却很少有人知道果脯、话梅、蜜饯这些甜蜜蜜的小零嘴里,却也可能"潜伏"着亚硝酸盐。果脯、话梅和蜜饯这些零食里也可能含有亚硝酸盐,在人体内可结合形成潜在的致癌物质亚硝酸胺。除了这些蜜制食品外,专家还指出,腌制食品中也含有可导致癌症的物质亚硝胺,而且高浓度盐分会严重损害胃肠道黏膜。目前,已经发现,喜欢吃腌制食品的人更容易患上胃肠炎症和溃疡,这也是导致消化道肿瘤发生的高危因素。而加工的肉类食品(如火腿肠)也可能含有致癌物亚硝酸盐,其添加的防腐剂、增色剂和保色剂等,还会加重肝脏负担。

因此,建议人们,要少摄入果脯、话梅和蜜饯等零食,多吃新鲜的水果,因为食物的新鲜度是保障胃肠健康的重要因素,最好不要一次性采购大量加工类易储存食物,以免让消化道肿瘤有机可乘。

二十七、水果防治咳嗽

冬季人们易患咳嗽,有人不爱吃药,其实饮食疗法是个不错的选择。除了"止咳好手"香梨之外,果仁、百合也能有效预防咳嗽。这里介绍几种饮食疗法:

(1)罗汉雪梨饮:将干净的罗汉果一个、雪梨两个放进砂锅中,加入净水,放在火上,先用大火,待其开锅后,改微火,煮 20~30min,将水沥干,待其温度适宜,即可饮用。罗汉果性味甘凉,具有止咳定喘、解热抗痨、清凉解暑的功效,与清热养胃、滋阴润肺的雪梨配在一起,其养阴清热止咳的作用更强。适用于急慢性咽炎、咳嗽等病。除此之外,单用一味罗汉果,用开水泡半小时后,代茶饮,对咽炎、喉炎、支气管炎的咳嗽,亦有一定的效果。

蒸　梨:将梨洗净去核,再取川贝母 3g、百部 6g、陈皮 6g,洗净后,放入梨心中,上锅蒸熟,每日食用一个。蒸梨止咳化痰,对支气管炎的咳嗽、有痰不易咳出有较好的疗效。梨性味甘,微酸凉,入肺胃经,可生津润燥、清热化痰;川贝母润肺止咳化痰;百部温肺止咳;陈皮理气调中、燥湿化痰。

(2)三仁粥:选上好白果仁 5g、甜杏仁 10g、胡桃仁 10g、粳米 50g。先将三仁洗净,放入锅中加水煮 20min,再将粳米放入,再煮至米熟,即可食用,加少量冰糖亦可。白果性味甘苦,敛肺气、定喘咳,还可止遗尿;甜杏仁润肺止咳;胡桃仁补肾固精、温肺定喘;粳米养胃调中。

(3)银耳百合饮:取白木耳 10g,清水泡发 12h,放入碗中,加冰糖 20g、百合 10g,将碗放入蒸锅中,隔水炖 1 小时,拌入 蜂蜜,每日晨起空腹食用。有润肺止咳平喘的作用,适用于干咳少痰、咽干气喘的咳喘病人。白木耳,又叫银耳,其性甘淡平,滋阴润肺,养胃生津;百合甘微苦寒,滋阴润肺,清心除烦。芦根粥 取鲜芦根 150g,洗净切断,与杏仁 10g 同煎取汁,放入粳米 50g,煮粥,至米熟粥成,即可食用。此粥中芦根清热生津除烦,甜杏仁润肺止咳,粳米健脾和胃。食此粥可清肺热、止咳化痰,用于咳嗽、有黄白痰、咽干、口渴等症状的患者。

二十八、吃啥能消除地沟油在人体里毒素

人体吃进地沟油后,摄入大量的黄曲霉素及其他的有害物质,增加了肝肾的解毒负担,对整个人体的吸收及免疫系统都带来了巨大的负面影响。那么就要用食物调理,减轻毒害物质对脏器造成的伤害。

木耳:因生长在背阴潮湿的环境中,中医认为有补气活血,凉血滋润的作用,能够清除血液中的热毒。

绿豆:味甘性寒,有清热解毒,利尿和消暑止渴的作用。

蜂蜜:生食性凉能清热,熟食性温可补中气,味道甜柔且具润肠、解毒、止痛等功能,印度民间把蜂蜜看成"使人愉快保持青春的良药。"

苦瓜苦茶:一般说来,苦味食品都具有解毒功能。口感略苦,余味甘甜,苦瓜近年来风靡餐桌便充分说明了这一点。苦瓜具有消暑涤热、明目解毒之功效。科学家对苦瓜所含成分进行分析发现,苦瓜中存在一种具有明显抗癌生理活性的蛋白质,这种蛋白质能够激发体内免疫系统的防御功能,增加免疫细胞的活性,清除体内的有害物质。

海带、海芥菜:海带中含有一种叫做硫酸多糖的物质,能够吸收血管中的胆固醇,并把它排出体外,使血液中的胆固醇保持正常含量。另外,海带表面有一层略带甜味的白色粉末,是极具医疗价值的甘露醇,它具有良好的利尿作用,可以治疗肾功能衰竭、药物中毒、浮肿等。

蔬菜:解毒在我们常吃的蔬菜中,也不乏有解毒功用者,如番茄所含的番茄素甘酸微寒,其清热解毒、利尿、消肿、化痰止渴的作用非常明显;丝瓜甘平性寒,有清热凉血、解毒活血作用;黄瓜、竹笋能清热利尿;芹菜可清热利水、凉血清肝热,具有降血压之功效。

另外,胡萝卜可与重金属汞结合将其排出体外,大蒜可使体内铅的浓度下降,蘑菇可清洁血液,红薯、芋头、土豆等,也都具有清洁肠道的作用。

二十九、水果到底该餐前、还是餐后吃?

水果含有丰富的营养素和益于健康的生物活性物质,它对健康的好处已经深入人心,"每天一个水果"是许多人的健康饮食标准。但是,怎么样吃水果才能既保证充分吸收其营养成分,又不对身体造成不良影响呢?吃水果更该讲究时间,学会"抓时差"。

早上最宜:苹果、梨、葡萄。早上吃水果,可帮助消化吸收,有利通便,而且水果的酸甜滋味,可让人一天都感觉神清气爽。人的胃肠经过一夜的休息之后,功能尚在激活中,消化功能不强。因此,酸性不太强、涩味不太浓的水果,比如苹果、梨、葡萄等就非常适合。

餐前别吃:圣女果、橘子、山楂、香蕉、柿子。有一些水果是不可以在饭前空腹吃的,如圣女果、橘子、山楂、香蕉等。圣女果中含可溶性收敛剂,如果空腹吃,就会与胃酸相结合而使胃内压力升高引起胀痛。橘子中含大量有机酸,空腹食之则易产生胃胀、呃酸。山楂味酸,空腹食之会胃痛。香蕉中的钾、镁含量较高,空腹吃香蕉,会使血中镁量升高而对心血管产生抑制作用。柿子有收敛的作用,遇到胃酸就会形成柿石,既不能被消化,又不能排出,空腹大量进食后,会出现恶心呕吐等症状。

饭后应选:菠萝、木瓜、猕猴桃、橘子、山楂。菠萝中含有的菠萝蛋白酶能帮助消化蛋白质,补充人体内消化酶的不足,增强消化功能。李时珍在《本草纲目》中也肯定,菠萝可以健脾胃、固元气。餐后吃些菠萝,能开胃顺气,解油腻,助消化。木瓜中的木瓜酵素可帮助人体分解肉类蛋白质,饭后吃少量的木瓜,对预防胃溃疡、肠胃炎、消化不良等都有一定的功效。猕猴桃、橘子、山楂等,富含大量有机酸,能增加消化酶活性,促进脂肪分解,帮助消化。

夜宵安神:吃桂圆。夜宵吃水果既不利于消化,又因为水果含糖过多,容易造成热量过剩,导致肥胖。尤其是入睡前吃纤维含量高的水果,充盈的胃肠会使睡眠受到影响,对肠胃功能差的人来说,更是有损健康。但如果睡眠不好,可以吃几颗桂圆,它有安神助眠的作用,能让你睡得更香。

三十、儿童感冒发烧饮食须及时调整

孩子感冒后,家长总是很担心,除了张罗着让孩子吃药,饮食上如何调整更让家长伤脑筋。儿科专家表示,孩子在感冒发烧不同时期,饮食也需进行不同的调整。一般孩子感冒都会出现食欲下降的现象,孩子感冒发热时,身体新陈代谢加快,体内的无机盐和水分大量流失,因此,需要及时补充无机盐和水分。孩子感冒期间饮食应注意吃清淡、容易消化的食物,可以给孩子少量多餐。

另外,孩子感冒期间饮食调整方案为:发热期间应以流质食物为主,如米汤、牛奶、果汁、绿豆汤等;退烧期除牛奶外,可调配半流质食物,如肉末菜粥、鸡蛋羹、软烂面条等;退烧后可以吃些稀饭、面条、新鲜蔬菜、馄饨等容易消化的食物及日常量的牛奶。

三十一、儿童胃口不好,宜食祛湿健脾汤粥

小朋友胃口不好、挑食,上到餐桌千哄万哄才勉强吃下几口饭,这也许是当妈妈的最烦心的事了。除去饭菜不可口、不良饮食习惯等外部因素,宝宝脾胃虚弱也是一大主因。南方春天湿气重,中医认为湿困脾胃,自然影响脾胃的消化吸收。而此时正值仲春,肝气随万物生发而偏于亢盛,肝亢可伤脾,同样引起影响脾胃运化。因此要宝宝胃口好,祛湿健脾是春季的首要办法。下面介绍几款开胃消滞的食疗汤粥:

(1)鸡内金煲瘦肉汤:鸡内金15g、瘦肉100g、蜜枣2粒,各物洗净,瘦肉汆水,加3碗水煲成1碗即可。功效:健胃消食。

(2)赤小豆花生糖水:赤小豆50g、花生50g、去核红枣6粒、麦芽20g、冰糖适量。各物洗净,赤小豆提前浸泡一小时;将所有材料放入煲内,加适量清水,武火煮沸后转小火煲一个半小时,下冰糖煮至溶即可。功效:健脾开胃,祛湿消食。

(3)红枣大麦粥:去核红枣8~10枚,大麦适量,用温水浸泡后旺火熬煮食用。

(4)莲子粥:去芯莲子20g,粳米适量,用旺火熬煮,加少量糖即成。

三十二、中暑后的饮食四禁忌

一忌大量饮水。中暑的人应该采取少量、多次饮水的方法,每次以不超过300ml为

宜。切忌狂饮不止。因为，大量饮水不但会冲淡胃液，进而影响消化功能，还会引起反射性排汗亢进。结果会造成体内的水分和盐分大量流失，严重者可促使热痉挛的发生。

二忌大量食用生冷瓜果。中暑的人大多属于脾胃虚弱，如果大量吃进生冷瓜果、寒性食物，会损伤脾胃阳气，使脾胃运动无力，寒湿内滞，严重者则会出现腹泻、腹痛等症状。

三忌吃大量油腻食物。中暑后应该少吃油腻食物，以适应夏季胃肠的消化功能。如果吃了大量的油腻食物会加重胃肠的负担，使大量血液滞留于胃肠道，输送到大脑的血液相对减少，人体就会感到疲惫加重，更容易引起消化不良。

四忌单纯进补。人们中暑后，暑气未消，虽有虚症，却不能单纯进补。如果认为身体虚弱急需进补就大错特错了。因为进补过早的话，则会使暑热不易消退，或者是本来已经逐渐消退的暑热会再卷土重来，那时就更得不偿失了。

三十三、酷暑时节运动应循序渐进

酷暑夏季并没让运动爱好者却步，他们依然挥汗如雨。对此，医学专家表示，三伏天里应尽量减少在户外的活动，同时活动强度应循序渐进。在高温潮湿的三伏天，首先，会因强烈的紫外线而出现皮炎等皮肤病。其次，在三伏天，人体本身的热量消耗就很大，如果再进行剧烈运动的话，更容易导致人体的血糖降低、抵抗力下降，严重的还可能出现昏厥。

因此，在三伏天还应尽量避免在阳光暴晒下运动，可多选择游泳、乒乓球、羽毛球等室内运动。一定要在户外运动的话，运动量也应适当减少，时间在1个小时以内为最佳。此外，人们在户外运动时，如果发生疲乏、恶心、头晕等症状，应立刻停止运动，尽快到阴凉通风的地方休息，并适当补充水分，来有效防止中暑。

第四节　常见病预防知识

一、红眼病

红眼病是一种由细菌或病毒引起的急性传染性眼部疾患，易发于每年的春夏之际，且极易在学校、厂矿等集体单位暴发。红眼病流行的主要原因是接触传染，因此应养成讲卫生、爱清洁、勤洗手的良好习惯。切忌用手揉眼；在红眼病流行时，不要到游泳池游泳和到公共浴室洗澡。家里发现此种病患者，须用桑叶10g、菊花20g，泡水代茶饮，以预防红眼病。

二、流行性感冒

流行性感冒是一种最常见的传染病，一年四季皆可发生，但春、冬两季发病率较高，预防措施为：

（1）坚持开窗睡眠，但窗子不能开得太大，而居室内的空气要新鲜、流通。

（2）在室内放置一些薄荷油或用米醋熏房间，以净化室内空气。

（3）贯众是一味具有驱虫效果的中药，将 0.5g 的贯众洗净，放置在水缸或水桶之中，每周换药一次，可以起到清洁水源的作用。

（4）尽量少吃肥甘厚味、大鱼大肉等食品，多吃一些能够防止呼吸道感染的红皮萝卜。

（5）在感冒的治疗上，应以辛凉解表、清热解毒为基本原则。感冒初期，可用感冒清冲剂、板蓝根冲剂等。症状较重者须去医院就医。

（6）用推拿法来防治感冒，如按揉足三里穴。足三里穴位于外膝眼下 3 寸（四指宽）、胫骨外侧约一横指处。推拿时，拇指重按同侧足三里穴，其余 4 指置于小腿后面与之相对，加重按压力量，直到局部酸胀为止。而后，再按揉另一侧足三里穴。

三、花粉过敏

春天，桃红柳绿，百花盛开，过敏体质者踏青出游，极易受花粉困扰，对此要及时采取相应措施。首先，远离过敏源，尽量不要到植物园等花草树木繁茂的地方游玩，不要在植物开花播粉的季节外出踏青；居室内少放或不放花木；若对居所周围的树木花粉过敏，最好在这一时期内移居他处。其次，过敏体质者可预防性用药：在花粉症到来前数周，选择使用色甘酸钠吸入剂。该药对花粉症有较好的预防作用。过敏发作期间，要脱离过敏环境，选用抗组胺药如扑尔敏、息斯敏等进行治疗。对于以前人们常用的抗过敏药物息斯敏，一定要在医生的处方下谨慎使用，以免产生副作用。

四、非典

传染性非典型肺炎是一种传染性强的、严重急性呼吸综合征，简称 SARS。其临床表现为：起病急，发热，体温一般高于 38℃，偶有畏寒，可伴有头痛、乏力、腹泻等；多为干咳、少痰，偶有血丝痰；可有胸闷，严重者出现呼吸加速，气促等。它主要通过近距离空气飞沫和密切接触传播，在家庭和医院有显著的聚集现象，SARS 是一种新型传染性疾病，并中爆发在春天。和其他传染病一样，"非典"重在预防，只要措施得当，就会远离疾病。

（1）要保持一个良好的心态，做到"不恐惧病，不轻视病。"

（2）要注意个人卫生。个人卫生从手做起，一定要勤洗手。洗手要用流水，擦洗要全面，洗手后，别再直接触摸水龙头。同时，要勤换衣衫。衣服最好天天换，衣料最好能水洗。常洗头，因为头发可能是病毒的最佳藏身之所。最后，一定要注意休息锻炼，避免过度疲劳，注意休息，保证充足的睡眠。

（3）要注意家庭卫生。要坚持勤开窗，每次开窗 10～30min，使空气流通。应注意家庭消毒，室内消毒以喷洒、擦拭方式为主，家具、地板表面、电话机、门把手、厕所等，都要重点消毒，消毒时人要离开室内 40～60min。同时，还要对餐具、衣被、毛巾、卧具等勤消毒。

（4）不要与家庭饲养的宠物过密接触。平时应该将宠物在吃、住、睡等方面与人隔离开，并经常带宠物到户外散步，注意减少宠物相互间的接触。

（5）谨防外出传染。外出时，避免去人口密集、通风差的地方，避免近距离接触，交谈保持 1 米以上距离。

五、骨关节疾病

气温、气压、气流、气湿等气象要素最为变化无常的季节是春季。与气温变化有关的旧病,如关节炎、哮喘病等,在季节变化无常的时节自然会复发。受气候影响的疾病,因为平时温度调节机制就比健康人差很多,更何况像早春这样气温时高时低,时风时雨的季节,病人在此期间对气象要素的变化适应性差,抵抗力弱,极易引起复发或使病情加重或恶化。自我预防措施:

(1)脚步保暖:应重视关节及脚部保暖,如果受寒,应及时用热水泡脚,以增加关节血液循环。

(2)携带药物:为了避免旧病的突然发作,要把日常服用药物备好。

(3)食补:适当的食一些进补食品,增强身体抵抗力,如猪蹄炖海风藤、木瓜鸡蛋酒,可祛风通络、化湿止痛。

(4)走鹅卵预防疾病:走鹅卵石健身的人越来越多,经常在鹅卵石上散步,能够提高人的平衡能力和灵活性,对高血压也有明显的改善作用。但走鹅卵石健身并不适合每个人,不能盲目选择。患有骨质疏松和骨关节退行性病变的人,应注意控制走鹅卵石的时间。因为,骨质疏松会使跟骨硬度减低,如在坚硬的石头上行走,很容易造成损伤。而骨关节退行性病变则以骨质增生为主,还包括软组织退化(如韧带、关节囊的松弛)和软骨退化,走的时间太久,会加剧磨损,造成膝关节肿胀和疼痛。老年人一般都有不同程度的骨质疏松和关节退行性病变,走鹅卵石的时间应控制在早晚各15分钟左右。刚开始走鹅卵石时,脚会比较疼,不应该勉强坚持走很长时间,要循序渐进地增加锻炼时间。老年人走路时更要将精力集中在路面,以免分散精力,造成不必要的扭伤、跌伤。也可以采取站在原地踮脚尖的方式,既安全,又起到了按摩穴位的效果。

六、阴道炎

许多女性都伴有轻微或者严重的阴道疾病,严重者会导致许多后果,例如不孕不育症、或致命危害。然后常常用的清理方法,却是诱发阴道炎加重的罪魁祸首。虽然10%~20%的健康妇女阴道中就携带有念珠菌,并且生活中有些特殊情况下如长期使用抗生素、患糖尿病可以诱发阴道念珠菌感染,但很多时候霉菌性阴道炎也能够从外界感染而来。

当女性与念珠菌培养阳性的男性有性接触时,其被感染率为80%。与患有霉菌性阴道炎的妇女有性接触的男性中,约1/2的人会被感染。也就是说,霉菌性阴道炎可以通过性行为传播,这就是女方患霉菌性阴道炎时,其配偶也要同时接受治疗的原因。另外,间接接触传染也是霉菌性阴道炎的一条传播途径。

接触哪些物品可能被传染阴道炎?接触被霉菌患者感染公共厕所的坐便器、浴盆、浴池坐椅、毛巾,使用不洁卫生纸,都可以造成传播,当被感染者外阴阴道的念珠菌达到一定数量时,即可发生霉菌性外阴阴道炎。其他可导致阴道炎的行为有抗菌素、消炎药,大量服用抗菌素也可以导致阴道炎。只要用了抗生素无论是口服还是打针都会抑制阴道的乳酸杆菌,扰乱阴道的自然生态平衡,改变了阴道的微环境,致病的细菌病源体就可能繁殖,最终导致局部的念珠菌性阴道炎发作。所以,一般情况下不要大量服用抗菌素类药物;频繁冲洗会致病。有些女性为了保持卫生,经常使用药用洗液来清洗阴道,这样很容易破坏阴道的酸碱环境,反而容易感染上念珠菌性阴道炎。另外,糖尿病、怀孕期都可能造成阴道的念珠菌大量繁殖带菌率增高。霉菌性阴道炎治疗方法:

(1)一般治疗:积极治疗可引起霉菌性阴道炎其他疾病,消除易感因素。保持外阴清洁干燥,避免搔抓,治疗期间禁止性生活,不宜食用辛辣刺激性食品。

(2)改变阴道酸碱度:念珠菌生长最适宜的 pH 值为 5.5,因此采用碱性溶液冲洗外阴、阴道,改变阴道的酸碱度,对霉菌的生长繁殖会有抑制作用。

(3)用达克宁栓每晚 1 粒,冲洗后阴道上药,7d 为 1 疗程。

(4)外用药膏:使用克霉唑软膏、或达克宁软膏外涂,可以治疗因霉菌感染引起的外阴炎,减轻外阴痒痛的症状。

(5)氟康唑口服:由于霉菌感染可以通过性生活在夫妻间相互传染,因此可以通过口服用药对双方进行治疗,口服药同样可以抑制肠道念珠菌。

(6)中草药治疗:使用具有清热解毒,杀虫止痒作用的中药煎水,熏洗外阴,既可以减轻症状,又能抑制消灭念珠菌。

七、颈椎病

患颈椎病的人越来越呈年轻化,长期伏案工作的人更是容易患颈椎病。由于颈椎周边是中枢神经,又是脊柱中比较弱的部分,很多的颈椎病是肌肉长期得不到锻炼所致,造成颈椎的支撑力不足造成,因为加强颈椎周边肌肉的力量,可有效预防颈椎病。要保持颈部肌肉良好的弹性,应经常性地做收缩运动。

(1)"下颚收缩"。保持良好站姿,把下颚尽量向后收回,会感觉到喉咙两侧的肌肉收紧、颈椎后侧的肌肉伸直。呼吸方式和耸肩是一样的,缩回的时候呼气,还原的时候吸气,完成后轻轻地转动颈椎放松。注意转动的过程中每个角度都要做充分,把肌肉拉长,但要注意控制动作的幅度,不要过快也不要猛。建议这两个动作可以交替完成。

(2)"耸肩"。首先,保持一个良好的站姿,躯干正直,肩胛自然下沉,吐气的时候两个肩膀向上提,颈椎微微前屈,这时应该能感觉到颈椎两侧的肌肉收紧。保持两秒,慢慢放下肩膀回到原始的位置。这样的动作可以重复 20 次,但每做完一组要伸展两侧的上斜方肌,就是将脖子向两侧弯曲伸拉。

八、肩周炎

人到中年时,过多的伏案工作,会很容易患上肩周炎。肩周炎是肩关节里的两条肌腱发炎,肩关节是人体活动范围比较频繁的关节。如控制户关节稳定的肌群不发达,肩关节就会超出原有的活动范围,这样关节内部的空间就会越来越小,对里面的肌腱造成破坏性的挤压与摩擦,导致关节发炎。加强肩部肌肉的锻炼可稳定及预防肩关节发炎,以下介绍一个"飞鸟"状的锻炼方法:

首先正常站立,两腿稍稍弯曲,挺胸抬头保持上身躯干的竖直。双臂在身体两侧贴紧,肘关节弯曲成90°,双手握哑铃或握拳。吐气时双臂向上抬平,并停留2~3s,感受肩部肌肉收紧,再慢慢放下。保持肘关节身体在同一平面,完成动作时一定要收紧背部肌肉,使躯干处在稳定的情况下,不能前后摇摆。20次为一组,每次锻炼做3~5组,锻炼时要循序渐进,一次不宜做过多,以免造成肌肉酸痛,达不到预期的效果。

梁　真　李文萍　徐思羽　撰

第十一章　中医摄生概论

第一节　中药的保健机理

一、固护先天、后天

人体健康长寿很重要的条件是先天禀赋强盛,后天营养充足。脾胃为后天之本,气血生化之源,机体生命活动需要的营养,都靠脾胃供给。肾为先天之本,生命之根,元阴元阳之所在,肾气充盛,机体新陈代谢能力强,衰老的速度也缓慢。正因如此,益寿方药的健身防老作用,多立足于固护先天、后天,即以护脾、肾为重点,并辅以其他方法,如行气、活血、清热、利湿等以达到强身、保健的目的。

二、着眼补虚、泻实

《中脏经》中指出:"其本实者,得宣通之性必延其寿;其本虚者,得补益之情必长其年"。用方药延年益寿,主要在于运用药物补偏救弊,调整机体阴阳气血出现的偏差,协调脏腑功能,疏通经络血脉。而机体的偏颇,不外虚实两大类,应本着"虚则补之,实则泻之"的原则,予以辨证施药。虚者,多以气血阴阳的不足为其主要表现。在方药养生中,即以药物进补,予以调理,气虚者补气,血虚者养血,阴虚者滋阴,阳虚者壮阳,补其不足而使其充盛,则虚者不虚,身体可强健而延年;实者,多以气血痰食的郁结、壅滞为主要表现。在方药养生方面,即以药物宣通予以调理,气郁者理气,血瘀者化瘀,湿痰者化湿,热盛者清热,寒盛者驱寒,此为泻实之法,以宣畅气血、疏通经络、化湿导滞、清热、驱寒为手段,以达到行气血、通经络、协调脏腑的目的,从而使人体健康长寿。此外,必须指出,纯虚者是较为少见的。这是因为正气虚者往往兼有实邪,用药自当补中有泻,泻中有补。故"用药补正,必兼泻邪,邪去则补自得力。"总之,无论补虚、泻实,皆以补偏救弊来调整机体,起到益寿延年的作用。

三、意在燮理阴阳

中医认为,人之所以长寿,全赖阴阳气血平衡,这也就是《素问·生气通气论》中所说:"阴平阳秘,精神乃治"。运用方药养生以求益寿延年,其基本点即在于燮理阴阳,调整阴阳的偏盛偏衰,使其复归于"阴平阳秘"的动态平衡状态。这正如清代医家徐灵胎所说:"审其阴阳之偏胜,而损益使平"。可以说,"损益使平"便是方药养生的关键,即燮理阴阳的具体体现。

第二节　中药保健的原则

药物养生的具体应用过着眼在补、泻两个方面。用之得当,在一定程度上可起到益寿延年的作用。但药物不是万能,如果只依靠药物,而不靠自身锻炼和摄养,毕竟是被动的,消极的。药物只是一种辅助的养生措施,在实际应用中,应掌握如下原则:

一、不盲目进补

用补益法进行调养,一般多用于老年人和体弱多病之人,这些人的体质多属"虚",故宜用补益之法。无病体健之人一般不需服用。尤其需要注意的是,服用补药应有针对性,倘若一见补药,即以为全然有益无害,贸然进补,很容易加剧机体的气血阴阳平衡失调,不仅无益,反而有害,故不可盲目进补,应在辨明虚实,确认属虚的情况下,有针对性的进补。清代医家程国彭指出:"补之为义,大矣哉! 然有当补不补误人者;有不当补而补误人者;亦有当补而不分气血、不辨寒热、不识开合,不知缓急、不分五脏、不明根本,不深求调摄之方以误人者,是不可不讲也",这是需要明确的第一条原则。

二、补勿过偏

进补的目的在于谐调阴阳,宜恰到好处,不可过偏。过偏则反而成害,导致阴阳新的失衡,使机体遭受又一次损伤。例如,虽属气虚,但一味大剂补气而不顾及其他,补之太过,反而导致气机壅滞,出现胸、腹胀满,升降失调;虽为阴虚,但一味大剂养阴而不注意适度,补阴太过,反而遏伤阳气,致使人体阴寒凝重,出现阴盛阳衰之候。所以,补宜适度,适可而止,补勿过偏,这是进补时应注意的又一原则。

三、辨证进补

虚人当补,但虚人的具体情况各有不同,故进补时一定要分清脏腑、气血、阴阳、寒热、虚实,辨证施补,方可取得益寿延年之效,而不致出现偏颇。

此外,服用补药,宜根据四季阴阳盛衰消长的变化,采取不同的方法。否则,不但无益,反而有害健康。

四、盛者宜泻

药物养生固然是年老体弱者益寿延年的辅助方法,以补虚为主亦无可厚非。然而,体感而本实者也并不少见。只谈其虚而不论其实,亦未免失之过偏。恰如徐灵胎所说:"能长年者,必有独盛之处,阳独盛者,当补其阴","而阳之太盛者,不独当补阴,并宜清火以保其阴";"若偶有风、寒、痰、湿等因,尤当急逐其邪",当今之人,生活水准提高了,往往重补而轻泻。然而,平素膏粱厚味不厌其多者,往往脂醇充溢,形体肥胖,气血痰食壅滞已成其隐患。因之,泻实之法也是抗衰延年的一个重要原则。《中脏经》所说"其本实者,得宣通之性必延其寿",即是这个意思。

五、泻不伤正

体盛邪实者,得宣泻通利方可使阴阳气血得以平衡。但在养生调摄中,亦要注意攻泻之法的恰当运用。不可因其体盛而过分攻泻,攻泻太过则易导致人体正气虚乏,不但起不到益寿延年的作用,反而适得其反。故药物养生中的泻实之法,以不伤其正为原则。力求达到汗毋大泄,清毋过寒,下毋峻猛,在实际应用中,应注意以下几点:(1)确实有过盛壅滞之实者,方可考虑用攻泻之法。(2)选药必须贴切,安全有效。(3)药量必须适当,恰如其分。(4)不可急于求成,强求速效。

六、用药缓图

衰老是个复杂而缓慢的过程,任何益寿延年的方法,都不是一朝一夕即能见效。药物养生也不例外,不可能指望在短时期内依靠药物达到养生益寿的目的。因此,用药宜缓图其功,要有一个渐变过程,不宜急于求成。若不明此理,则欲速不达,非但无益,抑且有害。这是药物养生中应用的原则,也是千百年来,历代养生家的经验之谈,应该予以足够的重视。

第三节　延年益寿中药

具有延年益寿作用的中药有很多,历代本草及医家著述均有所记载。这类药品一般均有补益作用,同时也能疗疾。即有病祛病,无病强身延年,可以配方,亦可以单味服用。按其功用分补气、养血、滋阴、补阳四类。

一、补气类

1. 人参:味甘微苦、性温

《本经》谓其:"主补五性,安精神","明目开心益智,久服轻身延年"。本品可大补元气,生津止渴,对年老气虚,久病虚脱者,尤为适宜。

人参一味煎汤,名独参汤,具有益气固脱之功效,年老体弱之人,长服此汤,可强身体,抗衰老。

人参切成饮片,每日噙化,可补益身体,防御疾病,增强机体抵抗能力。

近代研究证明,人参可调节网状内皮系统功能,其所含人参皂甙,确实具有抗衰老作用。

2. 黄芪:味甘、性微温

本品可补气升阳,益卫固表,利水消肿,补益五脏。久服可壮骨强身,治诸气虚。清宫廷保健,多用黄芪补中气,益荣血。单味黄芪480g,用水煎透,炼蜜成膏,以白开水冲服。

近代研究表明,黄芪可增强机体抵抗力,具有调整血压及免疫功能,有性激素样作用,可改善冠状循环和心脏功能。同时证明,黄芪具有延长某些原代细胞和某些二倍体细胞株寿命的能力,这都是对黄芪具有抗衰老作用的很好说明。

3. 茯苓：味甘淡、性平

《本经》谓其："久服安魂养神，不饥延年"。本品具有健脾和胃，宁心安神，渗湿利水之功用。《普济方》载有茯苓久服令人长生之法。历代医家均将其视为常用的延年益寿之品，因其药性缓和，可益心脾、利水湿，补而不峻，利而不猛，既可扶正，又可去邪。故为平补之佳品。

将白茯苓磨成细粉，取 15g，与粳米煮粥，名为茯苓粥，李时珍谓："茯苓粉粥清上实下"。常吃茯苓粥，对老年性浮肿、肥胖症，以及预防癌肿，均有好处。清代宫廷中，曾把茯苓制成茯苓饼，作为经常服用的滋补佳品。成为却病延年的名点。

近代研究证明，茯苓的有较成分 90% 以上为茯苓多糖，其不仅能增强人体免疫功能，常食还可以提高机体的抗病能力，而且具有较强的抗癌作用，确实是延年益寿的佳品。

4. 山药：味甘、性平

《本经》谓其："补中益气力，长肌肉，久服耳目聪明"。本品具有健脾补肺，固肾益精之作用。因此，体弱多病的中老年人，经常服用山药，好处颇多。

《萨谦斋经验方》载山药粥，即用干山药片 45~60g（或鲜山药 100~120g，洗净切片），粳米 60~90g 同煮粥。此粥四季可食，早晚均可用，温热服食。常食此粥，可健脾益气、止泻痢，对老年性糖尿病、慢性肾炎等病，均有益处。

近代研究证明，山药营养丰富，内含淀粉酶，胆碱、黏液质、糖蛋白和自由氨基酸、脂肪、碳水化物，维生素 C 等。山药中所含的淀粉酶，可分解成蛋白质和碳水化物，故有滋补效果。

5. 薏苡仁：味甘淡、性凉

《本经》将其列为上品，谓其："主筋急拘挛，不可屈伸，风湿痹，久服轻身益气"。本品具有健脾、补肺、利尿之效用。

薏苡仁是一味可作杂粮食用的中药，用薏苡仁煮饭和煮粥。历代均有记载，沿用至今。将薏苡仁洗净，与粳米同煮成粥，也可单味薏苡仁煮粥，具有健脾胃，利水湿，抗癌肿之作用。中老年人经常服用，很有益处。

近代研究证明，薏苡仁含有丰富的碳水化物、蛋白质、脂肪、维生素 B1 薏苡素、薏苡醇，以及各种氨基酸。药理试验发现其对癌细胞有阻止生长和伤害作用。由于其药性缓和，味甘淡而无毒，故成为大众喜爱的保健佳品。

二、养血类

1. 熟地：味甘、性微温

《本草纲目》谓其："填骨髓，长肌肉，生精血，补五脏内伤不足，通血脉，利耳目，黑须发"。本品有补血滋阴之功。

《千金要方》载熟地膏，即将熟地 300 g 熬三次，分次过滤去滓，合并滤液，兑白蜜适量，熬炼成膏，装瓶。每服二汤匙（约 9~15g）日服 1~2 次，白开水送服。对血虚、肾精不足者，可起到养血滋阴，益肾添精的作用。

近代研究，本品有很好的强心、利尿、降血糖作用。

2. 何首乌:味苦甘涩、性温

《开宝本草》谓其:"益气血,黑髭鬓,悦颜色。久服长筋骨,益精髓延年不老"。本品具有补益精血,涩精止遗,补益肝肾的作用。明代医家李中梓云:"何首乌老年尤为要药,久服令人延年"。何首乌一般多为丸、散、煎剂所用。可水煎、酒浸,亦可熬膏,其他药与配伍合用居多。

近代研究结果认为,何首乌含有蒽醇类、卵磷脂、淀粉、粗脂肪等。而卵磷脂对人体的生长发育,特别是中枢神经系统的营养,起很大的作用。且其对心脏也可起到强心的作用。另外,据报道,何首乌能降低血脂,缓解动脉粥样硬化的形成。由此可见,何首乌的益寿延年作用是通过强壮神经,增强心脏机能,降低血脂,缓解动脉硬化等作用,增强人体体质的。

3. 龙眼肉:味甘、性温

《本经》谓其:"久服强魂聪明,轻身不老"。本品具有补心脾,益气血之功。

清代养生家曹庭栋在其所著的《老老恒言》中,有龙眼肉粥。即龙眼肉 15g,红枣 10g,粳米 60g。一并煮粥。具有养心、安神、健脾、补血之效用。每日早晚可服一、二碗。该书云:"龙眼肉粥开胃悦脾,养心益智,通神明,安五脏,其效甚大",然而"内有火者禁用"。

近代科学研究证明,龙眼肉的成分内含有维生素 A 和 B,葡萄糖、蔗糖及酒石酸等,据临床报道,对神经性心悸有一定疗效。

4. 阿胶:味甘、性平

《本经》谓其:"久服轻身益气"。本品具有补血滋阴,止血安胎,利小便,润大肠之功效。为补血佳品。本品单服,可用开水,或热黄酒烊化;或隔水炖化,每次 3~6g。适用于血虚诸证。

近代研究,本品含有胶原、多种氨基酸、钙、硫等成分。具有加速生成红细胞和红蛋白作用,促进血液凝固作用,故善于补血、止血。

5. 紫河车:味甘咸、性微温

《本草经疏》谓:"人胞乃补阴阳两虚之药,有返本还元之功"。本品具有:养血、补气、益精等功效。紫河车可单味服用,也可配方服用。单味服用,可炖食,亦可研末服。用新鲜胎盘一个,挑去血络,漂洗干净后,炖熟食用。或洗净后,烘干,研为细末,每次 3~10g。温水冲服。

近代实验研究及临床实践证明,紫河车有激素样作用,可促进乳腺和子宫的发育;由于胎盘 r 球蛋白含抗体及干扰素,故能增强人体的抵抗能力,具有免疫和抗过敏作用,可预防和治疗某些疾病。

三、滋阴类

1. 枸杞子:味甘、性平。

《本经》谓其:"久服坚筋骨,轻身不老。"《本草经疏》曰:"枸杞子,润血滋补,兼能退热,而专于补肾,润肺,生津、益气,为肝肾真阴不足,劳乏内热补益之要药。老人阴虚者十之七八,故取食家为益精明目之上品"。本品具有滋肾润肺,平肝明目之功效。《太平圣惠方》载有枸杞粥,用枸杞子30g,粳米60g,煮粥食用,对中老年因肝肾阴虚所致之头晕目眩,腰膝疲软,久视昏暗,及老年性糖尿病等,有一定效用。《本草纲目》云:"枸杞子粥,补精血,益肾气",对血虚肾亏之老年人最为相宜。

近代研究,枸杞子含有甜菜碱、胡萝卜素、硫胺、核黄素、烟酸、抗坏血酸、钙、磷、铁等成分,具有抑制脂肪在肝细胞内沉积,防止脂肪肝,促进肝细胞新生的作用。

2. 玉竹:味甘、性平。

《本草拾遗》谓其"主聪明,调气血,令人强壮。"本品可养阴润肺、除烦止渴,对老年阴虚之人尤为适宜。《太平圣惠方》载有服萎蕤法:"二月九日,采萎蕤根切碎一石,以水二石煮之,从旦至夕,以手搓烂,布囊榨取汁熬稠,其渣晒,为末,同熬至可丸,丸如鸡头子大。每服一丸,自汤下,日三服,导气脉,强筋骨,治中风湿毒,去面皱益颜色,久服延年。

近代研究证明,本品有降血糖作用及强心作用,对于输尿病患者、心悸患者,有一定作用,本品补而不腻,凡津液不足之症,皆可应用;但胃部胀满,湿痰盛者,应慎用或忌用。

3. 黄精 味甘,性平

《本经逢原》云:"宽中益气,使五脏调和,肌肉充盛,骨髓坚强,皆是补阴之功。"本品有益脾胃,润心肺,填精髓之作用。

《太平圣惠方》载有取黄精法。将黄精根茎不限多少,洗净,细切,用流水去掉苦汁。经九蒸九晒后,食之。此对气阴两虚,身倦乏力,口干津少有益。

近代研究证明,黄精具有降压作用,对防止动脉粥样硬化及肝脏脂肪浸润也有一定效果。所以,常吃黄柏,对肺气虚患者有益,还能防止一些心血管系统疾病的发生。

4. 桑椹:味甘、性寒

《本草拾遗》云:"利五脏、关节,通血气。久服不饥……变白不老"。《滇南本草》谓其:"益肾脏而固精,久服黑发明目。"本品可补益肝肾,有滋阴养血之功。将桑椹水煎,过滤去滓,装于陶瓷器皿中,文火熬成膏,兑适量白蜜,贮存于瓶中。日服二次。每次9~15g(约一、二汤匙),温开水调服。具有滋补肝肾,聪耳明目之功能。

近代药理研究证明:桑椹的成分含有葡萄糖、果糖、鞣酸、苹果酸(丁二酸)、钙质、无机盐,维生素A、D等。临床上用于贫血、神经衰弱、糖尿病及阴虚型高血压。

5. 女贞子:味甘微苦、性平。

《本经》谓其:"主补中,安五脏,养精神,除百疾,久服肥健,轻身不老",《本草纲目》云:"强阴健腰膝,变白发,明目。"本品可滋补肝肾,强阴明目。其补而不腻,但性质偏凉,脾胃虚寒泄泻及阳虚者慎用。

近代研究证明:女贞子的果皮中含三萜类物质,如齐墩果醇酸、右旋甘露醇、葡萄糖。种子含脂肪油,其中有软脂酸、油酸及亚麻酸等成分。本品有强心、利尿作用。还可淋巴结核及肺结核潮热等。

四、补阳类

1. 菟丝子:味甘、辛,微温。

《本经》谓其:"补不足,益气力",《名区别录》云:"久服明目,轻身延年。"本品具有补肝肾、益精髓、坚筋骨、益气力之功效。

《太平圣惠方》载有服菟丝法,云:"服之令人光泽。唯服多甚好,三年后变老为少。……久服延年。"具体方法是:"用酒一斗浸,曝干再浸,又曝,令酒尽乃止,捣筛",每次酒服6g,日服二次。此药禀气和中,既可补阳,又可补阴,具有温而不燥、补而不滞的特点。现代研究证明,菟丝子含树脂样的糖体、大量淀粉酶、维生素 A 类物质等。

2. 鹿茸:味甘咸、性温

《本经》谓其:"益气强志,生齿不老",《本草纲目》云:"生精补髓,养血益阳,强筋健骨。"本品具有补肾阳,益精血,强筋骨之功效。单味鹿茸可冲服,亦可炖服。冲服时,鹿茸研细末,每服0.5~1g。炖服时,鹿茸1.5~4.5g,放杯内加水,隔水炖服。阴虚火旺患者及肺热、肝阳上亢者忌用。

近代科学研究证明:鹿茸含鹿茸精,系雄性激素,又含磷酸钙、碳酸钙的胶质,软骨及氯化物等。能减轻疲劳、提高工作能力,改善饮食和睡眠。可促进红细胞、血红蛋白、网状红细胞的新生,促进创伤骨折和溃疡的愈合。是一种良好的全身强壮药物。

3. 肉苁蓉:味甘咸、性温

《本经》谓其:"养五脏,益精气",《药性论》云:"益髓,悦颜色,延年。"本品有补肾助阳,润肠通便之功效。本品单味服用,可以水煎,每次6~15g内服。亦可煮粥食用,《本经逢原》云:"肉苁蓉,老人燥结,宜煮粥食之。"即肉苁蓉加大米、羊肉煮粥。有补肝肾、强身体之功用。

近代研究证明:肉苁蓉含有列当素、微量生物碱、甙类、有机酸类物质。具有激素样作用,性激素样作用,还有降压、强心、强壮、增强机体抵抗力等作用。

4. 杜仲:味甘、性温

《本经》谓其"补中,益精气,坚筋骨,久服轻身耐老。"本品有补肝肾、强筋骨、安胎之功效。

近代科学研究证明:杜仲含有杜仲酸,为异戊已烯的聚合体,还含有树脂,动物实验证明,杜仲有镇静和降血压作用。

五、解酒类

1. 乌梅

性味酸、平,入肝、脾、肺、大肠经,具有敛肺生津等功效,可用于治疗肺虚久咳、久泻久痢、虚热消渴等症。因其味酸能生津止渴,故可解醉酒烦渴。取乌梅30g水煎服,可解醉酒后烦渴。

2. 白茅根

又名茅草根,其性味甘、寒,入肺、胃、膀胱经,具有凉血止血、清热利尿之功效。取白茅根15~30g水煎服,可解酒毒。

3. 桑葚

又名桑果,其性味甘、寒,入心、肝、肾经,具有滋阴补血、生津润肠功效。解酒时可取鲜桑葚150g,捣汁饮用。

4.葛根花

性味甘平,善解酒毒,醒脾和胃解渴,主治饮酒过度头痛头昏、烦渴呕吐、胸膈饱胀等症。《脾胃论》有葛花解酲(酲:醉后神志不清)汤,《滇南本草》有葛花清热丸等,均疗醉酒。此外,葛根、葛谷(葛的种子)也有醒酒作用。葛根花10g水煎服,可解酒。

5.草果

辛温,入脾胃经,具有燥湿散寒、除痰截疟之功,因气芳香,还有辟浊之性。另外,还能消宿食,解酒毒。草果10g煎汤饮服,能解酒。

6.高良姜

性味辛、热,入脾胃经,有散寒止痛、温中止呕、消食醒酒之功。高良姜10～15g水煎服,可治饮酒太过,身寒呕逆。

7.菊花

属发散风热类解表药,性微寒,味辛甘苦,能疏散风热、平肝明目、清热解毒。菊花10～15g水煎服,可治饮酒过度引起的头痛、头昏等症。

8.竹茹

甘、微寒,有清热化痰、除烦止呕之功,对胃热或痰热所致的呕吐效果好。竹茹10～15g水煎饮服,可治饮酒后头痛、呕吐等症。

9.白扁豆

属补益脾气药,性味甘温,能健脾、化湿、消暑,兼杀酒毒,亦解河豚毒。白扁豆10～12g水煎饮服,可解酒。

10.苦参

性味苦寒,具清热燥湿、杀虫利尿之功,另有止渴醒酒之效。苦参10～15g煎汤饮服,有益醒酒。

11.肉豆蔻

性味辛温,属温中止涩药,有温中行气、固肠止泻、消食之功。而且可以消宿食,解酒毒,治霍乱。取肉豆蔻10～12g煎水饮服,可治醉酒后脘腹饱胀、呕吐等症。

第四节　益寿延年成药

一、健脾益气方

本类方药均以培补后天脾胃为主,辅以其他法则,兼而用之。脾居中央,以溉四旁,脾胃健旺,斡旋之力充实,则周身皆得其养,气血充盛,便可延缓衰老。

1.人参固本丸

成分:人参、天门冬、麦门冬、生地黄、熟地黄、白蜜。

功效:益气养阴

主治:气阴两虚,气短乏力,口渴心烦,头昏腰酸。

2. 大茯苓丸

成分:白茯苓、茯神、大枣、肉桂、人参、白术、细辛、远志、石菖蒲、干姜、甘草、白蜜。

功效:补中益气,健脾散寒。原书云:"服之去万病,令人长生不老"。

主治:五脏积聚气逆,心腹切痛,结气腹胀,吐逆食不下,姜汤下;羸瘦,饮食无味,酒下。

3. 神仙饵茯苓延年不老方

成分:白茯苓、白菊花、松脂。

功效:健脾利湿,清热明目。原书云:服此药"百日颜色异,肌肤光泽,延年不老"。

主治:脾虚便溏,头昏眼花。

4. 仙术汤

成分:苍术、枣肉、杏仁、干姜、甘草黄、白盐。

功效:温中健脾。原书云:"常服延年,明目。驻颜,轻身不老"。

主治:脾胃虚寒,痰湿内停。

5. 资生丸

成分:人参、白术、茯苓、山药、莲子肉、陈皮、麦芽、神曲、薏仁、白扁豆、山楂、砂仁、芡实、桔梗、甘草、藿香、白豆蔻、川黄连、白蜜。

功效:健脾益胃,固肠止泻。

主治:老年脾虚呕吐,脾胃不调,大便溏泄,纳食不振。

6. 八珍糕

成分:茯苓、莲子、芡实、扁豆、薏米、藕粉、党参、白术、白糖。

功效:健脾养胃,益气和中。

主治:年迈体衰,脏腑虚损,脾胃薄弱,食少腹胀,面黄肌瘦,腹痛便溏等。

二、益肾方

历代方书所载之延年益寿方剂,以补肾者居多,其法有补阴、补阳、阴阳双补等。盖肾为先天之本,元阴元阳所居,肾气旺盛,则延缓衰老而增寿。

1. 彭祖延年柏子仁丸

成分:柏子仁、蛇床子、菟丝子、覆盆子、石斛、巴戟天、杜仲、天门冬、远志、天雄、续断、桂心、菖蒲、泽泻、薯蓣、人参、干地黄、山茱萸、五味子、钟乳、肉苁蓉、白蜜。

功效:益肾填精

主治:体虚、肾衰、记忆力减退等。

2. 乌麻散

成分:纯黑乌麻,量不拘多少。

功效:补肾润燥。原书云:"久服百病不生;常服延年不老,耐寒暑"。

主治:老年肾虚津亏,肌肤干燥,大便秘结。

3. 琥珀散

成分:琥珀、松子、柏子、荏子(白苏子)、芜菁子、胡麻子、车前子、蛇床子、菟丝子、枸杞子、麦冬、橘皮、松脂、牡蛎、肉苁蓉、桂心、石苇、石斛、滑石、茯苓、川芎、人参、杜蘅、续断、远志、当归、牛膝、牡丹皮、通草。

功效:补肾益气养血。原书云:"长服令人志性强,轻体,益气,消谷,能食,耐寒暑,百病除愈"。

主治:老年人五脏虚损,身倦乏力,气短痞闷,饮食无味,腰脊酸痛,四肢沉重,阳痿精泄,二便不利。

4. 胡桃丸

成分:胡桃仁捣膏、破故纸、杜仲、萆薢。

功效:补肾气,壮筋骨。

主治:老年人肾气虚衰,腰膝酸软无力。

5. 补天大造丸

成分:侧柏叶、熟地、生地、牛膝、杜仲、天冬、麦冬、陈皮、干姜、白术、五味子、黄柏、当归身、小茴香、枸杞子、紫河车。

化裁:如骨蒸,加地骨皮、知母、牡丹皮;如血虚,加当归倍地黄;如气虚,加人参、炙黄芪;如肾虚,加覆盆子、炒小茴香、巴戟天、茱萸;如腰脚疼痛,加苍术、萆薢、锁阳酒、续断;如妇人,去黄柏加川芎、香附、黄芩。

功效:大补肾元。《古今图书集成医部全录》云:"此方专滋养元气,延年益寿,若虚劳之人,房室过度,五心烦热,取之神效"。

主治:老人肾阴肾阳俱虚,腰膝无力,口渴烦热。

6. 何首乌丸

成分:何首乌、熟地黄、地骨皮、牛膝、桂心、菟丝子、肉苁蓉、制附子、桑椹子、柏子仁、薯蓣、鹿茸、芸苔子、五味子、白蜜。

功效:滋补肝肾。原书云:"补益下元,黑髭发,驻颜容"。

主治:老年人肾之阴阳俱虚,腰膝无力,心烦难寐。

7. 巴戟丸

成分:巴戟、天门冬、五味子、肉苁蓉、柏子仁、牛膝、菟丝子、远志、石斛、薯蓣、防风、白茯苓、人参、熟地黄、覆盆子、石龙芮、萆薢、五加皮、天雄、续断、杜仲、沉香、蛇床子、白蜜。

功效:补肾、健脾、散寒。原书云:"治肾劳,腰脚酸疼,肢节苦痛,目暗,心中恍惚,夜卧多梦,心腹胀满,四肢痹疼,多吐酸水,小腹冷痛,尿有余沥,大便不利,悉皆主之。久服延年不老,万病除愈"。

主治:老年脾肾两虚,腰腿酸痛,腹胀冷痛。

8. 延寿丹

成分:天门冬、远志、山药、巴戟天、柏子仁、泽泻、熟地、川椒、生地、枸杞、茯苓、覆盆子、赤石脂、车前子、杜仲炒、菟丝子、牛膝、肉苁蓉、当归、地骨皮、人参、五味子、白蜜。

功效:滋肾阴、补肾阳。《医学正传》所载之延寿丹出自《千金方》,无车前子、赤石脂,有鹿茸、菖蒲、大茴香。并云:"治诸虚百损,怯弱欲成痨瘵,及大病后虚损不复,凡人于中年后常服,可以却疾延年"。

主治:治疗老年人腰酸腿软,头晕乏力,阳痿尿频。

9.八仙长寿丸

成分:生地黄、山茱萸、白茯神、牡丹皮、五味子、麦门冬、干山药、益智仁、白蜜。

功效:滋补肾阴。原书云:"年高之人,阴虚筋骨萎弱无力,并治形体瘦弱无力,多因肾气久虚,憔悴盗汗。发热作渴"。

主治:老年人肾亏肺燥,喘嗽口干,腰膝无力。

10.十全大补汤

成分:人参、白术、白茯苓、当归、川芎、白芍、熟地黄、黄芪、肉桂、麦门冬、五味子、炙甘草、生姜、大枣。

功效:健脾益肾

主治:治老年气血衰少,倦怠乏力,能养气益肾,制火导水,使机关利而脾土健。

11.阳春白雪糕

成分:白茯苓、淮山药、芡实仁、莲肉、陈仓米、糯米、白砂糖。

功效:健脾益气

主治:年老之人元气不足,脾胃虚衰。

12.神仙巨胜子丸

成分:巨胜子、生地、熟地、何首乌、枸杞子、菟丝子、五味子、枣仁、破故纸、柏子仁、覆盆子、芡实、广木香、莲花蕊、巴戟天、肉苁蓉、牛膝、天门冬、韭子、官桂、人参、茯苓、楮实子、天雄、莲肉、川续断、山药、白蜜或大枣。

功效:滋肾填精,温补肾阳。原书云:"安魂定魄,延长寿命,添髓驻精,补虚益气,壮筋骨,润肌肤","耳聋复聪,眼昏再明。服一月元脏强盛;六十日发白变黑;一百日容颜改变,目明可黑处穿针,冬月单衣不寒"。

主治:肾阴阳虚衰,腰痛腿软,畏寒肢冷,尿频便溏。

13.还少丸

成分:山药、牛膝、远志、山萸肉、楮实、五味子、巴戟天、石菖蒲、肉苁蓉、杜仲、舶茴香、枸杞子、熟地、白蜜、大枣。

功效:补益肾气

主治:可大补真气虚损,肌体瘦,目暗耳鸣,气血凝滞,脾胃怯弱,饮食无味等。

14.双芝丸

成分:熟地、石斛、肉苁蓉、菟丝子、牛膝、黄芪、沉香、杜仲、五味子、薏苡仁、麝香、鹿角霜、白茯苓、天麻、干山药、覆盆子、人参、木瓜、秦艽、白蜜。

功效:添精补髓,调和脏腑。原书云:"治诸虚,补精气,填骨髓,壮筋骨,助五脏,调六腑,久服驻颜不老"。

主治:年高体弱,腰膝酸软,阳虚畏寒。

15.延生护宝丹

成分:菟丝子、肉苁蓉、晚蚕蛾、家韭子、枣、葫芦巴、莲实、桑螵蛸、蛇床子、白龙骨、于莲花蕊、乳香、鹿茸、丁香、木香、麝香、荞麦面。

功效:温补肾阳。原书云:"补元气,壮筋骨,固精健阳,通和血脉,润泽肌肤,延年益寿"。

主治:肾虚阳痿,滑精早泄,夜尿频多,腰背酸痛。

16.二精丸

成分:黄精、枸杞子、白蜜。

功效:滋阴补肾。原书云:"常服助气益精,补填丹田,活血驻颜,长生不老"。

主治:老年人虚阴不足,头晕耳鸣,口舌干燥。

17.益寿地仙丸

成分:甘菊、枸杞、巴戟天、肉苁蓉、白蜜(春秋枸杞、菊花加一倍,冬夏苁蓉、巴戟加一倍)。

功效:补肾清肝。原书云:"久服清头目,补益丹田,驻颜润发"。

主治:老年人肾虚,目花耳鸣,大便秘结。

18.仙茅丸

成分:仙茅、羌活、白术、狗脊、防风、白茯苓、姜黄、菖蒲、白牵牛、威灵仙、何首乌、苍术、白蜜。

功效:散风通络,补肾健脾。原书云:"治风顺气,调利三焦,明耳目,益真元,壮筋骨,驻颜色,保生延年"。

主治:年老体弱,脾肾虚弱,腰膝酸痛。

19.枸杞子丸

成分:枸杞子、菊花、肉苁蓉、远志、萸肉、柏子仁、人参、白茯苓、肉桂、黄芪、牛膝、生地黄。

功效:补肾养心。原书云:"平补心肾,延年驻颜"。

主治:老年人肾虚腿软,夜寐不佳。

20.苁蓉丸

成分:肉苁蓉、山萸肉、五味子、菟丝子、赤石脂、白茯苓、泽泻、熟干地黄、山茱萸、巴戟天、覆盆子、石斛。

功效:补肾和胃。原书云:"治肾脏虚损,补真脏气,去丹田风冷,调顺阴阳,和胃气,进饮食,却老"。

主治:老年脾肾虚弱,食欲不振,二便不调。

21.补骨脂丸

成分:补骨脂、白蜜、胡桃肉。

功效:温润补肾。原书云:"暖下元,补筋骨,久服令人强健,悦泽颜色",《奇效良方》云:"久服延年益气"。

主治:老年肾虚,腰膝酸痛。原书云:"治因感湿阳气衰绝"。

22.养血返精丸

成分:补骨脂、白茯苓、没药。

功效:补肾活血《古今图书集成医部全录》记载:"昔有人服此,至老不衰;盖破故纸补肾。茯苓补心,没药养血,三者既壮,自然身安"。

主治:肾气不足,气血瘀滞。

23. 延龄固本丹

成分:菟丝子、肉苁蓉、天门冬、麦门冬、生地黄、熟地黄、山药、牛膝、杜仲、巴戟、枸杞、山萸肉、人参、白茯苓、五味子、木香、柏子仁、覆盆子、车前子、地骨皮、石菖蒲、川椒、远志肉、泽泻。

功效:益肾壮阳

主治:诸虚百损,中年阳事不举,未至五十须发先白。

24. 不老丸

成分:人参、川牛膝、当归、菟丝子、巴戟天、杜仲、生地、热地、柏子仁、石菖蒲、枸杞子、地骨皮、白蜜。

功效:补肾充元,益气安神。《奇效良方》名神仙不老丸。并云:"此方非特乌髭发,大能安养荣卫,补益五脏,和调六腑,滋充百脉,润泽三焦,活血助气,添精实体"。

主治:老年头昏头痛,烦躁不安,精神疲惫,倦怠乏力。

25. 全鹿丸

成分:鹿用胶、青毛鹿茸、鹿肾、鲜鹿肉、鹿尾、熟地、黄芪、人参、当归、生地、肉苁蓉、补骨脂、巴戟天、锁阳、杜仲、菟丝子、山药、五味子、秋石、茯苓、续断、葫芦巴、甘草、覆盆子、白术、川芎、橘皮、楮实子、川椒、小茴香、沉香、大青盐。

功效:固精益气,滋补强壮。原书云:"此药能补诸虚百损,五劳七伤,功效不尽述。人制一料服之,可以延寿一纪"

主治:老年体衰。头晕目眩,耳鸣耳聋,腰膝无力,形寒肢冷,小溲余沥。

26. 斑龙丸

成分:白茯苓、补骨脂、鹿角胶、鹿角霜、菟丝子、熟地黄。

功效:补肾气,滋肾阴。原书云:"老人虚人常服,延年益寿"。

主治:老年人肾阴肾阳俱虚,腰酸、阳痿、难寐。

27. 龟龄集

成分:鹿茸、穿山甲、石燕子、小雀脑、海马、紫梢花、旱莲草、当归、槐角子、枸杞子、杜仲、肉苁蓉、锁阳、牛膝、补骨脂、茯苓、熟地、生地、菊花等三十三种。

功效:温肾助阳,补益气血。

主治:阳痿遗精,头昏眼花,步履维艰,腰腿酸软,神倦乏力等。

28. 大造丸

成分:紫河车、黄柏、杜仲、牛膝、生地黄、砂仁、白茯苓、天门冬、麦门冬、人参。

功效:滋阴补肾。

主治:治虚损痨瘵,神志失守,内热水亏。男子遗精,女子带下。又能乌须黑发,聪耳明目。

第五节　食物保健

一、蔬菜类

（1）芹菜：芹菜性味甘凉。含蛋白质、脂肪、碳水化合物、多种维生素、纤维素等。具有保血脉、益气、清热和通利大、小肠的作用，对高血压患者的降压效果更为明显。芹菜特殊的芳香气味有健胃、兴奋神经的作用；其所含纤维素可帮助消除胃肠道的残留废物，从而具有促进肠胃排除毒素的作用。

（2）菠菜：菠菜性味甘凉。含多种维生素、铁、磷、纤维素以及叶绿素等。具有利五脏、活血脉、通肠胃、开胸膈、调中气、解酒毒和润肺的作用。菠菜中的叶绿素对血液有清洁作用；铁质是红血球的重要成分；菠菜含有大量的纤维素，多食对痔疮和习惯性便秘有利。菠菜能促进胰腺分泌，服助消化，其用于鼻出血、牙出血和贫血疗效肯定。

（3）甜菜：甜菜味甘、微苦，性寒滑。甜菜根含蛋白质、碳水化合物，叶中含维生素 B1、维生素 P、维生素 E 和丰富的钙、磷以及多种微量元素。其中铁、铜、锰元素可治疗贫血、伤风、碘可预防和治疗甲状腺肿大，也可防治动脉硬化；甜菜中的镁元素可调节血管的紧张度，阻止血管中的血栓形成，同时可治疗高血压；甜菜中的胆碱和卵磷脂，能促进人体对蛋白质的吸收利用度，并可改善肝脏功能。甜菜还有一定的抗癌作用。近年发现用甜菜汁擦脸、待汁干后涂一层雪花膏，可使皮肤保持光泽红润。

（4）黄花菜：黄花菜中药谓之"萱草"，民间俗称"忘忧草"，具有开胸宽膈，养血平肝，镇静安神之功。黄花菜性味甘平，含有蛋白质、脂肪、碳水化合物、钙、磷、铁、胡萝卜素、核黄素、尼克酸等。具有养血平肝、利尿消肿的作用。主治头晕、耳鸣、心悸、失眠，抑郁症、腰痛、吐血、鼻出血、大肠下血、水肿及淋病。另外，黄花菜还有很好的通乳作用。

（5）韭菜：韭菜熟食性味甘温，生食性味辛热。含有蛋白质、碳水化合物、钙、磷、铁、胡萝卜素、维生素 B1、维生素 B2、维生素 B5、维生素 C、挥发油、硫化物、蒜和纤维素。具有温中下气，补肾益阳，调和脏腑，暖胃，增进食欲，除湿，理血的作用。韭菜子含有皂甙和生物碱，适用于阳虚所致的阳痿、遗精、小便频数、遗尿、白带、白浊和肝肾两虚引起的腰膝冷痛、小腹疼痛等。韭菜根中含有硫化物、苷类和苦味质，具有兴奋、散热、活血、止血、止泻、补中益肝、通利血脉及消炎的作用。

（6）洋葱：洋葱含有蛋白质、糖类、钙、磷、铁以及多种维生素。洋葱具有杀灭金黄色葡萄球菌、白喉杆菌的作用，妇科可用其治疗滴虫性阴道炎；取新鲜洋葱捣烂外敷，可治疗某些皮肤病和皮肤溃疡；洋葱还可增进胃肠道功能，对肠无力症和非痢疾性肠炎具有一定的疗效；洋葱细胞中含有一种和人体激素相同的物质—前列腺素 A1，能使血管扩张，对降低血压有显著作用。另外，洋葱中钙含量高，对于老年人保健很有益处。

（7）大蒜：大蒜味辛、性温。含有大蒜素、糖、脂肪、蛋白质、氨基酸、维生素 B、维生素 C 和多种无机盐。大蒜具有杀菌、抑制细菌滋生的作用，可用于治疗肠道寄生虫和细菌性肠炎；对于霍乱、伤寒、痢疾、肺部感染和流行性感冒均有良好的预防和治疗作用；大蒜可促进胃液分泌,治疗胃酸缺乏症;并对高血压、动脉硬化、肺结核具有一定的疗效;大蒜还可调整体内排水机能,对于积水引起的水肿病有防治作用。另外,国外专家研究证明大蒜可预防放射性物质对人体的危害,并能减轻由此造成的不良后果。

(8)萝卜:萝卜味辛甘、性凉。含有大量的维生素 C、维生素 B、钙、磷、铁、酶、糖类、脂肪、芥子油等。具有消食顺气,醒酒、化痰、治喘、解毒、散瘀、利尿、止咳、补虚的功效。萝卜中的芥子油可以辅助消化酶促进食欲,治疗消化不良;萝卜中的酶可分解致癌物质亚硝胺,从而达到预防癌症的作用;萝卜中含有一种木质素,可使人体中的巨噬细胞活力增强,可吞噬和杀灭各种致病菌和癌细胞。

(9)胡萝卜:胡萝卜性味甘辛、微温。含有丰富的胡萝卜素、果胶、挥发油、人体必需的矿物质和微量元素。经常食用胡萝卜可防治因维生素 A 缺乏的夜盲症,减轻因化疗所致的恶心、呕吐、食欲减退、白细胞下降等症,并有利于儿童的生长发育和智力发展。胡萝卜具有止泻、增进消化和杀菌的作用,可用于治疗小儿疳积。胡萝卜中的胡萝卜素可增强人体免疫力、抗癌,并可防止放射线对机体的损伤。

(10)西红柿:西红柿味甘酸、性微寒。含有大量的维生素 C、矿物质、碳水化合物、有机酸等。西红柿中大量的维生素 C 是人体结缔组织所需要的成分,结缔组织主要集中在软骨、血管壁、韧带和骨的基层部分,西红柿对于这些部分具有增大其动力、和伸缩自如能力的作用。由于西红柿性甘寒,对于防治食肉过多所致便结、口渴、口臭、胸膈闷热以及喉炎肿痛皆有益。

(11)百合:百合味甘平、性微寒。含淀粉和蛋白质,具有解热镇咳、润肺、清心安神的作用。可治疗肺燥咳嗽,咯血,低热,惊厥及失眠等症。外感发热未愈、伤风咳嗽未好、平时胃肠有寒滞或消化不良者,均不宜食百合。

(12)苦瓜:苦瓜性味苦寒。含蛋白质、无机盐、粗纤维、腺激素、生物碱、苦瓜素、多种氨基酸、半乳糖基酸、果胶、矿物质及维生素等。具有清热解毒,降血压,降血糖等作用。感冒发热患者食用苦瓜有助于降低体温,且清肠通便。外国科学家从苦瓜中提取出一种奎宁精的物质,其中含有生物活性蛋白质,有利于人体皮肤新生和创伤愈合。所以,经常食用苦瓜能增强皮肤的活力,可使肌肤变得细嫩。

(13)南瓜:南瓜味甘、性温。含有丰富的糖类、淀粉、蛋白质、脂肪、维生素 A、维生素 B、维生素 C、钙、磷及矿物质。南瓜具有补中益气,祛除五脏积热之功。可预防胃肠寄生虫、脏腑炎症、降低血糖等。南瓜子可驱虫;瓜瓤可清热利湿、解毒,适用于烧伤、异物创伤的辅助治疗。

(14)冬瓜:冬瓜性味甘寒。含蛋白质、矿物质和多种维生素。具有利尿、消肿、祛湿泄热的作用。炎夏时,用冬瓜煲汤饮可使胸膈清凉;若身体发热、尤其是热毒结聚于胃肠,造成头痛目赤、口干、大便秘结、小便呈金黄色时,可喝冬瓜汤。冬瓜子可清肺热、化痰、排脓利湿。用于治疗肺脓疡,痰若咳嗽,小便不利,水肿。冬瓜皮可利小便、消水肿。

(15)莲藕:莲藕味甘、性寒凉。藕中含有丰富的膳食纤维,每 100g 含有维生素 C 44mg、维生素 E 0.73mg、钾 243mg、钙 39mg 及多种微量元素。传统饮食养生学认为,生食藕,其性味甘寒,有生津凉血、清热开胃、止热渴、解酒毒的功效;熟食则其性味甘温,有健脾益胃、补心养血、生肌止泻的功效。生食藕可将其洗净去皮,切为薄片,加白醋及白糖调味,清脆甘香,酸甜可口。熟食藕的方法更多,如将藕洗净去皮,用糯米填塞在藕孔内,蒸熟后切为厚片,撒上白糖及少许桂花,为"桂花糯米藕",是具有江南特色的小吃。将藕切丝、青红椒切丝、水发木耳切丝、瘦肉切丝,加葱姜蒜及调料用旺火炒熟,就是"色、香、味、养"俱全的热菜"五彩藕丝"。晚秋正是收获藕的季节,适量地多吃一些藕确有养生保健的效果。平时食用藕时,人们往往除去藕节不用。其实藕节是一味极好的止血良药,其味甘、涩,性平,含丰富的鞣质、天门冬素,专治各种出血,如吐血、咳血、尿血、便血、子宫出血等症。民间常用藕节六、七个,捣碎加适量红糖煎服,用于止血,疗效甚佳。

(16)莴苣:莴苣含有大量植物纤维素,能促进肠壁蠕动、通利消化道,可治疗便秘,是贫血患者的最佳食料。推荐鱼腥草拌莴苣。具有清热解毒,利湿祛痰的功效。

(17)草菇:草菇蛋白质中,人体八种必需氨基酸齐全、含量高,占氨基酸总量的38.2%,可抑制癌细胞生长,特别是对消化道肿瘤有辅助治疗作用,能加强肝肾的活力。

(18)豌豆:豌豆中富含人体所需的各种营养物质,尤其是含有优质蛋白质,可以提高机体的抗病能力和康复能力。而豌豆中富含的粗纤维,能促进大肠蠕动,保持大便顺畅,起到清洁大肠的作用。

(19)茄子:夏季对人体的损耗大,茄子中含有维生素E,有防止出血和抗衰老功能,常吃茄子能够延缓人体衰老。茄子是为数不多的紫色蔬菜之一,在它的紫皮中含有丰富的维生素E和维生素P,是其他蔬菜所不能替代的。

二、谷物类

(1)大米:大米又名粳米,味甘性平,具有补中益气、健脾和胃、除烦渴的功效。冬天室内暖气较热,空气干燥,早晚喝点大米粥,可以远离口干舌燥的困扰。特别需要提醒糖尿病患者的是,大米不同的烹调方法对血糖的影响不同。研究表明,等量大米煮成的干饭比稀饭对血糖的影响小。因此,糖尿病患者早餐进食干饭有利于控制血糖。

(2)小米:小米又名粟米,味甘性平,有健脾和胃的作用,适用于脾胃虚热、反胃呕吐、腹泻及产后、病后体虚者食用。小米熬粥时上面浮的一层细腻的黏稠物,俗称为"米油"。中医认为,米油的营养极为丰富,滋补力最强,有"米油可代参汤"的说法。

(3)绿豆:绿豆又名青小豆,因其营养丰富,可作豆粥、豆饭、豆酒、炒食,或做饵馈糕,或发芽做菜,故有"食中佳品,济世长谷"之称。《开宝本草》记载:"绿豆,甘,寒,无毒。入心、胃经。主丹毒烦热,风疹,热气奔豚,生研绞汁服,亦煮食,消肿下气,压热解毒。"

(4)玉米:玉米味甘性平,具有健脾利湿、开胃益智、宁心活血的作用。玉米油中的亚油酸,能防止胆固醇向血管壁沉淀,对防止高血压、冠心病有积极作用。此外,它还有利尿和降低血糖的功效,特别适合糖尿病患者食用。美国科学家还发现,吃玉米能刺激脑细胞,增强人的记忆力。玉米中所含的黄体素和玉米黄质,可以预防老年人眼睛黄斑性病变的发生。

(5)高粱:高粱味甘性温,有健脾益胃的作用。小儿消化不良,可取高粱入锅炒香,去壳磨粉,每次取 2~3g 调服。但高粱性温,含有具收敛止泻作用的鞣酸,便秘者不宜食用。

三、瓜果类

(1)西瓜:西瓜性味甘寒。含葡萄糖、果糖、蔗糖、磷酸、维生素 A、维生素 B、维生素 C、多种氨基酸、钙、铁、磷和粗纤维。西瓜可用于治疗高热、便秘、黄疸、咽喉炎、扁桃腺炎,利尿、祛除暑热和胃肠积热。瓜瓤可消炎退肿,瓜子可清肺润肠,经霜的西瓜还可治疗牙痛。

(2)苹果:苹果性平、味甘酸。含维生素 A、B、C、糖类、果胶、脂肪、苹果酸、枸橼酸和纤维素。具有利痰作用。如果胃有积热、肺有燥火所致的咳嗽、胸隔闷满、大便不畅,可多食苹果或饮用苹果汁;对于消化不良、便秘或习惯性便秘、血燥血热所致皮肤瘙痒或炎症者,常以苹果食疗其效佳。苹果含有大量的果胶,果胶可阻止体内胆固醇重吸收,使胆酸排出体外、减少体内胆固醇的含量。因此,适用于血液中胆固醇增高引起的病变。另外,苹果中所含丰富的维生素 C、果糖、微量元素镁,也有助于胆固醇的代谢。苹果中的纤维素可清除牙龈中的污垢;这种纤维素在肠道吸收大量的水分、从而呈凝胶状,可使糖的吸收缓慢而均匀。因此,可降低血糖,对于糖尿病患者具有一定的疗效。纤维素还能增加粪便容量,对解除便秘、治疗痔疮和大肠癌有益。

(3)梨:梨性味甘甜、微酸。含糖、苹果酸、柠檬酸、烟酸、维生素 B1、维生素 B2、维生素 C、胡萝卜素及矿物质。有润肺、止咳、化痰的作用。用于治疗感冒咳嗽,急、慢性支气管炎;梨还具有保肝、降血压、促进饮食、助消化等功效。鸭嘴梨可润肺清心,消炎降火,解疮毒、酒毒;沙梨可清理胃肠积热,生津止渴;秋子梨又称山梨、野梨,为酸涩甘、性寒。主含糖类、维生素 C、有机酸及鞣质等。具有生津润燥,清热化痰,收敛止泻作用。

(4)香蕉:香蕉性味甘寒。含丰富的糖、磷、果胶、钙、铁、多种维生素和酶类。具有润肠利便的作用。感冒发热、不思食欲者,可以香蕉代饭吃;习惯性便秘、高血压、血管硬化患者,可经常食用香蕉进行调理。外国科学家研究证明,未成熟的香蕉有刺激胃黏膜细胞生长的作用,可保护胃壁免受胃酸的破坏,起到预防和治疗胃溃疡的作用。口服香蕉液可保持人体体液平衡,可用于治疗腹泻。香蕉皮含有蕉皮素,有抑制细菌的作用,可治疗细菌感染所引起的皮肤瘙痒症;香蕉皮煎汤服可预防脑溢血。

(5)桔子:桔子性味甘平。含丰富的糖类、多种维生素、枸橼酸、矿物质;桔皮含橙皮甙、柠檬酸和柠檬萜。桔皮有理气化痰,健胃降逆,祛风止痛等功效。可用于治疗咳嗽痰多,脘腹胀满,恶心呕吐,胸闷呃逆,食欲不振等。桔皮中的橙皮甙和柠檬酸可用于治疗高血压、心肌梗塞、脂肪肝;橘络可化痰通络,适于咳嗽痰多,痰咳不畅和高血压患者;桔核有行气、散结、疏肝止痛的功效。用于男子疝气、睾丸肿痛;女子乳腺炎、月经期乳房肿痛等症。

(6)桃子:桃子性味甘酸、温。含蛋白质、脂肪、粗纤维、钙、磷、铁、胡萝卜素、硫胺素、核黄素、尼克酸、抗坏血酸。具有生津、润肠、活血、消积的作用。桃仁含苦杏仁甙,有破血行瘀,润燥滑肠的作用。可治闭经、疟疾、跌打损伤、血燥便秘;桃叶可治疟疾、疮疖、慢性荨麻疹;桃花具有美颜作用。

(7)猕猴桃:猕猴桃性味甘酸、寒。含有丰富的糖、维生素C、钠、钾、磷等矿物质。具有清热止渴,消痛通淋的作用。对消化道癌、高血压、心脏病、肝炎和尿道结石有防治作用。

(8)葡萄:葡萄性味甘平。含有糖、草酸、柠檬酸、苹果酸、蛋白质、钙、磷、铁、胡萝卜素、硫胺素、核黄素、尼克酸、维生素C等。具有补气、滋肾阴、益肝阴、养胃、御风寒、强筋骨、通淋逐水、止泻、安胎的作用。葡萄中的葡萄糖可助消化,止呕吐,润大便,补气养血,治湿气,预防流产。

(9)山楂:山楂性味酸甘、微温。含有酒石酸、柠檬酸、山楂酸、黄酮类、类脂、糖类及甙类。具有健胃,宽胸膈,祛郁气,消积,散瘀,化痰,消腥味,去油腻,开胃导致的作用。山楂有收敛镇痛的作用,对产后腹痛,瘀血引起的流血不止,肠出血,痔疮出血均有疗效。山楂对于心脏衰竭,心源性气喘和冠心病疗效亦佳。

(10)枣:枣性味甘凉。含有蛋白质、脂肪维生素、黏液质、钙、磷、铁等多种成分。具有补脾益胃,益气养血,抗衰老的作用。枣的品种很多,有红枣、黑枣、蜜枣、南枣等。红枣含有丰富的环磷酸腺苷,能调节细胞的分裂繁殖,有助癌变细胞向正常细胞转化,且有补血润肤的作用;黑枣有滋润养血的功效,妇女产后食用可促进精神和体力复原;蜜枣能润肺止咳;南枣补气益血,润肺生津,且可壮胃气,健脾胃。

(11)草莓:夏季是盛产草莓的季节,食用草莓能促进人体细胞的形成,维持牙齿、骨、血管、肌肉的正常功能和促进伤口愈合,增强人体抵抗力,并且还有解毒作用。草莓含有多种有机酸、果酸和果胶类物质,能分解食物中的脂肪,促进消化液分泌和胃肠蠕动,排除多余的胆固醇和有害重金属。

四、肉禽类

(1)猪肉:猪肉性味甘咸。含有大量的脂肪、蛋白质、维生素B、少量的维生素A、维生素C、和矿物质。猪肉能开胃生津,滋润肌肤。身体瘦弱者常食猪肉可使身体丰满,处在发育期的儿童常食猪肉可助长肌肉发育。猪胆性味苦寒。含胆汁酸类、胆色素、粘蛋白、脂类及无机盐。具有清热解毒、润燥通便的作用。可用于镇咳、平喘、消炎、抗过敏。主治便秘、黄疸、痢疾、目赤、百日咳、哮喘、泄泻、喉痹、痈肿、疔疮等;猪血含蛋白质、矿物质、钙、铁、钾、镁、锌、铜。可预防儿童缺铁性贫血、佝偻病、软骨病。能治疗头痛、眩晕、脘腹胀满、恶心呕吐、食积不消、不饥食少症;猪脚能下乳汁,解百毒,祛寒热,治败疮。产后食之,可预防瘀滞发热等疾病;猪心可治惊恐、忧虑、心悸、气逆及妇女产后中风等。猪肝可治小儿惊痫,补肝明目,疗肝虚浮肿;猪肺可补肺,治疗肺虚咳嗽,润肺理肠;猪肾可补肾气,利膀胱、暖腰膝,治耳聋、耳鸣,补虚损,治产后虚汗和下痢等;猪肚可补中益气,补虚损,消积滞,疗恶疮;猪肠可治虚渴及小便频数,补下虚损,润肠去燥。

(2)牛肉:牛肉性味甘温。含丰富的蛋白质、磷、铁、及少量的脂肪。具有养脾胃,补中气的作用。牛脑可补脑,对内分泌失调、新陈代谢障碍等症也有一定的治疗作用。老年人多尿、精神欠佳,可用牛脑配合一些补益药食用;牛胆味辛性寒。含有胆红素、胆酸、胆固醇、麦角固醇、脂肪酸、卵磷脂等。具有清热解毒,镇静安神,开窍豁痰,清心止痉的作用;牛角味苦咸、性寒。具有清热解毒,凉血止血的作用;牛血含蛋白质、脂肪、有机物、无机盐、氨基酸等。具有理气补中的作用。牛血煮熟服能治便血,血痢、妇女闭经。对血虚瘦弱、病后体虚、不思饮食者,食用猪血可增强体质,健脾开胃;牛奶性味甘平。含酪蛋白、白蛋白、球蛋白、氨基酸、脂肪、维生素、钙、磷、铁、镁、钾、硫、钠。具有补虚损,益肺胃,生津润肠的作用。外国专家发现牛奶中含有乳清酸,可阻断肝脏合成胆固醇,从而降低血液中胆固醇的水平。牛奶可刺激胆囊排空,抑制胆结石的形成。牛奶中的钙、蛋白质和氨基酸可保持血管弹性,预防高血压和脑溢血。从牛奶中提取出的一种液酸物质,可分化人体细胞、控制人体免疫功能和生命。

(3)羊肉:羊肉性味甘温。含丰富的蛋白质、脂肪、钾、钙、磷、铁、维生素 B_1、维生素 B_2,具有温中补虚,益气血,壮肠胃,健体力的作用。羊脑营养丰富,可补脑、使大脑皮质运动加强,血管壁的运动和神经活动能力恢复正常;羊血含蛋白质、脂肪、无机盐。有止血、祛瘀、凉血、补血、解毒的作用;羊血煮熟加醋内服可治疗痔疮;口服新鲜羊血可治吐血、鼻出血及产后出血不止;羊血外用涂擦患处,可治各种外伤出血。

(4)鸡肉:鸡肉味甘、性温。含蛋白质、脂肪、钙、磷、铁、维生素 A、维生素 B、维生素 C、维生素 E 和尼克酸等。具有温中益气,补中添髓的作用。对虚痨瘦弱,中虚纳呆,泄泻、下痢、水肿、小便频数、崩漏、带下、产后缺乳、病后体虚均有疗效。鸡胆性味苦寒。有清热止咳、祛痰解毒的作用。可治咳嗽,目赤流泪,耳后湿疮,痔疮等疾患。对百日咳的疗效优佳;鸡内金性味甘平。有消积滞,健脾胃的作用。可治食积胀满,呕吐、反胃、泄泻、疳积、遗尿等症;鸡血除含蛋白质、脂肪、无机盐外,其红细胞含维生素 C 有益血、通络、祛风的作用。适用于目赤流泪,痈疽疮癣,小儿惊风,口面歪斜的治疗。鸡血兼有理气分热,补中益肾,利水通经的效果。对口疮、疮癣瘙痒、用热雄鸡血外擦患处,疗效较佳。对筋骨折伤、饮热鸡血能舒筋活络,改善局部血液循环。鸡血与酒同饮,发痘效果尤佳;鸡蛋含水分、蛋白质、脂肪、无机盐、丰富的卵磷脂、维生素 A、维生素 B、维生素 C、铁、磷、钙等矿物质。具有驱风消痛,止痒、祛瘀的作用。用于治疗慢性咽炎,无名肿毒等。

(5)鲤鱼:鲤鱼性味甘平。含蛋白质、脂肪、钙、磷、铁、维生素 B_2 和尼克酸。具有通乳,治脚气,祛黄疸,利水肿的作用。通常作为利尿剂。

(6)鲫鱼:鲫鱼性味甘平。含蛋白质、脂肪、钙、磷、铁、硫胺素、核黄素、尼克酸。具有健脾利湿的作用。常用于治疗脾胃虚弱,痢疾、便血、水肿、淋病、痈肿、溃疡等。鲫鱼和中药配合使用,可治疗高血脂症并发的高血压,冠心病,糖尿病和肾病综合征。

(7)黄鳝:黄鳝性味甘温。含蛋白质、脂肪、钙、磷、铁。具有补虚损,祛风湿的作用。可用于治疗年老体虚、痢疾、淋巴结核病。黄鳝体内含有黄鳝素 A、黄鳝素 B,这两种物质具有显著的降血糖、和调节血糖的生理作用。黄鳝血具有祛风、活血、壮阳的作用。可治疗口脸歪斜,耳痛,鼻出血,癣、瘘等疾病。

(8)鸭蛋:俗称立夏吃蛋,叫做"补夏",使人在夏天不会消瘦,不减轻体重,劲头足,干活有力。咸鸭蛋中钙质、铁质等无机盐含量丰富,含钙量、含铁量比鸡蛋、鲜鸭蛋都高,是夏日补充钙、铁的首选。

(9)章鱼:章鱼有补血益气、治痈疽肿毒的作用。它含有丰富的蛋白质、矿物质等营养元素,并还富含抗疲劳、抗衰老、能延长人类寿命等重要保健因子——天然牛黄酸。一般人都可食用,尤适宜体质虚弱、气血不足、营养不良之人食用。

第六节　药食同疗

一、茶花饮

处方配料:茶叶 2g,金银花 1g。

制法:上述配料用沸水冲泡 5min。

用法:每日饭后饮一杯。

适应证:外感发热。

二、银耳冰糖羹

处方配料:银耳 5g,冰糖适量。

制法:取银耳用温水浸泡 30min,然后放入适量冰糖,用文火煲 20~30 分钟,即可。

用法:1d 食完,每天早、晚各一次。

适应证:阴虚发热,夜间盗汗,内热口干,心悸,眼睛干涩。

三、黄芪红枣煎

处方配料:黄芪 20g,淮山药 20g,红枣 10 枚,猪瘦肉少许。

制法:上述配料加水适量,用文火煎煮 1h,过滤,即可。

用法:1d 分为多次饮用,3d 为一疗程。

适应证:多汗,汗出淋漓不止。

四、枸杞羊脑羹

处方配料:枸杞子 30g,羊脑一付。

制法:将枸杞子、羊脑放入容器中,加入清水适量,隔水炖熟,即可。

用法:调味后食用。

适应证:精血亏虚,头昏眼花。

五、天麻猪脑羹

处方配料:天麻 10g,陈皮 10g,猪脑一付。

制法:将猪脑洗净置瓦罐中,加入天麻、陈皮及清水适量,隔水炖熟,即可。

用法:适当调味服食。

适应证:肝肾亏虚,眩晕耳鸣,头脑胀痛。

六、香蕉冰糖羹

处方配料:香蕉 3 根,冰糖适量。

制法:取成熟香蕉,去皮、切断,加入适量冰糖及清水一碗,隔水炖 1h,即可。

用法:饮汁、食蕉。

适应证:便秘、燥热、咳嗽。

七、冰糖黄精煎

处方配料:冰糖 50g,黄精 30~50g。

制法:先将黄精用冷水泡发 5h,再加入冰糖和清水适量,用文火煮至黄精烂熟后,即可。

用法:饮汤、食黄精。

适应证:肺燥干咳无痰、或痰中带血。

八、杨梅露

处方配料:鲜杨梅 500g,冰糖 50g。

制法:将上述配料共捣烂置入瓷罐中,密封,放置自然发酵成酒,取出,用纱布滤汁,再置锅中煮沸,停火待冷后装瓶,密闭保存,越陈久越佳。

用法:随量饮用。

适应证:暑热泄泻。

九、清肠粥

处方配料:大米 30g,酥油 15g,蜂蜜 15g。

制法:大米加清水煮粥,待粥熟时加入酥油和蜂蜜,即可。

用法:待温服食。

适应证:大便燥结。

十、香蕉芝麻羹

处方配料:香蕉 500g,黑芝麻 15g。

制法:将黑芝麻炒香、香蕉去皮,二者混合拌匀,即可。

用法:1d 内食尽。

适应证:高血压兼便秘。

十一、益精补血通便膏

处方配料:黑芝麻、桑椹、胡桃仁个等分,蜂蜜适量。

制法:将上述配料混合捣烂,加入蜂蜜适量调匀,即可。

用法:每日 3 次,每服 2~3 匙,空腹用水冲服,连服数日。

适应证:精亏肠燥便秘、妇女产后便秘。

十二、狗肉黑豆煲

处方配料:狗肉 500g,黑豆 200g。
制法:将狗肉、黑豆置锅内,加入清水及适量食盐,加热煲烂,即可。
用法:食用狗肉和黑豆。
适应证:肾虚腰痛。

十三、解暑粥

处方配料:绿豆、薏米、冰糖各取适量。
制法:将绿豆和薏米置锅内,加清水适量煮粥,待粥熟时加入冰糖溶于其中,即可。
用法:待凉食粥。
适应证:炎夏暑热。

十四、清肝解暑饮

处方配料:白菊花 20g,薄荷 10g,白糖 20g。
制法:将白菊花、薄荷、白糖放入容器内,加入沸水 1000ml 冲泡,即可。
用法:凉后饮用,不拘次数。
适应证:肝火炽盛,口苦目赤,暑热烦渴。

十五、葱白大蒜汤

处方配料:葱白 500g,大蒜 250g。
制法:将葱白、大蒜切碎,加水 2000ml,煎煮 30min,过滤取汁,即可。
用法:口服,1 日 3 次,每次 250ml。连服 2~3d。
适应证:流行性感冒。

十六、楂菊决明饮

处方配料:山楂 10g,杭菊花 10g,决明子 15g。
制法:将上述三味置沙罐中加水适量,文火煎煮 25min,过滤取汁,即可。
用法:代茶饮,每天 3 次,每次 50ml,连服个月;同时,每次加服维生素 C1 片。
适应证:高血脂症。

十七、降压粥

处方配料:绿豆 100g,海带 100g,粳米适量。
治法:将上述三味置锅中加水适量,煎煮成粥,即可。
用法:夏日食用,晚餐饮用 1 次。
适应证:高血压

十八、降压清脂汤

处方配料:海藻、海带、紫菜各等份。

制法:将以上三味置锅内加清水适量,煎煮成汤,即可。

用法:吃菜、喝汤,1 日服 3 次,每次 5 汤匙。

适应证:高血压、高血酯症。

十九、降压鲫鱼餐

处方配料:鲫鱼 1 条(250g),赤小豆 60g,紫皮大蒜一枚,葱白一根。

制法:将鲫鱼去鳞及内脏后洗净,在鱼腹中放入剁碎的葱和蒜,入锅中加清水适量,用文火炖熟,即可。

用法:吃鱼、喝汤。

适应证:高血压综合征

二十、补血菜肴

处方配料:猪血、豆腐、猪瘦肉、胡萝卜各适量。

制法:将凝固的猪血、瘦肉、豆腐、胡萝卜切片,入锅内加入花生油、佐料适量,炒熟即可。

用法:趁热食用。

适应证:贫血症

二十一、降糖饮

处方配料:西瓜皮 15g,冬瓜皮 15g,天花粉 12g。

制法:将上述三味入锅中加水适量,煎煮 25min,过滤取汁,即可。

用法:1 次服用 60ml,1 天 3 次。

适应证:糖尿病。

二十二、三消康

处方配料:红枣 150g,莲子(去心)100g,猪脊骨一具,木香 3g,甘草 10g。

制法:将上述五味至于锅中,加水适量用文火炖煮 4h,即可。

用法:分顿食用肉、大枣和莲子,每日一次。

适应证:糖尿病多食、多尿、多饮、体瘦症状的辅助食疗品。

二十三、安神宁心菜

处方配料:猪心一枚,酸枣仁、柏子仁各 30g。

制法:将猪心洗净,把酸枣仁、柏子仁捣碎塞入猪心内,上锅隔水炖熟,即可。

用法:去除药渣,食用猪心,每日半块, 连食数日。

适应证：失眠不寐。

二十四、补血抗衰膏

处方配料：阿胶 150g，黑芝麻 50g，胡桃仁 100g，冰糖 200g。

制法：将上述四味研细置于瓷罐内，入锅内隔水蒸制 30min，取出放凉，加盖放置备用。

用法：每日早、晚空腹服一匙，在立冬之后、立春之前服用完上药。

作用：红润容颜，乌须发，抗衰老。

禁忌：湿热内郁，消化不良者禁用。

二十五、西红柿除皱液

处方配料：西红柿适量。

制法：将西红柿入榨汁器内榨取汁液，备用。

用法：洗脸，每晚一次。

作用：消除皮肤小皱纹，预防皮肤衰老。

二十六、乌发粥

处方配料：何首乌 30g，粳米 50g，红枣 10 枚，冰糖适量。

制法：将何首乌置于砂锅内加水煎取浓汁，弃去药渣，然后加入粳米、红枣、冰糖熬成粥，即可。

作用：乌须发，防治须发早白。

二十七、躯美

处方配料：海带 1.5g，梅子 1 个。

制法：将海带浸泡在 150ml 的冷开水中，再放入梅子（盐梅、酸梅、话梅均可。），泡软即可。

用法：食用海带及梅子肉，1 日 2 次。

作用：降脂减肥。

二十八、强身菜

处方配料：牛肉 0.5kg，枸杞子 18.75g，奶油三大匙，胡萝卜 2 个，洋葱 2 个，马铃薯 2 个，嫩豌豆荚少许，西红柿汁 1 杯，盐、胡椒粉、水淀粉适量。

制法：将枸杞子洗净，牛肉切成 3.3cm 大小的方块，加入盐、胡椒粉拌匀，将奶油入锅烧热后放入牛肉炒变色，再将一半量的洋葱片放入共炒，继之加入西红柿汁、枸杞子、水适量煎煮 2h，再加入胡萝卜、马铃薯块共煮，追后加入豆荚、剩余洋葱、及少许盐，煮约 20min，加入水淀粉沟芡，起锅即可。

用法：每次食用五分之一量。

作用:增强精力,消除疲劳。

二十九、胡萝卜蜜

处方配料:胡萝卜 1 个,蜂蜜适量。

制法:将胡萝卜切成小片,放入果汁机内先以低速旋转 20~30s,继用高速旋转 1min,再加入蜂蜜和冷开水继续旋转搅匀,即可。

用法:饮用汁液,每日 2 次。

作用:滋补强身,提高免疫。

三十、杜仲健身汤

处方配料:猪肚 250g,杜仲 50g。

制法:将猪肚洗净切块,入锅中放入杜仲和水适量煲汤,待熟烂后加入食盐少许调味,即可。

用法:饮汤、食猪肚。

作用:补肾健脾,强筋健骨,安胎保胎。

三十一、黄芪杨梅膏

处方配料:黄芪 500g,杨梅 250g,蜂蜜适量。

制法:将黄芪与杨梅分别加适量水煎煮 2 次,过滤取汁,再将两药滤液混合、加入适量蜂蜜,用文火煎熬成膏,即可。

用法:取 25g 膏滋、用开水溶服,每日早、晚各一次。

作用:补气益血,健脾强神。

三十二、滋肾补肝汤

处方配料:羊肝 68g,熟地黄 68g,砂仁 10g。

制法:将羊肝、熟地黄、砂仁同入砂锅中,加水适量煎煮 2 次,每次煎 30min,过滤,合并滤液,即可。

用法:分早、晚 2 次服用、同时食羊肝,连服数日。

作用:补肝益肾,强身明目。

三十三、黄芪羊肉煲

处方配料:瘦羊肉 250g,黄芪 31g,胡椒粉少许。

制法:将羊肉、黄芪、胡椒粉放入砂锅内,加水适量,用文火煲熟即可。

用法:吃肉、喝汤。

作用:益阳补气,强身健体。

三十四、养阴润肺粥

处方配料:甜杏仁 30g,粳米、冰糖适量。

制法:将杏仁研细,与粳米一起入锅加水适量用文火煎煮,待粥黏稠时加入冰糖,即可。

用法:每天当早餐食用。

作用:润肺止咳,滋阴清热。

三十五、宁心除烦羹

处方配料:百合 100g,莲子 100g,红枣 20 枚,瘦猪肉 500g, 蜂蜜、冰糖适量。

制法:将去皮、心的莲子和瘦猪肉入锅加水焖煮 30min,加入百合、红枣煮至酥烂,再加入蜂蜜和冰糖、待溶解后起锅。

用法:每日食用一次粥。

作用:宁心安神,清热除烦,健脾润燥。

三十六、猪肝鸡蛋羹

处方配料:猪肝 1 具,鸡蛋 3 只,葱白 1 小把。

制法:将猪肝去筋切细、葱白切碎,入锅加水适量煮制成羹,粥快熟时打入鸡蛋,搅匀即可。

用法:每天适量饮羹。

作用:补肝养血,益肝明目。

三十七、强身鸡

处方配料:母鸡 1 只(未产蛋),黄芪 9g,枸杞子 25g,淮山药 25g,生姜 3 片。

制法:将鸡洗净切块入锅,加入黄芪、生姜、枸杞子、淮山药及水适量,用文火炖制 3~4h,出锅即可。

用法:每日酌量食肉、喝汤。

作用:提精神、复元气、补气血。

三十八、煨猪腰

处方配料:猪肾 1 对,杜仲 10g,椒盐适量。

制法:将猪腰洗净、切片,加入椒盐去其腥味,再把杜仲包裹在猪腰片内,外裹湿麻纸数层,置于热火灰中煨熟,即可。

用法:用黄酒送服。

作用:补精健肾,益智延衰。

三十九、何首乌粥

制作方法:取一根 5cm 长的何首乌,切碎;将 120g 米洗净,加清水,放入切碎的何首乌,煮成粥,冷热食均可。

按:此款粥有净血、安神、通经之效。何首乌自古就是长寿圣药。不仅能强壮身体,旺盛精力,延缓衰老;另外,何首乌亦可治痔疾,或作为妇女产后之保健补品。

四十、楮实子丁香粥

制作方法:取一段 8cm 的楮实子装入纱布袋内,用水泡 1~3h,使其软化;取 120g 米,洗净,与楮实子药袋同置锅中,加水煮粥,煮好后加入少许食盐,并将药袋取出,抛弃药渣,此时楮实子的药效已经溶入粥内;加入 5~6 粒丁香同煮,口感和滋养效果均更佳。

按:楮实子大小有如芝麻,无气味,煮成的粥全无药气,可预防衰老,强精健体;女性食后可美化肌肤;小孩食后可增强视力,并有利尿作用。丁香具有强烈的芳香,其成分中含有兴奋剂,能给各器官适当的刺激,使全身的活力增强。此外,丁香有健胃、解毒、镇痛等功效;又能消除口臭及难闻的体臭。

四十一、人参山药粥

制作方法:将一段 5cm 人参切碎,加水;取米约 110g,洗净后,与人参同煮,水量随喜爱粥的浓稠自由放用;将一段 10cm 的山药切碎,与人参混合同煮;粥煮成后,加入少许食盐添味。

按:人参是名贵补品,可壮体、强精、抗衰老、复活性力,还能增进食欲、促进消化。山药也有壮体、强精、回春、强性、抗衰老的功效;同时,去热、镇痛、镇定精神、帮助排除体内毒素。山药与人参配合,功效更强,对消除疲劳有速效,是健身粥中最理想的一种。

四十二、蛇床子粥

制作方法:取大枣 15 颗,用水浸泡 1 小时,待其变软后,切成数块;取米约 110g,洗净,加入枣块和清水;将 30g 蛇床子装入纱布袋中,与枣块同煮,煮好后将药袋取出,弃取药渣。

按:大枣自古便是滋养强身的食物之一。民间普遍把大枣作为滋补佳品,吃法更是多种多样。古代的王侯、富豪喜欢将大枣或桂圆放入口内,终日用舌尖拨弄,吸取其液汁。蛇床子有强阳益阴、补肾散寒的作用,还能治腰酸、齿痛、湿癣恶疮、风湿等病。蛇床子与大枣相配,强精、消除疲劳之效更强。

四十三、女贞子粥

制作方法:将 10 粒女贞子,用水洗净装入纱布袋;将 110g 米洗净,放入女贞子药袋,加水煮粥。

按:女贞子是植物"女贞"的果实,可延缓衰老、旺盛精力,又可舒缓神经痛,强壮筋骨。女贞子的药效很强,不需加其他配药。煮好的女贞子粥适宜晚餐时食用,有明显的、振奋精神的作用,第二天早上起床后,感觉神清气爽,精力充沛。

四十四、白银汤

立秋后,人们对自身的保健更加注意了,因为很多疾病都会从秋后复发,医学界形象地称之为"多事之秋"。在饮食方面,可以适当多吃些润肺的食物,比如常吃些清热、生津、养阴的萝卜、西红柿、豆腐、藕、蜂蜜等。尽量不吃或少吃辛辣、燥热、油腻的食物。

原料:白萝卜、银耳、鸭汤适量。

做法:将萝卜切丝,银耳分成半,放入清淡的鸭汤中小火清炖,注意时间不要过长。

提示:该汤不可与参类同食,脾胃虚寒者少食。

按:白萝卜含芥子油、淀粉酶和粗纤维,具有促进消化,增强食欲,加快胃肠蠕动和止咳化痰的作用。中医也认为其味辛甘,性凉,入肺胃经,为食疗佳品,可以治疗或辅助治疗多种疾病,《本草纲目》称之为"蔬中最有利者"。银耳又称白木耳、雪耳、银耳子等。性平,味甘、淡、无毒。具有润肺生津、滋阴养胃、益气安神、强心健脑等作用。历代皇家贵族将银耳看做是"延年益寿之品"、"长生不老良药"。鸭汤滋阴,具有清热去火、润肠通便的作用。老鸭汤同时适宜营养不良,产后病后体虚、盗汗、遗精、妇女月经少、咽干口渴者食用;对于癌症患者及放疗化疗后、糖尿病、肝硬化腹水、肺结核、慢性肾炎浮肿者也有一定的食疗价值。三者合一,能有效缓解"秋燥"等秋后不适,是较好的清补佳品。

张　民　杨　晔　撰